TRAITÉ PRATIQUE

DES

MALADIES DES PAYS CHAUDS

ET TROPICAUX

PAR

le Docteur J. BRAULT

Ex-Médecin-Major de l'Armée,
Professeur à l'École de plein exercice de Médecine et de Pharmacie d'Alger,
Membre de la Société Française de Dermatologie et de Syphiligraphie,
Membre Correspondant de la Société de Chirurgie de Paris,
Membre du Conseil d'Hygiène départemental d'Alger,

Avec 81 figures intercalées dans le texte

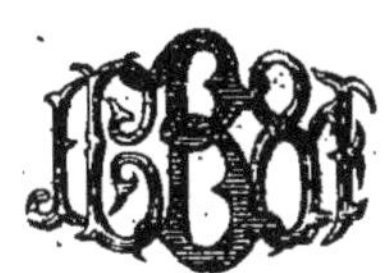

PARIS

LIBRAIRIE J.-B. BAILLIÈRE ET FILS

19, RUE HAUTEFEUILLE, PRÈS DU BOULEVARD SAINT-GERMAIN

1900

TRAITÉ PRATIQUE

DES

MALADIES DES PAYS CHAUDS

ET TROPICAUX

PRINCIPAUX TRAVAUX DE L'AUTEUR

Hygiène et Prophylaxie des Maladies dans les Pays Chauds. L'Afrique Française. 1900. 1 vol. in-8 de 158 pages, avec figures............... 4 fr.

Bilharziose contractée en Tunisie et observée à Lyon. (*Gaz. hebdomadaire de méd. et de chir*. 8 août 1891. *Lyon médical*, 2 août 1891.)

Variété incomplètement décrite de phlegmon du cou, phlegmon grave de la loge glosso-thyro-épiglottique, en collaboration avec M. Brousses.(*Rev. de chir.* fév. 1893.)

Ecchymoses professionnelles chez les individus qui se livrent à l'exercice du saut (*Ann. de dermat*. Mars 1894).

Pseudo-rhumatisme infectieux précoce dans une dysenterie grave, suppuration, arthrotomie, guérison. (*Société de chirurgie*, 3 octobre 1894, et *Lyon médical*.)

Variété rare et non décrite de phlegmon de la fosse iliaque. (*Société de chirurgie*, 13 fév. 1895, et *Revue de chirurgie*, 10 mars 1895.)

Péritonite purulente enkystée à pneumocoques. (*Société de chirurgie*, 3 octobre 1894, et *Gaz. hebdomadaire*, 1897.)

Ablation des tatouages par les piqûres serrées au chlorure de zinc. (*Bulletin de la Société de dermat.*, janvier 1895.)

Ectopie testiculaire, migration du testicule, etc.(*Arch. prov. de chir.*, sep. 1895.)

Arrachement sous-cutané des tendons extenseurs des doigts et des orteils sur la phalangette. (*Revue de chirurgie*, n° d'avril 1896.)

Adénites inguinales d'origine infectieuse banale. (*Lyon médical*, 26 mai 1895, et *Semaine médicale*, 30 sept. 1896.)

Quelques cas d'autoplastie. (*Société de chirurgie*, 20 mai 1896.)

Traitement du psoriasis par les injections mercurielles. (*Société de dermatologie*, 11 juillet 1895 et 9 juillet 1896.)

Morve anormale, difficultés du diagnostic clinique et bactériologique avec M. le D' Rouget (*Gaz. hebdom.*, 16 déc. 1896.)

Pseudo-mycose observée en Algérie (avec M. le D' Rouget).(*Soc. de Biologie* 5 décembre 1896, et *Archiv. de méd. expérim.*, mars 1897.)

Cure radicale de la hernie inguinale. (*Gaz. des hôpitaux*, 1897).

Ulcères phagédéniques des pays chauds. (*Annales de dermat.*, février 1897.)

Fausses tumeurs de l'abdomen (avec le D' Rouget). (*Presse médicale*, 1897.)

Absence du rectum; intervention : anus iliaque et Kraske. (*Gaz. des hôpit.* 1897.)

Plaie pénétrante du crâne par coup de feu, trépanation, extraction du projectile, guérison. (*Gaz. hebd.*, 11 juillet 1897.)

Lipomes congénitaux des deux yeux. (*Arch. d'ophtalm.*, 7 juillet 1897.)

Macroglossie, amputation de la langue, guérison.(*Ann. des mal. oreilles*, 1897.)

Statistique des opérations pratiquées à Alger. 1895-1897. (*Arch. provinc. de chirurgie*, mars 1898.)

Traitement des abcès rétro-cœcaux dans l'appendicite.(*Lyon méd.*, 10 avril 1898.)

Lèpre tuberculeuse traitée par les injections de calomel. (*Bull. de la Société de dermat.*, avril 1898.)

Application de la méthode de Czerny-Trunecek à la guérison du lupus.(*Société de dermat.*, juin 1898.)

Etiologie et pathogénie de la maladie du sommeil (avec M. Lapin). (*Arch. de parasit*, juillet 1898.)

Les pseudo-dysenteries (*Janus*. Amsterdam, nov.-déc. 1898.)

Les infections localisées lentes et atténuées.(*Archiv. génér. de méd.*, fév.-mars 1899.)

Bouton des pays chauds à Alger. (*Société de dermat.*, janvier 1899.)

Actinomycose constatée à Alger et péritonite actinomycosique expérimentale. (*Société de biologie*, 21 janv. 1899, 15 avril 1899, et *Arch. de parasitologie*, 1899.)

Chirurgie des bourses, du cordon et du pénis.(*Arch. prov. de chir.*, mai-juin 1899.)

Le craw-craw. (*Ann. de dermat.*, n° d'avril 1899.)

Nombreuses autres publications et communications : à la *Société de Chirurgie*, à la *Société de Dermatologie*, à la *Société de Biologie* et à *l'Académie de Médecine*.

TRAITÉ PRATIQUE

DES

MALADIES DES PAYS CHAUDS ET TROPICAUX

PAR

le Docteur J. BRAULT

Ex-Médecin-Major de l'Armée,
Professeur à l'Ecole de plein exercice de Médecine et de Pharmacie d'Alger,
Membre de la Société Française de Dermatologie et de Syphiligraphie,
Membre Correspondant de la Société de Chirurgie de Paris,
Membre du Conseil d'Hygiène départemental d'Alger.

Avec 63 figures intercalées dans le texte.

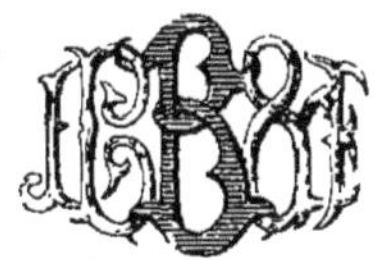

PARIS

LIBRAIRIE J.-B. BAILLIÈRE ET FILS

19, RUE HAUTEFEUILLE, PRÈS DU BOULEVARD SAINT-GERMAIN

1900

TRAITÉ PRATIQUE

DES

MALADIES DES PAYS CHAUDS

INTRODUCTION

Les pays chauds comprennent deux zones : la zone chaude proprement dite et la zone tropicale. La première s'étend de la ligne isotherme $+ 15$ à la ligne isotherme $+ 25$, la deuxième va de cette même ligne à l'équateur. La large ceinture terrestre ainsi délimitée dans les deux hémisphères est des plus vastes et, chose passionnante pour l'esprit des chercheurs, son hygiène et sa pathologie ont une physionomie très spéciale.

A l'heure actuelle, cette pathologie doit nous intéresser au plus haut point. En effet, au milieu de la fièvre de colonisation qui nous emporte, nous avons à nous préserver au centre même des contrées chaudes et tropicales ; en outre, avec les communications aussi fréquentes que rapides, nous avons à compter avec les échanges morbides de plus en plus facilités. Les divers peuples, autour de nous, travaillent à se défendre, nous n'avons donc plus le droit de mépriser ces problèmes, qui sont poursuivis avec un acharnement fébrile par les savants des autres nations.

Nous arrivons, pour ainsi dire, à un moment solennel dans l'histoire de la médecine, comme il y en a dans l'histoire de l'humanité, et certaines études, qui auraient pu paraître un peu spéculatives autrefois, tendent à devenir de plus en plus pratiques, de plus en plus indispensables aujourd'hui. Autrement dit, l'étude des maladies des pays chauds s'impose, et par suite de l'évolution scientifique et par suite de l'évolution sociale.

Sans doute, de nombreux ouvrages ont déjà été écrits sur la matière; les uns ne traitent que des maladies dominantes dans les pays chauds; les autres, plus complets, embrassent en même temps la pathologie tropicale.

Mais, dans ces dernières années, la bactériologie et la parasitologie ont fait faire soudainement de nombreux et de sérieux progrès à la pathologie exotique; il nous semble donc que le moment est venu de mettre au point les différentes questions afférentes à cette branche des sciences médicales.

C'est dans ce but que nous publions ce *Traité pratique des maladies des pays chauds*.

Dᴿ J. BRAULT.

Alger, octobre 1899.

PREMIÈRE PARTIE

MALADIES DUES OU TRÈS PROBABLEMENT DUES A DES PARASITES VÉGÉTAUX

CHAPITRE PREMIER

LA PESTE

De toutes les maladies épidémiques, la peste est la plus anciennement connue; avant d'être décrite par les médecins, elle a eu ses historiens dans les témoins des grandes épidémies. Les tableaux qui furent tracés par ces littérateurs, souvent d'un grand talent, sont des plus fidèles.

Depuis les temps les plus reculés jusqu'à nos jours, contrairement à certaines autres maladies qui se sont modifiées, la peste à travers les siècles est restée toujours immuable, identique à elle-même.

Histoire et géographie de la peste à bubons. — Je ne puis m'étendre sur l'historique de la peste en Asie et en Europe, pendant la haute antiquité, je me bornerai à dire quelques mots des grandes épidémies, dont l'historique a été nettement tracé.

Au dire des auteurs, l'histoire de la peste remonte assez loin; plusieurs contestent la nature des épidémies dites: d'Athènes (430 avant Jésus-Christ) (1) et d'Antonin (166 après Jésus-Christ); il en est de même de celle de Carthage qui a été rapportée par saint Cyprien (255 à 265 de l'ère chrétienne); il est probable, en effet, qu'il s'agit là de divers autres fléaux, car, dans les tableaux très minutieux des auteurs, il n'est aucunement parlé de la caractéristique de la peste: *le bubon*.

____

(1) Elle a eu Thucydide pour historien.

La maladie paraît être originaire d'Egypte. Elle existait, à n'en point douter, deux ou trois siècles avant notre ère, dans ce pays (Oribase, Denys le Tortu, Dioscoride, etc.).

Après ces épidémies, que nous ne faisons que signaler, il faut attendre jusqu'en l'année 542 de notre ère, pour retrouver la relation d'une épidémie de peste avérée, il s'agit de la peste dite de Justinien, rapportée par Procope; partie de Péluse, dans le Delta du Nil, elle ravagea les rives de la Méditerranée et la Perse.

Pendant longtemps ensuite, l'on resta muet sur les diverses épidémies de peste qui eurent lieu et il nous faut arriver dès maintenant à la mort noire, à la peste noire de 1347. La maladie était cette fois originaire de l'Orient, elle avait commencé en 1334 dans l'Extrême-Orient, elle avait ensuite gagné l'Inde, la Perse et la Russie. De là, elle s'étendit à travers l'Europe, en Pologne, en Allemagne, en France, en Espagne et en Italie. En 1349, elle apparaissait en Angleterre, et enfin en 1351 en Norvège. L'épidémie dura jusqu'en 1351 ; elle fit périr 25.000.000 d'habitants en Europe sur 105 millions. Le pape Clément VI fit dresser, paraît-il, une statistique qui fixe approximativement à 42.836.846 le chiffre des décès du monde entier (1).

Au cours des xive, xve, xvie et xviie siècles, la peste se montra souvent (2). La fin du xviie siècle marque son retrait définitif, il faut l'espérer, des pays de la partie Septentrionale et Occidentale de l'Europe (1688).

Après une assez longue rémission, la peste éclate de nouveau à Marseille en 1720 ; elle fut apportée par un navire venu de Saïda, en Syrie. La peste qui frappa non seulement Marseille, mais toute la Provence, ne s'éteignit qu'en 1722 ; elle avait fait près de 90.000 victimes.

Pendant tout le reste du siècle dernier, le fléau n'apparut plus guère que dans l'Europe orientale (Turquie, Morée, etc.), l'Asie et l'Afrique. — Nous devons cependant signaler : la peste de Messine (1743), importée dans cette ville par un bateau génois venu de Grèce (Missolonghi) ; les épidémies de Malte (1813) (3) et de Noja (1815-1816).

(1) Netter, *Sem. méd.* 1895, p. 69.
(2) Citons simplement les épidémies célèbres : de Nimègue (1635), de Londres (1665), d'Irlande (1688).
(3) La peste fut encore importée là par un navire : le *San Nicolo.*

De la fin du siècle dernier au milieu de celui-ci, l'Égypte ne compte pas moins de *vingt et une épidémies;* on se souvient, surtout en France, des victimes que fit la peste dans l'armée de Bonaparte.

Au Maroc, en Algérie, en Tunisie, la peste qui a sévi au début du siècle ne s'y est plus montrée depuis 1837. Nous devons dire qu'il n'en a pas été de même pour la Tripolitaine. En effet, la maladie éclata en 1856 parmi les tribus arabes des environs de Benghazi, ravagea le littoral et s'étendit jusqu'aux confins du désert. Elle ne s'éteignit qu'en 1859.

En 1874, nouvelle apparition ; enfin, tout près de nous, en 1893, le fléau a encore sévi dans la Cyrénaïque (1).

Dans le pays par excellence de la peste, d'après Tholozan, dans l'ancienne Mésopotamie, au confluent du Tigre et de l'Euphrate, dans l'Irak-Arabi et l'Al-Djezireh, la peste s'est montrée maintes fois, dans cette dernière moitié du siècle. Nous constatons son apparition : à Bagdad, à Hillah, à Bassorah, etc. En Mésopotamie, il est surtout deux foyers à signaler : la ville de Nedjef et celle de Kerbela. La première de ces villes renferme le tombeau d'Ali, et les Chiites tiennent principalement à y être enterrés; d'après une statistique, la moyenne des corps persans importés chaque année s'élève à 4.000. En 1874, après la famine qui désola la Perse, l'on ne compta pas moins de 12.202 cadavres transportés.

Dans l'Assyr, district cependant très montagneux de l'Arabie, à quelques journées de marche de la ville sainte, La Mecque, la peste a fait souvent son apparition ; signalons simplement les épidémies de 1853, 1874, 1879 et 1889.

En Perse, tandis que les provinces du Nord ont toujours été ravagées par le fléau au cours des diverses épidémies toujours importées d'Arménie et du Caucase d'après Tholozan, les provinces du Sud-Est ont été épargnées. La province la plus touchée est la plus occidentale, l'Aderbaïdjan. Le Kurdistan a été moins atteint. Le Khorassan fut pris de 1878 à 1882. Enfin, en 1877 et en 1878, deux provinces persanes de la Caspienne en furent le siège à leur tour. Dans la province du Ghilan, la ville de Recht, qui est la voie

____

(1) La Syrie et l'Asie-Mineure n'ont plus été touchées depuis 1837.

principale de communication de la Perse avec la Russie, a été ravagée par la peste en 1877.

Il est un foyer de peste qui se révéla dans l'Europe orientale en 1878 et qui fit grand bruit, c'est celui de Wetlianka (1). Malgré l'envoi de nombreux délégués, une certaine obscurité régna sur les origines de cette épidémie ; peut-être faut-il y voir une importation d'origine persane ; Astrakan a beaucoup de relations avec Recht, qui fut ravagée, comme nous l'avons dit tout à l'heure, un peu auparavant, en 1877. La femme qui mourut la première à Wetlianka venait de faire un voyage à Astrakan.

Il nous reste encore à étudier les foyers de l'Inde et de l'Extrême-Orient.

Dans l'Inde, la peste, qui porte le nom de *peste pali*, a été bien étudiée par les médecins anglais, en particulier par Morehead. En 1815, plusieurs districts de la présidence de Bombay furent atteints. L'épidémie dura jusqu'en 1819 avec des vicissitudes, le nombre des cas diminuant pendant la saison chaude, et augmentant, au contraire, pendant la saison froide ; puis la peste cessa un moment, mais elle reparut en 1836, pour durer jusqu'en 1838. Il est un autre foyer signalé dès 1823, au pied même de l'Himalaya, c'est celui du district de Gurhwal ; la peste y a sévi : en 1836, en 1847, en 1858, 1859-60, en 1870, 1876 et 1877 (Netter).

Restent les foyers repérés dans l'Extrême-Orient ; des foyers existent, à n'en pas douter, en Chine, dans la province du Yunnam ; on y a suivi très nettement les apparitions de la peste depuis 1871. Dans les ports de Pakhoï et de Lienchu, l'on observe des cas isolés, à peu près tous les ans. C'est de Pakhoï que la maladie paraît rayonner le plus et le mieux. C'est de là qu'elle est partie, en 1894, pour aller infecter Canton et Hong-Kong. En 1894, le fléau gagna d'abord Canton, puis Victoria, capitale de Hong-Kong. C'est alors que Yersin et Kitasato firent leurs recherches bactériologiques ; Amoï a été atteint également pendant l'automne de 1894.

Dans ces dernières années, on a encore signalé d'autres foyers pesteux, c'est ainsi qu'il n'y a pas longtemps la

____

(1) Dans cette épidémie, comme dans celle de Noja, l'isolement rigoureux et rapide a eu le meilleur effet.

vallée de So-Leu-Kô, en Mongolie, a été indiquée comme atteinte de la peste depuis 1888, c'est-à-dire depuis 9 années.

Les populations indigènes de cette vallée sont d'une grande malpropreté et vivent dans de véritables taudis. La maladie, importée du Sud par des ouvriers, a trouvé là un magnifique terrain de développement.

Pendant la dernière guerre sino-japonaise, les médecins japonais ont constaté la peste à Formose et leurs troupes auraient eu un peu à en souffrir.

Tels sont les principaux foyers que nous connaissons en Asie ; il est probable qu'il en existe encore d'autres qui nous échappent, car beaucoup de régions de la Chine n'ont pas encore été explorées au point de vue médical.

Dans toutes ces populations abruties et misérables, le fléau, surtout en temps de guerre, peut prendre une extension considérable. Il y a là un certain danger pour ceux qui voudront entreprendre des expéditions dans ces contrées ; il est bon de le rappeler au moment où les convoitises de plusieurs nations se portent de ce côté.

Voilà pour le passé, voyons le présent. On ne l'ignore pas, à l'heure qu'il est, la peste ravage l'Inde depuis plus de trois ans ; c'est au mois de juillet, d'autres disent au mois d'août 1896, que la peste fit son apparition dans la ville de Bombay ; elle y règne encore. Grâce à la fugue précipitée d'un grand nombre d'habitants, on en comptait plus de 300.000 au 1er janvier 1897, le fléau s'est répandu. Comme presque toujours, l'expansion de l'épidémie a eu une marche sud-nord ; la peste a pénétré ainsi à Poona, Kauratchy, Hyderabad, Bulzar, Ahmedabad, Bezvada, Nagpure, Surat, Gwoliur, Goa, Bohri, Palampare, Daman, etc. ; jusqu'à présent, la maladie a déjà tué plus de 200.000 individus à Bombay. Ce qu'il y a de plus étonnant, c'est qu'elle n'en ait pas frappé davantage, étant donnés l'hygiène absolument défectueuse et le dénûment dans lequel se trouvent les indigènes qui habitent cette localité. Ces Indiens, misérables, habitent des quartiers infects ; les maisons où ils grouillent et qui s'appellent des *chawls* n'ont pas moins de 5 à 7 étages. Dans ces maisons sordides, les chambres, de 2 m. 40 sur 3 m. 60 pour la plupart, s'ouvrent sur d'étroits corridors et abritent couramment 6 à 8 personnes. Le corridor infect et étroit qui commande ces pièces est un véritable cloaque où les habitants, excessivement malpropres et ignorants de toutes les règles de l'hygiène la plus banale, accumulent les ordures et les détritus.

Lorsqu'on a parcouru ces *chawls*, véritables sentines, on est étonné que le fléau ne fauche pas davantage de victimes.

L'épidémie que je signale est actuellement en décroissance ; jusqu'à présent les mesures sanitaires énergiquement maintenues nous ont préservés, mais on a eu de sérieuses craintes, surtout lorsque l'on a su que plusieurs cas s'étaient développés tout dernièrement à Djeddah, un port de la mer Rouge (1). Je reviendrai sur tout cela à propos de la prophylaxie, mais je crois bon de dire dores et déjà que *l'hygiène internationale* devrait passer du terrain un peu trop platonique sur le terrain pratique, en améliorant la situation des populations de l'Inde et de la Chine.

Depuis peu, nous devons à l'expédition de Koch dans l'Afrique orientale le signalement d'un nouveau foyer de peste. D'après le professeur de Berlin, ce foyer, qui remonterait à un temps immémorial, se trouve sur l'équateur même, dans l'Afrique orientale anglaise, dans l'Ouganda. La région contaminée se trouve exactement entre les lacs Albert et Victoria. Ce n'est pas Koch lui-même qui a visité le foyer pesteux, mais un médecin allemand du nom de Zupitza. Il y a huit ans, paraît-il, la peste est apparue à Kiziba à l'angle formé par le Kagera-Nil et le lac Victoria, elle y a été manifestement importée par un indigène de retour de Buddu, dans l'Ouganda, où il avait contracté la maladie. Il y eut là une assez forte épidémie qui gagna tout le pays. Au dire des médecins allemands, les examens bactériologiques, les inoculations aux rats, ne laissent aucun doute sur la nature du fléau ; il s'agit bien de peste bubonique, les habitants dans leur langue lui donnent le nom de Rub-Wunga. Comme dans l'Inde, la peste, dans ces contrées, s'annonce tout d'abord par une épidémie sur les rats ; lorsque les habitants remarquent le fait, ils s'empressent d'abandonner leurs cases (2). Les missionnaires qui

(1) Depuis que ces lignes ont été écrites, on sait qu'Alexandrie en Egypte et Oporto en Portugal ont été atteints (août 1899).

(2) D'ailleurs, partout, la constatation de la maladie chez les rats marque le

habitent l'Ouganda racontent qu'une épidémic séricuse y a régné, il n'y a pas très longtemps. La maladie ne se propage pas vers le Sud, mais elle doit, au dire de Koch, remonter vers le nord. Emin-Pacha avait en effet constaté des cas de peste dans la province équatoriale. Le savant allemand pense que certaines épidémies constatées en Egypte et en Tripolitaine, au cours du siècle, ont dû être importées de ce foyer par des convois d'esclaves. Jusqu'ici, l'Ouganda, qui n'avait pas de débouchés, n'avait pu contaminer les régions voisines, mais le danger commence à se révéler, maintenant que l'on construit un chemin de fer de Monbasa sur l'Océan, jusqu'au nord du lac Victoria (1).

Il a été découvert encore plus récemment un autre foyer dans le Turkestan russe, à Anzob; enfin, tout dernièrement, nous avons vu la peste attaquer notre colonie de Madagascar et la Réunion; cela n'a rien d'étonnant, étant données leurs nombreuses communications commerciales avec l'Inde; heureusement que la peste *n'aime pas l'hémisphère austral.*

Quant à l'épidémie de Vienne, qui a emporté le professeur Muller, il s'agit d'une simple épidémie de laboratoire.

Nous en avons fini avec les divers foyers de peste; je les ai énumérés, tout en faisant l'histoire du fléau à travers les âges. Si l'on s'en tient à l'historique de la maladie, il semblerait que la peste est originaire d'Afrique, du delta du Nil. C'est ce qui a fait dire aux historiens de la médecine que les deltas de trois des plus grands fleuves du monde : le Nil, le Gange et le Mississipi, étaient les foyers originels des trois grandes maladies épidémiques : la peste, le choléra, la fièvre jaune. Toutefois, ce ne sont là que des probabilités, et, parce que l'histoire de la peste nous la fait voir sévissant d'abord sur le pourtour de la Méditerranée, surtout en partant de ses rives orientales, il ne s'ensuit pas que les foyers asiatiques soient peut-être pour cela postérieurs au foyer supposé originel de l'Egypte; des recherches ultérieures dans l'histoire ancienne des peuples d'Asie nous montreront peut-être que ces foyers sont aussi anciens, ou même plus anciens que celui d'Egypte.

caractère épidémique de la maladie ; ce sont ces rongeurs et leurs parasites qui propagent le fléau et l'entretiennent dans une même localité, lorsque le microorganisme y a été importé.

(1) *Sem. méd.* 20 juillet 1898.

Etant donnée l'importance du sujet, je puis dire que je n'ai fait qu'un court exposé historique et géographique de la question; ce résumé, tel qu'il est, me paraît toutefois suffisant pour faire bien comprendre ce que nous dirons ensuite de l'étiologie de la peste.

On peut en effet tirer dès maintenant de ce que je viens de dire toute une série de déductions très importantes.

Tout d'abord, au travers de toute cette histoire, on voit qu'en dehors de certains foyers la peste est surtout une maladie d'importation; on retrouve presque toujours le bateau ou l'individu venant d'un foyer pesteux et causant l'épidémie; les épidémies spontanées ont fait leur temps.

Comme le typhus, la peste est une maladie contagieuse plutôt qu'une maladie infectieuse, dans le sens des épidémiologistes, puisque, toutes les fois que l'on a pris des mesures énergiques au point de vue de l'isolement, on est arrivé à enrayer ce fléau.

Enfin de par l'histoire de la maladie on est édifié sur les dangers que la peste nous fait encore courir à l'heure actuelle, surtout à nous, riverains de la Méditerranée. On n'oubliera pas que la peste a ravagé le nord de l'Afrique, l'Algérie comprise, dans la fin de la première moitié de ce siècle; enfin on se rappellera qu'il y a seulement quelques années elle était aux portes de la Tunisie, puisque, partant de Benghazi en Tripolitaine, elle a visité cette province de long en large en 1856, en 1874 et enfin en 1893. Il est pour nous un autre danger; ce sont les pèlerinages imposés par la religion islamique. Après ce que nous avons dit de tous ces foyers asiatiques, sans parler de celui de l'Assyr, à proximité de la Mecque, il est toujours à craindre de voir les pèlerins nous rapporter la maladie, ils sont le plus souvent dans les conditions hygiéniques les plus précaires, et présentent par conséquent un terrain de culture des plus favorables.

Symptômes. — La plupart des auteurs indiquent à la peste une période d'*incubation* de la *durée d'une semaine*; d'après Griesinger, le maximum est de *sept jours*; cela est important au point de vue des quarantaines et aujourd'hui des désinfections; on sait que l'isolement est prescrit pour les navires ayant présenté des cas de peste dans les *neuf jours* qui précèdent leur arrivée.

Les cas signalés par Van-Heine, Bulard, Robertson, au bout de 15 jours, peuvent être considérés comme de très rares exceptions. Inversement, on a observé des incubations beaucoup moins longues, deux ou trois jours; en temps de fortes épidémies, l'incubation peut ne pas dépasser plus de vingt-quatre à quarante-huit heures.

On considère deux périodes dans l'évolution de la peste :
1° Une période prodromique;
2° Une période d'état.

La première peut même faire complètement défaut, l'individu pouvant très bien, comme dans le choléra, comme dans le vomito negro, être pris subitement dans la plénitude de la santé.

Les phénomènes du début ne sont pas toujours identiques; la plupart du temps, il existe une céphalalgie violente, frontale ou temporale; d'autres fois, on observe de l'angoisse précordiale et des palpitations, d'autres fois encore une violente douleur au creux épigastrique. Van-Heine a voulu trouver un signe caractéristique de début; il parle d'une raie bleue médiane sur la langue; ceci n'a pas été, que je sache, bien confirmé.

Le regard du malade devient fixe, brillant, la pupille se dilate. Le visage est pâle, la parole est difficile et pâteuse, la démarche chancelante; tous les auteurs parlent et insistent même sur l'accablement profond du pestiféré au début. Il y a souvent à cette même période: des frissons, des nausées, des vomissements, du tympanisme et de l'embarras des voies digestives. Le pouls, faible et irrégulier, donne souvent jusqu'à 120 pulsations. Le patient se plaint fréquemment d'oppression et il peut y avoir des crachements de sang; l'urine est rare et parfois sanglante. Ordinairement la connaissance est conservée; cependant, de temps à autre, on observe de la somnolence et du délire.

Tous ces symptômes durent environ deux ou trois jours; à ce moment, dans les cas très bénins, il se fait une transpiration critique très abondante, et la maladie est jugée, la convalescence débute, bien que le malade se sente très affaibli.

Bien entendu, les cas légers dans une maladie aussi grave que la peste sont l'extrême exception, et après ou sans prodromes, la maladie se présente dans tout son éclat.

Du 2e au 4e jour, on observe du délire, de l'insomnie; la

température monte parfois jusqu'à 42° et alors surviennent les *bubons*; après l'apparition de ces derniers, la fièvre tombe, tout comme elle fait une fois l'éruption variolique constituée, mais, toujours comme dans la variole, elle reparaît au moment de la suppuration. Cette suppuration s'annonce du 8e au 10e jour par la fluctuation du bubon pesteux. Quelquefois, il faut le dire, le bubon se résout. D'après certains auteurs, le pronostic est d'autant meilleur que les bubons apparaissent plus rapidement, leur suppuration serait également de bon augure (1). Cela veut peut-être tout simplement dire que, dans les cas graves, les bubons n'ont pas le temps d'arriver à maturation, comme dans les grandes septicémies qui tuent bien avant qu'il ait pu se faire des suppurations avérées.

Du fait même de la suppuration des bubons profonds, on peut observer des complications funestes, des péritonites, des médiastinites, etc.

En même temps que les bubons, on voit apparaître ce qu'on appelle des *charbons;* l'éruption a en effet quelques rapports avec les manifestations de la pustule maligne, c'est au cou et aux jambes que ces tuméfactions apparaissent le plus et le mieux. Comme dans la pustule maligne, la région où va se montrer la lésion devient le siège d'une chaleur cuisante, accompagnée de douleur vive; le charbon pesteux débute par un point rouge qui grossit, s'entoure de vésicules à contenu trouble et d'une zone rouge intense, enfin son point central se sphacèle rapidement. On voit d'ici l'analogie avec ce que l'on observe dans le charbon, et la justification de la dénomination adoptée par les auteurs, pour cette manifestation de la peste.

Comme dans presque toutes les maladies infectieuses, on a observé sur la peau des exanthèmes très variés. Il ne faut pas voir dans ces éruptions une maladie spéciale surajoutée, c'est le plus souvent une manifestation même de la maladie ou d'une association d'un microbe banal avec le microbe spécifique de l'affection en question. Les pétéchies représentent l'exanthème le plus souvent observé. On a vu fréquemment des taches noires sur le corps des pestiférés: leur siège habituel est la poitrine, le dos, les avant-bras. Enfin, en même

(1) Roux (F.), Traité des maladies des pays chauds.

temps que les pétéchies, l'on a observé parfois des ecchymoses très étendues.

Lorsque la terminaison fatale doit survenir, l'état typhoïde s'accentue d'une façon extrême. Le malade est hébété, la langue se couvre de fuliginosités. Le pouls devient moins fréquent, la vue s'obscurcit. Les bubons rétrocèdent de temps à autre très rapidement, d'autres fois, les régions atteintes restent tuméfiées : il survient du délire, ou un assoupissement marqué, on note des convulsions. Parfois aussi dans cette dernière période, l'on observe des symptômes de pyohémie, des parotidites, des éruptions miliaires. Le maximum des décès survient entre le 6e et le 8e jour. La mort peut se produire dès le premier stade ; on a constaté une sorte de sidération au cours des grandes épidémies de peste dans l'Inde et même en Europe ; à Londres, à Marseille ; on a vu des malades mourir au bout de quelques heures.

Tout ceci n'est, bien entendu, qu'une description générale. Rochard a distingué 3 formes de peste : 1° la peste foudroyante, 2° la peste ordinaire, enfin 3° la peste atténuée. On a même parlé de peste fruste, de *forme pneumonique* (1), de formes ambulatoires ; elles se rencontrent en effet de temps à autre. Chez quelques malades, la peau est tellement couverte de pétéchies que les auteurs lui ont donné la qualification de *peste noire ;* comme nous l'avons déjà dit, il ne faut pas voir là une maladie spéciale, en aucune manière.

La convalescence de la peste ne présente aucun caractère bien important à signaler. Elle dure en général un bon septenaire. Les rechutes sont moins fréquentes que dans la plupart des maladies infectieuses, le choléra par exemple. C'est en somme une maladie qui se juge vite, comme le typhus. Une première atteinte de la maladie semble conférer l'immunité.

La peste est, avec la fièvre jaune, la maladie la plus meurtrière. C'est ainsi que, dans certaines épidémies, la mortalité a été de 90 0/0. D'après Colvill, dans les épidémies qui règnent en Mésopotamie, il n'est pas rare d'enregistrer une mortalité de 93 à 95 0/0, au moins dans la première moitié de l'épidémie. En 1871, à Bagdad, sur 150.000 habitants,

---

(1) Tout dernièrement, Batzarof a décrit deux espèces de pneumonies pesteuses expérimentales, l'une primitive, l'autre secondaire.

60.000 succombèrent. La question d'âge paraît avoir une certaine importance; les enfants et les vieillards succombent presque à coup sûr : ceux qui se sauvent sont presque tous des adultes vigoureux.

Les lésions que l'on rencontre à l'autopsie des pesteux portent surtout: sur les ganglions, la rate, le foie, les reins, les poumons, l'estomac et l'intestin.

Les ganglions pris sont volumineux, résistants, d'un rouge noir, gorgés de sang et de bacilles et parfois réduits à l'état de putrilage ; toutefois lorsqu'il s'agit des bubons ouverts d'un convalescent, on ne retrouve plus de bacilles spécifiques. Dans la forme dite pneumonique, ce sont les ganglions trachéaux et bronchiques qui sont surtout atteints.

On peut remarquer également la tuméfaction des ganglions mésentériques; par ordre de fréquence, les bubons extérieurs occupent : l'aîne, l'aisselle, le cou. La rate est hypertrophique, très hyperhémiée, ramollie; on y trouve une quantité énorme de cocco-bacilles. Le foie est parsemé de petits foyers gangréneux; il est également très congestionné. Les reins sont aussi le siège d'une hyperhémie très manifeste, on observe des extravasats à leur surface et dans les calices. Dans les poumons, on trouve de la congestion des bases, dans certains cas même de l'hépatisation rouge et des foyers grangreneux. Le cœur est pâle et un peu ramolli. L'estomac et l'intestin présentent aussi des extravasations sanguines le long de leur muqueuse. En outre, dans l'épidémie de Hong-Kong, les médecins japonais ont mentionné des hémorrhagies méningées. Les altérations du sang portent surtout sur l'hémoglobine, dont la diminution est très notable. Le sang forme des caillots spongieux et volumineux, le sérum est rouge un peu groseille, comme dans toutes les grandes infections (1).

Lorsqu'on se trouve en face d'une épidémie de peste et que la maladie est confirmée, le diagnostic est très facile. Mais il n'en est plus de même malheureusement au début d'une épidémie, surtout quand on est en présence d'un cas bénin ou léger. C'est cependant là qu'il importerait principalement d'être fixé, afin de prendre immédiatement toutes les mesures prophylactiques nécessaires en pareil cas. Dans les cas bénins

____

(1) Bonneau. Etudes sur la peste de Bombay. *Arch. de méd. nav.*, t. LXVIII, 1837, pp. 201, 229.

il faut s'appliquer à faire le diagnostic avec : les adénites, les parotidites, les bubons vénériens. Dans les cas graves, où il y a un état typhoïde marqué, il faut, en se servant des manifestations locales, faire le diagnostic avec : la fièvre typhoïde et le typhus ; la fièvre qui n'est pas la même, les bubons et les charbons nous aideront à reconnaître la maladie : ce sont ces mêmes manifestations locales bien étudiées, qui permettront aussi d'éliminer : la fièvre paludéenne, le charbon et le farcin. La dengue peut, dans certaines circonstances, se compliquer de ganglions, mais il n'y a ni pétéchies, ni charbons, et le pronostic est toujours favorable.

Étiologie et Pathogénie. — En faisant l'historique de la peste, j'ai dit un mot des terribles hécatombes déterminées surtout au moyen âge par le fléau ; on a vu que *des millions d'hommes* avaient péri ; toutefois, il est nécessaire de faire ici la part de l'exagération et le mot du poète : « *Ils ne mouraient pas tous, mais tous étaient frappés,* » n'est pas rigoureusement, n'est pas scientifiquement vrai ; même dans les épidémies les plus cruelles, un certain nombre d'individus échappent au fléau, plusieurs observateurs ont cherché à se rendre compte de la proportion exacte des gens qui sont pris ; le docteur Fernando, de Colombo, a fixé ce chiffre à 12.5 0/0 ; cette donnée est basée sur plusieurs observations qui paraissent assez sérieuses. Tout d'abord il s'agit d'un village de la banlieue de Bombay : Sewee, isolé, abandonné à lui-même, où 400 habitants restèrent au moment de l'épidémie qui fut importée de Bombay, 45 à 50 furent atteints en tenant compte des cas passés inaperçus ; après quoi, l'épidémie s'éteignit d'elle-même. Deuxièmement dans le quartier de Kammattipuram, à Bombay, dans un logement occupé par 200 indigènes, il y eut 24 cas ; enfin à la prison de Bycula, sur 321 prisonniers, 32 furent atteints. Ce sont là sans doute des chiffres rassurants, dont il faut tenir un peu compte, mais qui nous paraissent d'un optimisme un peu exagéré.

Quoi qu'il en soit, on peut dire qu'en temps d'épidémie même très virulente nombre de gens résistent au fléau, même dans les conditions défectueuses où les place leur vie habituelle comme les populations faméliques de l'Inde auxquelles sont empruntées les observations toutes récentes. Dans les pays chauds, de ce que les Européens mieux stylés

au point de vue de l'hygiène et dans une situation sociale généralement beaucoup meilleure, étaient relativement moins
touchés, quelques-uns ont voulu conclure que nous jouis-
sions d'une certaine immunité ; il n'en est rien, ce qui s'est
passé à Bombay, encore tout dernièrement, le prouve suffisamment, sans que l'on ait besoin de remonter plus haut ; il
n'y a eu là qu'une immunité tout à fait relative, que l'on a
remarquée également chez les riches Hindous : Parsis ou Musulmans.

Je l'ai déjà dit, et je crois l'avoir suffisamment montré en
faisant l'histoire et la géographie de la maladie, pour que la
peste se développe, il faut qu'elle soit importée. Il est toujours de par le monde, dans les endroits que nous avons tout
spécialement signalés à l'attention, des foyers plus ou moins
latents où se produisent des cas sporadiques le plus souvent
discrets et légers ; il y a même de petites épidémies de village, bénignes et circonscrites, qui, « comme les peuples heureux, n'ont pas d'histoire, » mais servent bel et bien de trait
d'union entre les grandes épidémies. Tholozan, qui a beaucoup étudié la question sur place, est persuadé que la chose
se passe ainsi pour la Mésopotamie. Le foyer est toujours
entretenu, il suffit que, dans certaines circonstances favorables,
on aille y chercher l'étincelle pour allumer l'incendie. L'enquête bien conduite a toujours démontré que le germe de
la maladie avait été importé. La transmission est directe,
lorsque le contage est transmis par un pestiféré ; elle est indirecte, lorsque la chose se fait par l'intermédiaire d'objets
souillés par le malade.

Souvent c'est un sujet qui, ayant séjourné dans un centre
pesteux, retourne chez lui, y tombe malade et crée un nouveau foyer (1). Nous avons signalé le cas pour l'Ouganda,
dans ce foyer de peste repéré par Koch ; Netter, dans son mémoire (2), donne également plusieurs exemples. Pendant l'épidémie qui sévit en Provence en 1750 et que j'ai mentionnée
plus haut, un nommé Cancelin rentre chez lui, après avoir
été en contact, à Bandol, avec des ballots de la cargaison du

---

(1) Cette contamination par l'homme peut, en raison des voyages, s'exercer
à de longues distances.
(2) Netter, *loco citato*.

navire qui avait, on se le rappelle, apporté la peste de Saïda
en Syrie; jusque-là la ville de Toulon avait été complètement
préservée. Cancelin meurt de la peste le 11 octobre, sa fille
succombe le 17 et en moins de 15 jours, 7 membres de sa
famille sur 9 ont déjà succombé. Pendant l'épidémie de
Wetlianka, il y eut deux fois des importations de peste dans le
village de Prischib, distant de 10 kilomètres de la localité infestée. La première importation fut faite par une jeune femme
de 20 ans qui était allée passer trois jours à Wetlianka; deux
jours après son retour à Prischib (remarquons les 5 jours
d'incubation à peu près), elle tomba malade de la peste et succomba; tous les membres de sa famille qui demeuraient avec
elle : beau-père, belle-mère, mari et quatre enfants, moururent
en une dizaine de jours, seule la grand'mère ne fut pas atteinte.
En outre, trois sœurs de charité qui de Wetlianka revinrent
à Prischib, le 8 décembre, tombèrent malades le 12 et succombèrent toutes les trois du 15 au 16. Une servante qui leur
donna des soins succomba le 18; quatre habitants qui avaient
soigné et enterré les pestiférés de ces deux foyers moururent à leur tour. Pour enterrer ces derniers cadavres, on ne
trouva personne dans le village et on dut faire venir d'une
localité voisine deux fossoyeurs qui, séquestrés ensuite pendant un mois dans une cabane isolée, demeurèrent très bien
portants; il n'y eut pas d'autre atteinte dans le village (1).

La maladie peut encore être transmise par le linge, les vêtements ayant été en contact avec les pestiférés; nous arrivons
au contage indirect dont nous parlions tout à l'heure.

Grassi rapporte que la peste éclata à Saint-Jean d'Acre à la
suite de l'ouverture de caisses renfermant des vêtements ayant
servi à des personnes qui avaient succombé à cette maladie
plusieurs années auparavant.

C'est surtout par le contact que l'on gagne la peste; la
preuve en est donnée par l'effrayante mortalité du personnel
médical dans les diverses épidémies. Ce qui montre bien
encore que la peste est surtout une maladie contagieuse, c'est
que l'isolement préserve du fléau. L'exemple de la ville de
Noja est caractéristique, la peste s'arrêta là, respectant tout
le reste de l'Italie, et cela grâce à la consigne impitoyable;

____

(1) *Rec. des trav. com. cons. d'hyg. pub. de France*, t. IX, p. 108.

on fusilla un paysan qui avait fait passer des cartes aux soldats chargés d'investir la ville ; deux hommes furent en outre tués en essayant de franchir le cordon de la troupe.

La peste est une maladie inoculable (1), il y a une foule d'observations qui le prouvent (Cerutti, Dussap, Whyte). On cite partout le cas négatif de Desgenettes, mais le chirurgien militaire raconte lui-même qu'il se fit une inoculation très incomplète et simplement dans le but de rassurer l'armée dont la confiance était fortement ébranlée.

La contagion par l'air semble assez négligeable ; comme le dit Desgenettes, un simple fossé arrête la contagion.

L'eau, loin d'être un bon milieu de transmission pour la peste, semble au contraire l'éloigner ; on cite à cet égard une foule de faits plus ou moins probants. Hodges dit qu'en 1665, pendant la peste de Londres, environ 10.000 personnes restèrent sur les bateaux dans la Tamise, aucun cas ne se déclara parmi elles ; à Pakhoï, les mêmes faits ont été dûment constatés, ainsi qu'à Canton ; dans cette dernière ville, parmi les 80.000 Chinois qui habitent les bateaux et les pontons du fleuve, pas un n'a contracté la peste lors de l'épidémie de 1894.

Le contage, dans certaines conditions, reste longtemps vivace. On cite à l'appui le cas suivant rapporté par Trincavelli : des cordes qui avaient servi à enterrer des pestiférés avaient été renfermées dans une boîte, elles furent tirées du coffre par un domestique *vingt ans plus tard*. Ce dernier mourut de la peste, et ce décès fut le point de départ d'une épidémie qui coûta la vie à 10.000 personnes. Sumert raconte que la peste fut communiquée à Breslau, en 1555, par des vêtements qui avaient été enfermés depuis 1542, lors d'une épidémie. (Netter.)

Ni le sexe, ni l'âge, ni la profession n'ont d'influence sur le développement de la maladie ; le dire de Laboulbène, qui prétend que les porteurs d'eau et d'huile sont exempts, ne nous paraît pas fondé sur des données bien sérieuses, outre qu'à priori d'ailleurs cela peut paraître étrange.

Quant à la mauvaise hygiène, la malpropreté (2), la nour-

---

(1) Il est même très probable qu'elle nous est souvent inoculée par les parasites ayant vécu sur les animaux atteints (puces).

(2) D'ailleurs ce facteur étiologique va bien avec ce que nous savons du rôle des parasites dans la transmission de la maladie.

riture insuffisante ou défectueuse, les excès, tout cela prédispose; c'est, pour ainsi dire, répéter là une banalité.

La peste, avons-nous dit, aime plutôt les contrées basses et humides; toutefois, nous avons enregistré des faits curieux, par exemple les épidémies constatées à plusieurs reprises dans une contrée très élevée, située au nord de l'Yemen, l'Assyr; et aussi sous l'Equateur, dans l'Ouganda. La peste néaumoins n'aime pas l'extrême chaleur; il est de notion banale, dans les pays où elle se développe, de la voir diminuer ou s'arrêter en été : c'est ainsi qu'en Mésopotamie elle règne surtout en automne et en hiver, pour décroître rapidement à la saison estivale. Elle ne rayonne pas beaucoup dans les régions véritablement tropicales, c'est plutôt une maladie des pays chauds proprement dits (1).

Elle n'a pas encore abandonné l'ancien continent, elle n'a jamais encore été constatée en Amérique.

Nous venons de voir les principaux facteurs étiologiques de la peste, ses modes de propagation, il nous faut maintenant étudier le germe, le contage; il ne nous est pas connu depuis longtemps. Nous laisserons bien entendu de côté les prétendues découvertes du jésuite Athanase Kircher en 1720 et celles du médecin lyonnais Goiffon; tout cela n'était en somme que de la haute fantaisie, comme on en fait encore trop souvent de nos jours. C'est Yersin, en 1894, qui a trouvé l'agent contagieux. Cette année-là, M. Yersin fut envoyé à Hong-Kong, pour y étudier l'épidémie régnante, et trouva un microbe qui est maintenant considéré comme l'agent pathogène de la maladie. Les recherches de Kitasato, le célèbre bactériologiste japonais, qui arriva à des conclusions très sensiblement les mêmes, viennent encore confirmer la découverte de Yersin. Ce dernier s'attacha surtout à étudier le contenu des bubons; il vit que la pulpe de ceux-ci renfermait une véritable purée de petits bâtonnets ovoïdes, dont les pôles se colorent mieux que le milieu. Il retrouva d'ailleurs le microbe dans le sang et dans tous les organes.

Ce microorganisme se colore bien par toutes les couleurs

____

(1) Après une première apparition, la peste renaît parfois à la suite d'une assez longue rémission ; cette réapparition coïnciderait, d'après certains auteurs, avec le repeuplement de la localité par les rats.

d'aniline(1), et présente, comme beaucoup d'autres de ses congénères, un grand pléomorphisme. Tel qu'il est dans le pus, c'est un cocco-bacille; il se présente habituellement de même sur les milieux solides (fig. 1); mais à côté des courts bâtonnets déjà signalés, on voit des corps ronds qui ressemblent à des spores ; dans les milieux liquides, il forme des chaînettes de plusieurs articles placés bout à bout (strepto-bacilles).

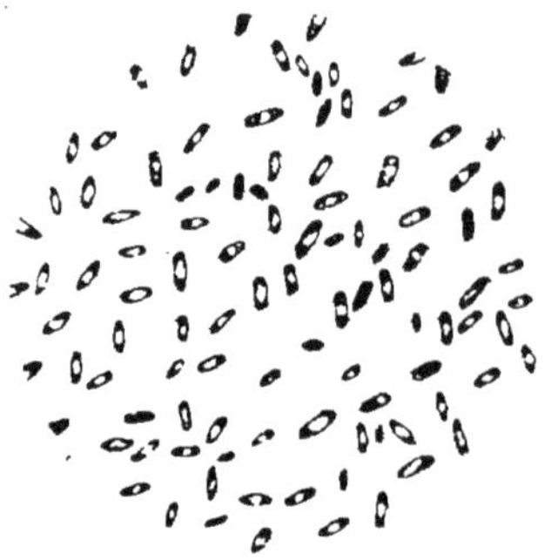

Sur gélose le microbe donne des colonies transparentes, qui finissent par devenir opaques surtout au centre. Dans le bouillon peptoné il forme des petits grumeaux blanchâtres qui se déposent au fond du tube le bouillon restant clair comme pour les cultures de streptocoque.

Fig. 1. — Culture du cocco-bacille pesteux sur gélose. Reichert homog. $\frac{1}{18}$.

Quant aux inoculations aux animaux, le microbe est très virulent pour tous les rongeurs : souris, rats, lapins, cobayes. Chez tous ces animaux, une large infiltration inflammatoire se développe au point d'inoculation, en même temps que l'on constate un engorgement de la région ganglionnaire correspondante. De plus, assez souvent, chez le lapin, il se produit à la région inoculée une plaque de sphacèle; chez le cobaye, la rate mérite d'être signalée d'une façon toute particulière, car elle prend un aspect vraiment spécial : elle est véritablement farcie de petits points jaunâtres, rappelant un peu des tubercules, on y trouve des amas du microbe inoculé. La souris survit à peine de 24 à 36 heures, le rat meurt en 48 heures, le cobaye et le lapin en 3 ou 4 jours.

Dans les pestes de l'Inde, le fléau sévit sur les rats avant de frapper l'espèce humaine; aussi dès que les Hindous constatent une grande mortalité chez ces rongeurs, ils s'empressent de quitter leurs cases (2). Citons encore parmi les ani-

(1) Il ne prend pas le Gram.
(2) On doit détruire le plus possible ces rongeurs et les puces dont ils sont porteurs. C'est surtout par les puces que la contamination se fait de rat à rat, il est probable que la propagation du rat à l'homme se fait de temps à autre par le même agent.

maux réceptifs : le buffle, le porc, le singe. D'après quelques
auteurs, ce dernier animal aurait joué un certain rôle dans
les épidémies de l'Inde; la prophylaxie n'est d'ailleurs pas
commode à établir de ce côté, le singe étant un animal sacré.
Des inoculations ont été faites chez les oiseaux : Calmette et
Borel ont réussi à communiquer l'affection au pigeon.

Le cocco-bacille de la peste peut encore être transporté par
les puces, par les mouches qui meurent au cours de l'épidémie et présentent des bacilles pesteux dans leur intestin (1);
enfin, Yersin a retrouvé le microorganisme pathogène à la
profondeur de plusieurs centimètres, dans le sous-sol des
cases, même préalablement désinfectées.

La virulence du microbe diminue rapidement dans les cultures, en même temps que ses colonies deviennent plus vivaces et plus exubérantes. C'est ce qui a permis d'espérer de
suite en la sérothérapie. Ce cocco-bacille si virulent, si meurtrier, qui peut se conserver 20 ans et être encore très pathogène, comme on l'a vu par maints exemples, perd au contraire très vite sa virulence dans certaines conditions: il meurt
à 48° centigrades ; la lumière, le soleil, la dessiccation le tuent
en moins d'une heure. Il ne peut vivre plus de 7 à 8 jours
dans les corps dont la proportion d'eau est inférieure à
80 0/0. Une solution de bichlorure de mercure au 1000° le tue
en quelques minutes ; il en est de même de tous les acides:
phénique, chlorhydrique, lactique, etc. Nous ne connaissons
pas ses conditions de vie en dehors des cultures du laboratoire et des organismes vivants et la façon dont il se conserve à travers les années dans la nature.

D'après ce que je viens de dire du microorganisme de la
peste, je puis jusqu'à un certain point le comparer au pneumocoque si virulent pour les animaux et quelquefois aussi
pour l'homme, et cependant si difficile à cultiver, puisqu'il
faut tous les trois jours environ repiquer ses cultures.

Trois voies sont ouvertes aux microbes pesteux, pour nous
envahir : la voie cutanée (2), la voie respiratoire et enfin la

---

(1) Les punaises, les fourmis également peuvent servir, dit-on, à la propagation du fléau. On sait combien ces dernières envahissent tout dans les pays
chauds.

(2) Grâce aux puces ; c'est par cette voie que nous serions souvent inoculés. Simond, Hankin, *Annales de l'Institut Pasteur*. 1898.

voie digestive. Pour la première, il faut une écorchure ou une inoculation. Pour la deuxième les choses se passent de la façon suivante : le bacille de la peste, émis par les urines, les déjections, les crachats des malades, souille le sol, et les poussières respirées peuvent le contenir et infecter ainsi les gens qui se trouvent à proximité ; il faut cependant se souvenir de ce que j'ai dit à propos de la contagion par l'air, qui semble peu fréquente.

Quant à la voie digestive, on a montré expérimentalement qu'elle pouvait servir, car on a tué des souris et des rats en leur faisant manger soit des cultures, soit des fragments de rate ou de foie d'animaux morts de la peste.

D'après Bonneau, la peste devrait être envisagée comme une toxicohémie, l'agent infectieux pénètre dans l'organisme par la voie dès lymphatiques et se trouve en grande partie arrêté par les ganglions ; mais la toxine élaborée par cet agent continue sa marche et le frisson qui ouvre la scène serait dû à la pénétration du poison dans les voies circulatoires. Cette toxine amènerait la désorganisation intime des cellules nerveuses des centres, ce qui produirait en définitive l'affaiblissement, puis l'arrêt du cœur ; c'est en somme le mécanisme habituel de la mort dans les infections.

Prophylaxie. Traitement. — Il me reste à parler de la prophylaxie et du traitement de la peste.

1° *Prophylaxie.* — Pour mettre un pays à l'abri de la peste, il suffit de se reporter à ce que nous avons dit des moyens de propagation du fléau (1). Comme vient de le proclamer Koch à la Société de médecine de Berlin en annonçant la découverte d'un nouveau foyer pesteux, c'est encore la civilisation qui est le meilleur remède. Mais la civilisation bien entendue, et non pas l'abrutissement systématique, comme c'est trop souvent le cas, en particulier dans l'Inde. Il faut à toute force éviter l'importation en surveillant les foyers connus, en imposant la quarantaine à tous les passagers provenant de points suspects et aux produits de ces localités ; rien ne devra être débarqué qu'après une période d'observation suf-

---

(1) L'évacuation des foyers limités est une excellente précaution, mais la chose n'est pas réalisable pour les grandes villes ; d'autre part, la destruction des rats et de leurs puces, qui servent à la propagation du fléau, sont choses peu faciles à réaliser.

fisante et une désinfection minutieuse des passagers et des marchandises, après quoi l'on devra encore procéder à la désinfection des navires. Dans le cas où la maladie menace d'arriver par terre et se rapproche, s'il s'agit d'un foyer un peu limité et si le pays s'y prête, on peut organiser un double cordon sanitaire; les résultats obtenus autrefois à Noja et plus récemment à Wetlianka. sont encourageants. Quand une contrée est atteinte, on doit isoler les malades et leur entourage; les individus qui donnent des soins aux pestiférés, ceux qui sont chargés d'ensevelir et d'enterrer les morts doivent se désinfecter. On doit surveiller les sépultures, il faut qu'elles soient faites très profondément et dans un lit de chaux; les gardes-malades ne doivent pas prendre leurs repas dans la salle où se trouvent les pestiférés et ils doivent fréquemment se désinfecter le visage et les mains. Lors de l'épidémie de 1894, à Hong-Kong, sur 7 médecins japonais envoyés pour étudier la peste, 3 furent pris et 1 succomba; la mission anglaise qui comptait 11 médecins fut complètement indemne, grâce aux soins hygiéniques rigoureusement observés. Tout ce qui ne peut être désinfecté devra être détruit par le feu. On évitera en outre l'encombrement et la malpropreté par tous les moyens possibles. Les déjections, les crachats, les urines des malades seront stérilisés, ainsi que les ustensiles en usage. D'une façon générale, on devrait prendre des mesures internationales rigoureuses, pour éviter certaines pratiques religieuses, qui sont préjudiciables à l'hygiène générale des peuples : interdire les pèlerinages en temps d'épidémie, empêcher l'exhumation et le transport des cadavres dans les villes saintes (1).

Outre ces mesures prophylactiques qui ressortissent à l'hygiène, on a cherché à utiliser la propriété préventive du sérum anti-pesteux dont nous allons parler tout à l'heure à propos du traitement curatif; on a utilisé dans le même but la lymphe prophylactique d'Haffkine.

Le pouvoir immunisant du sérum a été bien prouvé pour

---

(1) Quant à la prophylaxie pour les laboratoires, à la suite des événements de Vienne, une commission s'est réunie sous la présidence de M. Liard, directeur de l'enseignement supérieur, et a élaboré un règlement contenant toutes les mesures prophylactiques désirables. Voy. *les Laboratoires de Bactériologie et les mesures destinées à éviter les dangers des récurrences bactériologiques,* circulaire du Ministère de l'Instruction. (*Ann. d'Hyg*, 1899, tome XLI, p. 263.)

les animaux : souris, lapins, cobayes; les sujets inoculés préventivement ont résisté, alors que les témoins ont tous péri. Il en a été de même pour le singe dans les expériences pratiquées au laboratoire de la mission russe.

Deux des membres de la mission autrichienne envoyée à Bombay et inoculés préventivement se piquèrent en faisant l'autopsie d'un pestiféré; ils eurent un peu de gonflement et d'engorgement axillaire, mais ce fut tout. Au contraire, un allemand non immunisé, le professeur Stricker, piqué dans les mêmes conditions, fut très malade et eut une très longue convalescence. Bonneau cite encore une famille parsi où plusieurs inoculés préventivement échappèrent au fléau, tandis que les autres membres prirent la peste.

On ne connaît pas encore très exactement la durée de l'immunisation : 15 jours pour 10 cent.[3], pense Yersin, l'injection est la même que celle que l'on emploie dans le traitement curatif; j'y reviendrai tout à l'heure.

Quant à la lymphe prophylactique d'Haffkine, on a fait à tort beaucoup de bruit autour d'elle. Haffkine chauffe ses cultures à 70°, ces bouillons ainsi chauffés et décantés constituent sa lymphe. Il a la prétention d'immuniser complètement l'homme en deux séances rapprochées. L'auteur de ce procédé d'immunisation fait son inoculation dans le tissu cellulaire du bras. L'expérimentation n'a pas tout à fait répondu à ses espérances et il a eu moins de succès que Yersin. Un singe inoculé avec 3 c.[3] de lymphe d'Haffkine, au laboratoire russe, et infecté 8 jours après a été très malade et a présenté un gros bubon axillaire.

Bonneau a vu cinq sujets inoculés avec la lymphe en question, qui ont été pris de la peste quelques jours après la vaccination.

2° *Traitement.* — De fort nombreux traitements ont été mis en usage : on a essayé l'acide phénique à l'intérieur à la dose de 5 gouttes, toutes les 3 heures, en surveillant les urines. Thomson, à l'hôpital Parel, à Bombay, a essayé le bichlorure, à la dose de 5 à 10 centigrammes par jour.

On a tenté des injections intra-ganglionnaires d'acide phénique, de bichlorure, de teinture d'iode, rien n'a fait; l'ouverture prématurée a été plutôt nuisible.

Bien entendu, en dehors de ces traitements antiseptiques,

on a donné de tout temps un traitement symptomatique, la
quinine et d'autres anti-thermiques ont été employés. Contre
les symptômes d'ataxie, on a usé de tout l'arsenal des calmants: bromures divers, opium, belladone, glace, etc. Bien
entendu, on a employé contre les phénomènes contraires les
toniques: l'alcool, la digitale, la strychnine; mais toute cette
thérapeutique n'a jamais eu qu'une efficacité des plus dou-
teuses sur l'issue de la maladie.

La seule méthode dont on puisse dire véritablement du bien
tant qu'à présent est la sérothérapie de Yersin. Ce médecin de
la marine essaya pour la première fois à Amoy et à Canton son
sérum, les premières expériences avaient été des plus encou-
rageantes, puisque, sur 26 pestiférés, Yersin n'avait eu que
2 décès: soit 7, 6 0/0, au lieu de 80 à 90 0/0. Malheureusement, les expériences faites plus tard à Bombay n'ont pas
été aussi heureuses; cependant elles ont contribué à montrer
que le sérum antipesteux avait encore une grande valeur;
arrivé à Bombay avec une très faible provision de sérum,
600 doses de 10 cm.^{3} qu'il apportait de Nha-Trang, Yersin
fit une première série d'expériences sur 50 malades pris aux
1er, 2e, 3e et 4e jours de la maladie. Il compta 33 guérisons et
17 décès, ce qui donne seulement 34 0/0 de mortalité.

Dans les cas pris au 1er jour, la mortalité n'est que de 10 0/0,
au 2e jour on note 30 0/0, au 3e jour 50 0/0, enfin au 4e jour
60 à 70 0/0. Du 1er au 2e jour, il fallait 40 à 50 cent.^{3} pour
obtenir un effet curatif; au 3e, 70 à 80 cent.^{3}; au 4e, des doses
encore supérieures. Si l'on considère ce que j'ai dit du pronostic et de la mortalité ordinaire, qui est parfois de plus de
90 0/0, l'on voit que cette moyenne de 34 est déjà un très
remarquable progrès.

Les procédés d'immunisation des chevaux qui fournissent
le sérum sont au nombre de 4.

Le 1er procédé consiste à faire dans les veines des injections de cultures vivantes répétées à doses de plus en plus
fortes et à intervalles assez éloignés.

La 2e méthode se réalise en pratiquant des injections de
cultures vivantes, non plus dans le système veineux, mais
sous le peau : voilà pour les cultures vivantes.

Il y a d'autres procédés basés sur l'inoculation des cultures
mortes : ce sont les 3e et 4e procédés, le 3e consiste dans

l'injection intra-veineuse de cultures mortes, le 4ᵉ enfin c'est l'injection de ces mêmes cultures dans le tissu cellulaire sous-cutané.

Le premier des procédés est très meurtrier et même avec des chevaux annamites, qui ne coûtent pas cher cependant, le procédé devient peu pratique ; le 2ᵉ détermine chez les chevaux inoculés des abcès qui suppurent très longtemps ; les 3ᵉ et 4ᵉ procédés sont seuls utilisés actuellement.

Deux ou trois semaines après la dernière injection, l'animal est saigné et c'est avec son sang que l'on prépare le sérum.

Toutefois, le sérum ainsi préparé est moins actif que celui que l'on obtient avec des chevaux immunisés à l'aide de cultures vivantes ; c'est une des explications du moins grand nombre de succès de Yersin à Bombay. Le sérum qu'il avait expérimenté antérieurement en Chine et qui lui avait donné tant de succès avait été donné par des chevaux immunisés à l'aide de cultures vivantes, tandis qu'à Bombay il s'est au contraire servi de sérum pris sur des chevaux inoculés à l'aide d'injections intra-cellulaires de cultures mortes. En somme, le dernier sérum est moins coûteux, il est d'une efficacité incontestable, mais il a une activité un peu faible.

De nombreuses observations prises, non seulement sur les animaux de laboratoire, mais encore sur l'homme, montrent l'efficacité du sérum de Yersin.

La technique de l'injection est des plus simples. Yersin se sert d'une seringue hypodermique de la contenance de 20 centimètres cubes, munie d'une aiguille de 8 centimètres de longueur, la seringue a été préalablement bouillie dans de l'eau boratée. L'injection se fait dans le tissu cellulaire de la paroi abdominale. Toutes les précautions banales d'antisepsie doivent être prises ; on injecte 15 cm.³ à la fois, on peut faire en une séance 2, 3 ou 4 injections, suivant l'âge et la gravité du cas ; si après 12 heures la fièvre n'est pas tombée ou le bubon moins douloureux, on procède à une nouvelle série d'injections. Yersin en Chine n'a pas dépassé ainsi 90 centimètres cubes ; Bonneau cite une observation avec guérison, où l'on injecta 190 centimètres cubes.

Telle est la meilleure méthode contre la peste ; avec quelques améliorations, on en fera un remède qui sera souverain, s'il est appliqué en temps utile.

CHAPITRE II

LE CHOLÉRA

Historique. — Le choléra épidémique existait anciennement dans l'Inde et autre part encore en Asie, avant ce dernier siècle. Au dire de Taylor, les auteurs sanscrits en parlent et le décrivent sous le nom de Metsoneidan. Plusieurs écrivains du XVIe siècle mentionnent aussi la maladie sous divers noms; vers la fin du XVIIIe siècle surtout, le choléra épidémique se montra sévère dans l'Inde; la plus grande de ces épidémies fut celle qui accompagna le pèlerinage d'Hudwar en 1783 ; elle éclata avec la plus grande intensité et fit plus de 20.000 victimes. D'autres épidémies ont été signalées : en 1787, 1790, 1793, etc.; jusqu'en 1817, il y eut une sorte de chaîne presque continue.

En Chine, sous le nom d'Ho-Luan on connut également de cruelles épidémies de choléra; les relations des méfaits du fléau sont contemporaines d'Hippocrate et de Confucius. Mais en somme c'est surtout la presqu'île de l'Hindoustan, qui est le véritable pays d'origine, le véritable berceau du choléra. D'après la conférence de Constantinople, il n'existe dans l'Inde qu'un petit nombre de foyers marquants de choléra ; cette conférence les a classés en 3 catégories :

1° Dans le Bengale, le choléra règne à l'état endémique et de temps à autre à l'état épidémique ; il sévit dans les stations de Cawnpoor et d'Allahabad, mais surtout à Calcutta. Il se montre aussi aux environs de Madras, et à Bombay ;

2° Dans certaines villes hindoues : Madras, Conjéveram, Poorce, Tripetty, Mohadeo, Trivellore, etc.; le choléra apparaît tous les ans ou tous les deux ans sous forme épidémique ; à ces villes, il faut ajouter certaines autres localités, où se réunissent les pèlerins.

3° Enfin, le choléra se montre à l'état épidémique avec de plus longues intermittences, parfois 4 et 5 ans, dans les provinces du nord-ouest de l'Hindoustan, ainsi que dans certaines parties des présidences de Madras, de Bombay et dans le Pégu.

En ajoutant à ces endémo-épidémies les épidémies généralisées qui ont envahi l'ensemble du pays et ont même dépassé ses limites en 1817, 1828, 1844, etc., on en a raccourci l'histoire du choléra dans l'Inde (1).

Le choléra, d'après la plupart des auteurs, n'avait pas régné sous forme pandémique avant 1823. De 1823 à nos jours, il y a eu six grandes épidémies de choléra asiatique.

La première épidémie vint de l'Inde et s'éteignit à Astrakan en 1823 ; elle était née à Jessore en 1817.

La deuxième épidémie, qui dura de 1830 à 1837, est venue du Bengale, par l'Afghanistan en 1828; elle se termina en Algérie après avoir duré 10 ans.

La troisième épidémie, partie de la province de Dally en 1844, se termina de même en Algérie en 1850 : elle reprit en 1851 en Silésie, pour ne se terminer définitivement qu'en 1855. L'épidémie fut très meurtrière à Alger même, et au cimetière de Saint-Eugène, on peut voir un monument élevé à cette occasion aux soixante-dix-neuf infirmiers de l'hôpital du Dey morts en donnant leurs soins aux cholériques ; une petite colonne, élevée à côté par le soin de ses camarades, recouvre également la tombe d'un aide-major.

La quatrième épidémie dura de 1865 à 1874. L'Algérie fut envahie comme de coutume par les provenances de Marseille. Le choléra était encore venu d'un foyer primordial de l'Inde ; il avait gagné ensuite la Mecque, deuxième foyer, et enfin Alexandrie ; c'est de là que la diffusion se fit un peu partout.

La cinquième épidémie va de 1883 à 1887; au mois de juin 1883, elle éclata à Damiette en Egypte et de là elle envahit toute cette contrée ; elle y causa 28.000 décès. Ce choléra avait encore très vraisemblablement l'Inde pour origine ; la France fut atteinte par Toulon en 1884 ; de là, le fléau se répandit dans tout le midi de la France, l'Algérie, l'Italie, l'Espagne, l'Autriche-Hongrie, la Roumanie, la Bosnie et l'Herzégovine.

(1) L. H. Thoinot. Traité de médecine et de thérapeutique, tome II, 1896, article *Choléra*, p. 109.

En 1890, il y eut même une sorte de reviviscence dans la province de Valence en Espagne.

Reste la sixième et dernière épidémie, celle de 1892. Il y eut alors deux courants : l'un, né sur les bords de la Caspienne, mit quelques mois à parcourir des milliers de kilomètres, ravagea la Perse, la Russie, où il visita 61 provinces et détermina plus de 200,000 décès; l'autre, tout petit, partit de la Maison de Nanterre (Seine) et s'étendit tout doucement à la rencontre de son congénère; tous les deux se rencontrèrent en Belgique en 1894-1895 (Briquet, Thoinot). La disparition de l'épidémie européenne ne s'est opérée qu'en 1896 (1).

En somme, voici ce qu'il faut retenir de l'histoire du choléra telle que nous la connaissons depuis la plus haute antiquité : il y a des foyers endémiques dans l'Inde et dans l'Extrême-Orient ; à certains moments, ces foyers deviennent turbulents et il se produit des endémo-épidémies redoutables ; enfin au xixe siècle, grâce surtout aux pèlerinages de la Mecque, la maladie s'est répandue en Egypte et de là en Europe. Toutes les fois que le choléra s'est montré dans l'Hedjaz, il a été la conséquence de l'arrivée des pèlerins hindous et on a pu dire avec juste raison que la Mecque était « la station de relai » du choléra entre le Bengale et l'Europe ; on aurait pu ajouter l'Afrique.

Pathogénie et Etiologie. — L'étude attentive et détaillée de toutes ces épidémies nous montre que le berceau du choléra épidémique est bien l'Hindoustan.

Dans les six épidémies européennes que nous venons d'énumérer, quatre sont venues de l'Inde par la voie de terre, l'Afghanistan, la Perse et les bords de la mer Caspienne; ce sont les épidémies de 1823, 1830, 1847 et 1892. L'épidémie de 1865 a suivi la voie de mer en marquant deux arrêts, le Hedjaz et l'Egypte ; quant à l'épidémie de 1884, elle est aussi venue par voie de mer avec étape en Egypte en 1883. La voie maritime est un chemin toujours ouvert au choléra asiatique, qu'il vienne de l'Inde ou de l'Extrême-Orient.

A côté du choléra d'importation, il existe en Europe un

____

(1) Outre ces grandes épidémies, je dois signaler encore, tout près de nous, en 1893, le choléra qui a atteint le nord de l'Afrique (Algérie, Maroc'.

choléra de réviviscence, qui a une expansion beaucoup plus faible (Thoinot).

Telle est la doctrine classique ; en dehors de cette doctrine surtout défendue par M. Proust, l'on trouvera d'autres épidémiologistes de valeur qui nient, ou du moins veulent singulièrement réduire, le rôle de l'importation ; pour Kelsch, en effet, il n'y a qu'un seul choléra, il n'y a pas de différence entre le choléra nostras et le choléra asiatique ; il discute toutes les épidémies pied à pied et pense que le choléra, d'abord sporadique chez nous, est devenu ensuite pandémique, sans qu'il soit besoin d'importation. Il dit que d'ailleurs l'on ne peut pas toujours démontrer cette dernière ; que l'épidémie prend parfois simultanément aux quatre coins d'une grande ville, sans qu'il y ait de contamination palpable en des points si différents ; souvent avant l'éclatement de l'épidémie dans une ville, dans un port, il y a eu précédemment des cas de cholérine mortelle ; c'est que pour lui le choléra était déjà dans la place, etc. Toutes les raisons de Kelsch ne sont pas très péremptoires ; la querelle peut persister encore entre les dualistes et les unicistes, parce qu'il n'y a rien jusqu'à présent qui' puisse absolument trancher le débat. Toutefois, il semble ressortir de l'histoire du choléra que la plupart du temps, pour les grandes épidémies, il s'agit d'importation ; c'est tout ce que nous avons à retenir pour le moment.

En 1883, Koch a trouvé dans les matières fécales des cholériques l'agent pathogène du choléra. Le bacille virgule est trapu, court, nettement recourbé tantôt en arc, tantôt presque en demi-cercle, il est très mobile. Sa mobilité est due a des cils qui sont en nombre variable et souvent différemment disposés. Le bacille cholérique se colore bien par les procédés usuels, il ne prend pas le Gram ; aérobie, il est en même temps anaérobie facultatif. Dans les bouillons il détermine une pellicule blanchâtre ; il pousse également dans le lait qu'il ne coagule pas. La culture sur gélose n'a rien de caractéristique, il se forme un enduit épais, grisâtre ; sur la pomme de terre ; on obtient une culture de couleur brune rappelant un peu celle de la morve. Les cultures les plus caractéristiques sont celles que l'on fait sur gélatine, soit par piqûre, soit en plaque. En piqûre, la gélatine se déprime à la partie supérieure et se liquéfie; on a l'illusion d'une bulle d'air surmontant le trait d'ensemencement, la culture blanchâtre et floconneuse prend l'aspect d'un entonnoir, la gélatine même au-dessous de l'entonnoir commence à se liquéfier. Sur gélatine en plaques, la colonie se développe d'abord sous forme d'un disque blanc-jaunâtre à contour festonné; au bout de quelques jours, la colonie s'est élargie; au centre elle est mouvementée, bosselée; autour du centre, il y a un cercle granité

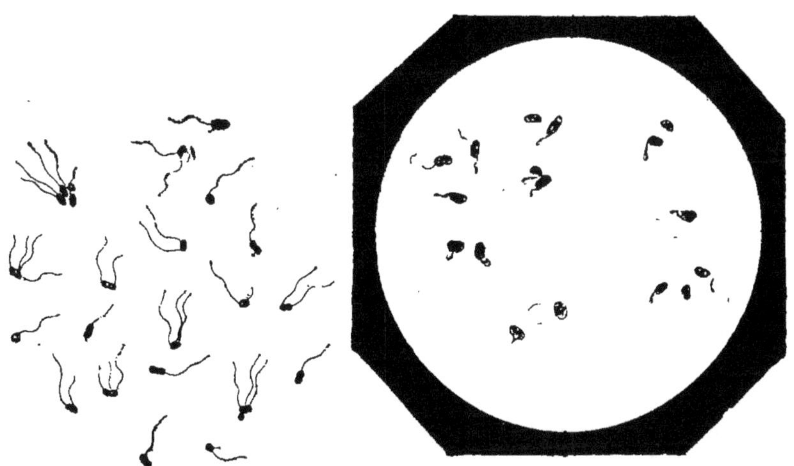

Fig. 2 et 3. — Bacilles du choléra. Formes diverses ciliées et aciliées.

ondulé; enfin au-delà se profile un deuxième cercle clair et lisse; la gélatine est liquéfiée au centre. De toute les réactions du bacille virgule, celle de l'indol est la plus caractéristique. En versant des acides minéraux: acide sulfurique ou chlorhydrique purs, c'est-à-dire sans acide nitreux dans les bouillons de culture, on obtient une coloration rosée qui brunit par suite de l'exposition à l'air.

L'inoculation la plus concluante est la péritonite vibrionienne du cobaye.

Tous les vibrions cholériques ne ressemblent pas complètement à ce type primordial de Koch. Il en est d'à moitié recourbés, comme celui rencontré à Rome par Celli et Santori, il en est d'autres d'allongés et de minces comme ceux qui ont été trouvés à Massouah par Pasquale, et en Cochinchine par Calmettes, etc.... Si l'on envisage les cils (fig. 2 à 3), les vibrions trouvés à Shang-Haï, Hambourg, Courbevoie, Angers, n'ont qu'un cil à l'une des extrémités ; les vibrions de Massouah, Calcutta, Paris (1884) ont 4 cils placés d'ordinaire deux par deux, à chaque extrémité ; on a même trouvé des vibrions aciliés. En un mot le vibrion cholérique est encore un exemple fort net de pléomorphisme. Il en est de même au point de vue des cultures et des inoculations ; il y a des variations très grandes ; la vaccination des cobayes contre la péritonite vibrionienne, dont je parlais tout à l'heure, se trouve aussi parfois en défaut.

On doit savoir que le komma-bacille peut vivre fort longtemps dans certains milieux, en particulier dans certains produits alimentaires : lait, beurre, ou encore sur les crudités ; les boissons fermentées, au contraire, ne semblent pas pour lui des milieux favorables.

L'agent pathogène de Koch se retrouve très communément dans l'eau des localités contaminées. A Calcutta, l'auteur l'a maintes fois rencontré dans l'eau des *tanks*. Lorsque nous parlerons de la Bilharzie, nous signalerons les *birketts* égyptiens ; les *tanks* sont quelque chose d'analogue ; l'eau contenue dans ces trous, dans ces mares, à proximité des villages hindous, sert à tous les usages domestiques, aux bains, etc., et reçoit très souvent des déjections.

L'eau à n'en pas douter est le principal vecteur du choléra, il y avait déjà longtemps que la théorie hydrique était chose admise en Angleterre, lorsqu'en 1884 la doctrine prit enfin pied chez nous. En dehors des preuves tirées du laboratoire et que nous venons d'indiquer, il y a des observations cliniques très concluantes, celles de Snow, de Mac-Namara, etc.... (voir Blanc, congrès de Lyon, 1873).

Contrairement à ce que nous avons vu pour la peste, le choléra aime l'eau ; c'est autour des puits, des fontaines, le long des cours-d'eau qu'il prospère et se propage. La conclusion tirée par Marey, à l'Académie de médecine en 1884, est, on peut le dire, l'expression exacte de la vérité.

L'air, en passant sur les fosses d'aisances, les égouts contenant des matières cholériques, peut se charger de microorganismes et les porter à nos voies aériennes ; les germes pathogènes gagnent ensuite notre tube intestinal. Ce mode d'infection détournée est exceptionnel, répétons-le, et ne peut s'exercer que dans une zone très restreinte.

Il est une chose curieuse dans l'étiologie du choléra : c'est l'immunité de certaines gens et aussi de certaines localités ; Metchnikoff a tenté d'expliquer ces deux sortes d'immunité.

D'après le savant russe de l'Institut Pasteur, il y a pour le vibrion cholérique des microorganismes favorisants et des associés ; la symbiose est une notion banale aujourd'hui ; on connaît également les associations plus ou moins nocives du bacille de Loeffler ; on sait aussi que le bacille de Nicolaïer ne nous donne le tétanos que s'il se trouve associé avec quelques autres germes infectieux. Un microbe cholérique un peu vieux ne cultive pas bien sur la gélatine, mais si l'on vient à semer en stries sur la plaque un microbe favorisant adjuvant, on voit le vibrion de Koch s'éveiller et pousser des colonies dans le voisinage de son associé. A côté des microbes favorisants, il en est d'empêchants.

Parmi les microbes favorisants, signalons les sarcines, les levures que l'on rencontre assez souvent : dans l'estomac humain, ainsi qu'une bactérie se rapprochant du coli-bacille.

Pour mettre en évidence l'influence de ces associations, Metchnikoff a fait des expériences sur des animaux à flore microbienne assez simple. Il a pris des jeunes lapins âgés de quelques jours et se nourrissant du lait de leur mère ; si l'on fait ingérer à ces animaux une culture de choléra, ils meurent dans la proportion de 50 p. 100 environ ; mais si l'on vient à les préparer en leur faisant déglutir avant la culture cholérique une culture de microbes favorisants : torula, sarcines, ou bacille analogue au coli, ce n'est plus dans la proportion de 50 p. 100 qu'ils meurent, mais dans la proportion effrayante de 20 sur 22. L'affection ainsi développée chez le jeune lapin rappelle par beaucoup de traits le choléra, toutefois avec quelques légères dissemblances. Nous devons ajouter que l'on voit de temps à autre la contamination se faire chez les jeunes lapins par les mamelles des mères qui ont été souillées. Metchnikoff a fait quelques expériences avec des microbes empêchants, entre autres avec le bacille liquéfiant du cobaye ; les lapins traités ainsi résistaient au vibrion cholérique et à ses associations favorisantes.

Pour Metchnikoff donc, l'immunité ou la réceptivité individuelles vis-à-vis du choléra sont purement et simplement affaire d'associations microbiennes. Le vibrion devient pathogène ou indifférent suivant la qualité de la flore microbienne de notre tube digestif.

Reste l'immunité de certaines régions, ni la théorie surannée de Pettenkoffer, ni la nature du sol, ni les conditions hygiéniques, ni l'altitude ne peuvent donner la raison de cette résistance étrange de certaines localités, même dans les pays chauds.

Pour Metchnikoff que nous avons invoqué déjà tout à l'heure, la solution du problème serait très simple, elle serait même trouvée; l'immunité collective serait purement et simplement la résultante d'une série d'immunités individuelles, c'est là plutôt une constatation qu'une preuve; — en somme, le dernier mot n'est pas dit, la véritable explication reste encore à trouver.

Le choléra se propage tantôt par contiguité et gagne de proche en proche; d'autres fois, au contraire, il fait de véritables bonds, de véritables sauts à une très grande distance, en se renforçant de place en place, lorsqu'il rencontre de vastes agglomérations humaines (pèlerinages, foires, villes populeuses, etc.).

Maladie de tous les climats, elle est plus fréquente dans les pays chauds et y a son berceau. Les orages et les pluies favorisent son développement par diffusion hydrique. La race importe peu; toutefois, je dois ajouter que les noirs y sont particulièrement sujets. Le sexe ne semble pas avoir d'influence bien marquée; cependant, dans quelques épidémies, les femmes ont été un peu plus atteintes que les hommes, cela est surtout vrai pour les femmes dans les pays chauds. Le choléra frappe tous les âges, mais d'une façon tout à fait inégale : de la naissance à 2 ou 3 ans, les enfants présentent une assez grande réceptivité; de trois ans à l'adolescence, ils résistent bien ; enfin de l'adolescence à la vieillesse, la réceptivité augmente avec l'âge. Mais comme pour la peste, et en général pour tous les fléaux, ce qui prédispose le plus, c'est la misère physiologique et pathologique. Le choléra est surtout une maladie des miséreux; les dépôts de mendicité, les bagnes, les prisons lui paient en général un très lourd tribut.

Le choléra fait beaucoup de victimes parmi les convalescents des maladies graves ; les individus atteints d'affections chroniques des voies digestives, de fièvre intermittente, sont surtout extrêmement prédisposés. Je dois aussi attirer l'attention sur la réceptivité toute spéciale des aliénés. Les troubles passagers eux-mêmes ne sont pas indifférents, en particulier les indigestions ; les refroidissements, les veilles, les chagrins, les émotions, le surmenage agissent encore de même.

Comme pour les autres maladies infecto-contagieuses, les professions, bien entendu, ne sont pas indifférentes : les blanchisseuses, les infirmiers, les médecins sont surtout exposés.

Symptômes. — On a l'habitude d'envisager dans l'évolution complète du choléra quatre périodes : 1° une période d'incubation, 2° une période de début, 3° l'attaque elle-même, 4° la réaction.

1° Période d'incubation. — Il est en général assez difficile de fixer la longueur réelle de la période d'incubation d'une maladie. Pour le choléra, d'après nombre d'observations bien prises, l'on est arrivé à conclure que cette période peut varier de quelques heures au minimum, à 5 ou 6 jours au maximum : les prétendues incubations de 10 ou 11 jours ont été mal observées. Les ingestions de cultures cholériques faites en 1892 montrent qu'après une semaine, au grand maximum, le danger peut être considéré comme écarté. (Mac-Namara.)

2° Période de début. — La période de début, ou période prodromique, est surtout marquée par de la diarrhée. Les selles sont liquides, verdâtres, elles sont plus ou moins copieuses et répétées. En même temps, le sujet se plaint de quelques autres phénomènes (courbature, vertige, palpitations, nausées). Ces symptômes durent de quelques heures à 5, 6 et 8 jours et parfois au delà même ; puis vient l'attaque.

3° Période de l'attaque. — Dans les pays chauds, l'attaque se prononce très souvent d'emblée sans période prodromique, ainsi que cela ressort des nombreuses statistiques qui ont été publiées.

La symptomatologie de l'attaque s'appuie sur une sorte de trilogie : symptômes digestifs, crampes, algidité.

Lorsqu'il n'y a pas eu de diarrhée prémonitoire, l'intestin se vide préalablement de son contenu : après ces selles pâteuses, viennent les selles cholériques. Ces selles, presque sans odeur, ont été comparées à du petit lait ou encore à l'eau de riz, elles sont décolorées, claires comme de l'eau ou encore de couleur grisâtre, elles contiennent de nombreuses parcelles blanchâtres assez comparables à des grains de riz ; en un mot ce sont les selles *riziformes*.

Ces évacuations sont très fréquentes ; de quart d'heure en quart d'heure, le patient va à la selle, sans efforts, sans ténesme et perd ainsi une grande quantité de liquide. Aussi la soif est-elle très vive ; cinq et six litres ne parviennent pas à la satisfaire. Le ventre est rétracté et clapote à la succussion (1).

Presque en même temps que la diarrhée, les vomissements s'installent ; tantôt ils partent en fusée, tantôt au contraire ils s'accompagnent de violents efforts. Tout d'abord alimentaires, ils sont plus tard constitués par des boissons plus ou moins mélangées de bile. Très rarement riziformes, comme les selles, ils diminuent de fréquence ou même cessent à la période d'algidité. Voilà pour les symptômes du côté du tube digestif.

Voyons maintenant le deuxième terme de la trilogie symptomatique : les crampes. Ces crampes, qui débutent généralement en même temps que les selles riziformes, pour ne disparaître qu'à la période d'algidité, tourmentent le patient d'une façon véritablement atroce. Commençant par les mollets, elles affectionnent de préférence cette région et les extrémités : plantes des pieds, mains ; elles se généralisent rarement au tronc et à la face. Reste l'algidité : le malade, méconnaissable en quelques heures, profondément prostré, présente une teinte cyanique générale plus marquée à la face et sur les organes génitaux ; son facies, considérablement amaigri, est caractéristique. L'œil, souvent rougi par de la kératite, est enfoncé dans l'orbite démesurément excavé ; comme les joues et les tempes, le nez est aminci et effilé ; la peau, ridée et parcheminée, semble collée aux saillies osseuses. Une pâleur livide s'étend sur tout cela, marbrée par places de taches violettes ou bleuâtres. L'émaciation du visage que nous venons de signaler ne correspond pas à une forte diminution de poids, le corps n'est pas amai-

---

(1) Le sang se mélange très rarement aux selles.

gri. La peau du cholérique algide est recouverte d'une sueur visqueuse, elle est froide (1), ainsi que son haleine. La température périphérique est en effet considérablement abaissée. La température axillaire peut tomber à 35, 34 et même 33 degrés ; la température buccale est plus basse encore : 32°, 30° et même 29°.

Chose curieuse, la température centrale ne s'abaisse pas du tout en proportion de la température périphérique, il y a nettement dissociation.

Cependant l'anurie est complète, le cœur faiblit, la masse du sang, fortement diminuée et épaissie, circule de plus en plus difficilement ; le pouls, de plus en plus faible et précipité, donne parfois jusqu'à 180 pulsations à la minute.

En même temps, la respiration devient peu profonde et accélère son rythme ; nous sommes à la période asphyxique et si la réaction ne vient pas, le malade aphone dont l'intelligence, jusque-là conservée, commence à s'obnubiler, va tomber dans le coma qui le mènera à la mort.

Telle est la marche normale et détaillée de l'attaque ; elle est en général beaucoup plus brusque dans les pays chauds et tropicaux, que nous devons seuls envisager ici ; elle s'accompagne alors de symptômes ataxo-adynamiques et parfois la mort arrive avant même que la phase algide ait eu le temps d'imprimer son masque sur le faciès du patient. Dans l'Inde, le berceau du choléra, l'attaque, notamment au cours des épidémies, est de temps à autre foudroyante.

4° Période de réaction. — Tout à l'heure je viens de prononcer le mot de *réaction* : c'est la 4° période de l'atteinte cholérique complète.

C'est là une phase qui peut mener sans doute le patient à la convalescence, mais ce ne sera pas toujours sans encombres ; en effet parfois, ne l'oublions pas, les phénomènes réactionnels peuvent, dans leur exagération même, produire toute une série de complications, capables d'amener encore une issue fatale.

L'annonce de la réaction est surtout marquée par la réapparition des urines, qui sont susceptibles de contenir de l'albumine et même du sucre.

(1) Peau de batracien.

C'est alors seulement que le malade maigrit véritablement et perd de son poids. A la période algide succède une période fébrile; la peau rougit et se recouvre de sueurs abondantes, la température remonte aux environs de 39°, le pouls, plus lent, devient dur et bondissant, marquant 100 à 120 pulsations.

Tantôt cette réaction est trop faible et avorte, chez les débilités et chez les gens âgés; tantôt elle est l'occasion de complications infectieuses diverses : pneumonie, broncho-pneumonie, exanthèmes polymorphes, suppurations variées.

Les patients peuvent même présenter une sorte d'infection générale que l'on a qualifiée de typhoïde et qui pourrait bien être l'œuvre de quelque septicémie secondaire d'ailleurs presque toujours fatale.

La convalescence du choléra n'est pas très longue pour une maladie aussi sérieuse; elle peut être aussi traversée par des accidents assez variés : paralysies, troubles intellectuels divers, etc. Parfois le malade, sujet à la diarrhée, reste fortement anémié.

Pronostic. — Au point de vue du pronostic, je dois dire que l'on a considéré plusieurs formes au choléra: une forme abortive, *la cholérine;* une forme légère, une forme grave et une forme foudroyante.

La mortalité, ici comme pour la typhoïde, varie beaucoup avec le génie épidémique souvent très capricieux.

Toutes choses étant égales d'ailleurs, le choléra dans les pays chauds est plus grave que dans les pays tempérés et le taux de 50 0/0 de décès, qui est la moyenne pour nos pays, est inférieur à la vérité; dans l'Inde, la mortalité s'élève en moyenne à 60 et 70 0/0. Il y a tout de même peut-être lieu de considérer le choléra comme une maladie qui va en s'affaiblissant; il semble en effet que la mortalité générale soit plus faible qu'autrefois.

Chose importante à retenir pour les pays chauds : lorsque le choléra surprend un paludéen en plein accès, la scène se termine presque toujours par la mort (1).

Diagnostic. — Après les détails que nous venons de donner sur les symptômes du choléra, il nous paraît superflu

---

(1) Le choléra, chez les femmes en état de puerpéralité, est également de la plus haute gravité.

d'entrer dans de longues considérations sur le diagnostic de cette affection. Pour la diagnose avec la dysenterie à forme algide, nous renvoyons à cette dernière affection très longuement traitée. — Les auteurs s'appliquent à distinguer le choléra vrai du choléra stibié, des empoisonnements par l'arsenic, les champignons ; nous y ajouterons volontiers les empoisonnements alimentaires. Quelques-uns prennent le soin de faire un diagnostic différentiel avec les péritonites diverses, les occlusions intestinales, le choléra herniaire.

Dans la grande majorité des cas, les commémoratifs et un examen consciencieux des symptômes présentés par le patient feront bon marché de toutes les causes d'erreur.

Pour les dualistes, il est un diagnostic qui importe autrement, surtout au début des épidémies : j'ai nommé le diagnostic différentiel entre le choléra dit nostras et le choléra asiatique; sans doute, à la longue, la marche de l'affection peut mettre sur la voie (1) ; mais au début, là où il y a véritablement intérêt à être renseigné, le diagnostic bactériologique seul nous vient en aide d'une façon précise; l'examen microscopique ne saurait suffire, il faut recourir à l'épreuve du choléra roth (réaction de l'indol) précédemment indiquée.

Anatomie pathologique. — Je n'insisterai pas sur l'habitus du cadavre. qui n'est que la reproduction poussée à l'extrême de ce que nous avons vu chez le malade à la période algide.

Il est plusieurs choses ici qui ont frappé tous les observateurs: la rapidité tout à fait surprenante de la rigidité cadavérique, le retard de la putréfaction, les mouvements spontanés et l'augmentation de la température après la mort.

La rigidité cadavérique se montre parfois très vite ; on l'a vue se produire au bout de trois quarts d'heure.

Les mouvements spontanés peuvent être circonscrits ou au contraire présenter une certaine amplitude; ces derniers, qui s'accomplissent parfois avec force. ont donné lieu, bien entendu, à force légendes dans le vulgaire.

Dans les deux tiers des cas environ, la température du cadavre chez le cholérique monte encore après la mort; cette

____

(1) Le choléra nostras n'est pas transmissible, il n'est pas envahissant et n'a pas surtout la même diffusion que l'asiatique.

augmentation, qui varie entre un demi et trois degrés, tombe assez lentement.

A l'ouverture du cadavre, les séreuses : péritoine, plèvres, péricarde, présentent une sorte de sécheresse et de desquamation bien caractéristique. Les anses intestinales semblent agglutinées entre elles par un enduit visqueux et poisseux. L'intestin grêle, de beaucoup le plus atteint, a pris la teinte hortensia (Broussais). Cette coloration est due à une hyperhémie marquée de toutes les tuniques de l'intestin d'ailleurs épaissies et œdématiées.

A l'ouverture du tube intestinal s'écoule un liquide analogue aux selles riziformes ; on constate de place en place, surtout vers la valvule iléo-cæcale, de véritables sugillations ou même de véritables ecchymoses qui intéressent de préférence le sommet des valvules conniventes. A la partie inférieure de l'iléon, la tuméfaction des follicules clos donne lieu aux saillies que les auteurs ont qualifiées du nom de *psorentérie.*

Il n'y a pas que les follicules isolés qui soient le siège de cette infiltration ; il en est de même des plaques de Peyer. A l'examen histologique, on constate une desquamation épithéliale et une infiltration de cellules embryonnaires dans la muqueuse. Il peut y avoir des eschares et même des perforations (1).

La rate est ramollie, le foie est congestionné ; on a même constaté des cas d'angiocholite suppurée.

Mais j'ai hâte d'arriver aux organes génito-urinaires, les plus touchés après l'intestin grêle. Citons le rein en première ligne : l'organe est petit, la substance médullaire est fortement injectée ; à l'examen histologique, on constate : la tuméfaction trouble ou même la nécrose de coagulation et la desquamation des cellules des tubes du rein, depuis les tubuli contorti jusqu'aux tubes droits. La vessie est rétractée et sa muqueuse est violemment injectée. Chez la femme, il y a également de la congestion du côté de l'appareil génital, on a observé des eschares de la vulve et du vagin.

Le cœur est rétracté, les ecchymoses sous-péricardiques

____

(1) Comme dans la dothiénenterie, le maximum de ces lésions se rencontre près de la valvule iléo-cæcale.

et sous-pleurales sont fréquentes, les poumons présentent
de la congestion aux bases, enfin les centres nerveux sont
hyperhémiés. Le sang, poisseux, épais, ressemble à de la
gelée de groseille, comme dans la plupart des infections.

Lorsque le malade succombe à une période avancée de la
maladie, à la période de réaction, on observe les mêmes
lésions ou à peu près, toutefois, avec une prédominance
encore plus marquée des congestions et des inflammations
viscérales.

Prophylaxie. — La prophylaxie du choléra vise les pays
et les individus.

La protection contre le choléra indien est assurée par les
stations sanitaires spéciales qui sont chargées d'arrêter les
pèlerins et les navires atteints par le fléau (1).

Dans tous les ports, on se défend à l'aide de la mise en
observation des navires et de la désinfection dans les lazarets munis d'appareils ad hoc.

Aux frontières, on doit arrêter tous les vêtements, les
bagages et le linge provenant de pays contaminés, les objets
seront scrupuleusement désinfectés avant de passer et les
voyageurs eux-mêmes devront être mis en observation. Il
faut savoir que des individus indemnes pour leur compte, ou
présentant de simples diarrhées, peuvent importer le choléra
d'une localité infectée; il faut donc être très circonspect.

Quant à la prophylaxie de l'individu, elle consiste à s'alimenter en eau pure, stérilisée; à éviter les écarts de régime,
les excès alcooliques, les crudités; à se désinfecter soigneusement toutes les fois que l'on entre plus ou moins en contact
avec un cholérique.

Traitement. — Le traitement du choléra est encore, il
faut bien l'avouer, tout ce qu'il y a de plus empirique.

Tant qu'à présent, on vaccine bien les cobayes contre la
péritonite vibrionienne en leur injectant des cultures vivantes
plus ou moins atténuées ou stérilisées, mais pour ce qui est
de la vaccination humaine, le problème n'est encore qu'à
l'état d'ébauche. Les tentatives de Ferran, en Espagne, ne
paraissent pas reposer sur des données suffisamment rigou-

---

(1) Ce que j'ai dit, à propos de la peste, pour les Etats Barbaresques, est
encore peut-être plus vrai pour le choléra, les pèlerins musulmans nous font
courir les plus grands risques.

reuses, pour les faire accepter. Haffkine a poursuivi dernièrement dans l'Inde des recherches à ce sujet, mais on doit, comme on l'a vu déjà pour la peste, se méfier un peu de toute cette expérimentation.

Le choléra, qui est une véritable maladie toxi-microbienne, paraît être tout désigné pour bénéficier de la méthode générale de Behring, c'est de ce côté que les recherches sont dirigées et aboutiront probablement quelque jour.

Il y a des expériences déjà faites qui sont fort curieuses ; je ne puis entrer dans leur détail, car il s'agirait alors d'un véritable cours de bactériologie, ces expériences ne se suivent bien d'ailleurs que dans les travaux pratiques, et non dans une simple dissertation.

J'arrive à la thérapeutique banale, *moins on fait et mieux on guérit le cholérique*, c'est là un paradoxe qui a du vrai ; ce qui est juste ici d'ailleurs l'est aussi d'une façon générale dans les maladies dont nous ne connaissons pas le traitement spécifique. J'ai vu des médecins gaver leurs typhoïdiques de médicaments , non seulement, ils ne les guérissaient pas, mais ils les tuaient, en leur donnant des stupéfiants du cœur qui avait déjà bien du mal à remplir son office. Il ne faut cependant pas rester complètement inactif, mais faire avec discrétion et discernement la médecine des symptômes les plus pénibles et les plus alarmants.

L'opium peut servir dans la diarrhée du début ; il est plutôt nuisible à la période algide ; il n'est d'ailleurs pas bien absorbé.

En Allemagne, en Angleterre, en Amérique, on est assez porté pour le calomel, on a surtout donné des doses de 8 à 20 centigrammes toutes les deux heures.

L'acide lactique, très préconisé par Hayem, se prend en limonade comme le prescrit l'auteur, à 15 grammes par litre. C'est un médicament qui ne fait pas de mal, mais qui ne fait guère de bien : on a été un peu obligé de le reconnaître.

Les grands lavements dans le choléra ont été préconisés surtout en Italie. Ce traitement consiste à envoyer dans l'intestin de 2 à 3 litres d'eau bouillie avec addition au besoin de 10 0/0 de tannin ; les auteurs qui l'ont employé en disent quelque bien.

Contre les vomissements, on prescrit : la glace par petits morceaux, l'eau chloroformée, les limonades acides, le lavage de l'estomac avec une solution d'acide lactique à 5 0/0.

Je passe à la thérapeutique de la période la plus alarmante du choléra : l'algidité. Je n'insiste pas sur les moyens anciens, les frictions, l'enveloppement chaud, les boules chaudes, les injections de caféine et d'éther ; on s'accorde aujourd'hui à recourir surtout aux moyens suivants : les bains chauds, la transfusion veineuse et sous-cutanée. Les bains chauds, à 39, 40, et même 41°, durant 20 minutes et répétés toutes les deux ou trois heures, ont paru donner quelques résultats, surtout dans les cas moyens.

La transfusion veineuse, par contre, est le meilleur remède contre l'algidité ; on se sert de la solution de Hayem à 5 0/00 ou encore d'une plus forte, 6 à 7 0/00, on peut choisir les veines du membre inférieur ou supérieur ; avec des soins d'asepsie, avec un entonnoir, un tube de caoutchouc et une aiguille de Potain ; on peut faire toutes les transfusions possibles ; sans avoir besoin, comme pour la transfusion sanguine, d'appareils compliqués. On injecte un litre, un litre 1/2, deux litres même à la température de 38° au moins. Dans les cas graves, traités par cette méthode, Lesage a obtenu 30 0/0 de guérisons. On peut répéter la transfusion deux fois dans les 24 heures et la pratiquer plusieurs jours de suite.

Restent les injections sous-cutanées de sérum ; on injecte sous la peau de 250 à 500 grammes et plus de sérum artificiel ; il faut considérer cette méthode comme un simple complément utile de la transfusion veineuse qui s'est toujours montrée beaucoup plus efficace.

CHAPITRE III

LA FIÈVRE JAUNE

La *fièvre jaune* a de nombreuses désignations dans les divers pays. En France, on l'a appelée : *fièvre pestilentielle, typhus amaril, typhus bilieux, typhus ictéroîde* ou encore *typhus d'Amérique*. Les Espagnols lui donnent le nom de : *vomito negro, calentura amarilla*. Les Allemands la dénomment : *gelbfieber*, et les Anglais : *Yellow, fever, black vomit*, etc.

Historique et Distribution géographique. — Les relations précises d'épidémies de fièvre jaune ne remontent pas très loin ; tout au plus au début du XVII° siècle. Quoi qu'il en soit, on peut affirmer que les rives du golfe du Mexique ont été son lieu d'origine, sans que l'on puisse préciser d'une façon certaine si c'est sur la côte du Mexique même, aux Grandes Antilles, ou sur la côte orientale des Etats-Unis, que la maladie a pris exactement naissance. C'est de ce foyer primordial qu'elle s'est répandue, au XVIII° siècle, dans les divers pays où elle a été signalée à cette époque : côte orientale et occidentale de l'Amérique, côte occidentale d'Afrique. Dans ces différentes contrées elle est devenue endémique et c'est de ces divers foyers que sont sorties les épidémies qui ont été constatées sur le continent Européen. — La zone d'endémicité de la fièvre jaune est assez limitée ; elle règne dans tout le golfe du Mexique, dans les Antilles, sur la côte du Brésil depuis 1849 (1), au Pérou depuis 1854, au Chili, dans la République Argentine et dans l'Uruguay sur la côte occidentale d'Afrique, dans la Sénégambie et dans la colonie anglaise de Sierra-Leone. C'est à Saint-Louis du Sénégal que la maladie mit pour la première fois le pied en Afrique en 1778. — Dans toute cette zone d'endémicité, la fièvre jaune

____
(1) Et surtout depuis 1861 (Barata).

subit de fréquentes exacerbations ; puis elle fait alors des incursions, elle pousse des prolongements lointains (Mosny) (1).

Les apparitions de la fièvre jaune sur le continent Européenne sont pas absolument rares ; si drôle que cela puisse paraître au premier abord. Mais à part peut-être quelques épidémies espagnoles, elles n'ont jamais été en général ni bien considérables ni bien cruelles. C'est tout à fait au début du xviiie siècle que le vomito negro fut importé pour la première fois des Antilles dans le port de Cadix. De nouveau, des épidémies ont atteint Cadix en 1737, 1731, 1733-34, 1780, 1800 et 1810. La plus sérieuse fut celle de 1800. Au début de notre siècle, Gibraltar et Carthagène ont été contaminés. Citons encore les épidémies de 1819-1821 dans le sud de l'Espagne et à Majorque, celles de Passages en 1823, de Gibraltar en 1828, de Barcelone en 1870, de Madrid en 1878 ; ici la maladie fut importée par un régiment de Cuba. Ces temps derniers les circonstances auraient pu se prêter grandement à une importation analogue.

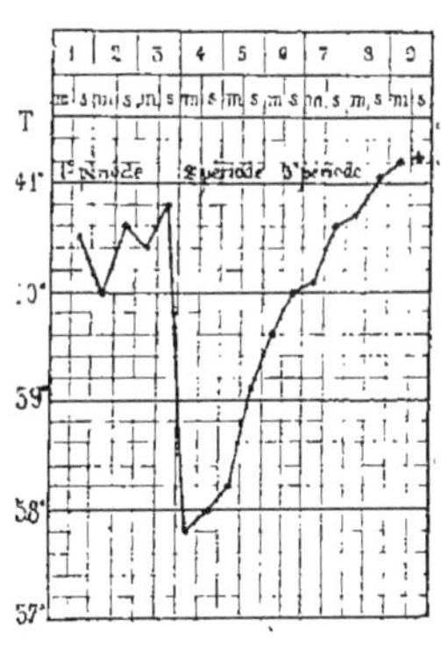
Fig. 3. — Courbe de fièvre jaune.

La fièvre jaune a été importée plusieurs fois du Brésil à Lisbonne, en 1723, en 1856, en 1860, 64, 79.

L'Italie a été très légèrement touchée à Livourne par une importation d'Espagne en 1804 (2).

Signalons en France les épidémies de Brest 1802-1815-1839 et 1856 et de Saint-Nazaire 1843, 51, 61, qui se sont d'ailleurs arrêtées de très bonne heure. — Je laisse de côté les importations qui se sont éteintes dans nos lazarets. En Angleterre, on a observé trois épidémies : Wight (1845), Falmouth 1864, Swansea 1865. Ces dernières contaminations reconnaissent l'Afrique comme foyer originel.

Il y a en somme trois grands foyers : Mexique, Brésil, Afrique occidentale.

(1) E. Mosny. Traité de médecine et de thérapeutique de Brouardel et Gilbert, article *Fièvre jaune*, tome II, p. 59.
(2) Sternberg in Davidson. Diseases of warm climates.

Etiologie. — La fièvre jaune n'aime pas les latitudes froides ; elle ne s'accommode pas non plus des hautes altitudes ; elle ne dépasse guère, paraît-il, 150 à 200 mètres aux Etats-Unis et 700 mètres au Brésil.

Les épidémies de fièvre jaune naissent presque toujours en été ; pourtant le froid n'a pas fait cesser les épidémies de Philadelphie en 1703 et de Baltimore en 1794.

On ne sait rien touchant l'influence de la structure géologique du sol.

En fait de prédisposition individuelle, la race tient une grande place. C'est ainsi que la race nègre jouit d'une très large immunité. C'est pour cela que, dernièrement dans les affaires de Cuba, les Américains se sont servis beaucoup de ces derniers. — Cependant, on signale quelques exceptions au Sénégal et à la Guyane. Les *Arabes*, qui sont si souvent nos auxiliaires dans nos expéditions coloniales, retenons-le, ne sont pas réfractaires ; nos régiments de tirailleurs *ont été décimés* pendant *la guerre du Mexique*. La constitution individuelle n'a pas d'importance en l'espèce. Les adultes paient un plus lourd tribut que les vieillards et les enfants ; les femmes semblent un peu moins atteintes.

Les Européens qui viennent dans un pays à vomito sont presque sûrs de prendre l'affection. Les mulâtres sont également très sensibles à la fièvre jaune. Heureusement qu'une immunité presque absolue est conférée par une première atteinte ; c'est ainsi que, toujours à Cuba, les Américains ont employé de préférence dans leurs troupes de débarquement des gens déjà immunisés de cette façon. Ceux qui par bonheur peuvent échapper à l'infection semblent recevoir du fait de leur séjour en pays contaminé une immunité qui se perd assez rapidement, s'ils vont vivre, pendant un certain temps, dans des contrées indemnes. Il en est de même pour l'immunité des habitants des pays où règne l'endémie ; elle se perd lorsque la fièvre jaune a cessé de régner pendant un certain temps.

En dehors des zones que je viens de signaler comme étant entachées d'endémie, la maladie est toujours importée par les navires. C'est même bien plus par des relations maritimes que les divers ports d'une même côte se contaminent les uns les autres. C'est toujours de la même façon que le vomito pénètre dans les estuaires et remonte le cours des fleuves, sans toutefois s'avancer jamais beaucoup dans l'intérieur du pays. Dans les épidémies régionales, le transport de la maladie se fait souvent par les malades. Certains ont voulu faire intervenir ici le moustique, très à la mode comme inoculateur de toutes les affections exotiques à l'heure qu'il est; mais ce sont surtout les linges et les vêtements, d'une façon générale, qu'il faut incriminer. C'est à l'ouverture des colis, des bagages que les épidémies ont surtout éclaté. Le transport du germe peut également se faire par les marchandises. Le contage reste longtemps persistant le long des parois et dans la cale des navires (Mosny) (1).

On ne connaît pas encore le rôle des eaux potables dans la question du vomito. Il est plus que probable cependant qu'elles contribuent à la dissémination.

Le principal véhicule de dissémination, contrairement à la peste et au choléra, paraît être l'air, qui peut transporter l'affection à une assez forte distance. A cet égard on cite d'habitude l'épidémie de Saint-Nazaire (1861).

Le bateau « Anne-Marie », parti de la Havane où régnait une épidémie de vomito, vint aborder à Saint-Nazaire; on vit alors éclater dans ce port la fièvre jaune, qui prit non seulement les gens occupés aux réparations du navire, mais encore les *équipages placés sous le vent; les navires placés au vent furent tous respectés* (Melier).

Symptômes. — Dans le vomito negro, l'incubation dure de trois à quatre jours en moyenne, mais elle peut très bien varier entre deux et sept jours.

Dans l'immense majorité des cas, l'invasion est violente et brutale; c'est subitement pendant la nuit que survient un frisson plus ou moins intense, suivi d'une ascension rapide de la température, qui atteint de 40 à 41°. En même temps, le malade est en proie à une lombalgie violente: c'est le *coup de barre*, accompagné d'une sensation angoissante de constriction à la région épigastrique et parfois d'élancements irradiés dans les membres inférieurs. On note également une forte céphalée, en général sus-orbitaire (F. Roux).

Le malade présente surtout de l'agitation, la teinte du

(1) Mosny, *loco citato.*

visage est rouge jaunâtre, *couleur acajou ;* les conjonctives sont fortement injectées, les yeux saillants brillent d'un éclat remarquable. La langue, sèche, tuméfiée, rouge sur les bords, est recouverte au centre d'un enduit blanchâtre, très épais d'abord. Après les nausées du début, surviennent des vomissements alimentaires, puis glaireux et enfin bilieux. Les malades sont en général constipés. Les urines sont rares, foncées. On constate la présence d'un peu d'albumine. Cette période dure trois ou quatre jours ; la fièvre, après une montée brusque, descend en lysis, ou bien se maintient en oscillant autour de 40°, pour redescendre ensuite, sans jamais arriver à la normale.

Mais c'est là une fausse rémission. Après un mieux trompeur, le malade va passer par ce qu'on appelle la période d'état de la maladie, qui va durer en moyenne un septenaire de cinq jours au minimum à dix jours au maximum.

C'est à ce moment qu'apparaît l'ictère, qui est tout d'abord hémaphéique, ce n'est que vers la fin de la période d'état qu'il devient biliphéique. — Cet ictère, plus ou moins intense suivant les cas, débute par la muqueuse palatine, les sclérotiques et s'étend ensuite aux téguments ; il est parfois très peu marqué même dans les cas graves.

Ce n'est pas tout ; la peau se recouvre d'éruptions diverses : taches rosées, éruptions miliaires, pemphigoïdes, scarlatiniformes, pétéchiales, etc...

Mais le signe le plus caractéristique de cette période, celui qui a surtout servi à dénommer la maladie, l'*hémutémèse*, le *vomissement noir*, apparaît. Précédé par des nausées et des vomissements tout d'abord aqueux et bilieux, puis striés de filets de sang noirâtre, le vomissement noir se montre enfin avec sa teinte véritable que l'on a comparée soit au marc de café, soit encore au goudron. — Le rejet des matières vomies s'accompagne au début de douleurs assez pénibles et d'une forte sensation de pyrosis le long de l'œsophage ; un peu plus tard, le vomissement n'est plus guère qu'une simple régurgitation.

L'hémorragie stomacale n'est d'ailleurs pas la seule à se produire ; on a souvent noté : des épistaxis, des métrorrhagies, des hématuries, des hémorragies intra-musculaires et sous-cutanées. La muqueuse buccale, qui est le siège d'une stomatite intense finit par se fendiller comme la langue et à livrer passage à une exsudation sanguine.

La soif est très intense, la dysphagie très marquée, la constipation opiniâtre, les selles d'ailleurs extrêmement fétides peuvent présenter du melæna.

Malgré le dire de certains auteurs, il faut bien le reconnaître, la quantité des urines est presque toujours diminuée ; il peut y avoir même anurie presque complète, avec un cortège symptomatique des plus pénibles : lombago, douleurs le long des uretères, rétraction du testicule. A la période que nous étudions, les urines sont toujours d'une couleur rougeâtre très épaisse et contiennent une très forte proportion d'albumine.

Pendant ce temps, la courbe thermique s'est relevée, elle n'a pas un type bien caractéristique ; la température oscille le plus généralement entre 39° et 40° avec une faible rémission matinale. Il y a dissociation entre le pouls et la température, le premier diminue de fréquence, alors que la seconde continue encore à monter.

Quant aux phénomènes nerveux, c'est l'ataxie qui domine presque toujours, l'adynamie est une exception.

Des contractures partielles, des spasmes (diaphragme, pharynx, etc.) se produisent, le délire est plutôt violent ; le malade, qui ne semble pas avoir perdu de ses forces, peut se lever et quitter son lit et sa chambre. Ceci a été maintes fois relaté.

Lorsque la terminaison est la mort, celle-ci survient le plus souvent du 4e au 5e jour, rarement plus tard.

Dans le cas contraire, la guérison s'annonce par une sorte de crise, comme cela se passe à peu près pour tous les grands processus infectieux. Les sécrétions et les excrétions plus ou moins taries redeviennent abondantes ; le délire s'amende, la fièvre baisse, l'ictère seul peut durer encore quelques semaines.

Des rechutes, il faut le noter, se voient quelquefois, et sont à peu près toujours fatales. Les récidives sont beaucoup plus rares que dans la maladie que nous avons étudiée avant le vomito : le choléra.

Les complications de la période d'état et de la convalescence sont celles de toutes les infections générales : adénites, myosites, parotidites, paralysies, gangrènes diverses.

Toutefois la période de convalescence ne présente pas en général de difficultés comme la période de réaction du choléra.

Tous les auteurs dissertent longuement sur les formes du vomito ; comme il s'agit purement et simplement de la prédominance d'un symptôme ou encore simplement de la gravité plus ou moins grande de l'affection, il nous semble inutile de nous perdre ici dans de longues et fastidieuses considérations.

La mortalité varie suivant les épidémies ; elle serait d'un tiers, en moyenne, d'après Dutroulau.

Anatomie pathologique. — Les lésions anatomiques que l'on rencontre dans la fièvre jaune n'ont rien de bien spécial, rien de bien caractéristique ; cependant la maladie a déjà une signature plus tranchée que la plupart des maladies infectieuses, comme le fait déjà remarquer Jaccoud. C'est surtout une affection stéatogène, ce sont en effet les lésions dégénératives qui y dominent.

Dans les centres nerveux, on constate des hyperhémies, des infiltrations séreuses, une congestion violente et des hémorragies des méninges ainsi que de la couche superficielle des organes cérébro-spinaux ; le maximum des lésions explique bien la rachialgie, si fréquente dans le début de la fièvre jaune.

On trouve des ecchymoses des plèvres et des poumons, parfois même du catarrhe de la trachée et des bronches. Le myocarde présente une dégénérescence graisseuse des plus marquées, le péricarde est le siège d'une péricardite séreuse parfois hémorragique.

L'estomac nous montre les signes d'une gastrite aiguë plus ou moins intense. L'intestin a sa muqueuse tantôt normale, tantôt hyperhémiée et même ulcérée ; dans les cas de longue durée, il nous montre également des hémorragies sous-muqueuses, de la tuméfaction des plaques de Peyer et des follicules clos. Le foie couleur chamois est dur, cassant, il se présente avec une dégénérescence graisseuse plus ou moins intense et généralisée ; ce foie ressemble un peu à celui que l'on rencontre dans l'empoisonnement par le phosphore, ou par l'arsenic. La rate est peu atteinte dans la fièvre jaune ; d'une manière générale ; elle a presque toujours son vo-

lume normal, elle ne prend une certaine augmentation de
volume que dans les cas où la maladie a dépassé le 8e jour.
Il y a là une différence capitale que l'on ne saurait trop faire
remarquer entre le *vomito* et le *paludisme*.

Les ganglions mésentériques sont tantôt tuméfiés, tantôt
normaux.

Les lésions de la néphrite aiguë avec dégénérescence graisseuse de l'éphitélium rénal se rencontre assez souvent. La
vessie presque toujours contractée parfois congestionnée
contient fort peu d'urine, tantôt simplement albumineuse,
tantôt hémorragique.

Pour ce qui est du sang, l'attention est principalement attirée par les hémorragies, qui, par leur fréquence, leur gravité
et la multiplicité des voies qu'elles prennent, constituent en
somme une des caractéristiques de la fièvre jaune qui fait des
suffusions séreuses, sous-cutanées, sous-muqueuses, intra-
cavitaires, intra-musculaires et même intra-viscérales (Sanarelli).

En résumé, il n'y a pas dans l'autopsie de lésions véritablement pathognomoniques du vomito. Voyons maintenant
quel est l'agent d'une forme aussi grave, aussi compliquée.

Agent pathogène. — Autrefois, on a attribué la fièvre jaune
aux influences malariques, je n'insisterai pas sur cette opinion
qui est enterrée. Plus tard, on pensa qu'il s'agissait de
quelque microbe spécifique auquel les bactériologistes de
bonne volonté donnèrent la course; la plupart de ces tentatives étaient restées infructueuses lorsqu'en 1896 Sanarelli (1), qui s'est vu disputer la priorité par un Allemand,
Havelburg, commença ses premières recherches. Je ne veux
pas entrer dans les débats de cette lutte de priorité; l'é-
tude de Sanarelli nous paraît la plus claire et la plus complète; c'est à elle aussi que nous ferons de nombreux emprunts.

Lorsque ce dernier auteur, parti de l'Institut Pasteur, alla
diriger l'Institut de Montévideo, un de ses premiers soins fut
de construire un petit laboratoire dans le lazaret situé dans
le Rio de la Plata, sur la petite île de Flores, afin d'y étudier le

---

(1) Sanarelli, la fièvre jaune, monographies (collection du Dr Critzman)
(1898).

vomito négro ; il y observa deux cas, c'est à l'occasion des recherches pratiquées au sujet du deuxième de ces cas, qu'il fit sa remarquable découverte. Il multiplia ses observations et ses expériences et arriva à conclure que l'on peut isoler des cadavres des gens atteints de la fièvre jaune un microbe spécifique. Il est inutile que j'entre dans les détails les plus infimes des recherches de Sanarelli ; cet historique aurait mieux sa place dans un livre de bactériologie pure. Ce qui ressort nettement des recherches de Sanarelli, c'est que le bacille ictéroïde est le plus souvent associé à de nombreuses espèces, et que ce n'est pas dans le tube gastro-intestinal qu'il faut aller le chercher, mais bien dans le sang et dans les tissus. Il n'est pas toujours facile à déceler ; l'isolement d'après Sanarelli n'est guère possible que dans 58 0/0 des cas, ce n'est que dans quelques cas très rares que cet isolement peut être fait pendant la vie.

Dans le début de la maladie, en effet, le bacille se développe très peu dans l'organisme humain et il suffit d'une petite quantité de toxine pour provoquer chez l'homme le tableau complet et très grave de la maladie ; en second lieu, la toxine soit en elle-même, soit d'une façon seconde, par les lésions des muqueuses et du foie, favorise grandement les infections secondaires de toute nature. Ces infections secondes prennent parfois le type de véritables septicémies à colibacilles, à strepto ou à staphylocoques qui sont capables par elles seules de tuer le patient.

Au point de vue morphologique, le bacille ne présente rien de caractéristique ; il s'agit de petits bâtonnets à extrémités arrondies, réunis par paires dans les cultures et par petits groupes dans les tissus ; ils sont longs de 2 à 4 μ et en général 2 ou 3 fois plus longs que larges ; le bacille ictéroïde est d'ailleurs assez polymorphe. Sa recherche ne donne des résultats bien satisfaisants que dans le cas où la mort du malade n'est pas survenue par infection secondaire. Les microorganismes ne sont pas faciles à mettre en évidence sur les coupes des tissus à cause de leur nombre très restreint. Malgré cela, on peut arriver à retrouver dans les organes ces microbes réunis le plus souvent en petits groupes et siégeant toujours dans les capillaires du foie, du rein, etc. Le microbe de la fièvre jaune se développe assez bien dans les milieux nutritifs ordinaires des laboratoires. En plaques, sur gélatine, il forme des colonies arrondies transparentes et granuleuses; plus tard, la granulation de la colonie devient plus intense et d'ordinaire un noyau central ou périphérique complètement opaque se dessine. Avec le temps, la colonie devient elle-même complètement opaque; elle ne fluidifie jamais la gélatine. Les cultures en stries sur gélatine obliquement solidifiée se développent sous forme de gouttelettes brillantes semblables à des gouttes de lait. Dans le bouillon, le bacille ictéroïde se développe légèrement sans jamais former de pellicules ou de dépôts floconneux. Sur le sérum sanguin, il croît d'une façon pour ainsi dire imperceptible.

La culture sur gélose, à l'inverse de ce qui arrive, la plupart du temps, pour les bacilles pathogènes, représente dans certaines conditions un moyen de diagnostic de premier ordre. A l'étuve, les colonies ne diffèrent pas beaucoup d'autres; elles sont lisses, transparentes, un peu irisées; au contraire, à la température de 22° à 26°, elles offrent l'aspect de gouttes de lait, opaques, saillantes, à reflets perlés, elles sont complètement différentes de celles de tout à l'heure. Eh bien si, après 10 ou 12 heures d'étuve, on vient à mettre la culture de 12 à 16 heures à la température normale 22 à 26° environ dans les pays à fièvre jaune, on a à côté l'un de l'autre, ces 2 aspects contrariés, et suivant l'expression heureuse de Sanarelli on obtient des cultures qui ressemblent à un « sceau de cire à cacheter »; le noyau central est aplati, transparent et bleuâtre, tandis que le pourtour est proéminent, en forme de bourrelet opaque. Ce caractère jusqu'à nouvel ordre est considéré par l'auteur comme pathognomonique. Puisque tout ceci peut être obtenu en 24 heures environ, c'est un moyen de diagnostic certain et précieux au début d'une épidémie.

Le microbe de Sanarelli est un anaérobie facultatif, il ne prend pas le Gram, il fait fermenter insensiblement la lactose, un peu mieux la glycose et la saccharose, mais il est incapable de faire coaguler le lait. Très résistant à la dessiccation, il périt dans l'eau à 60°; il est tué par les rayons solaires en 7 heures et vit assez longtemps dans l'eau de mer. Ce qui va bien avec ce que nous savons de l'épidémiologie du vomito.

Le microbe de la fièvre jaune est pathogène pour la plupart des animaux domestiques; peu de microbes ont un domaine pathologique aussi étendu et aussi varié. En effet, alors que les oiseaux y sont complètement réfractaires, tous les mammifères sont sensibles à l'action du bacille; c'est surtout chez le chien que le microorganisme donne des lésions très analogues à celles que l'on rencontre chez nous.

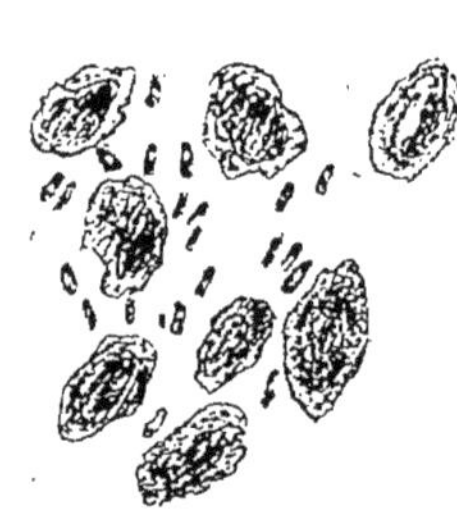
Fig. 4.— Pulpe splénique d'un lapin mort d'infection amarile (d'après Sanarelli).

Mais le peu de microbes rencontrés chez l'homme, les effets terribles d'une petite dose de culture en injection intra-veineuse chez le chien firent penser avec juste raison à Sanarelli qu'il devait y avoir un poison secrété par le microbe et un poison de la plus grande violence. Il en est bien ainsi. On obtient cette toxine en filtrant simplement une culture en bouillon datant de 20 à 25 jours. Le poison amaril tolère presque impunément une température de 70°, mais 100° l'atténuent déjà considérablement.

Sanarelli a étudié les effets et l'action du poison spécifique sur les divers animaux de laboratoire et même sur l'homme. Chez le chien, la toxine en injection intra-veineuse reproduit très bien tous les symptômes de l'affection. Le cheval est très sensible à la toxine; les petits rongeurs, les animaux de laboratoire y sont relativement beaucoup moins sensibles.

Les expériences et les recherches de Sanarelli montrent bien pourquoi les anciens médecins qui tentèrent de se contagionner en avalant des matières vomies ou en se les inoculant ne prirent jamais rien. Sanarelli ne dit pas exactement dans quelles conditions il a expérimenté la toxine sur l'homme; mais enfin, il aurait fait cinq expériences sur ce dernier, et cela avec des cultures en bouillon filtrées à la bougie de Chamberland; sur deux sujets, il a pratiqué des injections sous-cutanées, et sur trois autres des injections intra-veineuses; il a pu reproduire ainsi la fièvre jaune typique.

Maintenant que l'on connaît le microbe, il serait bon de connaître son véhicule, les voies et moyens qu'il emprunte

pour nous infecter. Jusqu'à présent on ne sait pas grand'-
chose à cet égard ; les expériences sur les animaux montrent
la contagion par les voies respiratoires ; on n'a jamais bien
pu prouver l'origine hydrique dans les pays où règne le
typhus amaril, il est possible qu'à la faveur d'inflammations
du tube digestif et des voies biliaires, assez fréquentes dans
les pays chauds, le bacille puisse pénétrer dans la circulation. On sait que la fièvre jaune installée à bord d'un navire
s'y maintient très longtemps avec une grande ténacité ; les
vieux navires, mal aménagés, sont surtout des nids à fièvre
jaune. C'est que la chaleur, l'humidité, l'obscurité sont des
facteurs très puissants pour le développement et la conservation du bacille ictéroïde. Mais il y a un autre élément
concomitant qui favorise encore plus la culture et l'entre-
tien de ce germe, les *moisissures de l'air*, ainsi *que l'a
constaté Sanarelli, protègent le développement du bacille en
question*. Si l'on place en effet les spores d'une moisissure
quelconque sur une plaque de gélatine ensemencée avec du
bacille de Sanarelli, mais longtemps restée stérile, comme
cela arrive souvent, on ne tarde pas à voir autour de la
moisissure qui pousse et forme son mycélium toute une
série de colonies ponctiformes du bacille ictéroïde. C'est seulement dans le rayonnement de la moisissure que poussent
ces colonies. Voilà pourquoi la fièvre jaune persiste probablement si bien dans les cales des navires et sur certaines
marchandises.

Sanarelli s'est étendu longuement (1) sur les lésions histologiques et la recherche du bacille dans les divers organes; je ne puis que résumer ici cette étude très détaillée.
Après ce que nous avons dit de l'anatomie pathologique
macroscopique, on devine aisément que les organes qui
présentent le plus d'intérêt ici sont le foie, les reins, le
tube digestif et un peu la rate. Le foie a l'aspect du foie infectieux que Hanot a appellé le *foie noix muscade inter-
verti*; les vaisseaux sont assez malades, les veines périlo-
bulaires sont distendues, l'endothélium de la veine porte
est épaissi ou présente la transformation granulo-graisseuse, il en est de même des capillaires, les cellules hépati-

_____

(1) Sanarelli, *Ann. de l'Inst. Pasteur* (1897).

ques ont subi à un très haut degré la dégénérescence granulo-graisseuse. Sanarelli, pour déceler les microbes pathogènes dans les coupes du foie, en raison de leur petit nombre, a pris le parti de les faire pulluler auparavant, en mettant les morceaux de foie prélevés sur des cadavres frais pendant une douzaine d'heures à l'étuve à 37°. Il faut néanmoins examiner attentivement et longuement les préparations colorées par la méthode de Nicolle, pour trouver les bacilles dans les anses capillaires où ils sont réunis en groupes plus ou moins nombreux.

Quant au rein, organe le plus atteint après le foie, nous avons dit qu'à la coupe on y constatait des lésions de la néphrite infectieuse ; on y retrouve en cherchant bien dans les sections vasculaires les microbes groupés dans les mêmes conditions que dans les coupes hépatiques. Dans la rate, les bacilles sont assez nombreux et se retrouvent assez facilement dans les extravasats sanguins ; la rate est cependant beaucoup moins malade que les organes précédents. L'estomac n'est pas gravement altéré non plus dans beaucoup de cas de vomito. Les principales lésions relevées dans les sections d'estomac faites par Sanarelli sont les suivantes : la surface de la muqueuse est recouverte d'une abondante couche de mucosités, de cellules épithéliales dégénérées, de globules rouges et de leucocytes ; l'épithélium cylindrique des conduits excréteurs des glandes gastriques est en dégénérescence muqueuse. L'épithélium des glandes à pepsine est également malade, les cellules adélomorphes sont troubles, dégénérées ; les cellules délomorphes ou de revêtement conservent au contraire l'aspect à peu près normal ; ce qui domine ici ce sont encore les lésions vasculaires. On trouve de l'hyperhémie et des hémorragies nombreuses dans le tissu connectif interglandulaire. La dégénérescence graisseuse des vaisseaux capillaires n'est pas par contre aussi *accentuée* qu'on a bien voulu le dire.

Diagnostic. — Le diagnostic de la fièvre jaune est commode généralement ; il est cependant diverses affections qui peuvent présenter quelques ressemblances avec elle.

La fièvre bilieuse hématurique débute par un frisson comme le vomito ; mais les hémorragies sont plus rares (épistaxis, hématurie), le foie et la rate sont en général hypertrophiés, enfin on constate parfois la présence de l'hématozoaire de Laveran (1).

La fièvre récurrente commence aussi par un violent frisson, de la céphalalgie, des douleurs lombaires très intenses, des vomissements, de l'ictère; mais elle se distingue de la fièvre jaune par la prostration rapide des forces, la rareté des hémorragies et en particulier des *hématémèses*, la persistance de la fièvre pendant 5 à 10 jours, l'extrême fréquence et la bénignité de la rechute qui survient au bout de quelques jours a deux semaines, enfin la présence du spirille spécifique (Mosny) (2).

Dans l'ictère grave primaire, les phénomènes sont insidieux et lents, il s'agit d'un ictère biliphéique plus ou moins marqué; le foie est atrophique. L'ictère grave secondaire apparaît chez des sujets atteints d'affections hépatiques, le volume considérable du foie et la nature biliphéique de l'ictère permettent de faire le diagnostic; cependant, il faut bien le dire, dans certains cas d'ictère grave, rapide, la différence n'est pas facile à faire.

La stupeur presque soudaine et profonde, l'absence d'albumine, et surtout d'hématémèse, caractérisent suffisamment, l'insolation grave, pour éviter toute confusion.

Traitement.— Autrefois, comme traitement, l'on se bornait à combattre les symptômes les plus alarmants : les hémorragies, le délire; au début on administrait l'ipéca. Les bains froids, les lotions froides, les révulsifs, les sudorifiques, les purgatifs, l'antisepsie intestinale, les toniques de tout genre constituaient en somme à peu près tous les ingrédients de cette thérapeutique aussi banale qu'inactive.

Sternberg, pensant que l'agent pathogène du vomito siégeait dans l'intestin, essaya de l'antisepsie intestinale dans un milieu alcalin; il prescrivait : bichlorure de mercure $0^{gr}02$, bicarbonate de soude 10 grammes, eau 1 litre. A prendre par 50 grammes toutes les heures. Plusieurs disent du bien de cette méthode, qui augmente la sécrétion urinaire et diminue les troubles gastro-intestinaux.

Quant à la *chambre polaire* du docteur Garcia, elle n'a

(1) Pour plus de détails, voir la *bilieuse hémoglobinurique*.
(2) Mosny, *loco citato*.

plus, malgré sa venue toute récente, qu'un intérêt purement historique.

Aujourd'hui on emploie la méthode sérothérapique de Sanarelli. L'auteur s'est servi du cheval, comme on a fait pour la diphtérie et pour la peste. Il commence par injecter à celui-ci sous la peau des doses de 5 à 10 cc. de culture filtrée, puis il fait des injections de petites doses dans la jugulaire ; il faut les espacer et se guider sur l'état de l'animal. Un peu plus tard, on se sert de cultures stérilisées à l'éther ; enfin on se hasarde à injecter des cultures vivantes ; mais cela au bout de *5 à 6 mois seulement.* Il y a tout d'abord une période de réaction générale assez grave ; quand elle est passée, on continue les injections en employant des cultures de 24 heures en bouillon et en injectant l'animal à 5 puis à 10 cc. Jusqu'à présent, il y a eu peu d'expériences encore sur l'homme avec ce sérum : pendant ces derniers temps, la chose a été expérimentée en Amérique où le fléau a éclaté après la guerre de Cuba ; on n'a pas encore de données bien précises pour juger la méthode, qui semble d'ailleurs bien délicate et demande des perfectionnements. Voilà pour le traitement.

Prophylaxie. — Quant à la prophylaxie, la répartition presque exclusive des foyers épidémiques le long du littoral et la constante importation par voie de mer montrent bien que c'est de ce côté qu'il faut organiser la défense. Autrefois, la quarantaine prescrite en France était de 3, 5 à 7 jours pour les suspects, de 7 à 10 jours pour les navires infectés et de 5 jours seulement si la mort du dernier malade remontait à plus de 14 jours. Aujourd'hui, la quarantaine existe encore pour les navires infectés, mais dans les autres cas, on se contente de l'isolement des passagers, de leur désinfection et de celle des marchandises et des bagages. Bien entendu les malades doivent être relégués dans des lazarets eux-mêmes rigoureusement isolés ; enfin il faut surveiller les eaux potables et surtout désinfecter à fond les navires.

CHAPITRE IV

LES FIÈVRES ÉRUPTIVES DANS LES PAYS CHAUDS
LA DENGUE

1. — LES FIÈVRES ÉRUPTIVES

La *rougeole* et la *scarlatine* existent dans les pays chauds, mais elles y sont beaucoup moins fréquentes que dans la zone tempérée. Leur pronostic est aussi moins sérieux ; que ne pouvons-nous en dire autant de la *variole !* La *varicelle* se rencontre également dans la zone chaude ; les épidémies de cette nature sont fréquentes en Algérie.

Quant à la *variole*, on sait qu'aucun climat ne l'arrête. Elle sévit actuellement dans toute l'Afrique, principalement : en Abyssinie et en Egypte, sur la côte Est et dans les îles Africaines de l'océan Indien. En Asie, elle se rencontre en Syrie, en Perse, en Arabie ; elle ravage la Chine et le Japon. Les îles océaniennes et l'Amérique du Sud lui payent également un assez lourd tribut. Dans beaucoup de ces contrées, la pratique de la vaccine est inconnue ou repoussée, dans d'autres on a recours à la variolisation, mais faite sans soins, sans précautions, *sans isolement surtout*, ce qui contribue à semer le fléau et à engendrer de formidables épidémies d'ailleurs très meurtrières. *On ne saurait donc trop conseiller à ceux qui vont vivre aux colonies de se faire vacciner avant leur départ.*

2. — LA DENGUE (fièvre rouge)

La *dengue* ou *fièvre rouge* est une *fièvre éruptive particulière aux pays chauds, mais qui semble de plus en plus menacer l'Europe.* C'est une maladie épidémique, contagieuse, qui est *caractérisée par une éruption un peu polymorphe,* nettement *dichrone,* elle s'accompagne en outre de douleurs articulaires et musculaires (Mahé). Comme dans toutes les fièvres éruptives, il est des cas frustes où la signature caractéristique de la maladie vient à manquer ; ces cas sont embarrassants au point de vue du diagnostic et déconcertants au point de vue de la prophylaxie.

Historique. — L'histoire de la dengue ne remonte pas au delà de la fin du siècle dernier (Hirsch). A cette époque, elle est signalée en Amérique, en Egypte, en Arabie, dans les Indes et dans les îles de la Sonde.

On a signalé ensuite des épidémies : au Chili, au Pérou, au Brésil.

Elle a été importée en Europe à diverses reprises, à Cadix (1784-85-1867), à Gibraltar (1874), à Malte (1876). En 1861, et dans les années suivantes, elle a régné en Syrie (1) ; en 1889, la Turquie et la Grèce ont été également touchées.

La dengue est endémique dans la partie Méridionale des Etats-Unis, au Mexique et dans toute l'Amérique du Sud, dans la zone intertropicale de l'hémisphère Nord de l'Afrique, dans les îles de l'Océan Indien, dans l'Asie méridionale et dans les îles de la Malaisie.

Etiologie. — Comme pour les autres fièvres éruptives, nous sommes dans l'ignorance la plus absolue au sujet du contage. La plupart du temps on prend la dengue par contagion directe ; la contagion indirecte est cependant admise avec juste raison.

Au sujet des conditions dans lesquelles se développent les épidémies, nous savons seulement que la dengue n'aime pas les hautes altitudes, qu'elle préfère les saisons chaudes (été, automne) et les contrées tropicales. Nous n'avons rien à signaler au sujet de l'âge, du sexe et des races ou des diverses conditions sociales. On suppose que la diffusibilité de la maladie *tient en partie aux cas frustes qui restent inobservés* (Netter). De même que nous sommes très ignorants touchant l'étiologie de la maladie, nous ne possédons aucun

---

(1) Depuis elle y sévit à l'état endémo-épidémique ; de Brun a pu y compter jusqu'à 14 épidémies.

renseignement anatomo-pathologique sur cette fièvre très bénigne.

Symptômes. — On ne sait rien au sujet de l'incubation, les uns parlent de 6 à 7 jours, les autres de 3 jours. Le début de la fièvre *rouge* est très brusque comme celui de la scarlatine. Dans les pays chauds, la dengue saisit brutalement les gens et les couche dans la rue, la fièvre s'élève en quelques heures à 40°. Dès le début, des douleurs dans les articulations prennent un prompt caractère d'acuité et immobilisent les malades comme nous venons de l'indiquer; les douleurs s'accompagnent parfois de gonflement; dans certains cas, elles « voyagent » comme le rhumatisme articulaire aigu. Les jointures les plus souvent atteintes sont : les genoux et les doigts. Ce ne sont pas seulement les articulations qui sont douloureuses, les spasmes musculaires (cou, lombes, etc.) se mettent de la partie et contribuent à immobiliser le patient. Parfois ces douleurs articulaires et musculaires sont assez fortes pour arracher au malade enraidi et anéanti des plaintes continues. Ce n'est pas tout, une céphalée intense surtout frontale et orbitaire tourmente les malades, qui redoutent la lumière. L'embarras des voies digestives est intense, la constipation est la règle, les urines contiennent assez souvent de l'albumine. Au bout de 3 ou 4 jours, ces phénomènes s'amendent et la défervescence survient.

Au cours de cette mise en scène un peu dramatique, comme on peut en juger, surviennent deux éruptions.

L'éruption initiale (*initial rash*) accompagne l'accès du premier jour de la maladie. Cet exanthème, qui peut s'étendre parfois aux muqueuses, est essentiellement transitoire; il disparaît au bout de quelques heures, il siège à la face principalement.

L'autre éruption plus tardive (*terminal rash*) se montre vers le 3° jour; très polymorphe : papuleuse, vésiculeuse, bulleuse ou même pustuleuse; elle est le plus souvent morbilliforme ou encore scarlatiniforme. Elle débute par les extrémités (mains, pieds) et s'étend ensuite au cou, à la face et au tronc. Elle s'efface au bout de deux ou trois jours et donne lieu à une desquamation furfuracée.

Ce qui a frappé tous les auteurs, c'est la longueur de la convalescence pour une maladie aussi vite jugée. La faiblesse de l'individu reste extrême pendant plusieurs semaines, il y a de l'anorexie et une inaptitude absolue pour tout effort intellectuel.

Cette convalescence peut d'ailleurs être traversée par plusieurs complications.

La desquamation de la dengue s'accompagne de démangeaisons fort vives, c'est-à-dire que les inoculations cutanées secondaires ne manquent pas ; aussi n'est-il pas rare d'observer : des furoncles, des abcès, des lymphangites, etc...; il peut y avoir des paralysies, de la congestion de la glande hépatique, et même des douleurs persistantes.

Les rechutes sont fréquentes ainsi que les récidives.

Une première attaque ne confère aucune espèce d'immunité.

Pronostic. — Le pronostic de la dengue, nous croyons l'avoir déjà dit, est très bénin au point de vue vital. On cite partout l'exemple de Beyrouth, ville de 100. 000 habitants, où la maladie a atteint les deux tiers de la population, sans qu'un seul décès soit survenu (de Brun).

Diagnostic. — Le diagnostic n'est pas toujours très facile.

La brusquerie de l'attaque, l'éruption dichrone éloignent l'idée de rhumatisme articulaire aigu.

L'absence de tout espèce de symptôme du côté des voies respiratoires, les douleurs rhumatoïdes, beaucoup plus marquées, tranchent le diagnostic avec la grippe accompagnée d'exanthème.

La même absence de troubles du côté de l'appareil respiratoire, la brusquerie de l'attaque différencient nettement la dengue de la rougeole.

L'angine de la dengue est beaucoup plus légère que celle de la scarlatine qui débute aussi brutalement ; enfin l'éruption, comme nous l'avons déjà dit, est nettement dichrone et les manifestations articulaires sont plus précoces et plus diffuses.

Nous ne croyons pas qu'il soit de quelque utilité de nous appesantir sur le diagnostic de la dengue avec les autres fièvres des pays chauds pas plus qu'avec l'acrodynie, qui n'a pas la même distribution géographique et évolue sans fièvre (1).

(1) Pour la peste et la fièvre jaune, voir ces maladies, pp. 1 et 48.

Traitement. — Le traitement des symptômes ne présente rien de bien intéressant.

Les boissons rafraîchissantes, les antiseptiques, les calmants, les évacuants ont été donnés pendant la première période ;

Au cours du déclin de la maladie, on doit veiller à l'antisepsie de la peau, calmer les démangeaisons ;

Enfin, lors de la convalescence, les excitants pour relever l'appétit, les toniques pour relever les forces, sont tout indiqués.

CHAPITRE V

LES FIÈVRES INFECTIEUSES DANS LES PAYS CHAUDS : LE TYPHUS, LA FIEVRE TYPHOÏDE

Le *typhus* est plutôt une maladie des contrées tempérées ; toutefois, il existe dans la zone chaude ; il est endémique : au Mexique, au Pérou, au Chili, en Bolivie, en Chine, en Perse et dans diverses contrées d'Afrique : Abyssinie, Nubie, Egypte, Tripolitaine, Tunisie, Algérie. Dans ces derniers pays, la maladie existe à l'état endémique dans les quartiers sales de certains centres urbains et aussi en Kabylie. Presque tous les deux ou trois ans, il revient à l'état épidémique et frappe parfois sévèrement les quartiers indigènes des grandes agglomérations urbaines et les prisons.

Dans les pays chauds, tels que l'Algérie et la Tunisie, à mesure que la civilisation avance, la malaria semble se retirer de plus en plus devant la dothiénentérie.

La *fièvre typhoïde* est plus grave et plus fréquente dans ces contrées qu'en France même.

Il semble d'ailleurs que l'infection éberthienne affectionne la chaleur. C'est en juin, au moment de l'explosion des fortes chaleurs, que nous la voyons éclater de préférence en Algérie ; elle prolonge ensuite ses attaques très sévères jusque dans l'automne.

Ce sont toujours les mêmes causes qu'il faut incriminer. Ici comme dans la zone tempérée, c'est l'insalubrité générale et l'approvisionnement en eau de mauvaise qualité qui président en général à son éclosion. Bien entendu, les souillures du sol dans les camps, l'encombrement sous la tente, les privations, les marches fatigantes, les chaleurs excessives sont des causes prédisposantes et aggravantes, lors des expéditions entreprises par les Européens dans les pays chauds ; nous en avons fait la triste expérience lors de la campagne de Tunisie, où la fièvre typhoïde se montre encore plus sévère qu'en Algérie (1).

Pendant longtemps, des auteurs de haute réputation ont voulu nier l'existence de la fièvre typhoïde sous les tropiques; à l'heure actuelle, le paludisme, mieux connu, mieux étudié, ne nous en impose plus autant et nous reconnaissons que la dothiénenterie existe à côté de lui, dans maintes contrées tropicales. Citons : la Cochinchine, la Malaisie, nos possessions de l'Océan Indien, l'Afrique Centrale, les Antilles, etc. Si la fièvre typhoïde existe à n'en point douter dans ces contrées, elle y est moins fréquente que chez nous, mais aussi elle se rattrape sur la qualité, car elle est très violente et surtout très sujette aux rechutes.

D'après tous les auteurs, elle atteint surtout les Européens ; il y aurait lieu, comme pour les pays chauds, de faire des recherches sur la maladie en tant qu'affection des indigènes, dans les diverses contrées où on signale sa présence sous les tropiques.

(1) Je n'aborde pas ici la question des indigènes, que j'ai traitée autre part

CHAPITRE VI

LA FIÈVRE MEDITERRANÉENNE

La fièvre ainsi nommée parce qu'elle sévit sur les rivages de la Méditerranée n'a pas une distribution géographique encore bien fixée. Elle règne, à n'en point douter, d'après les médecins anglais : à Malte, à Gibraltar (*rock fever*) et sur d'autres points de la mer dont elle porte le nom; mais souvent confondue avec l'impaludisme et la dothiénenterie, son aire de distribution est mal délimitée (1).

On n'a pas encore donné, que je sache, de preuve rigoureusement scientifique de sa présence dans nos colonies de l'Afrique du Nord (Algérie, Tunisie); sans doute, depuis plusieurs années, on a observé cliniquement un certain nombre de cas qui semblent lui appartenir, mais on n'a pas encore produit à l'appui des observations le microbe spécifique et ses cultures. Nous-mêmes, dans les services de médecine que nous avons eus à l'hôpital militaire du Dey, nous avons pu voir des cas qui s'en rapprochaient par la symptomatologie et par la courbe thermique, mais nous ne voulons rien affirmer, n'ayant pas eu l'audace de ponctionner la rate de nos malades, comme l'a fait Bruce.

Pathogénie. — Je viens de le dire, la fièvre de Malte est occasionnée par un microbe spécifique, c'est le *micrococcus melitensis*, découvert par Bruce en 1887 (fig. 5). Ce microorganisme, dont j'ai eu à diverses reprises des échantillons, mesure 3 dixièmes de μ, il est rond ou légèrement ovale, bien coloré par toutes les couleurs d'aniline, il ne prend pas le

(1) Les Italiens appellent encore cette fièvre : fièvre sudorale, adéno-typhoïde.

Gram. Les cultures poussent surtout bien en bouillon peptoné gélosé, les colonies n'apparaissent qu'au bout de 3 jours, à 37°. En piqûres, tout d'abord isolées et perlées, elles finissent en vieillissant par former une traînée jaune brun à contours irréguliers; les cultures sur gélatine nutritive sont très faibles. Les inoculations sur le singe ont été positives.

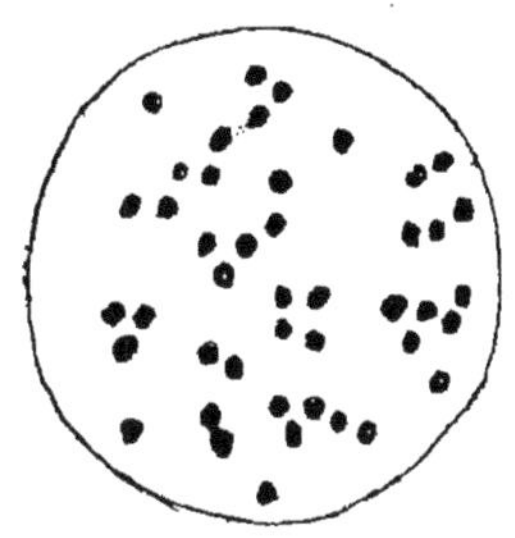

Fig. 5. — Micrococcus melitensis, d'après Bruce.

Évolution. Symptômes. — Disons quelques mots de l'évolution clinique de cette fièvre particulière.

On ne sait rien de précis sur le véhicule du germe, la maladie sévit surtout en été.

La période d'incubation varie entre quelques jours et plusieurs semaines. D'après Bruce, la moyenne des jours d'hospitalisation à Malte pour cette affection est très longue, 90 jours. La mortalité ne s'élève pas à plus de 2 0/0.

À la période d'état, le malade se plaint de céphalée et d'insomnie; pendant les premiers septenaires, il y a des épistaxis, la langue est saburrale, on note de l'anorexie, une rougeur diffuse du pharynx et une constipation opiniâtre. En même temps, une légère bronchite se manifeste; on peut observer du délire et des sueurs profuses avec sudamina; le foie et la rate semblent augmentés.

À la période de début ainsi caractérisée, succède une période asthénique où les forces du malade qui maigrit se perdent de plus en plus, sans qu'il y ait à proprement parler autre chose que des poussées de pseudo-rhumatisme infectieux aux diverses jointures. On a signalé également du gonflement testiculaire. Pendant ce temps, la température reste au-dessous de la normale.

La courbe thermique (fig. 6 et 7) indique en général une fièvre continue parfois rémittente, la température est normale le matin, et atteint 40° le soir. La fièvre, comme nous l'avons dit, est longue, elle dure plusieurs semaines et peut présenter des intermittences avec des rechutes.

Diagnostic. — Le diagnostic clinique est surtout difficile avec la dothiénentérie. La fièvre de Malte se distingue surtout de cette dernière par ses sueurs profuses, sa cons-

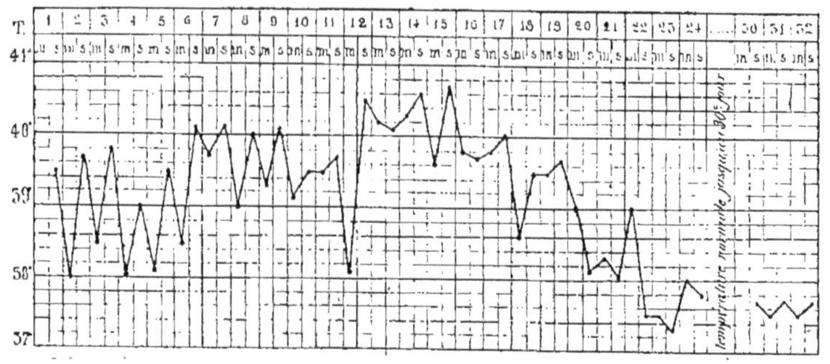

(Suite)

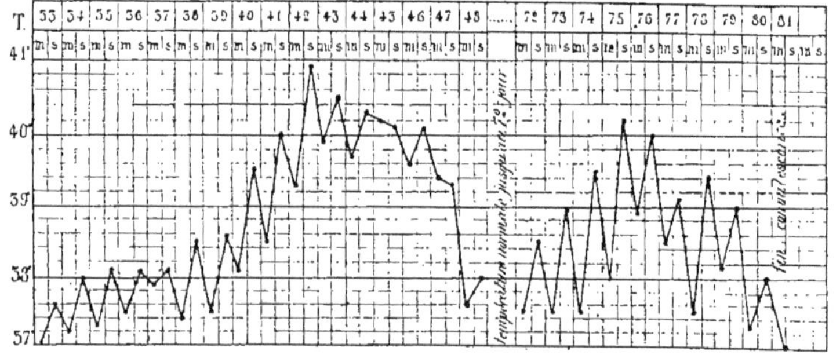

Fig. 6 et 7. — Tracé de fièvre de Malte, d'après Bruce.

tipation, ses rémissions et ses rechutes, enfin par ses douleurs articulaires et ses orchites légères.

Traitement. — On s'est borné jusqu'à présent à faire la
thérapeutique des symptômes.

CHAPITRE VII

LA LÈPRE

La lèpre n'est pas à proprement parler une maladie des pays chauds, nous l'inscrivons cependant ici, en raison de son origine et aussi de sa fréquence dans les contrées dont nous étudions la nosologie.

Historique et Géographie médicale. — Ceci ressort nettement de la distribution géographique que nous allons tout d'abord esquisser.

Dans l'Europe méridionale, nous la rencontrons en maints endroits.

En Portugal, les provinces de Beira, Alta, Algarve, Estramadure (Falcao) sont contaminées.

L'Espagne est encore plus atteinte : Andalousie, Grenade, Alicante, Valence, Catalogne.

Sur la côte d'Azur, à la limite extrême de notre domaine et dans le delta du Rhône, la lèpre n'est pas éteinte, ainsi que le démontrent des recherches déjà anciennes (Valentin) (1).

La lèpre existe en Sardaigne, en Sicile, et sur plusieurs points de l'Italie continentale.

En Grèce, la maladie a été signalée également dans plusieurs centres (Mégare, Egine, etc.). Elle règne dans les îles grecques de la mer Ionienne et l'Archipel.

Enfin Zambaco a bien montré la fréquence de la lèpre en Turquie. D'après ce même auteur, la plupart des îles turques de l'Archipel sont également contaminées.

Passons en Afrique ; dans le Nord de ce continent, la lèpre existe : au Maroc, en Algérie, ainsi que cela a été indiqué tout d'abord par les médecins militaires et précisé de-

---

(1) Actuellement, l'attention est attirée sur la lèpre à Marseille (Perrin, Boinet, etc.).

puis. De plus, dans ces derniers temps, on a signalé l'immigration des lépreux espagnols provenant surtout de Valence et d'Alicante (1).

Signalée en Tunisie, la lèpre doit également se rencontrer dans la Tripolitaine.

Quant à l'Egypte, beaucoup d'auteurs pensent qu'elle a été le berceau de la lèpre comme celui de la peste. Engel estime qu'il existe plus de trois mille lépreux en Egypte. C'est surtout dans la Basse-Egypte que la maladie est répandue. Elle se rencontre également dans le Haut-Nil, en Abyssinie, au Darfour et sur toute la côte Est d'Afrique.

A Madagascar, elle est en recrudescence depuis que les anciennes lois sur l'isolement sont tombées en désuétude. On la trouve également dans les autres îles africaines de l'Océan Indien. La région des grands lacs de l'intérieur n'est pas indemne et la lèpre est fréquente dans le Bas-Congo, le Haut-Niger, le Bénin, la côte de l'Or, la Sénégambie et jusque dans les îles africaines de l'Atlantique (Canaries, Madère).

A l'heure actuelle, l'Asie est le foyer de lèpre le plus intense.

En Asie Mineure, en Syrie, en Arabie, en Mésopotamie, dans le Turkestan, le nombre des lépreux est considérable. En Perse, quelques districts seuls seraient touchés, d'après Hirsch.

Le recensement de 1891 relève tout près de cent quinze mille lépreux dans les Indes anglaises.

Le Siam, l'Indo-Chine, la Chine (sud-est), le Japon sont ravagés par le fléau. Je n'ai pas à m'occuper des contrées asiatiques septentrionales, qui paient aussi à la maladie un assez lourd tribut.

Les coolies, les travailleurs chinois, essentiellement migrateurs, ont envahi l'Océanie et y ont importé la lèpre.

Le continent est touché en plusieurs endroits : Victoria, la Nouvelle-Galles du Sud, Queensland, (Nouvelle-Galles du Sud).

Les Philippines, la Nouvelle-Zélande, les Nouvelles-Hébrides, les îles Samoa, les îles Fidji, les îles Sandwich sont contaminées.

En Nouvelle-Calédonie, à Taïti, la maladie fait des ravages effrayants : il y a au moins 4000 Canaques atteints de la lèpre.

(1) Gemy, Congrès de la lèpre. Berlin, 1897.

Malgré les nombreuses léproseries océaniennes, le mal se répand de plus en plus.

Reste l'Amérique. Dans les contrées chaudes du Nouveau-Monde, la lèpre se rencontre : au Mexique, aux Antilles, à l'isthme de Panama, au Venezuela, dans les diverses Guyanes, au Brésil, dans l'Uruguay, à la Plata, au Chili et au Pérou.

Les uns pensent que la lèpre n'existait pas en Amérique avant Christophe Colomb, d'autres prétendent le contraire; une grande discussion est toujours pendante à cet égard (1).

Pathogénie. — Le bacille de Hansen, agent pathogène de la lèpre, peut se fixer de préférence sur deux systèmes : le système nerveux et la peau.

Dans le premier cas, on a affaire à la lèpre systématisée nerveuse; dans le second, à la lèpre systématisée tégumentaire.

Je passerai très rapidement sur la forme nerveuse, parce que ce sont les formes cutanées et mixtes qui dominent surtout dans les pays chauds.

Symptômes. — La lèpre systématisée nerveuse est caractérisée par une vascularisation et une pigmentation spéciales de la peau, par des éruptions pemphigoïdes et par des altérations, des troubles, de l'innervation dans les domaines sensitivo-moteur et trophique.

Au début, on remarque des éruptions érythémateuses; elles sont souvent symétriques ou même zoniformes, on observe également des éruptions pemphigoïdes.

A ces taches érythémateuses, succèdent des macules plus ou moins foncées.

Les troubles de la pigmentation comportent de l'achromie ou de l'hyperchromie, parfois les deux ensemble.

La couleur des plaques pigmentées est bien caractéristique (acajou). Les plaques dépigmentées comme les précédentes coïncident avec une légère infiltration de la peau; les troubles de la sensibilité manquent parfois à leur niveau.

A la suite des éruptions bulleuses dont nous avons parlé un peu plus haut, on a noté des eschares, des pertes de substance (lèpre lazarine).

Un autre signe de la plus haute importance pour le diagnostic de l'affection, c'est l'épaississement de certains nerfs,

(1) Voir pour la Géographie détaillée de la lèpre : Ehlers, *Janus*. Amsterdam (1898).

en particulier du cubital, qui doit toujours être interrogé en pareil cas; *c'est dans la gouttière olécrânienne* qu'il faut *tâter le pouls de la lèpre*.

Le cubital, le sciatique, le trijumeau sont les nerfs le plus souvent atteints de névrite. Ces névrites peuvent donner lieu à des douleurs très violentes.

Il existe en outre diverses sensations subjectives bizarres et de l'hyperesthésie superficielle et profonde.

L'anesthésie vient ensuite, elle règne surtout au niveau des macules achromiques. L'anesthésie de la lèpre est symétrique, souvent rubanée au début; elle devient segmentaire dans la suite: commençant par l'extrémité des membres, elle gagne progressivement leur racine. Le plus souvent imparfaitement dissociée, elle décroît de la superficie à la profondeur des téguments (Jeanselme) (1).

Les troubles de la motilité sont moins accentués. Les parésies que l'on observe sont peu étendues et le plus souvent partielles (muscles des yeux, extrémités).

Quant aux troubles trophiques, ils sont très variés. Les éruptions bulleuses suivies d'escharifications dépendent le plus souvent de cette influence. Il y a fréquemment de l'atrophie des éminences thénar et hypothénar. Les amyotrophies, très variées d'ailleurs, unies aux paralysies, aux rétractions tendineuses, amènent toute une série de déformations (griffes lépreuses, pieds-bots divers, etc...).

Le squelette lui-même est atteint, soit primitivement, soit secondairement, à la suite de l'escharification des parties molles. Les doigts prennent souvent un aspect caractéristique analogue à celui du spina-ventosa tuberculeux (Lorand).

Le processus sphacélique atteint quelquefois l'extrémité d'un membre dans sa totalité et alors on assiste à des mutilations sérieuses. Plusieurs phalanges des doigts, une main, un pied, peuvent s'éliminer de cette façon.

Les ongles sont assez souvent amincis, déformés; les muqueuses ne sont pas épargnées, on y voit des perforations (cloison), des ulcérations, etc. Les viscères eux-mêmes peuvent être touchés et on observe alors des troubles des gran-

(1) Jeanselme. Presse médicale, octobre 1897.

des fonctions, des inflammations des séreuses, etc. (1) (Hallopeau).

Maintenant voici comment évolue la lèpre tuberculeuse, que l'on rencontre plus fréquemment dans les pays qui nous occupent.

Au début quelquefois, paraît une tache initiale érythémateuse ou pigmentaire qui précède de plusieurs années les autres manifestations cutanées (2). Plus généralement, les premiers phénomènes éruptifs consistent dans un abondante floraison de macules. C'est seulement après plusieurs poussées de macules que l'on voit apparaître une efflorescence plus caractéristique, les tubercules ; ce sont là les éléments pathognomoniques de la forme tégumentaire. De cette succession morbide, il résulte que la lèpre à la façon de la syphilis est bien une maladie disciplinée (Jeanselme).

Les efflorescences cutanées, macules, ou tubercules, peuvent être disséminées sur tout le tégument externe, mais elles se groupent de préférence sur le visage, à la face externe des membres et à leurs extrémités, où elles forment de vastes nappes d'infiltration lépromateuse.

Presque toujours, et je ne saurais trop insister sur ce caractère, on observe à leur niveau des troubles sensitifs dont l'importance est capitale au point de vue du diagnostic. En même temps que les poussées exanthématiques, on rencontre assez souvent un enanthème qui intéresse les diverses muqueuses.

Les macules sont érythémateuses ou pigmentaires, le type des taches érythémateuses peut être très varié et en imposer pour le diagnostic avec d'autres affections cutanées.

C'est ainsi que, de temps à autre, les macules disséminées sur les membres, assez larges, d'un rose pâle, ont pu être prises pour des manifestations de la vérole, voire même pour du psoriasis.

Parfois, les malades sont véritablement recouverts d'une sorte de maillot érythémateux présentant des squames assez abondantes et rappelant l'érythème scarlatiniforme desquamatif (Jeanselme).

(1) Hallopeau. Traité de Médecine et Thér. de Brouardel et Gilbert, article Lèpre, tome II, p. 123.
(2) A l'origine de la maladie, dans les deux formes, il peut exister des symptômes généraux plus ou moins flous : fièvre, courbature, troubles digestifs, fatigue extrême, etc...

D'autres fois encore, certaines macules circonscrites, annulaires, légèrement colorées au pourtour, rappellent beaucoup la morphée. Il faut savoir que dans la sclérodermie en plaques, comme dans la morphée; le centre de la tache est achromique et scléreux, tandis que dans la lèpre il n'est pas au contraire complètement décoloré et a conservé sa souplesse (1).

Dans certains cas assez rares, les taches sont tellement discrètes qu'elles passent inaperçues et l'individu atteint semble avoir débuté d'emblée par les tubercules. Dans la majorité des cas, il s'agit tantôt de larges taches arrondies ou ovalaires d'un rouge tirant sur le fauve avec un fond légèrement pigmenté, tantôt de simples taches miliaires qui ponctuent l'orifice de chaque poil (2) rappelant la disposition du pityriasis pilaire.

Voilà pour les taches érythémateuses; les taches pigmentaires sont souvent le reliquat de ces dernières; d'autres fois elles peuvent apparaître d'emblée, rappelant la syphilis pigmentaire avec laquelle il faut se garder de les confondre. On constate aussi dans la lèpre des taches achromiques qui peuvent simuler, sur le cou, la syphilide pigmentaire, c'est ce qui est arrivé pour un malade de M. Hallopeau; mais, dans ces cas, l'hyperchromie de la syphilis manque (Jeanselme).

Il faut par ailleurs se rappeler toujours que le grand moyen de diagnose des macules lépreuses, dans la majorité des cas, *c'est l'anesthésie* plus ou moins marquée qu'elles présentent.

Entre la macule et le tubercule, il y a de nombreux termes de passage. Souvent les tubercules se développent sur la place d'anciennes taches. Les tubercules sont constitués par une infiltration notable des téguments qui peut être plus ou moins circonscrite. Ils se localisent de préférence à la face, aux oreilles, sur le dos des mains et des pieds, sur les parties latérales du tronc et sur le côté externe des membres. Les lépromes peuvent être dermiques ou hypodermiques. Ces derniers sont sentis assez facilement dans la profondeur; souvent rien ne les décèle à la surface. Quant aux lépromes dermiques, ils se présentent sous forme de nodules de plaques, ou de nappes d'infiltration. Tout d'abord, ces nodules sont

---

(1) J. Brault. *Ann. de Dermat. et de Syph.*, octobre 1891.
(2) Il n'y a pas d'épaississement appréciable du derme.

susceptibles à la face de simuler l'acné rosacé, le sycosis; sur les membres, il faut se rappeler que l'on a commis de regrettables confusions avec les syphilides papuleuses, le mycosis fongoïde; c'est *surtout par l'exploration de la sensibilité* que l'on arrivera dans la majorité des cas à asseoir fermement son diagnostic (Jeanselme) (1).

Lorsque la lèpre tuberculeuse a pris tout son développement, on a ce que l'on appelle le masque léonin. De nombreux amas de tubercules groupés sur la région frontale médiane dominent les paupières et la racine du nez, une infiltration lépromateuse énorme occupe les joues qui surplombent les sillons naso-géniens profondément creusés, de gros tubercules bourrent la lèvre et le menton fissuriques; le nez bourgeonnant retombe sur la lèvre supérieure et les narines sont considérablement épatées; les pavillons des oreilles sont également bourrés de tubercules(2). On remarque en outre la chute complète des sourcils. Lorsqu'un sujet mâle est atteint avant la puberté, la barbe ne pousse pas; par contre la lèpre ne rend jamais chauve. D'une façon générale, la physionomie a un aspect repoussant et sous ce masque il est impossi-

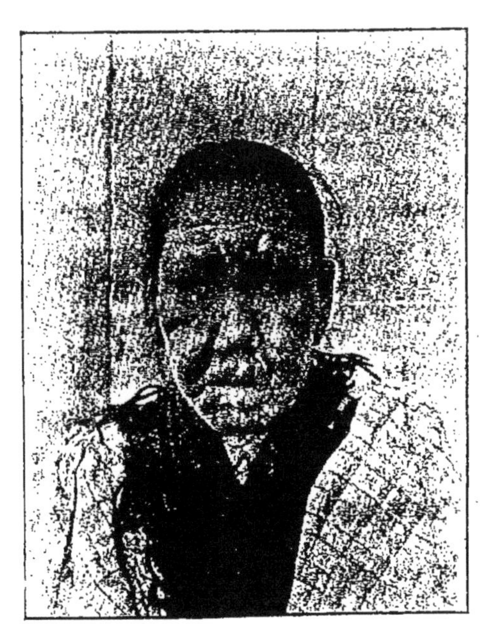

Fig 8. — Lèpre tuberculeuse observée dans le service, jeune fille de 17 ans.

(1) Jeanselme, *loco citato*.
(2) La surface des tubercules est souvent le siège de riches arborisations vasculaires.

ble de discerner l'âge du sujet qui semble extrêmement
vieilli. Ce masque est des plus accentués sur la photographie
d'une de nos malades que nous reproduisons ici (1).

Lorsque les tubercules cutanés ont acquis leur développement complet, après être restés quelque temps stationnai-
res, ils se résorbent ou suppurent ; plus souvent encore ils
s'ulcèrent (2) . Ce sont surtout les points plaqués sur les os
(tibia, coude) et les régions sujettes aux pressions (pied,
genoux) qui sont le siège de ces ulcérations (3).

Les groupes ganglionnaires sont engorgés ; l'aine surtout
est le siège de ces adénopathies.

Les lésions ne se bornent pas aux téguments, avons-nous
dit ; les muqueuses sont également atteintes, la rhinite, les
ulcérations du palais, etc., et la glossite lépreuse ne sont pas
rares dans la forme tuberculeuse.

L'épiglotte, les replis laryngés, les cordes vocales peuvent
être infiltrés par des lépromes, ces lésions amènent la raucité,
puis l'aphonie, parfois même des accidents asphyxiques qui
nécessitent la trachéotomie.

En outre, il ne faut pas oublier que les yeux sont très sévèrement atteints ; après l'infiltration lépreuse de la conjonctive et de la sclérotique, on ne tarde pas à assister à celle de
la cornée et de l'iris ; on y observe des nodules qui sont
autant de petits lépromes ; la rétine elle-même peut être
prise. Cette infiltration des divers tissus de l'œil occasionne
des accidents multiples : kératites, pannus, staphylomes, iritis,
irido-cyclite, hypopion, rétinite ; parfois même une panophtal-
mie se déclare et détruit l'œil rapidement. Enfin les reins et
les organes génitaux (4) eux-mêmes n'échappent pas au processus (albuminurie, satyriasis, impuissance, infantilisme).

Il est assez rare dans la pratique de voir une lèpre rester
d'un bout à l'autre systématisée ; le plus souvent, il y a un
mélange, avec prédominance d'un des deux types. Dans les
pays chauds, je le répète, la prédominance appartient à la lèpre tuberculeuse. Nous ne saurions insister davantage sur la

---

(1) J. Brault. *Société de Dermat. et de Syph.*, 18 avril 1898.
(2) La régression fibreuse existe, mais elle est infiniment rare.
(3) C'est ce qui existait chez notre sujet.
(4) Orchite lépreuse. — Hallopeau et Jeanselme. Ann. de Dermat., 1893, p.
281.

lèpre mixte, qui nous forcerait à des redites fastidieuses.

Diagnostic. — Le diagnostic de la lèpre tuberculeuse avec les manifestations de la vérole et de la tuberculose, avec le mycosis fongoïde et avec d'autres éruptions cutanées, est le plus souvent facile ; nous l'avons indiqué chemin faisant en traitant des symptômes, nous n'y revenons pas.

La lèpre anesthésique est, au contraire, souvent beaucoup plus difficile à dépister.

Le diagnostic dans les cas douteux doit surtout se. baser sur les commémoratifs, sur l'exploration attentive des nerfs et de la sensibilité, enfin sur la recherche du bacille de Hansen (1).

Il est toujours très important de s'enquérir des lieux de résidence du sujet et de ses antécédents héréditaires ou personnels.

Le microbe de Hansen sera recherché dans les produits d'exsudation et de suppuration des vésicatoires appliqués à cet effet (Kalindero), ou mieux encore en excisant un fragment de nerf (2). Malheureusement il est très loin de se trouver toujours facilement et on reste indécis pour beaucoup de cas

(1) La tuméfaction du lobule de l'oreille, la desquamation périunguéale, l'alopécie des sourcils, l'atrophie de l'éminence thénar sont aussi des signes de diagnose très importants.

(2) Dans la lèpre tuberculeuse, au contraire, on trouve aisément le bacille en scarifiant les lépromes, nous l'avons trouvé aussi maintes fois dans la salive et le mucus nasal (fig. 9).

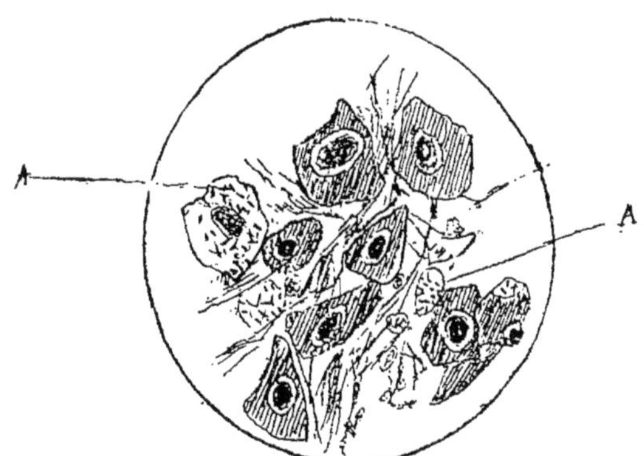

Fig. 9. — A. — Bacilles de la lèpre. Préparation du mucus nasal de la jeune fille dont j'ai donné la photographie. — Obj. im. n° 10 Vérick.

imprécis : d'aïnhum, de vitiligo, de morphée, etc. Il en est de même pour certaines observations difficiles où l'on hésite avec d'autres affections du système nerveux (maladie de Morvan, syringo-myélie) (1).

Pronostic. — Bien qu'il existe des cas très bénins, très atténués, la lèpre doit être considérée comme une maladie grave aboutissant à la mort. La lèpre tuberculeuse comporte à cet égard un pronostic plus grave que celui de la lèpre anesthésique, parce qu'elle y mène plus rapidement.

Pathogénie. — La cause productrice de la lèpre est le bacille de Hansen, avons-nous dit; très voisin du bacille tuberculeux, il ne résiste pas autant que lui aux agents physiques et chimiques, il n'est pas inoculable aux animaux; il ne détermine pas de réactions vives dans les cellules qu'il envahit et il n'y a jamais caséification; enfin, les gens atteints par lui ne réagissent pas comme les tuberculeux aux injections de tuberculine. Le bacille de Hansen, droit, ou légèrement courbe, habituellement disposé en amas, mesure 5 à 6 µ de long; on y observe parfois des vacuoles; il se colore bien par le Gram-Weigert, les méthodes d'Erlich et de Ziehl.

Si nous connaissons la cause pathogène, nous sommes loin par ailleurs d'avoir des données bien précises sur l'étiologie de l'affection. L'hérédité et la contagion se disputent toujours le terrain, sans que nous sachions au juste la part de chacune.

Les contagionistes s'appuient sur les épidémies importées dans les milieux indemnes et isolés (îles). Sur les observations jusque-là relevées au cours des petites épidémies locales, sur les faits isolés où la contagion semble prouvée. Les anti-contagionistes objectent : les échecs d'inoculation à l'homme et aux animaux, l'absence de contagion chez des gens approchant de très près les malades pendant de longues années (2).

---

(1) Pour ce qui est du diagnostic avec les principales maladies des pays chauds qui peuvent être confondues avec la lèpre : béribéri, éléphantiasis aïnhum, etc..., nous renvoyons aux chapitres où ces maladies se trouvent traitées.

(2) La mère de la jeune fille dont nous avons donné plus haut, la photographie, couchait habituellement avec sa fille; souvent elle mangeait les mets que celle-ci laissait. Malgré cela, elle était indemne et en parfaite santé. On ne peut invoquer ici la loi de Besnier, analogue à celle de Colles pour la syphilis; le père était également exempt de lèpre. Il est possible que la lèpre puisse sauter une génération, la grand'mère de notre jeune fille était morte de l'affection.

Quant à l'hérédité, il est jusqu'ici, je le répète, bien difficile de soutenir ou de renier son rôle ; il est possible qu'elle n'agisse qu'en préparant le terrain ; il y aurait là quelque chose d'analogue à ce qui passe pour la tuberculose.

Anatomie pathologique. — L'anatomie pathologique de la lèpre est assez complexe ; voyons tout d'abord la constitution du léprome.

D'une façon générale, le tubercule lépreux est formé par du tissu granuleux, constitué par des cellules embryonnaires arrondies et de grosses cellules multinucléées. Quand on étudie de plus près ce nodule, on y rencontre : des cellules lépreuses, des cellules géantes, des cellules conjonctives, des lymphocytes, des leucocytes mononucléaires, enfin des plasmazellen et des mastzellen (1).

Je ne veux dire qu'un mot des éléments les plus caractéristiques, la cellule de Virchow (cellule lépreuse) et des cellules géantes.

La cellule lépreuse de Virchow est une grosse cellule ayant environ quatre fois le diamètre d'un globule blanc ; son protoplasme est creusé de vacuoles, enfin son ou ses noyaux sont excentriques. Elle se tient dans le centre du léprome et semble infiltrée de bacilles disposés par paquets. Les cellules géantes renferment plusieurs noyaux plutôt centraux ; à part ce détail, elles ressemblent beaucoup aux cellules de Virchow. Comme dans ces dernières, le protoplasma est vacuolaire et paraît infiltré d'amas de bacilles.

En outre de ces cellules, des globes composés de bacilles conglomérés sont disséminés dans le léprome. On ne trouve jamais dans le nodule lépreux l'ordonnancement si net des cellules observé dans le corpuscule tuberculeux.

J'ai dit tout à l'heure que les bacilles de la lèpre « semblaient » être dans les cellules ; en effet, si l'on doit admettre, avec la plupart des auteurs, que le bacille de la lèpre peut être intra-cellulaire, il faut se souvenir qu'un dermatologiste du plus haut talent, Unna, les rejette de leur sein. Il est probable que le bacille peut être à la fois extra et intra-cellulaire ; mais je ne puis entrer dans les détails de cette polémique ardente qui m'entraînerait trop loin.

(1) Jeanselme. *Presse Médicale.* 1899.

En dehors des nodules lépreux, ou rencontre aussi des infiltrations plus ou moins diffuses ; on trouve alors des cellules plus ou moins infiltrées dans le tissu conjonctif et des bacilles. De même que le léprome, l'infiltration peut aboutir à un processus scléreux, qui amènera l'étouffement de la néoplasie bacillaire.

Les lépromes et l'infiltration lépreuse, comme nous l'avons dit en traitant des symptômes, se répartissent un peu partout dans les téguments, les muqueuses, les ganglions lymphatiques ; les viscères eux-mêmes n'y échappent pas à la longue (foie, rate, rein, testicule, ovaire, intestin, poumons).

On discute encore beaucoup sur la présence des bacilles dans le sang. L'éosinophilie commune à beaucoup de dermatoses a été observée dans la lèpre. Les muscles et les os présentent plutôt des lésions d'ordre trophique.

On n'a pas noté de lésions bien caractéristiques de l'encéphale. Quant à la moëlle, on a observé des hémorragies médullaires. Tschiriew a rencontré de l'atrophie dégénérative, des cellules des cornes postérieures. Babès a trouvé également des bacilles dans les cellules des cornes antérieures. Pour ce qui est des nerfs périphériques, ils sont surtout atteints de névrite interstitielle.

Prophylaxie. — Je ne m'étendrai pas outre mesure sur la prophylaxie et le traitement de la lèpre. La prophylaxie consisterait, bien entendu, dans un isolement rigoureux de tous les gens atteints. Mais tout en agissant avec une fermeté légitime, comme le dit E. Besnier, il faut tenir compte de la liberté de l'homme et de la charité humaine. S'il est aisé de proposer des mesures draconiennes, il est autrement difficile de les adapter au génie social de chaque peuple et l'on ne peut traiter des colons français comme des Canaques ou des Nègres du Soudan. Il y a là toute une série d'obstacles qui rendront difficiles dans l'application les mesures prophylactiques jusqu'ici préconisées et encore tout dernièrement prônées au retentissant congrès de Berlin.

Traitement. — Il est un fait bien avéré, le traitement interne n'a rien donné jusqu'à présent.

On a tout employé, même des remèdes secrets, qui ont trompé toutes les espérances fondées trop facilement sur eux.

Le mercure, l'iode, les alcalins, la térébenthine, la créosote, l'acide phénique, le salol, l'hydrocotyle, etc., ont tour à tour été prônés, puis délaissés.

Hardy a voulu mettre en honneur l'arsenic, Hillairet, le seigle ergoté, qui combat un peu les congestions cutanées du début.

Actuellement, le traitement interne le plus en vogue est l'huile de Chaulmoogra ou *oléum gynocardiæ*; on la prescrit progressivement, depuis 5 jusqu'à 200 gouttes par jour; il y a eu certes quelques améliorations, mais elles sont rares; Gaucher affirme dans sa pathologie cutanée n'en avoir jamais observé aucune. Pour faire plus facilement supporter l'huile de Chaulmoogra à doses très élevées, il est préférable de mettre concurremment le malade au régime lacté (1).

On a donné également le baume de Gurjum à la dose de 2 à 10 grammes par jour, en 2 ou 3 fois, dans une infusion aromatique quelconque. Ce baume de Gurjum est déjà abandonné depuis quelque temps.

Danielssen et Hallopeau ont employé utilement le salicylate de soude dans des poussées aiguës.

Les missionnaires de retour des pays à lèpre ont beaucoup préconisé la poudre de Hoang-nan, qui provient du *strychnos gaultheriana*; c'est une substance assez toxique et qui n'a pas donné de résultats (Gaucher).

Unna a essayé l'ichthyol; le pétrole à 4 grammes par jour aurait donné des améliorations à Kalindero.

M. Carreau, à la Guadeloupe, a expérimenté sur un nègre le chlorate de potasse, qui agirait un peu sur le sang comme la piqûre du serpent à sonnettes (en déterminant une méthémoglobinisation du sang). Il faut dire qu'un médecin de la marine, M. Brassac, a vu les tubercules lépreux s'affaisser à la suite de la piqûre de ce serpent venimeux. Les doses élevées de 20, 10 et 18 grammes de chlorate données en 3 jours par M. Carreau ont bien fait affaisser les tubercules, mais le nègre a été à deux doigts de sa perte; inutile de dire que l'auteur, effrayé, n'a jamais depuis recommencé son expérience.

(1) Les injections sous-cutanées d'huile de Chaulmoogra à la dose de 5 grammes et répétées une vingtaine de fois par mois en moyenne, pendant plusieurs années, ont donné à Tourtoulis Bey un succès remarquable, c'est une méthode à mettre à l'essai. — Voir Bulletin de la Société de dermat., juillet 1899.

Dans ces dernières années, la *sérothérapie* a été essayée, un certain nombre d'injections ont été faites dans la lèpre ; tout d'abord des injections médicamenteuses, soit de produits organiques, soit de médicaments ; c'est ainsi qu'après Crocker, j'ai essayé sur une malade, l'an dernier, les injections de calomel (1). J'ai obtenu assez vite la cicatrisation des ulcérations, un peu d'affaissement et de décoloration des tubercules, mais en somme il ne s'agit que d'une très légère amélioration.

Quant à la sérothérapie, elle est tout à fait précaire ; ici elle n'est pas scientifique, on peut le voir ; et les méthodes que je vais passer en revue sont toutes empiriques.

Il y a en effet un malheur, c'est que jusqu'à présent on n'a pu cultiver d'une façon bien nette le bacille de Hansen ; on lui a offert les milieux les plus divers, il les a toujours dédaignés.

Hansen, Neisser, Bordoni, Uffreduzzi, Decrey, Babès, Boinet et beaucoup d'autres ne sont arrivés qu'à des à peu près ; dans ces derniers temps, on a parlé de bouillon de poisson. Nous-mêmes, l'année dernière, nous avons essayé la cervelle cuite et le bouillon de cervelle, d'ailleurs sans succès. Espérons que le bouillon de poisson, le nouveau milieu est enfin le bon, et que l'on parviendra à nous donner des cultures vivaces qui seront le point de départ de la sérothérapie salutaire.

En attendant, je vais signaler quelques méthodes empiriques de sérothérapie lépreuse.

Il y a tout d'abord celle de M. Don Juan de Dios Carasquilla (de Santa-Fé-de-Bogota, dans la Colombie), qui a essayé de guérir la lèpre en injectant à un animal le sérum obtenu d'un lépreux et en injectant le sérum de cet animal aux gens atteints de la maladie. C'est simplement tout ce qu'il y a de plus empirique, j'ajouterai même que cela est dangereux et que cela ne donne absolument rien du tout.

M. Olaya Laverde (de Bucaramanga), à son tour, a donné une méthode à peu près aussi peu recommandable. La technique de ce dernier auteur consiste : 1° à extirper à un lépreux un certain nombre de lépromes ; 2° à recueillir le tissu et le sang ; 3° à triturer le tout dans de l'eau stérile, à pétrir et à

____

(1) J. Brault. *Société de Dermal. et de Syph.*, séance du 18 avril 1898.

injecter à un 'bouc; après quoi on injecte aux malades le sérum de ce bouc « émissaire ».

Les Italiens ont un peu modifié la chose en changeant d'animal, cela ne vaut pas mieux.

Il faut ranger aussi dans la sérothérapie inefficace, la méthode qui consiste à inoculer du sérum de lépreux à la période de latence du processus.

A l'heure actuelle, d'une façon générale la sérothérapie, condamnée à l'Académie de médecine et au Congrès de Berlin, ne peut être considérée que comme une thérapeutique absolument illusoire.

Je termine en disant un mot du *traitement local*.

L'huile de Chaulmoogra a été employée en applications externes sur les tubercules, de même la pommade à l'ichthyol; j'ai essayé cette dernière substance mélangée à parties égales avec la traumaticine, et je n'ai rien obtenu.

L'europhène a donné quelques légères améliorations à la dose de 5 grammes pour 95 grammes d'huile.

D'autres ont eu recours à la cautérisation ignée; c'est un moyen qui est bon, mais qui n'est pas toujours de mise lorsqu'on a affaire à une lèpre tuberculeuse généralisée.

Les pulvérisations d'acide phénique, les pommades desséchantes, les colles à l'oxyde de zinc, etc., sont bonnes pour guérir les ulcérations superficielles dans les points où la pression a pu les causer.

Enfin reste le traitement hygiénique, une grande propreté est nécessaire, il faut administrer aux lépreux un traitement tonique et reconstituant.

Il faut aussi tenir compte de la question de lieu; les gens atteints de lèpre s'améliorent moins bien dans les endroits où la maladie est endémique; il faudrait donc dans leur intérêt s'expatrier; Gaucher prétend qu'à Paris la lèpre des gens venus ainsi s'atténue notablement du fait même du climat. Mais, d'un autre côté, on a vu, à propos de la prophylaxie, que les partisans de la lèpre s'insurgeaient et voulaient limiter cette émigration.

CHAPITRE VIII

LE BÉRIBÉRI

Le béribéri ou kakke est plus spécial aux pays tropicaux ; on le rencontre cependant dans certaines contrées relativement tempérées (Japon).

Historique et Géographie médicale. — Plus fréquent sur les côtes que dans l'intérieur des terres, le béribéri a de nombreux foyers tout autour du globe ; signalons les principaux : le Japon, Formose, plusieurs ports de la Corée, Hong-Kong, l'Annam, le Tonkin, Sumatra, Bornéo, Java, les Célèbes, les Moluques et tout l'Archipel malais, la Nouvelle-Guinée, la Cochinchine, la presqu'île de Malacca, le Siam, certaines provinces de l'Inde Anglaise, la côte de Malabar et de Coromandel, Ceylan, Aden, Zanzibar, la Réunion, Maurice, Nossi-Bé, Madagascar, le Congo et plusieurs autres points de la côte occidentale d'Afrique, Cuba, la Guadeloupe et autres Antilles, le Brésil et le Paraguay.

Je ne dirai qu'un mot touchant l'historique de cette intéressante affection. C'est seulement en 1629, à Batavia, que Bontius donna la première description de la maladie ; signalons parmi les travaux anciens ceux de Lind (1757), de Hunter (1804), de Rogers (1808), de Marshall (1822), de Malcolmson (1835). Au Japon, c'est seulement en 1870 que Simmons a reconnu la véritable nature du kakke, qui n'est autre chose que le béribéri. Enfin en Amérique, c'est Silva-Lima, qui le premier a attiré l'attention sur la maladie.

Actuellement, les médecins des Indes Néerlandaises (1) et du Japon, lui consacrent à chaque instant d'imposants travaux.

Étiologie.—Malgré cela, l'étiologie du béribéri, qui est pro-

(1) Voir *Janus*. Amsterdam, années 1897-1898.

bablement une maladie infectieuse, est loin de nous être encore bien connue. Certains ont voulu en faire une intoxication alimentaire analogue à l'ergotisme et ont accusé le riz. Eijkman, Vorderman, et plusieurs autres médecins hollandais estiment qu'il faut nettement incriminer le riz décortiqué. Quelques auteurs pensent à leur tour qu'il s'agit d'une alimentation défectueuse trop peu riche en viande fraîche et en graisse. Tous ces dires n'ont pas eu la confirmation scientifique désirée et l'opinion exprimée par les médecins brésiliens, qui ont vu la maladie sévir surtout chez les gens riches, dans leur pays, vient s'inscrire en faux contre la théorie que nous venons d'exposer.

D'autres ont voulu voir là une infestation paludéenne ; malgré la préférence du béribéri pour les côtes basses et marécageuses, cette hypothèse n'a pu prévaloir, en face de certaines constatations qui ont permis de se rendre compte que le béribéri existait dans des pays indemnes absolument de malaria. Les exemples de Maurice, de la Réunion, où le béribéri a sévi dans la première moitié du siècle, alors que la malaria n'y avait pas encore pénétré, sont connus de tous. De plus, le béribéri n'est pas une maladie rurale, comme la malaria ; il affectionne au contraire les centres urbains d'une façon très nette. Les symptômes caractéristiques de l'affection paludéenne : hypertrophie de la rate, fièvre périodique, manquent dans la maladie qui nous occupe actuellement.

L'ankylostome duodénal, le trichocéphale ont été incriminés sans preuves suffisantes par Erni, Kynsey, Giles, Braddon, Regnault, etc...

Reste la théorie microbienne, c'est la plus plausible ; malheureusement, il est encore bien difficile de faire un choix ; les nombreux microbes trouvés par Lacerda, Ogata, Musso, Morelli, Pekelharing et Winckler n'ont pas fait leurs preuves. Plus dernièrement, Nepveu a trouvé un bacille qui présente trois phases dans son évolution (fig. 10). Des recherches ultérieures sont nécessaires pour confirmer cette intéressante découverte.

Il est toute une série de causes secondes qui s'inscrivent à des titres divers dans l'étiologie du béribéri : sexe, âge, race, conditions hygiéniques et sociales. Le béribéri atteint les deux sexes, la grossesse est pour la femme une cause prédisposante ; toutefois, tout compte fait, les hommes d'une façon générale sont plus atteints que le sexe faible. Quant à l'âge, c'est de l'adolescence à la fin de l'âge mûr que le béribéri frappe l'individu ; il est extrêmement rare de rencontrer la maladie chez l'enfant, ou chez le vieillard. Le béribéri prend toutes les races ; toutefois il y a des différences au point de vue de la réceptivité, les races colorées sont surtout prédisposées, les Malais et les Japonais paraissent être les plus réceptifs. L'affection s'attaque aux gens vigoureux, comme aux chétifs et aux individus épuisés par des maladies antérieures (dysenterie, malaria). Les Européens semblent avoir besoin d'une sorte d'acclimatement pour contracter le béribéri.

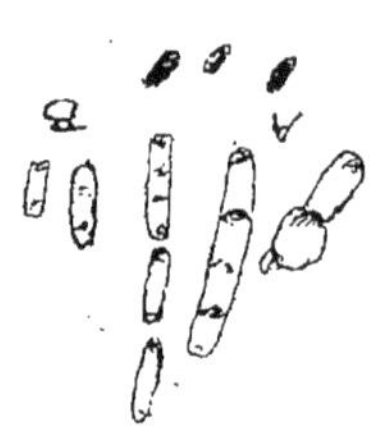

Fig. 10. — Bacilles du béribéri , d'après Nepveu. A, grands ; B, moyens ; C, petits.

D'une façon générale : l'encombrement, la misère, une alimentation défectueuse, les excès de toutes sortes (alcoolisme, abus du coït, etc.) — sont des conditions favorables à l'éclosion du kakke, qui atteint de préférence les gens qui vivent confinés (professions sédentaires, prisonniers, personnel des asiles). Enfin les logements humides, les vieux bateaux en bois, constituent d'excellents milieux pour le développement de la maladie.

Symptômes. — Le béribéri est une affection un peu protéiforme ; il existe cependant un certain nombre de symptômes cardinaux qui caractérisent bien la maladie... Ces symptômes sont la raideur et l'engourdissement des membres inférieurs, les troubles de la sensibilité et la dyspnée.

D'habitude, les auteurs décrivent trois formes cliniques au béribéri : la forme sèche, la forme hydropique, et enfin la forme mixte. Ces divisions, qui facilitent la description, n'ont pas d'autre intérêt.

D'après Atchin, la durée de l'incubation serait d'un mois environ ; on ne sait encore rien de bien précis à cet égard. Après quelques prodromes : faiblesse, lassitude, essoufflement, accès fébriles, la maladie débute par un affaiblissement très marqué de la motilité. C'est le plus souvent par les membres inférieurs que commence la parésie, qui peut atteindre ensuite le tronc et les membres supérieurs, mais respecte la face. Cette paraplégie atténuée est la règle ; on peut cependant observer les monoplégies ou des formes hémiplégiques. La démarche, d'abord hésitante, devient de plus en plus incertaine et le malade steppe. La parésie porte surtout sur les extenseurs, on observe des attitudes spéciales (griffe béribérique). On constate également des troubles trophiquesest divers troubles de la sensibilité; ces derniers sont aussi plus marqués aux membres inférieurs. La peau est sèche, l'urine est rare et fortement colorée. L'anorexie est très marquée, les vomissements sont assez fréquents, la diarrhée est la règle. Bientôt apparaissent des douleurs en ceinture; la constriction épigastrique, la dyspnée augmentent et le pouls devient petit et précipité; on constate de temps à autre des convulsions partielles des mouvements choréiformes dans les membres d'ailleurs très douloureux à la pression. La mort arrive le plus souvent par asphyxie.

Dans la forme hydropique, l'œdème est un symptôme qui se montre dès le début. Tout d'abord limité aux membres inférieurs, principalement aux alentours des malléoles, il ne tarde pas à gagner le reste du corps, le tronc, etc... Des douleurs rhumatoïdesse révèlent dans les membres, les mouvements sont très gênés; toutefois, la paraplégie est moins accusée que dans la forme précitée; par contre, la dyspnée est tout aussi accentuée. Les sécrétions sont taries, le pouls est misérable et précipité; la mort peut venir comme dans la forme précédente. Lorsque la guérison doit se faire, elle est surtout annoncée par la diminution de la dyspnée et de la constriction épigastrique et la réapparition des urines. La forme mixte décrite par Lima participe, comme son nom l'indique, des deux formes précédentes; nous croyons qu'il est parfaitement inutile d'insister sur cette variétéintermédiaire.

Un assez grand nombre d'auteurs donnent une autre division clinique au béribéri et envisagent surtout la marche et le pronostic de l'affection. D'habitude, ils reconnaissent: une forme foudroyante, une forme aiguë et une forme subaiguë et chronique.

Dans la forme foudroyante, les accidents que nous venons d'indiquer marchent avec une rapidité telle que la mort, d'après Martins, peut survenir en quelques heures. Les formes aiguës et subaiguës, plus lentes, évoluent en quelques semai-

nes, la forme chronique peut durer plusieurs mois, voire
même un ou deux ans. Les rechutes et les récidives ne sont
pas rares.

Diagnostic. — Le diagnostic, en dehors des épidémies bien
constituées, n'est pas toujours chose commode. Sans doute,
il est facile de différencier le béribéri de l'atrophie musculaire
progressive, de la sclérose latérale amyotrophique et de l'a-
taxie locomotrice ; nous n'imiterons donc pas les auteurs qui
s'appesantissent sur ce diagnostic différentiel ; mais il est
beaucoup moins aisé de se décider dans les pays chauds, à
cause de certaines autres affections qui s'y rencontrent à
côté du béribéri. La paralysie ascendante aiguë de Landry
peut simuler le béribéri foudroyant. Toutefois la constriction épigastrique que nous avons signalée et qui est si
caractéristique, ainsi que l'oppression et l'œdème, doivent
mettre un observateur prévenu sur la voie du diagnostic. Les
formes subaiguës peuvent être aisément confondues avec les
paralysies ascendantes à forme subaiguë de l'adulte. Nous
avons signalé en Algérie de ces formes à rétrocession à la
suite d'infections streptococciques atténuées (1). Les névrites
périphériques paludiques sont susceptibles également d'induire en erreur. Ce sont encore : l'œdème, les troubles viscéraux, les palpitations, l'angoisse épigastrique, les troubles
respiratoires, les vomissements, les antécédents qui nous
permettent d'assurer le diagnostic différentiel.

La chute des poils, le facies caractéristique, les troubles
moteurs moins accentués, le faux œdème, l'état crétinoïde,
les troubles respiratoires bien moins accentués, la marche et
la durée de la maladie suffisent à séparer le myxœdème du
béribéri.

Quant à la lèpre anesthésique, elle se distingue surtout du
béribéri par ses manifestations cutanées (éruptions pemphigoïdes, dyschromies), par les névromes et les sphacèles
des extrémités (2).

Pronostic. — Le béribéri est une maladie très sérieuse,
mais dont la gravité varie suivant une foule de facteurs.

---

(1) J. Brault, *Soc. de Dermat. et de Syph.*, séance du 15 novembre 1894.
Académie de médecine, séance du 10 août 1897. Les infections localisées lentes et atténuées. *Arch. génér. de médecine*, février et mars 1899.
(2) Pour le diagnostic avec le lathyrisme, voir cette maladie.

L'alcoolisme, les maladies antérieures aggravent singulièrement le pronostic : la forme œdémateuse est la plus sévère ;
inférieure à celle des maladies pestilentielles, la mortalité est
encore considérable, elle oscille, suivant des statistiques très
disparates, entre 20 et 50 0/0.

Anatomie pathologique. — Le sujet est tantôt amaigri, tantôt infiltré, suivant la forme de la maladie à laquelle il a succombé. Les viscères présentent pour la plupart des lésions
insignifiantes. — Toutefois, dans la forme hydropique, on a
relevé des épanchements dans les grandes séreuses. Le sys-
tème nerveux central lui-même paraît peu touché. — Cependant on a noté de l'hyperhémie des méninges, une prolifération des cellules qui tapissent le canal de l'épendyme, enfin
de la dégénérescence des cellules, des cornes antérieures de
la moëlle (Scheube). Les lésions les plus importantes sont relevées sur le système musculaire et sur le système nerveux
périphérique. Les muscles présentent des altérations dégénératives diverses : dégénérescence vitreuse, granulo-graisseuse.

Les nerfs les plus atteints sont les tibiaux, les branches
terminales du plexus brachial, les phréniques et les pneumo-
gastriques. On relève également des altérations du côté du
sympathique. Sur tous ces nerfs on retrouve des lésions de
névrite interstitielle ou même parenchymateuse, avec prolifération des noyaux de la gaîne de Schwann et disparition de
la myéline.

Prophylaxie. — La prophylaxie du béribéri consiste surtout à se mettre à l'abri des causes secondaires que nous
connaissons seules, tant qu'à présent : alimentation défectueuse,
habitation dans les lieux marécageux, abus du coït et des
liqueurs fortes. Les femmes enceintes, qui présentent une
réceptivité marquée, seront éloignées autant que possible des
foyers où le béribéri sévit à l'état endémique. Bien qu'il
n'y ait rien de bien prouvé au point de vue de l'intoxication
par le riz décortiqué ou non, on fera bien d'en faire un
usage modéré dans les pays à béribéri ; il sera même complètement supprimé chez les malades.

Traitement. — Les purgatifs, les toniques (glycéro-phos-
phates, etc.), les amers, pour relever l'appétit, l'hydrothérapie,
les frictions générales au gant de crin, la révulsion ignée
le long de la colonne vertébrale, l'iodure, l'arsenic, la stry-

chine à l'intérieur constituent le traitement uniquement symptomatique de la forme sèche. Dans la forme hydropique, on a recours aux sudorifiques, aux diurétiques et aux purgatifs drastiques. Il faut éviter au cours du traitement de déterminer des plaies qui ont de la tendance aux complications (phagédénisme, lymphangites diverses, etc...). Une des choses les plus utiles, les plus à recommander dans toutes les formes du béribéri, c'est le changement d'air et aussi, quand la chose est possible, le changement de climat (1).

LE KUBISAGARI. VERTIGE PARALYSANT

Historique et Géographie médicale. — Nous ne dirons qu'un mot de cette intéressante maladie parce qu'elle semble plutôt appartenir à la zone tempérée; en effet elle n'a été encore rencontrée que dans le bassin du Léman (Gerlier, de Ferney-Voltaire, et David, de Versoix) et dans les provinces septentrionales du Japon pendant les étés chauds et humides (Miura). Les provinces du nord-est du Japon, l'Aomori et l'Iwate, qui sont entachées par le vertige paralysant, sont comprises entre le 40ᵉ et le 41ᵉ parallèle et nous échappent par conséquent. Néanmoins nous avons cru bon de donner un résumé, un court aperçu de cette affection, encore peu signalée à l'attention, afin qu'elle n'échappe pas, si par hasard on venait à la constater dans la zone qui nous intéresse.

Formes cliniques. — D'une façon générale, et sans entrer dans aucun détail, on considère trois types à la maladie (Gerlier).

Le premier type est caractérisé par du ptosis; l'individu, les yeux mi-clos, s'arrête dans son travail (type de l'endormi).

Dans le second type, au ptosis s'ajoute la parésie des extenseurs de la nuque (type du recueillement).

Enfin au troisième type appartiennent en outre la parésie des membres inférieurs (type de l'aveugle ivre).

En dehors des paralysies, il existe des troubles visuels et du vertige.

(1) Je n'insiste pas sur la maladie de Strakan (Jamaïque) et sur les diverses névroses mal définies et observées sur la côte ouest d'Afrique.

La marche de la maladie est très caractéristique, elle procède par accès ou succession d'accès (crise). Dans l'intervalle, le sujet est bien portant, l'accès dure en moyenne un quart d'heure, mais il se renouvelle si le malade ne se repose pas d'une façon absolue.

Étiologie. Pronostic. — D'après les observations recueillies soit en Europe, soit au Japon, l'affection est surtout d'origine stabulaire et atteint les paysans et surtout les bouviers, les bergers, ceux qui couchent à l'étable. Les animaux domestiques sont également atteints par le vertige paralysant, *ce qui nous aidera beaucoup sans doute à en découvrir la pathogénie véritable qui reste encore dans l'obscurité.*

Le kubisagari est une affection très gênante, qui peut interrompre le travail pendant plusieurs semaines, et même plusieurs mois; mais il ne tue pas, et guérit spontanément.

Prophylaxie. — La prophylaxie consiste à améliorer l'hygiène de l'étable et des domestiques de ferme.

Traitement. —La thérapeutique, encore désarmée, consiste à prescrire au malade : l'hydrothérapie, le changement d'air et, dans les formes graves, le repos absolu dans une chambre obscure. Les médicaments, quinquina, arsenic, etc..., sauf peut-être l'iodure et la cocaïne, n'ont rien donné tant qu'à présent.

CHAPITRE IX

LA DYSENTERIE

Trois maladies dominent la pathologie des climats chauds, c'est-à-dire des nôtres (1): la dysenterie, la malaria et les hépatites. Dans l'état actuel de nos connaissances, la dysenterie ne peut être encore définie d'une façon parfaite, et il en sera de même, tant que nous ignorerons et son contage et le véhicule qui nous l'apporte.

Je passe donc sous silence les définitions plus ou moins longues, plus ou moins compliquées, proposées par les divers auteurs, et fondées tantôt sur les caractères cliniques, tantôt sur l'anatomie pathologique.

Historique et Géographie médicale. —L'histoire de la médecine et la géographie médicale nous montrent que la dysenterie est une maladie de toutes les contrées et de toutes les époques, mais elle intéresse plus spécialement la pathologie des pays chauds, parce qu'elle règne surtout là, sous forme d'épidémies très meurtrières et qu'elle est endémique dans les régions tropicales.

Je n'ai pas à m'occuper ici de la géographie dans les pays froids ou tempérés ; mais, par contre, je dois tous les détails touchant la répartition de la dysenterie dans la zone qui nous concerne.

La dysenterie est très répandue sur la côte occidentale d'Afrique, en Floride, au Mexique, au Pérou, à la Guyane et aux Antilles ; mais c'est sur le littoral baigné par l'océan Indien qu'elle fait le plus de ravages, en Arabie, dans les îles de Madagascar, Bourbon et Maurice, et surtout *dans l'Inde*, qui est le véritable pays de la dysenterie, comme cela ressort de toutes les statistiques.

(1) Algérie.

On connaît les Anglais et leur esprit de confort. Malgré le bien-être relatif dont jouissent les soldats de cette nation, d'après Roux, on ne comptait pas moins de 50 dysentériques pour 1000 hommes dans l'armée des Indes en 1878 ; la statistique de Fayrer pour cette même année donne 39 0/0 pour le Bengale et 35,3, pour la présidence de Bombay dans l'Hindoustan ; c'est le Sud qui est surtout pris ; Fayrer, qui nous a fourni un remarquable travail sur la question (après avoir tenu de grands services à Calcutta), nous indique la présidence de Madras comme la plus chargée ; dans la même année de 1878, il donne tout près de 94 dysentériques pour 1000.

Je ne veux pas m'introduire successivement dans toutes les provinces de l'Inde en indiquant les divers chiffres ; ce que je viens d'exposer me semble suffire amplement.

Dans l'Afrique septentrionale qui intéresse la France d'une façon tout à fait immédiate, la dysenterie est très fréquente et donne des épidémies très sévères ; j'en ai été le témoin. En Algérie, en Tunisie et à deux pas de nous, à Malte, l'affection donne une mortalité assez considérable. Pour l'armée, dans les garnisons d'Algérie, le nombre des morts est trois fois plus considérable qu'en France pour le même effectif (Kelsch).

En Cochinchine, d'après Bordier, elle compte pour les 2/5 de la mortalité totale.

Pendant la campagne du Mexique, elle a été plus fatale à l'armée que la fièvre jaune.

Dans les pays chauds, comme le nôtre, c'est au moment des plus grandes chaleurs de l'été, pendant les mois de juillet, août et septembre, qu'apparaissent surtout les épidémies de dysenterie ; sous les tropiques (au Sénégal, où l'on peut compter jusqu'à trente-sept décès pour cent imputables à la dysenterie, et à la Réunion), il en est de même.

A la Guyane, en Cochinchine, aux Antilles, où la température est sensiblement égale toute l'année, l'endémie ne subit pour ainsi dire aucune recrudescence.

Etiologie. — Sans contredit la partie la plus passionnante de l'étude de la dysenterie est le chapitre de l'étiologie, parce que si nous connaissons bien, grâce aux épidémiologistes, les conditions secondes de l'infection dysentérique, nous n'en connaissons pas le ou les germes d'une façon définitive.

Parmi les causes prédisposantes et adjuvantes qui peuvent préparer le terrain ou aggraver la maladie, nous citerons tout d'abord : le climat, la chaleur. Je viens déjà de le dire en esquissant la géographie médicale de la dysenterie dans la zone prétropicale, c'est pendant les fortes chaleurs de juillet, août et septembre, qu'on observe surtout l'affection qui a des tendances à être saisonnière, comme dans les pays tempérés. Si l'on va au contraire vers les contrées uniformément chaudes, pendant toute l'année, le flux dysentérique passe à l'état d'endémie. Les variations brusques de température, les nuits fraîches après les grandes chaleurs du jour, les refroidissements subits ont souvent été cités comme causes occasionnelles. Il ne faut pas toutefois attribuer trop d'importance à la chaleur comme facteur étiologique de second ordre, car ce ne sont pas les années les plus chaudes qui coïncident avec les plus fortes épidémies, et plusieurs pays isothermes, même assez rapprochés, peuvent présenter à cet égard de notables divergences.

La dysenterie a plus d'un rapport avec la malaria; comme elle, il semble qu'elle soit un peu influencée par les conditions telluriques dans les pays chauds. Elle est moins fréquente d'une façon générale sur le littoral de la mer, parce que la température y est plus basse et plus égale, mais elle affectionne le bord des marécages, les embouchures des rivières, les parties mal drainées des hauts plateaux.

Les curages d'étangs, de canaux, de fossés même, peuvent être le point de départ d'épidémies. En somme, si certains terrains lui paraissent plus propices, lui conviennent mieux, tous à la rigueur lui sont bons. C'est ainsi que, dans l'Inde, on l'observe tout aussi bien sur les hauteurs que dans la plaine ; elle est cependant un peu moins fréquente sur les premières. La dysenterie est en quelque sorte une maladie rurale ; on la rencontre de préférence en rase campagne, dans les camps plutôt que dans les casernes et les centres populeux ; elle suit les armées en campagne, mais les décime beaucoup moins dans les garnisons. En raison de tous ces détails Kelsch et Kiener la rapprochent de la malaria et de la fièvre typhoïde, parce qu'elle forme pour ainsi dire avec ces deux dernières la triade endémique de la pathologie rurale ; elle « cousine »

surtout avec la malaria, à cause de son caractère saisonnier,
à cause de sa prédilection pour la chaleur humide et les terrains fangeux; moins timide que cette dernière, elle s'aventure
à la ville plus volontiers; mais en ceci elle est singulièrement
dépassée par la dothiénentérie. — Chose curieuse cependant,
et que je dois ajouter ici, la dysenterie, maladie qui semble
aimer jusqu'à un certain point le plein air, affectionne plus
particulièrement dans nos agglomérations : les maisons mal
aérées, les bagnes et les prisons; mais je crois qu'il faut voir
là, bien plus la misère physiologique des habitants que le
milieu lui-même.

Quelques auteurs, en tenant compte de certaines ressemblances et en suivant d'autre part sur la carte le développement géographique des deux affections (Cambay, Dutroulau, etc,..), ont voulu voir dans la dysenterie une manifestation de l'impaludisme, c'est là une erreur dont on a fait justice
depuis longtemps, on me permettra de ne pas insister; qu'il
nous suffise de savoir qu'à Rome, où la malaria règne en
maîtresse, la dysenterie est très rare, et qu'à la Réunion, bien
avant que la malaria s'y fût installée on connaissait la dysenterie. Je ne parlerai même pas de l'inefficacité du sulfate de
quinine dans l'affection qui nous occupe actuellement, parce
que tout cela est inutile maintenant que l'on connaît le micro-
organisme spécifique de la fièvre paludéenne, qui suffit à la
différencier. Les deux affections se suivent, s'enchevêtrent et
se compliquent sur un même individu; mais elles ne sauraient, pour cela, être confondues à aucun degré.

La misère, voilà une condition favorable pour l'éclosion de
la dysenterie, c'est ainsi que la plupart des grandes guerres
et peut-être encore plus des grandes famines entraînent
de graves épidémies de dysenterie; on trouvera citées partout celle du royaume de Naples en 1764 et celle de l'Algérie
en 1867-68.

Les maladies antérieures préparent singulièrement le terrain à l'infection dysentérique; il en est de même du surmenage, de la fatigue et de l'encombrement. Elle ne pardonne
pas aux cachectiques et c'est ce qui augmente beaucoup sa
gravité aux colonies, où les immigrés, surtout fatigués par la
chaleur, la diarrhée ou la malaria, succombent facilement
sous ses coups.

Après les épidémies de variole, de typhus, de scorbut, la mortalité par dysenterie devient plus considérable.

L'abus de certaines substances médicamenteuses, l'abus surtout des purgatifs peut être très préjudiciable dans les endroits où l'affection règne soit à l'état endémique, soit sous forme d'épidémie.

A cet égard, je rapporterai le fait suivant, sans pourtant vouloir en tirer des conclusions très fermes : Il y a quelques années, j'ai vu mourir un homme d'une dysenterie très grave avec quatre-vingts, cent selles par jour. Cet individu, atteint d'eczéma, était en traitement à l'infirmerie; de temps à autre, on lui administrait des purgatifs salins. Survint une petite épidémie de dysenterie; quelques jours plus tard, au lendemain d'une purgation énergique, le sujet fut pris d'une façon absolument disproportionnée et mourut à l'hôpital, en l'espace d'une huitaine de jours. Sans doute, il peut s'agir là d'une coïncidence, mais il me semble que l'on peut être amené à penser que l'irritation intestinale due au médicament avait tout spécialement préparé le terrain. La plupart des auteurs ont été également frappés de la chose, car ils font presque tous mention de cette cause prédisposante.

Les pathologistes insistent aussi beaucoup sur l'influence de l'alimentation ; non seulement la demi-inanition, qui est l'état habituel des nombreuses populations de l'Inde et de la Chine dans les années malheureuses, mais encore les écarts de régime, l'abus de l'opium, des liqueurs fortes, peuvent préparer le terrain au contage. L. Colin pense que les fruits mal mûrs, les corps gras et féculents, les viandes salées en trop grande quantité sont capables d'amener le même résultat.

Je ne veux pas insister pour le moment sur l'eau de boisson, parce que je compte y revenir plus tard, en étudiant les véhicules probables du germe dysentérique.

La dysenterie n'épargne aucun âge, elle s'attaque aussi bien à l'enfant tout jeune qu'à l'homme âgé, surtout dans les pays chauds; on a même dit (Stack, Zimmermann) que des mères dysentériques avaient mis au monde des enfants atteints de dysenterie. Dans certaines colonies, la mortalité a été si forte sur les enfants en bas âge que la colonisation en a été ruinée (1). Toutefois, en raison du nombre d'hommes exposés,

(1) Dans l'Inde, le pays par excellence, comme nous l'avons dit, de la dysen-

c'est chez l'adulte qu'elle frappe ses plus forts coups; l'âge mûr donne une mortalité et une morbidité moins forte. Dans l'armée coloniale, ce sont les recrues ou les vétérans qui lui paient le tribut le plus lourd; on a cru pendant un certain temps que les vieux soldats jouissaient d'une immunité relative. Sans doute les hommes faits opposent plus de résistance que les adolescents, nous en avons fait déjà plus d'une fois l'expérience dans nos expéditions coloniales; mais néanmoins les vieux soldats, surtout lorsqu'ils ont séjourné longtemps dans les pays tropicaux, ne résistent pas. Si on a pu croire qu'ils étaient moins pris, c'est parce qu'ils sont moins nombreux et vont peut-être un peu moins en colonne expédition naire. J'ai soigné (1) pendant plus de deux ans les légionnaires rapatriés du Tonkin; cette troupe est très éprouvée par la dysenterie dans nos postes de l'extérieur; il s'agit cependant là assez souvent d'hommes faits, approchant de l'âge mûr.

Quant aux indigènes, ils ne résistent que très relativement. Les régiments de Cipayes aux Indes, les troupes noires aux Antilles, nos tirailleurs Arabes et Kabyles, soit ici, soit en expédition : au Dahomey, au Tonkin, à Madagascar, présentent assez souvent des cas mortels. Lors du rapatriement de Madagascar, j'ai eu à traiter successivement des Européens et des indigènes en nombre considérable; les premiers étaient peut-être un peu plus atteints, mais les seconds étaient loin d'être indemnes et présentaient même parfois des dysenteries d'une gravité exceptionnelle.

Il faut bien le dire : l'acclimatement n'existe pas plus pour la dysenterie que pour la malaria. Au contraire, une première atteinte expose grandement à des rechutes multiples et de plus en plus graves. Les deux affections semblent donc se donner la main, pour nous barrer la route et s'opposer à l'expansion colonisatrice. A ce titre, l'infection dysentérique se recommande tout particulièrement à notre attention et ce serait un gros appoint pour notre armée coloniale et pour nos colons, d'en connaître le germe avec ses véhicules habituels, pour en arrêter à la fois le traitement et, si possible, la pro-

terie, les fonctionnaires anglais confient leurs enfants à des nourrices qui font le voyage exprès : ces femmes emmènent les nourrissons en Angleterre où on les élève ensuite.

(1) A l'Hôpital du Dey.

phylaxie. Bien des vies humaines seront sauvegardées et notre installation définitive dans les pays chauds sera grandement facilitée, le jour où, comme pour sa complice, la malaria, nous aurons une médication spécifique. En attendant, nous sommes obligés de constater qu'avec ses répétitions annuelles elle nous tue plus de monde que les épidémies de choléra ou de peste.

C'est à peine maintenant si j'ose parler du rôle étiologique, du sexe et de la profession ; tout cela a si peu de valeur que le sujet ne me tente guère, mais pour être complet je me vois contraint quand même d'en dire un mot. Les femmes sont atteintes comme les hommes; toutefois dans une proportion beaucoup moindre, parce qu'elles courent moins de risques ; il en est ici comme pour la plupart des maladies infectieuses. Quant à la profession, il n'en est pas comme pour le choléra qui soit réputée prophylactique, aucune ne met à l'abri, mais aucune ne me semble non plus être directement en cause pour favoriser l'éclosion de la dysenterie. Sans aucun doute les professions pénibles peuvent apporter leur contingent aux causes prédisposantes; mais c'est d'une manière tout à fait indirecte, il ne faut voir là que la fatigue et non le métier en lui-même. Quoi qu'il en soit, l'élément militaire est bien plus frappé que le civil; cela ressort de ce que j'ai dit déjà en montrant que les épidémies sévissent surtout dans les camps, sur les troupes en expédition, ou en campagne, et que l'endémie dysentérique siège en permanence sous les tropiques, là où nous envoyons nos corps expéditionnaires et là où notre armée coloniale est appelée à tenir garnison.

Sans les développer outre mesure, je me suis appliqué à énumérer toutes les causes adjuvantes ou prédisposantes de l'infection dysentérique parce que cette étude déjà peut nous donner quelques indices précieux pour la recherche du parasite qui en constitue la cause première et surtout pour établir une certaine prophylaxie qui pour être un peu aveugle et provisoire n'en est pas moins d'une certaine utilité pratique, comme on le verra au chapitre de la thérapeutique. Quoi qu'il en soit, il ne faut voir, là, bien entendu, que des causes tout à fait banales et secondaires, grandement en honneur chez les auteurs anciens, mais sérieusement déchues aujourd'hui que les théories pasteuriennes nous ont habitués à remonter à une cause primordiale. Elles préparent le terrain pour l'ensemencement de la graine, mais elles ne sauraient faire plus.

Je dois encore signaler à titre purement documentaire quelques doctrines surannées qui ont cependant eu une certaine vogue jadis. Roux (1) en rapporte un certain nombre. Delioux de Savignac admet que le virus de la dysenterie s'attaque tout d'abord à la moëlle, il s'ensuit une paralysie des vaso-moteurs de l'intestin, une stase sanguine et une augmentation des sécrétions. L'opinion de Fouquet est encore plus compliquée : la dysenterie serait une maladie spasmodique, d'un caractère clonique ; son siège serait le grand sympathique avec localisation sur le gros intestin. Il s'agirait là surtout d'un spasme primordial qui amènerait l'exaltation des mouvements de la fin du tube digestif et l'hypersécrétion de mucosités ; le spasme pourrait à la longue engendrer de graves lésions organiques. Maclean pense que la dysenterie reconnaît un poison sanguin d'origine tellurique qui aurait une prédilection particulière pour les glandes du gros intestin. Cette théorie se rapproche déjà un peu de ce que soutenaient les partisans du paludisme dysentérique.

D'autres épidémiologistes se bornent à nous dire qu'il est certainement question ici, purement et simplement, d'une inflammation du gros intestin survenant dans certaines conditions météorologiques, qu'il ne s'agit : ni d'une affection spécifique, ni d'une maladie contagieuse ; sans d'avantage s'expliquer sur l'origine du flux dysentérique.

Je pourrais encore continuer sur ce ton et passer en revue d'autres opinions semblables, mais on peut juger par celles que je viens d'énumérer du peu d'intérêt qu'elles présentent ; aussi, pour ne pas fatiguer l'attention, m'en tiendrai-je là dans cette fastidieuse nomenclature.

Parasitologie. — J'arrive maintenant au côté vraiment utile et intéressant de l'étiologie de la dysenterie, c'est-à-dire à l'étude de sa microbiologie — et de sa parasitologie si controversées. On le sait, la dysenterie est une maladie infecto-contagieuse ; nous devons donc rechercher à la fois le principe infectieux et les circonstances dans lesquelles il se développe et se transmet.

(1) Roux, *Traité des maladies des pays chauds.*

La liste des parasites que nous allons avoir à passer en revue est déjà fort longue, depuis l'anguillule de Normand jusqu'au bacille de Chantemesse et Widal, etc...

En dehors des helminthes par trop communs : ascarides lombricoïdes, oxyures, tænias, trichocéphales; nous avons à retenir certains plathelminthes de l'ordre des distomiens, et des némathelminthes. Les premiers ne nous intéressent pas immédiatement et nous y reviendrons, lorsque nous parlerons des pseudo-dysenteries; les seconds, au contraire, cités en première ligne autrefois comme cause de la dysenterie banale, même épidémique, nous semblent devoir être envisagés de suite.

Parmi les némathelminthes, une seule espèce nous importe : l'anguillule de Normand et de Bavay. En 1876, Normand découvrit à l'hôpital de Saint-Mandrier, à Toulon, dans les selles dysentériques de soldats revenant de Cochinchine un ver fusiforme rappelant un peu comme aspect la filaire du sang ? Les premières études de Normand, en collaboration avec Bavay, n'avaient pas mis complètement en lumière l'histoire naturelle de l'anguillule, les deux auteurs en effet croyaient avoir été en présence d'une espèce avec deux variétés qu'ils avaient baptisées : anguillule stercorale (fig. 11) et anguillule intestinale (fig. 12); or, il ne s'agit pas de cela, d'après des recherches plus récentes. On est tout simplement en face d'une alternance de deux générations assez dissemblables qui ont pu en imposer tout d'abord. Le ver adulte, qui se rencontre dans les selles, n'est autre chose que l'anguillule stercorale de Bavay. Les mâles sont huit fois moins nombreux que les femelles. Le mâle est long de sept dixièmes de millimètre et large de trente-cinq à quarante µ. La femelle, de dimensions plus considérables, mesure un bon millimètre de long sur cinquante à soixante-quinze µ de large. Les œufs ont soixante-dix µ de long sur quarante-cinq µ de large; ils donnent naissance à des embryons qui ont tout d'abord un vingtième de millimètres. Lorsque cet embryon a atteint environ cinq dixièmes de millimètre, il subit une mue et se transforme en une larve qui ne tarde pas à mourir au bout de quelques jours, si elle reste au dehors dans les déjections; mais qui se développe et donne lieu à ce que Bavay appelait l'anguillule intestinale si elle est ingérée et parvient dans notre in-

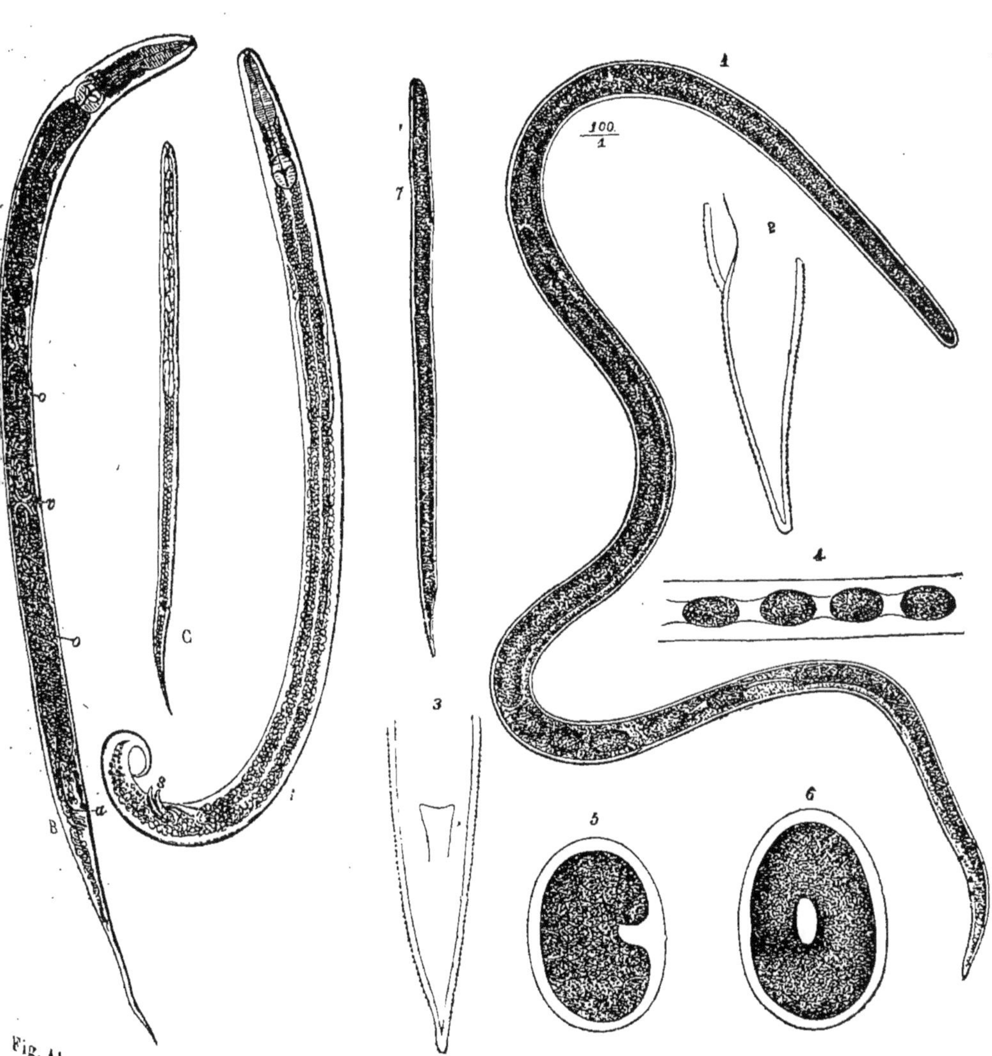

Fig. 11. — Anguillula stercoralis. — A, mâle; B, femelle; C, larve strongyloïde devant se transformer en Anguillule intestinale; a, anus; o, utérus rempli d'œufs; s, spicules; v, vulve.

Fig. 12. — Anguillula intestinalis. — 1, femelle adulte, grossie 100 fois; 2, queue vue de profil; 3, queue vue par la face ventrale; 4, tronçon du corps avec des œufs; 5, œuf contenant un embryon en voie de formation; 6, le même plus développé; 7, larve strongyloïde provenant de l'Anguillule stercorale et se transformant en Anguillule intestinale.

testin. Cette nouvelle forme plus longue : deux millimètres et demi, ne comporte que des femelles dont les œufs donnent naissance à une larve qui produira: soit un mâle, soit une femelle adulte. Le cycle est désormais complet. Il y aurait sans doute encore beaucoup de détails à donner sur la reproduction compliquée de ces helminthes, mais si on veut en avoir une description complète on n'a qu'à se reporter à l'article de M. R. Blanchard (2).

Je suis d'autant plus pressé de passer outre que la question n'a plus guère qu'un intérêt historique. Malgré l'opinion de Talamon, qui croit que l'on a peut-être fait trop vite bon marché de ce parasite, je me vois obligé de dire qu'il est absolument détrôné et cela pour de multiples raisons, au moins pour ce qui est de la dysenterie proprement dite, telle que nous la concevons en ce moment. Il suffit, pour s'en convaincre, de lire ce que dit Bertrand à propos de la découverte de Normand (2).

« Cette découverte, à laquelle Davaine, Laveran et plusieurs autres prêtèrent l'appui de leur autorité, eut dans le monde scientifique un retentissement légitime. Elle provoqua de toute part des travaux de contrôle qui aboutirent à la constatation de l'anguillule, en divers points du globe, dans des diarrhées d'origine très variable.

C'est ainsi qu'à Saint-Mandrier Chauvin voit le parasite dans les matières alvines d'un artilleur atteint de dysenterie chronique des Antilles ; qu'au Brésil le Dr A. Luz en signale la présence dans la diarrhée infantile; que Perroncito et après lui divers auteurs italiens le rencontrent, concurremment avec l'ankylostome duodénal, dans les déjections des mineurs anémiques du Saint-Gothard. »

Non seulement on a trouvé l'anguillule au moment où l'affection battait son plein, mais encore alors que le malade avait des selles moulées depuis plus d'un mois.

L'opinion qui prévaut aujourd'hui, nous dit encore Bertrand, est que le parasitisme anguillulaire représente, dans l'entéro-colite chronique des pays chauds, un fait secondaire et contingent tenant peut-être à certaines conditions hydro-telluriques locales, communes ici, exceptionnelles ailleurs.

(1) Blanchard, *in* Bouchard, *Nouveau traité de pathologie générale.*
(2) Bertrand, *Rev. de méd.* 1897.

Il existe là simplement une sorte d'épiphénomène, l'anguillule introduite accidentellement dans le tube digestif y pullulant, parce qu'elle trouve dans les sécrétions pathologiques de l'intestin un milieu favorable à son existence et à sa reproduction.

A la suite de ses observations à l'hôpital maritime de Saint-Mandrier, Normand avait surtout vu dans l'anguillule le parasite spécifique de la diarrhée de Cochinchine; il est vrai de dire que, pour les unicistes : dysenterie et diarrhée d'Indo-Chine ne constituent qu'une seule et même entité morbide : nous reviendrons plus loin sur ce débat intéressant, je me borne pour le moment à signaler le rôle assigné par Normand au parasite qu'il avait découvert.

Je ne veux pas m'étendre davantage sur cette question qui n'est pour ainsi dire que le prologue de la parasitologie de la dysenterie; je vais passer maintenant en revue : les infusoires, les flagellés et les amibes, qui ont été incriminés à diverses époques.

Nous nous débarrasserons tout d'abord des infusoires parmi lesquels, un seul, se trouve de temps à autre dans l'intestin des dysentériques, j'ai nommé : le Balantidium coli (fig. 13 et 14),

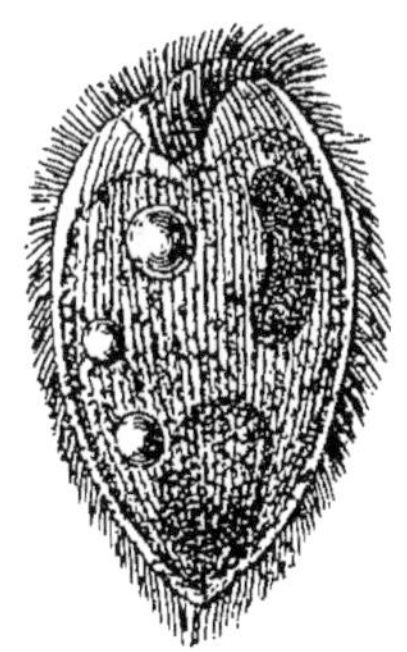
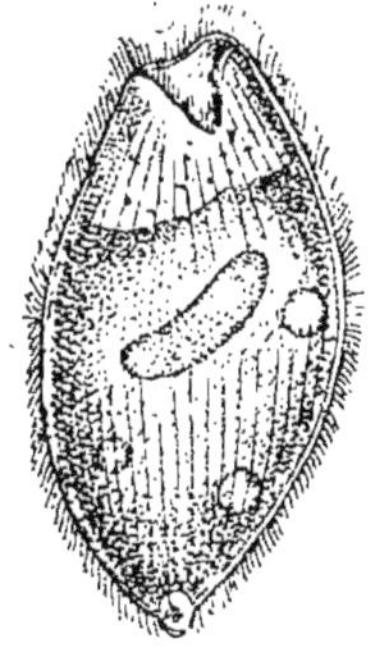

Fig. 13. — Balantidium coli.   Fig. 14. — Balantidium coli.

animal ovoïde revêtu d'une cuticule striée et munie de cils vibratiles. Ce parasite mesure jusqu'à 200 µ de long sur 90 µ de large, c'est un hôte habituel du gros intestin du porc; découvert par Malmsten en 1870, il a été trouvé également dans les selles des dysentériques. Il n'a probablement pas plus d'action que l'anguillule de Normand et se développe simplement comme elle dans un intestin préparé par la dysenterie. C'est d'ailleurs, disons-le en passant, un parasite accidentel de nos voies respiratoires, puisque Stokwis l'a observé dans les crachats d'un soldat atteint de gangrène du poumon et revenant des îles de la Sonde.

Je ne m'arrêterai pas beaucoup plus sur le groupe des flagellés, qui sont tout aussi déchus que les infusoires et ne paraissent avoir aucun rôle dans l'étiologie de l'affection qui nous occupe.

Ni le *Cercomonas hominis* de Davaine, ni le *Lamblia intestinalis*, qui ont été rencontrés dans la dysenterie et dans cer-

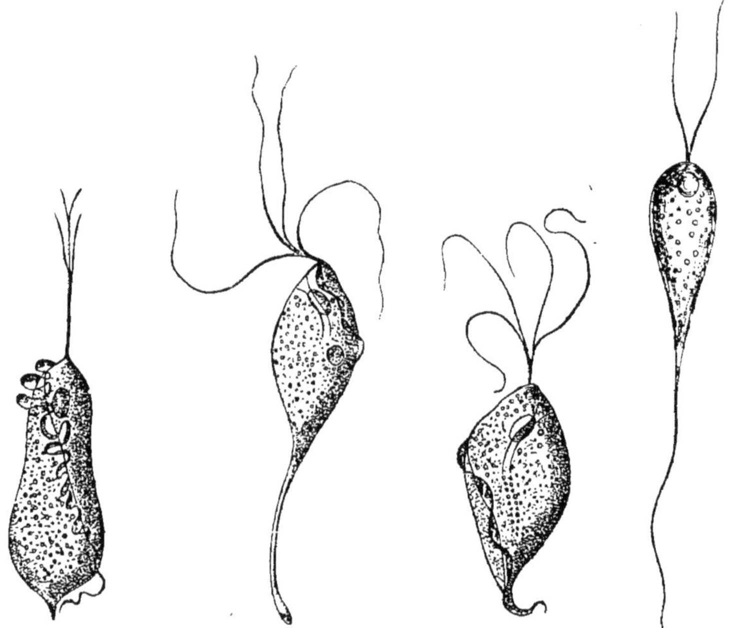

Fig. 15 à 18. — Cercomonas vaginalis.

taines autres variétés d'entéro-colite, ne peuvent être véritablement pris au sérieux, comme éléments pathogènes.

Le Cercomonas hominis qui habite plutôt le vagin (fig. 15 à 18) et l'arbre génito-urinaire que l'intestin même, a un corps piriforme qui mesure en moyenne 15 μ de long sur sept à dix μ de large. Sa grosse extrémité est surmontée de quatre flagellums souvent agglutinés. Une membrane ondulante plissée court en ligne spiroïde le long du corps de l'animal.

Les Lamblies, qui ont à peu près les mêmes dimensions que le parasite précédent, présentent sur le côté une vaste ventouse réniforme ; elles comptent quatre paires de flagellums (1). La lamblie (fig. 19), à l'aide de sa ventouse, se pose et se fixe sur les cellules épithéliales des villosités intestinales ; sa dissémination se fait à l'aide d'individus enkystés ; elle est très fréquente chez les rongeurs, qui souillent parfois nos aliments. Quand les lamblies sont très nombreuses dans l'intestin et qu'elles recouvrent une surface notable de la muqueuse, elles peuvent empêcher en partie l'absorption ; c'est là leur inconvénient le plus sérieux.

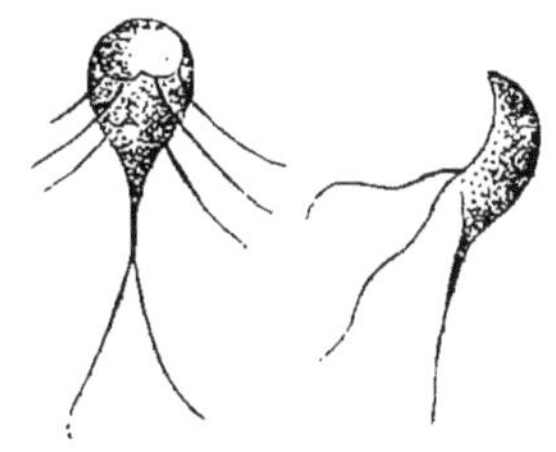

Fig. 19. — Lamblies intestinales.

Si on a surtout trouvé ces animaux parasites dans les selles dysentériques, c'est qu'on examine plus particulièrement ces dernières. — Il est probable que, si on examinait comparativement les selles de gens sains, on en trouverait autant.

Si nous descendons encore d'un échelon dans la classification des êtres, nous arrivons aux Amibes ; c'est là sans conteste la partie vraiment intéressante de la parasitologie dysentérique.

Les amibes (fig. 20) sont des protozoaires de la classe des rhizopodes, composés de protoplasma avec un noyau nucléolé ; ils sont doués d'un mouvement tout spécial, appelé amiboïde, et émettent des pseudopodes pour saisir leur nourriture.

L'habitat des amibes est la vase ou l'eau chargée de matières organiques. On le sait, comme les embryons de la filaire de Médine, les amibes desséchées s'enkystent et peuvent pendant de très longues années attendre une

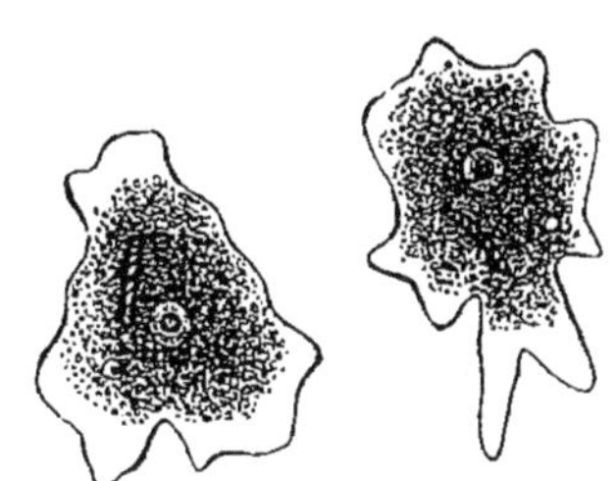

Fig. 20. — Amœba vulgaris.

(1) Voir R. Blanchard, *Zoologie Médicale*, Paris, 1889, et *Traité de pathol. gén.* de Bouchard, tome II.

nouvelle hydratation pour se développer et se reproduire à nouveau. Elles peuvent donc être véhiculées et nous infester : soit par les boissons, soit par les poussières.

Les différentes espèces d'amibes ne sont pas encore définies d'une façon parfaite ; les uns pensent que ces animaux vivent surtout enkystés dans la nature et ne se développent que pendant leur période parasitaire ; d'autres admettent qu'une seule espèce peut présenter une infinie variété de types, capables de vivre et de pulluler dans les milieux les plus hétéroclites : sol, eau douce, eau salée, tube intestinal des divers animaux.

Deux auteurs, MM. Celli et Fiocca (1) distinguent une série d'espèces pouvant se rencontrer chez l'homme : 1° l'amœba lobosa avec ses trois variétés : A. guttula, A. oblonga et A. coli. ; 2° l'amœba spinosa ; 3° l'amœba diaphana ; 4° l'amœba vermicularis et enfin 5° l'amœba reticularis. Toute cette classification n'a rien encore de bien prouvé et de bien officiel ; aussi nous contenterons-nous de parler comme les auteurs classiques de l'amœba coli découvert par Lösch en 1875, à Saint-Pétersbourg ; il y a évidemment tout un groupe d'espèces, mais entre ces dernières, dans l'état actuel de nos connaissances, il est impossible d'établir des distinctions rationnelles.

D'une façon générale, les amibes que l'on a rencontrées dans l'intestin de l'homme se présentent sous une forme un peu ovoïde et mesurent de quinze à vingt-cinq μ. Si on consulte l'article de Schuberg de Wurzbourg, on y trouve toutes les mensurations des divers auteurs Lösch, Normand, Cunningham, Massiutin, Cahen (2), etc. ; mais tous ces chiffres un peu différents n'ont pas un gros intérêt pour nous, ils prouvent simplement que les parasites sont protéiformes et peuvent varier sensiblement d'aspect suivant les milieux où on les rencontre.

On considère deux parties distinctes dans le corps des amibes : l'endoplasme, qui contient des vacuoles nucléolées, et l'ectoplasme, qui est une bordure hyaline qui ne se voit guère à l'état de repos, mais qui devient très nettement apparente lors de la production des pseudopodes. Ces pseudopodes de l'animal en mouvement sont le plus souvent au nombre d'un

(1) Celli et Fiocca, *Zeilschrift fur Bacteriologie*.
(2) A. Schuberg, *Centralblatt*, 4 mars 1893.

ou deux, ils sont surtout formés aux dépens de l'ectoplasme, il y a cependant dans leur intérieur un prolongement endoplasmique. L'endoplasme contient un noyau vésiculaire pourvu assez fréquemment d'un nucléole; en outre, on y rencontre des vacuoles non contractiles. Dans l'intérieur du corps de l'amibe, on trouve toute une série de corps dont il doit faire sa nourriture; globules sanguins, globules blancs, débris de cellules, débris alimentaires. Lösch, après l'administration de cinabre, en a retrouvé dans les parasites. Tout cela prouve que les amibes de l'intestin de l'homme se nourrissent en absorbant des particules solides. J'ajouterai que c'est seulement en cas de processus morbide que des globules blancs et rouges ont été rencontrés par Schuberg dans les corps amibiens. Les amibes se reproduisent par scissiparité, soit directement, soit après s'être enkystées. Nous avons déjà dit que la forme kystique est pour ainsi dire une forme d'attente pour le parasite extériorisé. Dans les selles fraîches, en effet, on rencontre très peu de kystes, il n'en est pas de même dans les excréments qui sont plus anciens et déjà un peu desséchés.

On a essayé maintes fois de cultiver les amibes, mais, à en croire le travail critique de Schuberg, on n'a pas eu beaucoup de succès.

Tout d'abord, Cunningham a tenté la chose, dans le liquide alcalin des selles diarrhéiques, dans une infusion de fumier de vache; mais ses observations, fortement combattues, sont loin d'avoir toute la rigueur scientifique désirable. Cunningham a mélangé l'histoire des monades avec celle des amibes, sans grand profit pour l'avancement de la question.

Les expériences de Kartulis ont été en général mieux acceptées. Cet auteur a essayé plusieurs milieux. Tout d'abord il s'est servi de bouillon alcalin, puis de crottes de lapin stérilisées, enfin d'une infusion de paille fraîche.

Voici son modus faciendi dans ce dernier cas : l'infusion est préparée de la façon suivante : 20 à 30 grammes de paille stérilisée pour 2 litres d'eau; il répartit le liquide dans des fioles d'Erlenmeyer et ensemence avec quelques gouttes de selles dysentériques fraîches. Il porte ensuite le tout à l'étuve à la température optima de 30 à 38°. Au bout de 24 à 48 heures le liquide se voile à sa surface; on y trouve une couche semblable à une toile d'araignée formée de bactéries et d'amibes jeunes. Il est préférable de laisser les fioles débouchées, dit Kartulis. Les individus qu'on rencontre alors sont plus petits que les parasites ensemencés ; ils sont assez vifs comme mouvements, mais ne présentent aucun pseudopode. Les noyaux et les vacuoles sont facilement décelés après coloration par les couleurs d'aniline. A côté des Amibes, on remarque de petits corpuscules ronds, brillants, doués d'une mobilité extrême et prenant très bien la matière colorante. Un peu plus tard, les petites amibes s'accroissent, poussent des pseudopodes et c'est alors qu'on observe à côté d'elles des corps arrondis immobiles atteignant tout au plus la taille d'un globule rouge ; ils ont un fin contour, un noyau et un protoplasme très tenu. Schuberg pense qu'il s'agit là de spores. Bientôt les amibes mobiles vont périr, si on les laisse dans l'infusion de paille ; il faut, si on veut prolonger leur développement, additionner le milieu de bouillon neutre ou faiblement alcalinisé.

En même temps, Kartulis prenait comme témoins des fécès d'individus sains et de diarrhéiques ; ces cultures ne donnèrent jamais d'amibes. C'est ce qui l'a porté à conclure que les amibes étaient bien la cause prochaine de la dysenterie.

Schuberg, dans sa revue critique, à propos de ces expériences qui se présentent évidemment dans des conditions un peu défectueuses, n'hésite pas à croire que les cultures de Kartulis se rapportent non point aux amibes de l'intestin de l'homme, mais à de petits corps amibiens et à des monades, telles qu'on les rencontre dans l'eau contenant des matières organiques en putréfaction. Grassi et l'auteur lui-même ont pu cultiver les mêmes amibes, soit dans du fumier de vache, soit dans des excréments de souris délayés dans de l'eau.

En somme, le point le plus faible des recherches de Kartulis, c'est d'avoir opéré sur des cultures tout à fait impures. Je le répète, dans les conditions défectueuses où il s'est placé, d'autres micro-organismes étrangers ont pu se développer tout à leur aise, dans ses fioles débouchées et dans ses ensemencements massifs. Quant aux témoins, ils ne sauraient rien prouver, sauf que les selles normales ou diarrhéiques, ajoutées au bouillon de paille, ne sont pas favorables au développement des amibes.

Comme les expériences de Cunningham, celles de Kartulis
doivent donc être acceptées avec la plus extrême réserve.
Celli et Fiocca, qui ont à leur tour abordé le difficile problème
de la culture des amibes, n'ont pas eu beaucoup plus de succès que leurs devanciers; ils ont échoué aussi avec leur solution concentrée de fucus crispus, puisque, s'ils y ont vu
des amibes, ils n'ont jamais pu séparer ces protozoaires des
microbes qui les accompagnaient.

Voilà pour les cultures; ils nous reste encore à examiner:
si les inoculations et si l'observation des faits cliniques nous
conduisent à penser que les amibes ont quelque rapport pathogénique avec la dysenterie.

Prenons tout d'abord les inoculations soit chez les hommes, soit chez les animaux. Il y a deux façons de s'y prendre pour réaliser l'infection par les amibes : tout d'abord on
peut faire ingérer les vésicules enkystées par la bouche,
deuxièmement on peut introduire des selles ou des cultures
dans l'intestin des animaux en expérience.

Lösch, dans un cas, a fait absorber à un chien des amibes
non encapsulées, mobiles, provenant de selles dysentériques,
cette observation était condamnée d'avance, puisque les individus non encapsulés sont certainement détruits dans l'estomac.

Grassi et Calandruccio ont tenté l'ingestion de vésicules
encapsulées; ce dernier a opéré sur lui-même et a vu des amibes apparaître dans ses déjections au bout d'une douzaine de
jours; mais jamais, dans ses nombreuses expériences, il n'a
été incommodé, soit au point de vue général, soit au point
de vue local; c'est dire qu'il n'a pas eu de dysenterie. Ces
expériences de Grassi et de Calandruccio sont passibles de
plusieurs objections, elles ne sauraient rien prouver, ni rien
infirmer; il pouvait y avoir des amibes dans l'intestin des
observés avant l'expérience, on ne sait pas si les amibes encapsulées et ingérées provenaient de dysentériques et il n'est
pas prouvé que les amibes de l'intestin normal soient semblables à celles de la dysenterie.

Les expériences dans lesquelles on a tenté l'inoculation
directe d'amibes dans l'intestin sont beaucoup plus nombreuses.

Lösch, toujours en première ligne, a répété l'expérience

suivante sur quatre chiens. Pendant deux jours de suite, il leur introduisait par la bouche et puis par l'anus une à deux onces de matières diarrhéiques récemment évacuées. Au huitième jour, l'un des animaux en observation présenta de nombreuses amibes dans ses selles ; il fut sacrifié au dix-huitième jour, alors qu'il était en bonne santé ; le rectum seul était le siège d'injection et d'ulcérations dans lesquelles on rencontrait beaucoup d'amibes.

Kartulis a obtenu quelques succès positifs également par l'injection de selles muqueuses dans le rectum ; il a réussi une fois sur trois chez le chat ; le chien est encore plus réfractaire.

A Prague, Hlava a eu deux succès sur dix-sept chiens, et quatre succès sur six chats injectés, avec les selles fraîches ; Quincke et Rose, Kruse et Pasquale ont également réussi chez le chat.

Le singe, le cobaye, les lapins et les poules paraissent réfractaires au contraire à toute inoculation. Toutes ces expériences, je n'ai pas besoin de le dire, sont passibles des mêmes reproches que les cultures de tout à l'heure. Toutefois, je dois signaler encore deux expériences qui sont considérées un peu comme péremptoires par les partisans de la pathogénie amibienne.

Il s'agit d'une expérience de Kartulis et d'une autre de Kruse et Pasquale. Voici comment fut conduite la première. Kartulis parvint au bout de trois cultures à obtenir dans un abcès du foie exempt d'autres microbes des amibes parfaitement libres ; 20 centimètres cubes de cette culture furent injectés à un jeune chat d'un mois, l'anus fut ensuite suturé. Lorsqu'on enleva les sutures, au bout de trois jours pleins, l'animal rendit des selles glaireuses mélangées de sang. Dans les selles liquides, on trouva beaucoup d'amibes émettant des pseudopodes et ne contenant ni corps étrangers, ni bactéries dans leur intérieur. Le chat mourut le dix-neuvième jour, l'autopsie donna les résultats suivants : « La muqueuse du gros intestin était œdématiée et friable ; on y rencontra un liquide rouge brun, assez visqueux ; on remarqua en outre sur toute la longueur de cet intestin des ecchymoses punctiformes et des ulcérations de la taille d'une tête d'épingle, on y trouva aussi beaucoup d'amibes analogues à celles qui sont attribuées à la dysenterie ; mais les ulcérations étaient petites, superficielles, et n'atteignaient nullement la sous-muqueuse comme dans la dysenterie de l'homme. »

D'autre part, ai-je dit, il y a un instant, il est une seconde observation produite par Kruse et Pasquale, elle a trait à une injection rectale de pus hépatique stérile au point de vue microbien; pour les auteurs, cette expérience équivaut à l'introduction d'une culture irréprochablement pure, le succès serait venu couronner cette tentative, et le chat soumis à cette injection rectale aurait présenté une dysenterie amibienne.

Sont-ce là véritablement, comme on l'a dit et soutenu, des observations bien décisives, sont-ce là, de vraies victoires pour la cause des amibes? Non, assurément. Schuberg en Allemagne, Celli et Fiocca en Italie, Zancarol à Alexandrie ont contesté la valeur de ces derniers échantillons.

Dans l'observation première, l'auteur en personne, Kartulis, reconnaît que les lésions trouvées à l'autopsie ressemblent fort peu à la dysenterie de l'homme. L'obstruction mécanique de l'intestin qui a été réalisée à l'aide de la suture de l'anus a pu entraîner d'ailleurs la gêne circulatoire et les ecchymoses punctiformes constatées à l'ouverture du ventre. Il y a quelques mois, j'ai fait une laparatomie chez un individu d'une quarantaine d'années qui présentait une occlusion aiguë; l'intestin grêle, sur une longueur de près de deux mètres, au-dessus de l'étranglement, était couleur lie de vin; le mésentère, très épaissi, présentait également une injection extrême. D'autre part, en faisant des expériences sur l'occlusion intestinale chez divers animaux (1), j'ai presque toujours remarqué que la suture de l'anus amenait à elle seule une vascularisation notable de l'intestin. Il n'y a donc rien qui puisse surprendre dans les lésions rapportées par Kartulis; cette vascularisation, cette stase sanguine a pu favoriser d'autre part la pullulation des amibes, mais sans que celles-ci soient pour rien dans les lésions anatomiques; elles en ont peut-être profité simplement, mais elles ne les ont pas produites.

Pour ce qui est de la seconde expérience de Kruse et Pasquale, Zancarol en Egypte, Celli et Fiocca en Italie, ont su y

____

(1) J. Brault, Occlusion intestinale (*Gaz. Hebd.* 9 juin 1893).

répondre. Zancarol en effet affirme avoir reproduit chez le chat de la dysenterie et même des abcès du foie consécutifs, par la seule injection rectale de pus hépatique stérile et sans amibes, notons-le bien. Celli et Fiocca ont rappelé à ce propos que du pus peut se montrer stérile sur agar et ne pas l'être en bouillon. Ils ajoutent que du pus réellement stérile contient encore certaines toxines microbiennes qui peuvent déterminer une entéro-colite, soit directement par leur action irritante propre, soit indirectement en exaltant la virulence des saprophytes qui habitent l'intestin. Ce n'est pas tout: Cassagrandi et Barbagallo ont été plus loin et ont réussi à montrer que l'on peut déterminer une entérite mortelle chez de jeunes chats en leur injectant dans le rectum un simple décocté de foin, même stérilisé.

La doctrine de Kartulis a fait fortune dans certains pays, alors qu'elle a été combattue avec vivacité dans plusieurs autres. C'est surtout aux États-Unis et en Allemagne que l'on s'est vite montré partisan de la pathogénie amibienne. Osler, Councilmann, Lafleur, Dock, Eichberg, Lutz et beaucoup d'autres encore ont rencontré l'amœba Coli et lui ont donné le nom d'*amœba dysenteriæ*, en faisant, à l'exclusion de tout le reste, la cause primordiale du flux dysentérique.

En Angleterre, en France, on s'est montré très réservé sur la question; en Russie, en Italie, s'il y a eu de vigoureux partisans de la cause des amibes dans l'étiologie de la dysenterie, il y a eu également de brillants adversaires; on a entendu en outre ce que disait Schuberg de Wurzbourg, auquel nous avons fait de nombreux emprunts dans notre critique.

En somme, si la dysenterie amibienne ou plutôt à selles contenant des amibes a été constatée à peu près dans tous les pays d'Europe et aux colonies, il faut bien le dire, et le proclamer très haut, aucune des observations produites jusqu'ici ne saurait entraîner une conviction absolue, toutes sont passibles au contraire d'objections sérieuses; il en est de même des expériences instituées par les divers auteurs partisans de cette théorie, soit comme cultures, soit comme inoculations.

Sans doute, je ne veux pas nier d'une façon absolue l'influence des amibes dans les entéro-colites non contagieuses plus particulièrement observées en Égypte et dans les pays chauds, mais il est plus que probable que la dysenterie contagieuse endémo-épidémique de nos régions et des tropiques n'a rien à voir avec elles; elles peuvent tout au plus préparer le terrain aux germes spécifiques. M. Laveran pense que la dysenterie aiguë des pays tempérés ne reconnaît pas pour cause les amibes; il en est de même, pour le flux dysentérique, contagieux et épidémique des zones qui nous occupent. Je reviendrai d'ailleurs plus longuement sur cette question dans le chapitre que je consacrerai plus loin aux fausses dysenteries.

J'ai dit, tout à l'heure, que les amibes pouvaient peut-être s'associer aux microbes ou leur préparer la voie pour déterminer chez nous des lésions intestinales. Ce n'est là, bien entendu, qu'une hypothèse assez plausible et pas autre chose. Il y a des auteurs, et je dois signaler cette opinion, il y a des auteurs, dis-je, qui non seulement refusent toute action nocive aux amibes, mais encore en font des défenseurs de l'organisme, analogues aux phagocytes. J'ai montré que les corps amibiens englobaient des microbes et diverses particules solides, probablement pour s'en nourrir; Cassagrandi et Barbagallo, observant que dans les ulcérations dysentériques les unes foisonnent de microbes, les autres au contraire en sont relativement dépourvues, mais en revanche regorgent d'amibes, n'hésitent pas à affirmer que le rôle des parasites est de faire en somme échec aux microbes, de permettre la réparation des tissus et d'empêcher le processus d'arriver jusqu'à la perforation intestinale. L'amœba coli ne serait plus alors l'amœba dysenteriæ, mais un commensal, un parasite utile pour l'homme, puisqu'il aurait une mission de police à remplir, puisqu'il concourrait à la phagocytose, à la destruction des germes nocifs.

J'ai terminé l'exposé de la question amibienne; on voit qu'il est difficile de prendre parti, en l'espèce, d'une façon absolument catégorique; pourtant, en pesant bien le pour et le contre, il me semble que l'on doit se montrer très réservé et repousser jusqu'à nouvel ordre les amibes comme parasites pathogènes exclusifs de la dysenterie telle que nous l'observons dans nos régions.

Microbiologie. — J'arrive maintenant à une autre étude tout aussi intéressante que celle que je viens de parcourir; j'ai nommé la *microbiologie* de la dysenterie. Comme pour les parasites, je vais autant que possible faire défiler un à un tous les divers micro-organismes soupçonnés.

Voyons tout d'abord les spécifiques, c'est-à-dire les microbes qui seraient absolument différenciés et spéciaux à la dysenterie.

En 1888, M. le professeur Cornil lut à l'Académie de médecine un mémoire de MM. Chantemesse et Widal. Dans ce travail, cinq cas de dysenterie des pays chauds étaient relatés. Une autopsie avait été pratiquée ici même, à Alger, sur un soldat rapatrié du Tonkin et mort en pleine poussée aiguë.

Le microbe découvert par les auteurs était un bacille, un bâtonnet long de 4 à 5 µ, ventru, arrondi à ses extrémités; il était très peu mobile, et se colorait mal par les couleurs d'aniline. La gélatine, l'eau stérilisée étaient pour lui de très bons milieux de culture, il s'y développa très vite à la température ordinaire; sur la gélose et la pomme de terre, il présenta une culture un peu jaunâtre et sèche.

L'inoculation aux animaux donna les résultats suivants : l'inoculation intra-intestinale, après la parotomie chez le cobaye, provoqua une inflammation très intense du gros intestin avec tuméfaction de la muqueuse, ecchymoses, ulcérations, hypertrophie des follicules clos et des ganglions mésentériques. La première partie du gros intestin était surtout très épaissie et remplie d'une diarrhée liquide contenant le micro-organisme en abondance. D'autre part, les cobayes à qui on avait fait avaler des cultures pures ne ressentirent rien tout d'abord pendant plusieurs jours; sacrifiés au bout de huit jours, on trouva chez eux l'estomac parsemé d'ulcérations de la largeur d'une lentille. La première partie du gros intestin contenait les microbes ingérés. Le conduit avait subi une sorte de dilatation; les parois étaient mouchetées d'ecchymoses. Dans le cas où l'on prit soin d'alcaliniser le contenu de l'estomac avec du carbonate de soude avant l'ingestion du bacille mis en expérience, les lésions gastriques se montrèrent beaucoup plus accentuées. L'injection intra-péritonéale fit périr les cobayes en 48 heures avec péritonite, péricardite et pleurésie fibrineuses; le microbe en question fut retrouvé dans les fausses membranes et dans le sang.

Ajoutons que le bacille incriminé ne se trouvait pas dans les selles de l'homme sain, et qu'on le rencontrait au contraire en abondance dans les selles des dysentériques pendant leur existence. A l'autopsie, et ceci a été dûment constaté chez le sujet dont nous avons parlé plus haut, le micro-organisme pullulait dans la paroi de l'intestin, dans les ganglions mésentériques et aussi dans la rate.

Toute cette étude très complète semble assez démonstrative; malheureusement le microbe décrit plus haut n'a peut-être rien de spécifique et n'est probablement pas autre chose que du coli-bacille, malgré le dire de Grégoriew, qui a retrouvé le bacille de Chantemesse et Widal dans dix cas de dysenterie et le considère comme absolument distinct du *bacterium coli commune*. Après les études de Baumgarten, de Kartulis et de plusieurs autres, les auteurs eux-mêmes, d'après Bertrand, se sont désistés. Si d'ailleurs on voulait de plus amples détails, on n'aurait qu'à se reporter à l'exposé du travail fait par M. le professeur Cornil dans une séance de l'Académie, au mois de février 1894.

Parmi les microbes spécifiques de la dysenterie, le bacille de Chantemesse et Widal a tenu toujours la première place, c'est pour cela que je l'ai cité en toute première ligne; mais il n'est pas le seul à revendiquer l'honneur de nous donner la dysenterie. Quelques-uns même de ces micro-organismes, mis en avant, sont assez mal déterminés. Ogata au Japon, au cours d'une épidémie de dysenterie, a examiné les selles de treize malades; il est parvenu à isoler un microbe particulier, grêle et court, qui se rencontrait sur les coupes, tantôt dans l'intérieur même des cellules, tantôt en dehors d'elles; ce micro-organisme était pathogène pour la souris et le lapin.

Silvestri, dans une épidémie à Nebbiuno, près du lac Majeur, indique un diplocoque spécial, capable de reproduire la dysenterie chez le chat. Cette liste pourrait s'allonger encore des travaux de Ziegler, Prior, Klebs, Condurelli, Maugeri, Aradas, etc., qui tous ont cru trouver un micro-organisme spécifique de la dysenterie. Ziegler, à Zurich et à Fribourg, dit avoir rencontré une foule de microcoques dans la muqueuse, au-dessous des glandes, et dans les vaisseaux lymphatiques de la sous-muqueuse. Il est vrai qu'un peu plus tard, avec Klebs, il constata la présence de fins bacilles.

Mais passons et arrivons désormais à l'étude de la microbie banale de la dysenterie.

Ici, nous avons deux théories : les uns accusent un microbe ordinairement saprophyte, ou un micro-organisme pathogène mais déjà trouvé maintes fois dans diverses infections. D'autres ne se contentent plus d'un seul microbe ; il leur en faut plusieurs associés, ou bien encore, comme Bertrand, ils croient que l'infection n'est pas spécifique, mais polybactérienne. Nous devons examiner toutes ces opinions.

Je passerai rapidement sur les recherches un peu primitives qui ont trait à la période de tâtonnements ; l'insuffisance des moyens d'investigation était encore grande à cette époque, et les résultats acquis ont été assez minimes, il faut bien le reconnaître, malgré la bonne volonté des auteurs. Moty, en 1882, en faisant l'application des recherches bactériologiques aux selles dysentériques des malades atteints de cette affection, a rencontré dans ces selles des filaments tantôt rectilignes, tantôt coudés qu'il rapporte au genre leptothrix.

Mais trois microbes, déjà pathogènes, ont été surtout incriminés dans la dysenterie, ce sont : le *streptocoque*, le *bacillus coli communis*, et le *bacille pyocyanique*.

1° *Streptocoque*. — Voyons tout d'abord le *streptocoque*, c'est Zancarol qui l'a surtout patronné ; à la suite de recherches faites à l'hôpital grec d'Alexandrie, cet auteur a cru pouvoir déclarer que le facteur de la dysenterie et de l'abcès du foie était le streptocoque.

Petridis, l'aide de Zancarol, a fait les expériences suivantes : douze chats ont été injectés avec des matières fécales d'un chat atteint de dysenterie spontanée assez rapidement mortelle, puisque l'animal a succombé au 3me jour de la maladie. De ces douze inoculés, onze sont morts spontanément après une survie variant de trente-trois heures à neuf jours. Un seul a survécu et a été sacrifié au bout de trois mois par pendaison. Chez onze de ces animaux, on a trouvé le streptocoque, soit dans l'épaisseur de l'intestin, soit dans d'autres organes. Sur ces onze, six ont eu une suppuration hépatique avec streptocoque. Chez deux autres, il y avait des collections multiples; enfin chez deux autres encore, il y avait une véritable infiltration purulente de l'organe. Nous reviendrons là-dessus d'ailleurs à propos des complications de la dysenterie.

Voici dans les conclusions de Zancarol celles qui nous intéressent le plus particulièrement à propos de la dysenterie en général. « La dysenterie, dit cet auteur, est de même nature que l'abcès hépatique, de sorte que la cause pathogénique est ici encore le streptocoque. Quant aux amibes que l'on rencontre très souvent dans les matières fécales des individus bien portants, ils ne jouent aucun rôle dans la pathogénie de l'affection. » Il continue ainsi, car il a toujours en vue plutôt l'étude des abcès du foie d'origine dysentérique. « La porte d'entrée des micro-organismes est le plus souvent le tube intestinal; de là, ils passent au foie, soit par la voie de la veine porte, soit par la voie de la circulation générale. »

Zancarol, à la suite de son étude, considère la pathogénie des abcès du foie comme résolue, et il est évident qu'il ne doute pas davantage pour la dysenterie, après l'assimilation qu'il a faite; sans que l'on dise cependant si les chats inoculés ont présenté des lésions analogues à celles de la dysenterie humaine.

Sans doute, comme beaucoup d'auteurs l'ont déjà fait, on peut critiquer les expériences de l'hôpital d'Alexandrie, et Zancarol s'est peut-être beaucoup avancé en voyant dans un microbe aussi banal que le streptocoque la cause spécifique de la dysenterie. Bertrand fait remarquer que Zancarol a trouvé plusieurs fois le staphylocoque pyogène seul ou associé au streptocoque et trouve que l'auteur fait trop aisément bon marché de ce micro-organisme. Bertrand critique d'autre part assez vivement la technique de Zancarol qui ne lui paraît pas très sévère. Il est évident qu'il ne s'agit pas là d'expériences faites avec toute la précision scientifique désirable, puisque l'on n'a pas expérimenté avec une culture pure de streptocoque, mais que l'on a utilisé des déjections d'un chat atteint plus ou moins de dysenterie ou de quelque chose qui y ressemblait.

Quoi qu'il en soit, à propos du streptocoque, je vais résumer l'observation suivante qui prouve que l'intestin des dysentériques contient parfois de ces micro-organismes possédant une grande virulence. Il s'agit d'un cas aussi bizarre que malheureux qui s'est fixé dans sa mémoire. Il y a quatre ans environ, j'avais reçu dans mon service un certain nombre de rapatriés du Tonkin. Parmi eux, comme toujours, il y avait un certain nombre de dysentériques chroniques. L'un des légionnaires atteints de cette affection était en même temps porteur d'une fissure anale qui le faisait beaucoup souffrir. Il me demanda de le guérir de cette infirmité. J'attendis la guérison de sa dysenterie, puis je lui fis la dilatation. Tout marchait à souhait, lorsque mon malade, chose extraordinaire pour un soldat de la légion, fit un héritage d'une trentaine de mille francs. Ce fut sa perte ; on sait que ces hommes s'engagent le plus souvent sous des noms d'emprunt ; les affaires étaient très embrouillées ; bref, il me demanda une permission de la journée pour aller s'occuper de son héritage. Après lui avoir fait quelques recommandations, je la lui accordai. Bien entendu, tout ce que je pus lui dire fut lettre morte, et tout en s'occupant de ses affaires, il ne négligea rien pour transformer cette sortie en une orgie véritable. La dysenterie reparut et dès le lendemain, point capital de cette observation, un érysipèle commençait à poindre sur la marge de l'anus, et s'étendait rapidement vers la fesse gauche. L'état général était des plus graves : fièvre dépassant quarante degrés, pouls irrégulier, subictère, vomissements ; rien ne manquait au cortège symptomatique de cette infection profonde. Deux jours plus tard, l'individu succombait. L'autopsie ne me révéla rien, si ce n'est de la rougeur, de l'injection de toute la portion terminale du gros intestin. Il n'y avait aucune trace de collection purulente au voisinage de l'anus ou dans les fosses ischio-rectales (1).

Je ne voudrais pas tirer de conclusions trop fermes d'un cas semblable, je tenais cependant à le signaler à côté des expériences de Zancarol pour montrer que l'intestin des dysentériques est probablement un milieu favorable pour la culture du streptocoque. Il est une autre de mes observations personnelles que je n'hésiterai pas à en rapprocher encore.

----

(1) J'avais d'ailleurs constaté la chose *in vivo*.

Dans un cas d'arthrite suppurée que j'ai observé au Dey, au milieu d'une épidémie de dysenterie fort grave, j'ai trouvé dans le liquide séro-purulent des microcoques le plus souvent ordonnés en courtes chaînettes. Je n'ai malheureusement pas eu le loisir de faire des cultures et des inoculations, je serai donc encore assez réservé en face du côté bactériologique de cette observation.

Zancarol n'est pas le seul, d'ailleurs, à avoir trouvé du streptocoque dans les selles dysentériques et dans les abcès du foie consécutifs à cette infection.

2° *Bacillus coli communis.* — Le micro-organisme qui a été le plus incriminé dans ces derniers temps est le *coli-bacille*, nous avons déjà parlé de sa parenté avec le microbe de Chantemesse et Widal. Bertrand dit : « Nous croyons qu'il faut faire une large place au bacille d'Escherich dans la bactériologie de la dysenterie chronique des pays chauds ». D'autres ont pensé que le coli-bacille était le microbe spécifique de toutes les dysenteries nostras ou exotiques. MM. Marfan et Lion ont publié deux observations d'entérites dysentériformes, caractérisées, cliniquement, par de la diarrhée et un collapsus algide terminal; anatomiquement, par des ulcérations dans toute la longueur du gros intestin. On retrouva dans les deux cas le bacterium coli commune dans les ganglions du mésentère, dans l'hydropéricarde et même, une fois, dans le sang du cœur.

Maggiora, sur vingt cas étudiés avec le plus grand soin, a rencontré le coli-bacille absolument dans tous les cas; ce dernier existait en abondance, parfois en culture pure. Le bacille, dans toutes ces observations, se montra excessivement virulent, pour les cobayes inoculés. Comme le dit Wurtz, on peut émettre de forts doutes sur la conclusion de Maggiora, qui attribue les cas de dysenterie qu'il a observés au micro-organisme en question, puisqu'il n'est pas prouvé qu'il n'en existât pas d'autres dans les cas rapportés.

Un autre auteur, Péré, sur dix-huit observations, a pu rencontrer et isoler le même microbe dans les urines d'individus atteints de dysenterie au Tonkin.

En 1894, Arnaud (1) défend également la cause du colibacille. Dans l'examen direct des selles dysentériques, l'auteur

(1) Arnaud, *Annales de l'Institut Pasteur,* 1894.

a décelé le plus souvent un seul micro-organisme bacillaire. Les cultures lui ont montré, dit-il, que ce bacille avait tous les caractères du coli-bacille. Les essais d'infections par une soupe additionnée de culture de bactérium n'ont abouti que rarement et n'ont donné que des dysenteries très légères. L'inoculation intra-rectale aurait au contraire réussi cinq fois sur cinq chiens. Les lésions étaient caractéristiques de la dysenterie d'après l'auteur.

Plus récemment encore, Galli-Valerio a fait une contribution à l'étude du coli-bacille en étudiant l'épidémie dysentérique qui régnait dans la Valteline.

L'auteur eut l'occasion d'observer de nombreux cas de dysenterie dans les diverses localités de la vallée de la Valteline, où l'affection est très fréquente en été, et donne lieu à un chiffre élevé de décès. L'examen des selles fraîches des malades lui a permis de déceler deux sortes d'éléments parasitaires : les uns, très rares, étaient des corps amiboïdes encapsulés, avec noyau réfringent; ils étaient doués ou non de mouvements lents; les autres, constants, étaient des bâtonnets mobiles à extrémité arrondie, tantôt en forme de biscuit, tantôt beaucoup plus courts et simulant des cocci; ils se coloraient très bien par les couleurs d'aniline, et ne prenaient pas le Gram.

Les cultures faites avec le mucus sanguinolent donnèrent cette seule espèce d'organismes; ceux-ci ne liquéfiaient pas la gélatine et donnaient sur la gélose une traînée blanc-jaunâtre avec une teinte légèrement verdâtre de tout le milieu. Sur la pomme de terre, la culture était plus épaisse, brune, et n'offrait jamais de teinte verdâtre. Le lait était coagulé en 24 heures, et le bouillon ou le lait additionnés de lactose fermentaient rapidement.

Toutes les cultures fournissaient une odeur désagréable. Après quelques passages, la coloration verdâtre observée sur gélatine et sur agar allait en disparaissant. D'autre part, les formes bacillaires variaient selon le milieu. Ces bactéries, mises en contact avec une goutte de sang de lapin ou de chien immunisés avec le coli-bacille, présentaient le phénomène de l'agglutination.

Ces cultures servirent à des expériences variées sur des animaux : cobayes, lapins, chiens, poules, etc. Sur les poules et sur les chiens notamment, après trois ou quatre jours, on obtint, par ingestion ou par injections sous-cutanées, des selles molles et sanguinolentes, dans lesquelles on trouva les mêmes microbes que dans les cultures.

L'auteur ne croit pas à un bacille pyocyanique, car la coloration verdâtre des cultures sur agar est le seul phénomène existant en faveur de celui-ci. Tous les autres caractères sont ceux du bactérium-coli, et Galli-Valerio accepte l'idée d'une variété de coli-bacille, arrivant ainsi aux mêmes conclusions qu'un grand nombre d'observateurs.

Toutefois, je dois ajouter que mon collègue et ami, M. J. Rouget qui a repris les expériences d'Arnaud au Laboratoire de Constantine, n'a jamais pu reproduire la dysenterie à l'aide du coli-bacille. Il a cependant varié autant que possibles les conditions expérimentales, en faisant avaler des cultures à divers animaux, en faisant des inoculations intra-intestinales avec ou sans suture de l'anus.

Dans une communication à la Société de biologie, le 4 novembre 1893, M. Laveran indique qu'en recherchant l'amœba-coli dans les selles des dysentériques, il a isolé des microbes ressemblant au coli-bacille. Chaltin a également trouvé le coli-bacille seul ou associé avec quelques micro-organismes. Pour Celli et Fiocca, le *bacterium coli commune* représente dans les selles et dans les intestins des dysentériques l'espèce microbienne de beaucoup la plus nombreuse. Eux aussi, l'ont rencontré associé à divers autres microbes. La virulence du coli-bacille et de ses associés serait très exaltée, et ce serait l'explication des propriétés pathogènes de ces micro-organismes.

Bertrand et Baucher, dans la dysenterie nostras, ont trouvé les différents types de coli-bacille accompagnés de divers autres micro-organismes. Plus récemment, les mêmes auteurs ont étudié la dysenterie chronique des pays chauds (1); ils ont encore noté le colibacille en abondance. Ils ont isolé une variété blanche et une variété jaune. Je ne puis entrer ici dans tous les détails de leurs cultures. Il s'agit évidemment là de deux sortes de cultures d'un seul et même bacille. Jaunes ou blanches, en effet, elles offrent au microscope des éléments identiques; elles font fermenter les sucres; les auteurs ont

____

(1) *Gazette hebdomadaire de médecine et de chirurgie*, avril 1891.

même souvent vu des colonies jaunes sur plaques de Petri, se reproduire au contraire blanches et grenues en tube de gélatine.

3° *Bacille pyocyanique*. — Après le bactérium coli et le streptocoque, le microbe qui partage le plus la faveur des bactériologistes est le *bacille pyocyanique*. C'est Calmette qui l'a surtout mis à la mode; dans deux mémoires publiés par les Archives de médecine navale, en 1892 et 1893, cet auteur émet l'idée que l'on pourrait trouver là véritablement la clef de la pathogénie de la dysenterie, au moins pour ce qui concerne la dysenterie de Cochinchine, pays où il observait et expérimentait. En 1892, à Saïgon, Calmette a trouvé trois fois à l'autopsie le bacille pyocyanique dans le gros intestin et dans le sang. Dans une étude plus complète, l'année suivante, l'auteur a trouvé, dans la dysenterie indo-chinoise, une série de microbes : bacterium coli, streptocoques fin et gros, staphylocoques, diplocoques; c'est surtout le bacille pyocyanique qui dominait dans quinze autopsies sur seize. L'auteur l'a trouvé si abondant sur les ulcérations intestinales qu'il s'est presque seul développé sur plaques. Calmette conclut que dysenterie et diarrhée endémique sont dues bactériologiquement au bacille pyocyanique renforcé par son association avec le streptocoque. L'abcès du foie consécutif est dû à des toxines nécrosantes dégagées par le microbe fluorescent de Gessard.

Bertrand, dans une étude déjà souvent citée, attribue un certain rôle au pyocyanique; pour lui, c'est ce microbe qui donnerait la couleur verte aux selles dysentériques.

Massalongo, Marchiafava, Weichselbaum, dans trois cas d'entérite dysentériforme survenus après des pneumonies, ont pu isoler le pneumocoque.

Enfin, plusieurs observateurs, Babès tout le premier, ont trouvé (et ceci n'a rien que de très naturel) un nombre considérable de types microbiens en faisant l'analyse des selles dysentériques. Babès (1) a fait une étude des microbes rencontrés à la surface des ulcérations et dans les glandes de l'intestin des dysentériques. Il y avait trouvé de grands microbes en ellipse de 0 μ. 8, des bacilles pâles et fins, de

____

(1) Babès, *Journal de l'anatomie*, janvier 1884.

grands chapelets de diplocoques, des spirilles, des bâtonnets, et que sais-je encore? C'est ainsi également que plusieurs auteurs déjà cités au chapitre de la spécificité ont trouvé, à côté de leur organisme de prédilection, un nombre considérable d'espèces microbiennes. Dans une épidémie survenue à Alexandrie, non plus en Egypte, mais dans le Piémont cette fois, Maggiora a trouvé un certain nombre de micro-organismes ; Calmette, qui a observé en Cochinchine, se trouve dans le même cas ; ce dernier, assez partisan du bacille pyocyanique, a retrouvé, à côté de cette espèce dominante : du bacterium coli, deux streptocoques et un diplocoque. Kruse et Pasquale dont nous avons déjà cité les noms, ont trouvé à leur tour : des amibes, des streptocoques, des bacilles éberthiformes, des bacilles semblables à ceux de la diphtérie, et quelques autres encore. Celli et Fiocca, on s'en souvient, partisans du coli communis, ont également isolé au cours de leurs recherches : un bacille éberthiforme, un streptocoque et le proteus vulgaris.

Mais c'est Bertrand qui, dans une série de mémoires, a surtout appuyé la théorie polybactérienne; il nous donne avec détails la flore de l'intestin des dysentériques.

Dans la dysenterie nostras, il note des microbes liquéfiants et non liquéfiants. Les premiers sont : 1° un vibrion analogue au vibrion septique ; cette espèce a été retrouvée dans toutes les selles, et produit des lentilles caractéristiques sur gélatine; 2° le bacille pyocyanique en personne, avec des cultures également bien caractérisées, permettant de le différencier nettement du microbe de la diarrhée verte, et du bacillus fluorescens liquefaciens; 3° des staphylocoques, variétés : aureus, albus, citreus. C'est là d'ailleurs, ajoutons-le, un microbe qui tient au cœur de l'auteur en question, qui lui donne une grande place dans la pathogénie de la dysenterie. Les seconds, non liquéfiants, sont un peu moins nombreux, citons : le bacterium coli que Bertrand a vu prendre une fois l'aspect éberthiforme, ceci est à rapprocher des recherches déjà citées de Kruse Pasquale, et de Celli et Fiocca; citons enfin un staphylocoque à gros grains.

Dans la dysenterie chronique des pays chauds, Bertrand a pu isoler dans les cultures : 1° des vibrions anaérobies, analogues au vibrion septique; toutefois, cette espèce se

rencontre un peu moins que dans la dysenterie nostras ; —
2° le bacille pyocyanique, aussi moins abondant que dans la
dysenterie des pays tempérés ; il a au contraire rencontré en
abondance 3° deux variétés de coli-bacille, une blanche et
une jaune, qui ressortissent à la même espèce d'une façon
bien évidente ; 4° le staphylocoque pyogène et deux streptocoques.

Après avoir énuméré cette riche collection constituant la
flore de la ou des dysenteries, l'auteur tire les conclusions
suivantes : « Rien ne peut faire supposer qu'il existe un microbe spécial, spécifique dans la dysenterie ; tout porte à croire
au contraire que les organismes saprophytes de l'intestin
deviennent virulents sous certaines influences et produisent
la maladie. Bertrand accepte tous les microbes, aussi bien le
staphylocoque que le vibrion septique, le bactérium coli, le
bacille pyocyanique et le streptocoque pyogène. Il va plus
loin et pense, après d'autres auteurs d'ailleurs, que les toxines
intestinales peuvent jouer un rôle pour l'établissement du
flux dysentérique. Des chimistes qui l'avaient aidé dans ses
recherches et avaient recherché les ptomaïnes ont été pris de
diarrhée avec tenesme, bien qu'ils se servissent dans leurs
expériences de désinfectants énergiques. « Les microbes, inoffensifs à la surface de la muqueuse, peuvent à la suite d'une
éraillure de cette dernière, devenir pathogènes, infectieux ;
transformant ainsi un simple processus catarrhal en « infection sérieuse », dit l'auteur. Les selles, d'après lui, dégage-
raient des ptomaïnes volatiles mélangées à des gaz, et ces
dernières serviraient à propager l'infection à distance, par
un mécanisme analogue à celui de la diarrhée d'amphithéâtre. Cornil et Babès, déjà, sont un peu de l'avis du médecin
de la marine que nous venons de citer. Pour eux, la dysenterie n'est pas causée par un seul microbe, il est possible qu'aux
différentes épidémies correspondent des microbes divers. Les
variétés symptomatiques observées : en Égypte, en Algérie, en
Cochinchine ; l'étiologie variable, la maladie sévissant à l'é-
tat tantôt épidémique, tantôt endémique, la variété des formes
anatomiques sont autant de raisons, d'après Bertrand, pour se
ranger du côté de l'idée d'un flux dysentérique poly-bactérien.

Maintenant que j'ai exposé toutes les doctrines de ceux qui
croient aux parasites, aux microbes spécifiques ou banaux,

de ceux qui envisagent la dysenterie comme mono ou poly-bactérienne; il est peut-être temps pour moi de prendre parti et d'exposer mon opinion personnelle.

Parlons tout d'abord des parasites : les infusoires, flagellés, rhizopodes; anguillules, tricho et cercomonas, nématodes, balantidium, amibes, se rencontrent à l'état normal et par conséquent ne peuvent constituer un élément spécifique de la pathogénie dysentérique. Certains de ces parasites, comme les monades surtout et l'anguillule de Normand, n'ont plus qu'un intérêt tout à fait rétrospectif. Quant aux amibes, nous pourrions tout au plus leur accorder un léger rôle dans quelques fausses dysenteries appartenant à certains pays, l'Egypte en particulier, et encore, cela n'est pas bien prouvé, malgré tous les efforts de Kartulis ; ceci ressort pleinement de l'étude que nous venons de faire plus haut. Avec les parasites, donc rien à faire dans l'état actuel de nos connaissances. On n'a pas trouvé là encore la cause véritable de la dysenterie. Les amibes, tout au plus, je le répète, peuvent seules expliquer certains flux sanglants analogues à ceux de la bilharziose dans les pays intertropicaux. Il faut faire abstraction complète de tout cela, sous peine de confondre la vraie avec les pseudo-dysenteries.

Si nous passons aux microbes, la cause des spécifiques n'est pas très défendable, qu'il s'agisse du microbe de Chantemesse et Widal, que l'on doit confondre avec le coli, ou qu'il s'agisse de celui d'Ogata qui n'a même pas d'histoire bien déterminée. Je ne parle même pas de toute cette lignée un peu floue qui commence à Silvestri pour finir à Ziegler et à Klebs. Tous ces microbes, bacilles, grêles, et microcoques, n'ont pas su conquérir, il faut l'avouer, un bien grand cachet d'authenticité. Nous nous voyons donc obligés de passer en disant que, là, il reste presque tout à faire. Quant aux micro-organismes banaux auxquels on a voulu faire jouer un rôle primordial, soit par leur action propre, soit par leur association, on doit, il me semble, se montrer très réservé, puisqu'il est question, la plupart du temps, d'hôtes normaux de notre intestin. Ce n'est pas pour rien que l'on a appelé le bacterium coli, *commune*; le streptocoque, le staphylocoque, le bacille pyocyanique (fig. 21 à 23), quoique plus rares, sont aussi un peu dans le même cas. Je sais bien que de

J. Brault. Traité des maladies des pays chauds.   9

saprophytes qu'ils étaient, sous certaines influences ou certaines sollicitations d'associés, les auteurs veulent les élever

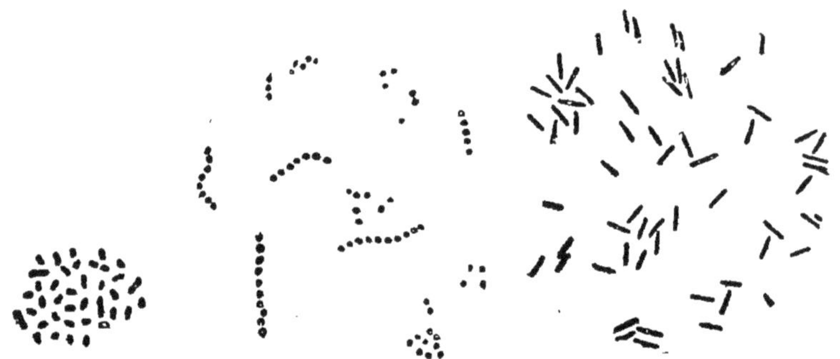

Fig. 21 à 23. — Principaux microbes incriminés dans la dysenterie.
Fig. 21.—Bacille   Fig. 22. — Streptocoque   Fig. 23. — Bactérium coli.
   pyocyanique   pyogène.   Culture en bouillon.

au rang de pathogènes, en nous fournissant une série de bonnes raisons, mais nous devons nous préoccuper de savoir si elles sont bien valables. A chaque instant, nous sommes en butte à ces causes banales, et notre intestin contient les hôtes voulus, pourquoi la dysenterie sévit-elle à l'état endémique dans certaines contrées, et pourquoi dans tant d'autres prend-elle à certains moments un caractère aussi nettement contagieux? Je veux bien croire encore une fois à la préparation du terrain par ces causes adjuvantes, je veux bien croire à l'association de malfaiteurs qui joue aussi un rôle dans la pathogénie du choléra, mais pourquoi dans ce dernier y aurait-il un microbe spécifique, et pas dans la dysenterie, il s'agit, quoi que l'on en dise, d'une maladie tout aussi typique. Je ne voudrais pas prendre trop carrément position; il me semble, toutefois, que l'on peut déduire de l'ensemble des recherches entreprises jusqu'à présent par les bactériologistes de profession que l'agent pathogène de la dysenterie nous est encore totalement inconnu; mais il existe, et la dysenterie endémique, plus souvent endémo-épidémique dans les pays chauds, est une entité morbide bien définie. Sans doute il y a des trompe-l'œil, des colo-rectites dues aux amibes, à la bilharzie, etc., mais pour moi une maladie aussi uniforme dans son attaque, aussi constante dans son évolution et dans la localisation de ses lésions, aussi facilement et rapidement épidémique, avec son cortège de complications absolument définies, doit ressortir à une cause unique comme la fièvre typhoïde, comme le choléra dont je parlais, il y a seulement un instant.

Sans doute, on a pu voir une certaine variabilité dans les signes et les symptômes de la maladie, sous les divers climats; on a pu la voir s'attachant à divers âges à l'exclusion des autres; on a été à même de noter des lésions un peu disparates, mais cela arrive à un même degré dans des maladies dont la spécificité est absolument indéniable, comme la tuberculose intestinale et la fièvre typhoïde. Dans une même épidémie, j'y reviendrai d'ailleurs plus loin, à propos de l'anatomie pathologique, ces différences s'observent chez des hommes pris dans les mêmes conditions d'âge et de terrain, cela se voit à chaque instant dans l'épidémiologie militaire : dans les guerres, les garnisons et les camps. Ce qui a jeté un peu de confusion sur la dysenterie vraie, je ne saurais trop le répéter, c'est la connaissance imparfaite où nous sommes des pseudo-dysenteries, dues, elles, dans les pays exotiques, à des causes assez diverses. Jamais on ne verra une colo-rectite due à la bilharziose se compliquer de pseudo-rhuma-tisme, ni d'abcès du foie; il ne s'agit donc pas d'une vraie dysenterie qui peut tout cela, mais d'une affection parallèle ayant quelques symptômes communs avec le processus morbide que nous étudions aujourd'hui. Sans doute, en médecine, il faut surtout apporter des faits irréfutables, mais en attendant, il n'est pas défendu de réfléchir et de raisonner sur les faits déjà connus, lorsqu'ils peuvent nous servir au moins à jalonner notre voie.

Pathogénie. — Pour nous, les recherches dans la pathogénie de la dysenterie doivent être orientées dans ce sens : on doit s'efforcer de trouver la cause spécifique de la dysenterie vraie et d'en dissocier, en même temps, un certain nombre de pseudo-dysenteries; il n'y a qu'une dysenterie et non des dysenteries, mais il y a, à côté de cette entité morbide, une série d'affections parasitaires du tube digestif que l'on devra s'appliquer à différencier avec soin, en les rapportant à leur véritable cause.

Maintenant, bien que nous ne sachions rien de précis sur

l'agent pathogène de la dysenterie, nous devons nous ingé-
nier quand même à rechercher son véhicule, à savoir comment on prend la dysenterie : par l'air, l'eau, les pousssiè-
res, etc. C'est là une question doublement intéressante puisqu'elle pourrait, à la rigueur, finir par nous indiquer où
nous devons plus particulièrement porter nos recherches
pour trouver la cause du flux dysentérique et, d'autre part,
nous mener à sa prophylaxie. L'Académie de médecine possède un prix pour ce genre de question : c'est le prix Orfila,
fondé pour la malaria et la dysenterie. — Existe-t-il dans
l'air, dans l'eau ou dans le sol des corps de nature animée
ou purement chimique, aptes à développer la dysenterie lorsque, par les moyens ordinaires ou expérimentaux, ils s'introduisent dans l'économie animale ? Jusqu'à présent, la solution du problème n'a pas été donnée d'une façon précise ;
toutefois nous examinerons ce qui a été fait dans ce but.

Je l'ai dit dès le début de cette étude, la dysenterie est
une maladie infecto-contagieuse, la dysenterie naît par infection ; il ne s'agit pas du miasme de Dutroulau, mais il y a
tout lieu de croire qu'il s'agit d'un agent pathogène qui, pour
nous échapper, n'en est pas moins bien défini. Actuellement,
nous devons envisager comment se fait la contagion, si elle
existe, et comment l'infection se propage de proche en proche. Nous le savons, quelques médecins et non des moindres
parmi les épidémiologistes, nient la contagiosité ; c'est ainsi
que Rochard disait à la tribune de l'Académie « qu'il ne con-
sidérerait jamais comme contagieuse une maladie qui, pour
se produire chez un individu, ne demanderait, dans les pays
chauds, qu'une nuit passée à la belle étoile, sans être suffisamment couvert ».

Dans Kelsch et Kiener et dans d'autres auteurs, on
trouve cependant de nombreux exemples de cette contagion.
Des soldats anglais, qui avaient contracté la dysenterie à
Hanau, furent reçus à l'hôpital de Feckenheim, l'hôpital fut
vite encombré de dysentériques et de blessés. Dans ces conditions, la dysenterie se montra sévèrement contagieuse,
atteignant le personnel et les habitants du village. Strak, qui
exerçait à Mayence pendant la guerre de Sept ans, vit plusieurs épidémies coïncider dans cette région avec le passage
ou le séjour des troupes ; l'affection se propagea assez facile-

ment des villages aux villes. Pendant l'hiver de 1831 et 1832, à la levée du camp de Diest, où régnait la dysenterie, l'armée Belge, rentrant dans ses foyers, dissémina partout la maladie dans les villages et dans les villes, et cela pendant toute la saison rigoureuse dans plusieurs provinces de la Belgique.

Passons en Tunisie : un bataillon du 80ᵉ de ligne, dit Burlureaux, avait passé les cinq premiers mois de 1882 sans dysenterie. Le quinze juin de cette même année, un bataillon de Tabarka vint camper dans son voisinage, une vingtaine de dysentériques furent envoyés à l'ambulance commune, la maladie se communiqua à deux convalescents du 80ᵉ qui succombèrent et à un homme du même bataillon qui guérit. Veut-on d'autres exemples pris également dans les pays chauds ; on en trouvera encore dans Kelsch et Kiener. « Quand j'étais à la Côte Occidentale d'Afrique, dit le Docteur Beauchef, l' « Aigle » se perdit dans la rivière Como; son équipage, après de grandes fatigues, fut ramené au Gabon, où plusieurs hommes succombèrent à la dysenterie. Le «Loiret», sur lequel j'étais embarqué, après être resté un mois dans le même endroit et n'avoir présenté aucun cas, fut chargé de rapatrier à Gorée les hommes de l' « Aigle », parmi lesquels on comptait encore vingt-neuf dysentériques. Quelques jours plus tard, à la mer, la dysenterie avait atteint notre équipage et ne cessa qu'à Gorée où nous pûmes mettre à terre les hommes de l' «Aigle » et nos malades. » Le 8 mars 1861, à la suite de l'expédition de Chine, la « Dryade » fut chargée de rapatrier les malades de Schang-Haï, Hong-Kong et Saïgon ; il y avait surtout des dysentériques et des tuberculeux, les hommes valides, qui couchaient dans les entreponts, assez près des individus atteints, furent contagionnés, alors que ceux qui vivaient sur le pont restèrent indemnes.

Il y a quelques années, M. Lemoine, un de mes collègues de l'armée, agrégé au Val-de-Grâce, a relaté les observations de cas de dysenterie survenus dans des services d'hôpital, la contagion s'était faite par les vases de nuit (1). Il s'agit de cinq cas intérieurs observés à l'hôpital militaire d'Oran et de trois cas observés à Lyon dans le service de M. Roque,

____

(1) Lemoine, *le Lyon médical*, décembre 1889.

remplaçant M. Bondet. Bertrand cite également une épidémie de six cas intérieurs dans un service. On le voit, qu'il s'agisse de la dysenterie des pays tempérés, des pays chauds, ou même des tropiques, sur terre ou sur mer, la contagion joue son rôle et nous en avons des exemples indéniables. L'Académie de médecine et les pouvoirs publics ont d'ailleurs consacré le principe de la contagiosité de la dysenterie, en inscrivant cette maladie parmi les affections à déclarer (Loi du 30 novembre 1892 sur l'exercice de la médecine).

Nous allons essayer maintenant de dégager ce que l'on sait du réceptacle de la dysenterie dans le milieu ambiant et son mode de propagation dans le temps et dans l'espace. Pour beaucoup d'auteurs, l'agent pathogène de la dysenterie aurait le sol pour réceptacle habituel, il s'agirait, en somme, d'une maladie un peu tellurique. Il y a, je l'ai déjà dit, à propos de l'étiologie, certaines choses qui plaident en faveur de cette hypothèse, la prédilection de la dysenterie pour les hameaux, les villages, la campagne en un mot, enfin les épidémies des camps. La souillure du sol par les matières fécales crée surtout les foyers épidémiques. On en a des exemples frappants dans les camps. Czernicki a rapporté l'histoire d'une épidémie à Châlons, qui est assez caractéristique (1). Les fermes de Vadenay et de Piémont situées à quatre kilomètres l'une de l'autre dans l'emplacement du camp de Châlons avaient été occupées dès le mois de juillet par le 4ᵉ régiment de hussards qui eut quelques cas de dysenterie et aussi, au mois d'août, par le 1ᵉʳ régiment de cuirassiers, chez lequel se déclara une épidémie de dysenterie assez sévère. Le 8ᵉ régiment de dragons vint occuper les mêmes fermes le 26 et le 27 août. Il y trouva des tranchées de cinq mètres de long sur deux mètres de large qui avaient servi aux dysentériques. La maladie éclata dans ce régiment sept jours après l'arrivée, et l'épidémie devint très grave en quelques jours ; elle diminua lorsque les feuillées précédentes furent recouvertes, les réservistes qui arrivèrent après cette précaution prise ne furent pas atteints ; il est vrai qu'ils ne séjournèrent que trois jours au camp.

(1) Kelsch et Kiener. *Traité des maladies des Pays chauds.*

Il y a peu de temps encore, ce qui s'est produit là se passait à Hussein-Dey (1), annuellement. Les troupes se succédaient dans l'ordre suivant pour les tirs : les zouaves y allaient une première fois pendant quelques jours ; puis les artilleurs y séjournaient plusieurs semaines pour les écoles à feu ; en fin de compte, le régiment du 1er zouaves y retournait pour ses feux de guerre. A la première sortie, les zouaves restaient peu et revenaient le plus souvent indemnes ; les artilleurs eux-mêmes ne commençaient à être touchés sérieusement qu'au bout de quinze jours à trois semaines, mais à la reprise du camp par les zouaves, l'épidémie atteignait toujours une grande sévérité. Les cas, dans les deux armes, étaient fort nombreux et très graves ; j'ai observé à différentes reprises, des formes algides, cholériformes; j'y reviendrai plus loin.

Il paraît se dégager de tout cela que la dysenterie une fois née par infection, le principe pathogène est contenu dans les selles qui souillent le sol et contribuent de diverses façons à entretenir et à propager la maladie. Il est même possible que la souillure du terrain par les immondices et les matières excrémentitielles ordinaires puisse amener la dysenterie, sans qu'il y ait besoin de chercher sa genèse dans une souillure ancienne du sol par des selles vraiment dysentériques. Certains germes contenus dans la terre, en présence des matières fécales, ou inversement, certains organismes contenus dans les selles et que nous ignorons encore, peuvent, en séjournant dans le sol, devenir pathogènes. En tout cas, presque toujours dans les camps, où l'observation peut mieux s'exercer, ce n'est qu'au bout de plusieurs semaines de séjour, en général, que la dysenterie éclate dans les troupes, à moins qu'il n'y ait eu immédiatement, ou peu de temps auparavant, des régiments déjà campés sur le même terrain.

Reste à savoir maintenant comment, dans ces épidémies d'origine pour ainsi dire tellurique, les germes dysentériques arrivent jusqu'à nous. Nous sommes aussi embarrassés que pour les micro-organismes du paludisme. Est-ce l'eau? Est-ce l'air qui sert de véhicule ? Tout d'abord, dans les épidémies des camps, dont nous venons de parler, aussi bien que dans les épidémies rurales (2), qui leur sont très semblables,

(1) Camp situé près d'Alger.
(2) Ces dernières sont fréquentes même dans les pays tempérés, surtout en

je crois qu'il y a une grosse part à faire aux poussières. Dans
la ville, à l'intérieur de nos appartements, nous sommes
assez protégés sous ce rapport ; mais l'agriculteur, qui remue
la terre, qui dort souvent dessus, aussi bien que le soldat
qui campe, en sont imprégnés, il est même difficile pour eux
de préserver leurs aliments. J'ai campé, à diverses reprises,
soit en France, soit en Algérie, j'ai remarqué qu'on mangeait
littéralement de la poussière à certains moments. Ici surtout,
on absorbe, pour ainsi dire, le sol en nature sous forme pul-
vérulente. Dans les villes, les choses ne se passent pas tout
à fait de la même façon, l'air peut encore transporter les
germes assez ténus pour voltiger ; c'est probablement ainsi
que l'on peut expliquer certains faits de contagion à distance,
qu'il s'agisse de vases, de latrines ou de l'aspiration de simples émanations. C'est ainsi que, dans tous les mémoires
consacrés à la dysenterie, on peut lire des relations ayant
trait à des épidémies survenues à la suite de curage d'égoûts
ou de tranchées. Bertrand cite une épidémie qui a particulièrement sévi dans une caserne traversée de bout en bout
par un égoût ; ce dernier, en communication avec l'extérieur
par neuf regards grillés et pollué par un apport accidentel de
matières fécales, était devenu méphitique, dit l'auteur, sous
l'influence de chaleurs estivales et déversait, dans l'atmosphère, des effluves dont l'odeur n'indiquait que trop la nature
et l'origine. A la caserne de Joigny, lors d'une épidémie de
dysenterie, en 1884, le médecin insiste tout particulièrement
sur la tenue des fosses d'aisances, mal aérées et qui n'avaient
pas été curées depuis longtemps. L'épidémie aurait décru et
cessé à partir du jour où l'on eut interdit l'usage de ces latrines.
Ce que j'ai rapporté, il y a un instant, à propos du camp de
Châlons et des feuillées établies par l'un des régiments pourrait à la rigueur, aussi, rentrer dans cette catégorie de faits.

Depuis Pringle, jusqu'à nos jours, les citations fourmillent. Je n'en finirais pas, si j'entreprenais de rapporter toutes
les relations de cette nature qui se trouvent dans les livres.

Malgré l'opinion de Stoll, qui prétend avoir respiré, *totis*
naribus, les émanations qui se dégagent des selles et n'avoir

---

Bretagne ; dans les environs de Rennes, mon pays natal, j'ai souvent eu l'occasion, autrefois, d'en observer de très sévères, alors que je remplaçais des
confrères, à la campagne.

rien éprouvé, on doit tenir compte de tous ces faits qui paraissent bien observés.

Mais ici intervient un nouveau véhicule qui est l'eau, c'est même le véhicule ordinaire pour la plupart des auteurs qui se sont occupés de la question ; il y aurait là un rapprochement à faire avec la fièvre typhoïde qui se répand de la même façon.

Les arguments ne manquent pas encore pour ce mode de propagation, les épidémiologistes abondent dans ce sens : nous avons Léon Colin en tête... Des faits, d'ailleurs très probants, viennent corroborer les hypothèses de cette légion d'auteurs. Prenons tout d'abord un exemple en Algérie :

Orléansville est un pays très froid l'hiver et presque aussi chaud que le grand sud en été, mais l'eau y coule en abondance, actuellement ; autrefois, la dysenterie y régnait d'une façon sévère, aujourd'hui que des travaux d'aménagement ont assuré à la population de l'eau pure, en quantité suffisante, la dysenterie est devenue très rare. Pour rester encore dans les pays chauds, à la Guadeloupe, on a vu des dysenteries très atténuées dans des circonstances où, au lieu de recourir à des eaux impures, les soldats et les colons ont pu faire usage d'eau de pluie recueillie dans des citernes. Lalluyaux d'Ormay, en Cochinchine, a relaté que l'on faisait naître ou disparaître la dysenterie presque à volonté en se servant de certaines eaux ou en en suspendant l'usage. Les eaux de certains fleuves de la Chine sont très notoirement infectées et offrent des dangers pour ceux qui en boivent ; c'est la dysenterie qu'elles produisent le plus et le mieux. Parkes, également dans son traité d'hygiène qui est déjà un peu vieux sans doute, puisqu'il date de 1873, insiste sur l'impureté des eaux de boisson au point de vue de la dysenterie ; il raconte, sur la foi de Davis, qu'à Tortola, dans les Indes Occidentales, les équipages étaient très souvent atteints par le flux dysentérique et cela grâce à la mauvaise qualité des eaux de boissons, tandis que les aborigènes s'en préservaient en faisant usage d'eau pluie. Trait caractéristique : quand, par hasard, un habitant de Tortola était invité à venir dîner sur un navire de guerre, il avait soin d'apporter sa provision d'eau. D'après Davis toujours, à Secunderabad, dans le Deccan, la dysenterie était autrefois entretenue par la consommation d'eau filtrant à travers un grand cimetière et contenant, par conséquent, une proportion absolument énorme de matières organiques.

Le Docteur Payne nous donne un exemple de l'influence que peut jouer l'eau dans la dysenterie. A l'asile des aliénés de Calcutta, à un moment, de nombreux cas éclatèrent; on fit une enquête et on découvrit que les fous prenaient de l'eau dans une citerne voisine des cabinets d'aisances. Cette eau était réservée à la toilette, mais plusieurs aliénés en avalaient. La citerne fut supprimée et l'épidémie diminua rapidement. En 1875, il y a avait eu cent trois cas de dysenterie parmi les aliénés de l'asile. En 1876, après distribution d'une eau meilleure, il n'y en eut plus que trente-cinq, alors que la dysenterie faisait rage dans la localité. A Calcutta, avant les grands travaux hydrauliques exécutés par les Anglais, la dysenterie était très fréquente. Depuis que l'eau filtrée est distribuée dans les maisons, la maladie a diminué dans des proportions énormes. Tous les médecins anglais : Turning, Chevers, Coates, Mac-Namara, Fayrer, sont d'accord, pour voir, dans l'eau, un véhicule de la dysenterie. Mais quittons l'Inde, le pays par excellence de l'affection, et voyons ailleurs : c'est identique.

En Cochinchine, Calmette prétend que l'usage des filtres Chamberland a réduit dans de grandes mesures le nombre des cas de diarrhée et de dysenterie chez les Européens. Au chef-lieu de l'arrondissement de Soctrang, M. Bertin, administrateur, a fait installer un filtre de cent bougies auquel viennent s'approvisionner tous les Européens et un certain nombre d'Annamites, pas un cas de dysenterie, de diarrhée, ou de choléra, n'a été signalé depuis dans cette commune réputée autrefois une des plus insalubres de la Cochinchine.

Pour le Tonkin, le Sénégal et les Antilles, les témoignages médicaux sont absolument identiques (Bertrand). La dysenterie est une je l'ai dit; de sorte qu'il ne me répugne pas de donner en plus, des témoignages pris dans les pays tempérés. Nous pouvons remonter jusqu'à 1770 et écouter Read, qui a observé à Metz (1):

Le régiment de Béarn, qui occupait la caserne Chambière, avait, en août et septembre, quatre-vingt-onze dysentéri-

---

(1) Kelsch et Kiener, *Traité des maladies des Pays chauds*.

ques, tandis que les autres en avaient sept à treize au plus. Frappé de cette différence et ne voyant aucune autre cause, j'examinai, dit Read, les quatre puits affectés à ces régiments pour y puiser l'eau qui servait à la préparation des aliments et à la boisson ordinaire. Par l'analyse exacte que j'en fis, je trouvai, dans les deux puits supérieurs, affectés au régiment de Béarn, une eau séléniteuse abondante en foie de soufre que lui fournissaient les matières fécales filtrantes des latrines situées vis-à-vis de ces puits, M. d'Armentières, à qui Read fit part de son analyse et de ses réflexions, ordonna la fermeture des puits. Huit jours plus tard, après cette opération, les dysenteries diminuèrent sensiblement et on ne remarqua presque plus de différence entre les divers régiments.

Que l'on me permette, à mon tour, de rappeler ce que j'ai observé autrefois, à Cherbourg, de 1885 à 1887. Nous avions, dans la garnison, deux sortes d'épidémies : fièvre typhoïde et dysenterie ; la genèse en paraissait purement d'origine hydrique. Les troupes, qui ne se servaient pas des eaux de la Divette, qui alimente Cherbourg, étaient relativement indemnes ; celles, au contraire, qui en faisaient usage, étaient atteintes dans de très fortes proportions. Voici par quel mécanisme se faisait la souillure des eaux : les agriculteurs de ce pays sont surtout des éleveurs qui engraissent leurs prairies avec les produits de fosses fixes, en particulier des fosses des immenses casernes de l'infanterie de marine et de la ligne, situées dans l'enceinte fortifiée. Ces individus, venaient, à époques fixes, puiser dans d'immenses tonneaux métalliques, les vidanges ; arrivés dans leurs champs, ils n'avaient plus qu'à tourner le robinet du récipient pour fertiliser leur sol. Quand, après cet épandage spécial, la saison était sèche ou mieux, lorsqu'il ne survenait pas de suite de grandes pluies d'orages, les matières restées à la surface se brûlaient, s'oxydaient lentement et alimentaient une riche végétation. Dans le cas contraire, balayées par les grosses pluies, elles arrivaient en nature le long des canaux d'irrigation jusqu'à la rivière et les habitants de Cherbourg pouvaient boire à qui mieux mieux la dysenterie et la fièvre typhoïde. Il en était de même des troupes ; on avait, naturellement, installé des filtres Chamberland, mais le soldat, tous ceux qui le connaissent le savent, ne boit pas en mangeant, ne boit pas en général à la caserne, mais bien en ville dans les guinguettes, et là, on peut me croire, il n'y a pas de filtres Chamberland dans ces auberges aux enseignes bizarres, depuis le « Coup de canon » jusqu'au « Dernier sou ». Les épidémies de dysenterie étaient parfois aussi meurtrières qu'aux colonies; dans certains cas, les malades avaient jusqu'à quatre-vingts et cent selles par jour; nous en perdîmes plusieurs. Il est d'ailleurs permis de penser que la graine était d'origine exotique, étant donnée la quantité considérable de soldats d'infanterie de marine ayant déjà été atteints peu ou prou dans les colonies. Dans nombre de villes l'adduction d'eaux pures, bien captées, a fait disparaître à la fois les épidémies graves de dysenterie et de fièvre typhoïde.

I. — LA DYSENTERIE AIGUE

Symptômes. — Ce qui crée une véritable difficulté pour donner un tableau exact de l'aspect clinique de la maladie, c'est l'extrême mutabilité des formes ou, plutôt, des variétés de la dysenterie. Certaines épidémies ne comportent que des cas légers, d'autres une série de cas moyens ou mêmes graves.

La période prodromique de l'affection décrite par la majorité des auteurs est bien floue. Dans certains cas, la maladie débute brusquement, dans d'autres, au contraire, il y a, comme pour le choléra, une diarrhée prodromique le plus souvent bilieuse, indolore, sans fièvre, s'accompagnant de symptômes d'embarras gastrique léger. Chez les individus très anémiés, impaludés, atteints de scorbut ou de toute autre affection grave, il n'y a pas de prodromes.

Deux signes dominent la symptomatologie de la dysenterie; les selles sanglantes et les épreintes.

D'une façon générale, habituelle, les selles fournissent un renseignement précis; je mets, bien entendu, de côté pour le moment, les « fausses dysenteries » qui ne se voient avec quelque fréquence que dans certaines régions. Au début, les selles sont à la fois bilieuses et sanglantes; à cette période même, j'ai vu, dans les dysenteries très graves, des selles très analogues aux évacuations que l'on rencontre dans le choléra, j'ai vu, dans des dysenteries à forme algide des selles abondantes, liquides, dans lesquelles nageaient de véritables grains riziformes, ce n'était qu'au bout de plusieurs jours que les selles devenaient caractéristiques. C'était si trompeur que, deux ou trois fois, pour affirmer le diagnostic, il a fallu recourir à l'examen bactériologique. Alors bien entendu, on trouvait simplement des amibes et des microbes banals. Peu à peu, les selles deviennent visqueuses et commencent à contenir des grumeaux jaunâtres striés de sang, puis la pigmentation biliaire, ainsi que l'odeur fécale disparaissent. C'est alors seulement que les matières alvines présentent le caractère distinctif de la dysenterie aiguë ; les évacuations ressemblent à du blanc d'œuf, à du frai de grenouille strié de sang, on les a encore comparées aux crachats des pneumoniques dont elles ont tous les caractères objectifs : la viscosité, la transparence et la teinte rougeâtre. A mesure que l'affection progresse et que les lésions s'établissent, les selles se modifient à leur tour et prennent un aspect tout différent. Elles ne sont plus visqueuses, elles deviennent liquides et ressemblent à la lavure de chair, la parure, la râclure de boyau ; bientôt la fétidité augmente jusqu'à devenir intolérable. Des lambeaux de muqueuse ulcérée, détachée, nagent au milieu de la sérosité comme on peut s'en rendre compte par l'analyse histologique de ces produits. Bien entendu, ces lambeaux de l'étoffe intestinale sont de dimensions très variables, parfois même la muqueuse de tout le pourtour de la lumière intestinale se détache en bloc et on n'a plus une simple plaque ou une simple bribe, mais un véritable étui, un manchon muqueux. Chevers a vu ainsi, plusieurs fois, presque toute la muqueuse expulsée en tube. Lorsque le processus s'aggrave encore, lorsqu'il s'agit de la forme gangréneuse humide, les selles deviennent de plus en plus fétides, du pus s'y mélange en quantité variable, c'est du pus brun chocolat, semblable à celui de certains abcès à streptocoques ; de temps à autre, chose bizarre, au milieu de tout cela, on rencontre quelques matières moulées.

Plus la maladie est sérieuse et plus le nombre des selles augmente ; il est toujours assez considérable. Les évacuations, sauf dans la période prodromique (1) sont très peu

---

(1) Il faut tenir compte aussi des réserves que nous avons faites tout à l'heure.

abondantes à chaque fois ; ce sont de véritables crachats de l'intestin, la plupart du temps, qu'émet ainsi le malade. Que de fois, il lui faut s'y reprendre, pour expulser quelques matières ; dans les cas graves, c'est quatre-vingts, cent et deux cents selles que l'on compte par vingt-quatre heures ; le volume total des matières expulsées, dans ces cas, peut s'élever alors à trois, quatre et cinq litres ; ce qui n'est pas étonnant, étant donné le nombre considérable de défécations. Quelques auteurs, comme Bertrand, ont insisté d'une façon toute spéciale sur l'aspect des matières rendues et ont même voulu assigner un microbe spécial donnant un caractère à part, une coloration particulière, à chaque espèce de selles. Bertrand, dans son dernier mémoire, nous énumère les différents microbes et nous dit que le bactérium coli prédomine dans les selles purée de pois, couleur qui rappelle d'ailleurs l'aspect des cultures de ce micro-organisme sur pomme de terre. C'est le bacille pyocyanique qui donne la couleur verte aux évacuations dysentériques ou les panachés de jaune et de vert dans les selles qualifiées « omelette aux fines herbes ». Le vibrion septique produit l'état soufflé, l'auteur ajoute « omelette soufflée. » Les staphylocoques jaune et blanc donnent également, par traînées ou par îlots, leur coloration caractéristique aux matières alvines ; c'est ainsi que Bertrand a vu des selles enrobées de mucus jaune orangé qui offraient, dans ces parties, à l'examen direct, des cultures presque pures de staphylocoque doré. On ne peut pousser plus loin les nuances. Passons sur tous ces détails un peu trop circonstanciés peut-être et arrivons au deuxième symptôme cardinal de la dysenterie, c'est-à-dire aux épreintes.

Les épreintes sont les douleurs qui précèdent, accompagnent ou suivent les évacuations alvines dans la dysenterie. Ce sont des sortes de coliques, de faux besoins, qui partent de l'hypogastre, s'étendent le long du colon ascendant, gagnent le flanc gauche et redescendent tout le long de l'os iliaque jusqu'au rectum et à l'anus. Il y a là une sorte de sensation très douloureuse de torsion qui va en augmentant pour ainsi dire à mesure qu'elle chemine le long du gros intestin, elle devient extrêmement pénible lorsqu'elle arrive vers le rectum, l'anus devient le siège de cuissons douloureuses, il y a un besoin incessant et insurmontable d'aller à la garde-robe.

Le besoin persiste même dans l'intervalle des épreintes. Les envies et fausses envies n'aboutissent pas à un bien grand résultat, le malade rend tout au plus une cuillerée à café de liquide sanglant, les douleurs ne cessent pas et le manège recommence; il en est qui ne quittent plus la chaise percée. Ce n'est pas tout, il existe, en outre, de violentes coliques tout autour de l'ombilic et le long du gros intestin.

La palpation du ventre est douloureuse (1), les malades accusent parfois une sorte de barre dans le mésogastre. Les mouvements sont eux-mêmes douloureux et le malade s'immobilise de son mieux et se couche sur le côté les cuisses fléchies sur l'abdomen. Plus tard le ventre s'excave et certains prétendent qu'une palpation consciencieuse peut faire sentir les bosselures dues aux inégalités de la muqueuse intestinale, mais ici il faut se méfier grandement des contractions parfois très bizarres et localisées des muscles abdominaux. Le sphincter se relâche peu à peu, l'anus devient procident et béant et l'on peut constater les ulcérations de la muqueuse du gros intestin, de visu.

A côté de ces signes primordiaux, il en est d'autres d'accessoires. En même temps que les évacuations spéciales surtout dans les formes graves, il n'est pas rare de constater, en outre, des nausées et même des vomissements. La sécrétion urinaire peut être presque supprimée, la miction devient très pénible; quelques gouttes d'urine à peine sont rendues au prix de grands efforts, il y a là également du ténesme.

La soif est intense, la voix est parfois éteinte, la langue est rouge, dépouillée; le malade se plaint d'une sensation de froid; nous verrons tout à l'heure, dans une des formes cliniques de la dysenterie grave, une algidité pareille à celle du choléra, mais l'affection, surtout sous les tropiques, est une maladie fébrile, il y a toutefois ici une grande variabilité, même pour des cas de même intensité, de même gravité; tantôt la maladie évolue presque sans fièvre ou aux environs de trente-huit degrés, tantôt on observe des températures de trente-neuf degrés. Roux a publié deux tracés de Fayrer qui se rapportent à deux cas mortels et qui présen-

(1) Surtout en bas, sur la ligne médiane.

tent très manifestement cette dissemblance au point de vue de la température (1).

Tout ce tableau vise, bien entendu, la dysenterie en général; pour mieux connaître l'analyse des symptômes, nous devons nous reporter aux diverses formes et variétés cliniques de l'affection.

Forme bénigne. — La dysenterie bénigne, que les auteurs appellent encore la dysenterie blanche, débute brusquement; il survient tout d'abord une diarrhée abondante avec ou sans coliques, il y a un peu d'état suburral, en même temps de l'anorexie, de l'amertume de la bouche et des vomissements bilieux. Les selles représentent une purée tantôt gris sale, tantôt jaunâtre ou même verte, suivant que les matières sont plus ou moins colorées par la bile, le malade ressent quelques frissons erratiques, il y a également quelques douleurs de courbature, surtout dans les membres et à la région lombaire. Au bout de quelques jours, deux à trois, la période d'état survient, les selles deviennent fréquentes, de vingt à soixante dans les vingt-quatre heures, elles sont visqueuses, opalescentes, muqueuses en un mot; de temps à autre, le mucus se dispose en pelotons comme le frai de grenouille, il y a parfois quelques stries de sang et des scyballes. Le caractère des selles est assez mobile et variable dans cette forme de la maladie. Le ventre est rétracté et douloureux à la pression, je ne reviens pas sur la description de la colique dont nous venons de parler assez longuement, il n'y a qu'un instant. Les garde-robes finissent par irriter l'anus et les selles sont alors suivies de douleurs cuisantes à l'anus et de ténesme rectal. Les urines sont colorées et parfois albumineuses; on note de la dysurie, des névralgies; les arthropathies ne sont pas rares. La fièvre est modérée, le pouls est petit et concentré, la face est pâle, surtout au moment des épreintes, il y a un changement considérable des traits, les orbites sont excavées, la voix est affaiblie et la force musculaire est assez fortement déprimée. Cette période d'état dure de huit à quinze jours, puis la détente survient, les selles s'espacent, ne sont plus muco-sanglantes et redeviennent moulées avec leur coloration normale, la convalescence est assez longue.

(1) F. Roux, *Maladies des Pays Chauds*, page 15.

Cette dysenterie bénigne, que l'on voit surtout dans les pays tempérés et assez fréquemment dans les nôtres, comporte plusieurs formes dont la dénomination particulière provient de la prédominance d'un signe qui l'emporte sur les autres, qui frappe, et sert d'étiquette. Lorsque la maladie est très bénigne, dure peu de temps, qu'il y a peu de sang dans les matières, on la baptise de catarrhale. Quand la fièvre est intense — et cela se voit surtout chez les jeunes sujets, — on dit l'affection inflammatoire; il y a même eu là, autrefois, une opinion erronée d'après L. Colin; pour Annesley et Cambay, la dysenterie inflammatoire serait synonyme de dysenterie phlegmoneuse; nous verrons ce qu'il faut penser de cette variété, à propos de l'anatomie pathologique. La forme bilieuse, est celle où une diarrhée bilieuse et des vomissements de même nature précèdent l'installation de la maladie : dans certains cas de cette nature, il y a un léger ictère : les conjonctives, la peau, la muqueuse sublinguale, prennent une teinte subictérique; on note également des céphalées s'accompagnant d'insomnie et d'agitation. La température est fréquemment élevée dans cette variété. Il y aurait bien encore la forme rhumatismale, il faut s'entendre sur cette dénomination; les vieilles théories voyaient là surtout une dysenterie *a frigore;* à l'heure présente, ce que l'on veut désigner ainsi n'est pas autre chose qu'une forme s'accompagnant de nombreuses manifestations articulaires et de névralgies; mais à notre avis il s'agit là plutôt de complications et non d'une forme spéciale de la maladie. On le voit, en somme, ces dénominations sont peu de chose et on peut parfaitement se dispenser de les retenir, puisqu'il s'agit tout au plus d'un symptôme prédominant.

Les auteurs sont toujours en quête d'analyse par trop subtile; aujourd'hui que nous avons beaucoup à apprendre pour savoir quelque chose, nous devons surtout faire de la synthèse; retenons simplement qu'il y a une forme bénigne de la dysenterie, pouvant porter le nom du symptôme dominant qui la caractérise.

Formes graves. — C'est la même chose que pour les formes bénignes, nous avons toute une complication de variétés. Alors que toutes les formes que nous venons de voir, sans que cela soit absolu, correspondent plutôt à la forme anatomique dite ulcéreuse, à la gangrène sèche ; les variétés graves correspondent plutôt, sans qu'il y ait encore là rien d'absolu, à la forme anatomique dite gangréneuse. On considère ici trois types : la forme hémorrhagique, la forme typhoïde et la variété cholériforme.

Dans la forme hémorrhagique, il y a, bien entendu, exagération du flux sanguin, intestinal, mais il y a souvent encore tendance aux hémorrhagies ou aux écoulements sanguins, même par d'autres muqueuses, même par le tissu cellulaire et la peau. On observe : des épistaxis profuses, des ecchymoses, des phlyctènes purpuriques, des hémoptysies, des hématuries même. Ces différents signes peuvent s'accompagner de troubles ataxo-adynamiques et cette variété pourrait, à la rigueur, rentrer dans la forme suivante dite typhoïde.

Cette autre forme maligne de la dysenterie sévit surtout chez les individus placés déjà dans des conditions défectueuses ; on la voit principalement dans : les famines, les expéditions, les campagnes malheureuses ; elle s'attaque aux individus déjà cachectisés par d'autres affections, par la misère ou l'encombrement. Dans ces cas, la fièvre prend un type rémittent, parfois continu. La langue sèche, rôtie, ressemble à la langue de perroquet du typhoïdique, les dents sont fuligineuses, l'haleine est fétide. Le ventre, au lieu d'être rétracté, se ballonne, des vomissements de la céphalée surviennent. On voit que le tableau est assez complet, il y a tantôt du délire, de l'agitation, tantôt des phénomènes comateux. Quand l'affection dure un certain temps, on note : des anthrax, des abcès, des parotidites, des eschares ; la terminaison la plus fréquente d'ailleurs est la mort.

Reste la forme algide, dite cholériforme ; celle-là encore n'a pas usurpé sa dénomination. Dans les premiers temps de mon séjour en Algérie, à deux ou trois fois différentes, elle m'a donné des surprises. Je voyais entrer dans mon service des individus avec tous les symptômes du choléra ; malgré moi, je ne pouvais me défendre de penser à ce diagnostic. En effet, au début de l'affection, tout y est ; en quelques heures, le malade a changé d'aspect, le facies est celui d'un cholérique, les traits sont tirés, les orbites sont profondément excavées, le nez s'effile, la face est terreuse, la voix est absolument éteinte. Les extrémités sont cyanosées et froides, le pouls devient filiforme; j'ai constaté chez certains malades, des températures de trente-cinq degrés. Bien plus, la plupart, dans ce cas, présentent des vomissements liquides abondants, des selles de même nature avec des grumeaux qui simulent les grains riziformes du choléra; j'allais l'oublier, il y a en outre des crampes extrêmement douloureuses. On voit donc que le cortège symptomatique est plutôt pour le choléra que pour la dysenterie. Si on n'avait pas le diagnostic bactériologique, si on n'avait pas, au bout de quelque temps, l'apparition des selles muco-sanglantes qui succèdent aux abondantes évacuations du début, avouons qu'on pourrait être fortement perplexe. J'ai vu guérir deux ou trois malades sur une dizaine de cas que j'ai observés, mais tous les autres ont succombé dans l'espace de huit jours à trois semaines. Les lésions de l'intestin étaient épouvantables, il s'agissait de formes gangréneuses de la plus haute gravité. On voit donc que le pronostic est aussi grave que s'il s'agissait du choléra.

Je ne parle pas de la dysenterie subaiguë, qui n'a pas d'importance, ni de la dysenterie chronique, que nous retrouverons tout à l'heure.

Tout en analysant les symptômes de la dysenterie, j'ai indiqué, pour ainsi dire, la marche du processus; je n'y reviens donc que pour la forme, en quelques mots. Les auteurs distinguent, comme je l'ai dit : une période prodromique qui peut manquer dans les formes graves et chez les sujets déjà cachectisés par une autre affection; une période d'état où la maladie s'affirme; une période d'ulcération où le caractère des selles change; au lieu de selles muqueuses simplement striées de sang, on observe un liquide séro-sanguinolent dégageant une odeur infecte. La quatrième période est la terminaison. La mort peut survenir, dans ces circonstances; la prostration s'accentue, les selles deviennent de plus en plus fétides et involontaires, le malade est pris de hoquet, le refroidissement augmente, le pouls est filiforme, la respiration haletante, les lèvres deviennent violâtres et le malade prostré succombe à l'asphyxie. Il y a parfois une série d'alternatives de mieux et de pis, avant la terminaison fatale. Au contraire, les phénomènes s'amendent, les forces reparaissent, les selles reprennent leurs caractères normaux et diminuent de fréquence; lorsque c'est la guérison qui termine la scène. Il y a enfin une autre issue assez mauvaise : c'est le passage à l'état chronique; la dysenterie aiguë, surtout sous les tropiques, a une fâcheuse tendance à se terminer de cette façon. La durée de toutes ces périodes que nous venons d'énumérer il y a un instant est très difficile à évaluer d'une façon précise, la dysenterie ayant une marche assez capricieuse. La période prodromique, qui, dans les contrées tempérées par exemple, peut atteindre une durée de vingt jours, ne dépasse guère quelques heures sous les tropiques. Dans les climats tempérés, la dysenterie mortelle peut durer de quinze à vingt jours, dans les pays chauds, et surtout dans la zone torride, certains malades sont emportés en cinq ou six jours.

Dysenterie proportionnée. — La dysenterie a de nombreuses complications que nous étudierons plus loin, mais nous pouvons d'ores et déjà nous préoccuper de ce qu'on appelle la dysenterie proportionnée. La dysenterie peut se trouver combinée à d'autres processus morbides; voilà ce que l'on entend par cette dénomination spéciale. Cette association parfois n'est pas sans soulever des problèmes de diagnose assez difficiles. Presque tous les observateurs, surtout ceux qui se sont occupés plus spécialement de pathologie exotique, ont insisté sur ces faits. Ces choses sont décrites : tantôt dans les formes de la dysenterie, tantôt dans ses complications; il nous semble que cette question mérite d'être traitée à part.

Beaucoup de maladies, depuis le scorbut jusqu'à la malaria, peuvent se trouver associées à un moment donné à la dysenterie. On trouvera dans Kelsch et Kiener de nombreux exemples de ces associations. Tantôt, les divers facteurs ne semblent pas s'influencer réciproquement, d'autrefois ils s'influencent d'une façon très manifeste, se renforçant ou se contrariant dans certains de leurs effets. Pour ne citer que les principales associations de la dysenterie, signalons : le typhus, la fièvre typhoïde, le scorbut, le choléra et le paludisme.

Dans les descriptions de Pringle, de Zimmermann, on trouve des narrations se rapportant manifestement à l'association de la dysenterie et du typhus ; si on en croit Barudel, la chose s'est vue pendant la guerre de Crimée; toutefois nous n'avons rien de très précis à cet égard (1).

J'ai vu, dans les hôpitaux, des malades prenant la typhoïde dans la convalescence d'une dysenterie et réciproquement. Ici, les cas sont rendus plus graves, en raison de la débilitation des sujets. A côté de cela, les deux affections peuvent évoluer ensemble; je n'en ai pas observé d'exemple bien manifeste, j'ai vu plutôt des dysenteries à forme typhoïde; mais d'après Kelsch et Kiener, dans la campagne de Tunisie, la chose s'est assez souvent rencontrée. Colson, en 1853, à Cayenne, observa une épidémie où la dysenterie et la fièvre typhoïde se donnèrent la main pour décimer un convoi de deux cent cinquante-quatre condamnés envoyés à l'Ilet de la Mère en face de Cayenne et amenés de France par la corvette « Fortune ». La traversée avait été pénible, les logements donnés ensuite étaient très défectueux au point de vue hygiénique, bientôt une épidémie de dysenterie se déclara; quatorze condamnés eurent à la fois les signes de la dysenterie et de la fièvre typhoïde, sept moururent et l'autopsie montra à la fois les lésions de la typhoïde et de la dysenterie. Dans la marche parallèle des deux affections, la dysenterie avait d'abord dominé la scène. Ehrel rapporte une double épidémie de fièvre typhoïde et de dysenterie qu'il observa à Taïti, en 1847. Kiener a également recueilli une observation à Montpellier. En résumé, dans tous ces cas, la dysenterie, qui agit d'abord en maîtresse, semble s'effacer ensuite devant la dothiénenterie; toutefois, elle ajoute à cette dernière un élément indéniable de gravité, ainsi que cela ressort de l'étude des cas que nous venons de citer.

Annesley a décrit une forme scorbutique de la dysenterie, il a observé cette dernière sur des marins revenant de voyages au long cours, chez des militaires assiégés, ou encore dans les pénitenciers ; ici les hémorrhagies, cela se conçoit facilement, prédominaient ; c'est la tendance des deux maladies qui se renforçait à cet égard. Le ténesme, au contraire, était modéré, l'adynamie dominait la scène, la mortalité était considérable. J'ai soigné, pendant longtemps, des pri-

(1) En Algérie, où règne encore le typhus à l'état endémo-épidémique, cette association peut également se rencontrer.

sonniers militaires atteints plus ou moins de scorbut et revenant des camps et des chantiers militaires ; je n'ai pas eu l'occasion de constater cette forme ou, plutôt, cette association.

Quant au choléra, aux Indes, en Cochinchine, les médecins des colonies ont eu souvent l'occasion de constater l'association du choléra avec la dysenterie. En Europe, en Algérie, en Crimée, lors des invasions cholériques, on a pu, de temps à autre, observer la réunion des deux processus morbides sur le même sujet. Dans cet ordre d'idées, il faut néanmoins l'avouer, les observations sont toutes assez succinctes et n'ont peut-être pas toute l'autorité nécessaire, pour être admises sans réserves. Il faut toujours se méfier ici de la forme algide que nous venons de décrire il n'y a qu'un instant et qui peut en imposer à un observateur un peu superficiel.

Reste la *fièvre paludéenne;* nous l'avons dit, ce sont des affections qui se rencontrent sur le même terrain ; ce sont les maladies classiques des pays chauds et des pays tropicaux, il est donc tout naturel de les voir associées. Parmi les nombreux rapatriés de nos colonies : Madagascar et Extrême-Orient, nous avons été à même d'en remarquer de nombreux exemples. Toutefois, il s'agissait plutôt de dysenterie chronique et de cachexie paludéenne associées. Comme le disent Kelsch et Kiener, les fièvres paludéennes et la dysenterie, lorsqu'elles se rencontrent sur un même sujet, peuvent parfois n'avoir aucune influence, les maladies évoluent sans se modifier l'une et l'autre; elles commencent et se terminent à des époques différentes et, pendant la période commune, chacune suit sa marche ordinaire. Mais il n'en est pas toujours ainsi; le plus souvent, pendant la période qui leur est commune, les deux affections se renforcent, s'aggravent l'une et l'autre. Dans quelques cas, l'affection paludéenne, chose bizarre, paraît entraver et même suspendre l'évolution de la dysenterie. Kelsch et Kiener résument, à ce propos, une observation de Dutroulau, qui est assez probante. Certains auteurs, mais sans preuves suffisantes, signalent des exemples où les deux maladies contractent des relations si étroites qu'elles ne font plus qu'une. Nous nous sommes expliqués déjà sur cette erreur.

Formes cliniques, résumé. — En somme, l'aspect clinique de la dysenterie est assez variable. On considère à la maladie : 1º une période prodromique ; 2º une période d'état ; 3º dans certains cas, une période d'ulcération et enfin une période de terminaison.

Deux signes dominent la symptomatologie : les évacuations sanglantes et les épreintes. A côté de ces symptômes capitaux, il y a tout un cortège de symptômes accessoires qui peuvent plus ou moins manquer suivant les cas. Ce sont : les vomissements, la disurie, les élévations et les abaissements de la température.

On considère plusieurs formes à la dysenterie ; il y a tout d'abord deux formes principales : 1º la dysenterie bénigne ; 2º la dysenterie maligne ; chacune de ces deux formes se subdivise en plusieurs variétés. Dans la dysenterie bénigne, on considère d'habitude les variétés suivantes : catarrhale, inflammatoire, bilieuse, rhumatismale. Dans la forme grave, on compte les variétés : hémorrhagique, typhoïde et cholériforme. J'ai assez insisté sur tout cela pour ne pas avoir à y revenir encore.

Indépendamment de toutes ces formes, la dysenterie peut se proportionner suivant l'expression de Félix Jacquot avec un certain nombre de maladies. Les principales associations que nous devons signaler se font avec les maladies suivantes : typhus, fièvre typhoïde, scorbut, choléra et fièvre paludéenne. Ces maladies diverses, ainsi associées sur le même individu, peuvent évoluer isolément, pour leur propre compte, sans s'influencer d'une manière appréciable, plus souvent elles se renforcent au point de vue de la gravité du pronostic, ou bien encore elles se contrarient dans certains de leurs effets.

Diagnostic. — Dans les pays tempérés et même dans nos pays, le diagnostic de la dysenterie est en général facile, au moins pour la forme aiguë. Les phénomènes douloureux, les épreintes, les coliques et le tenesme sont assez caractéristiques, ainsi que l'aspect des selles. Toutefois, on a pu prendre le change vis-à-vis de certaines lésions de la partie inférieure du tube digestif. C'est ainsi qu'à un examen superficiel, de temps à autre, des hémorrhoïdaires ont pu être pris pour des dysentériques. J'ai vu, à plusieurs reprises ici, des indigè-

ness se présenter aux commissions de réforme en alléguant une
vieille dysenterie ; mis en observation dans le service, je voyais
immédiatement qu'il s'agissait d'individus atteints purement
et simplement d'hémorrhoïdes. Pour faire le diagnostic, il
suffit de regarder s'il s'agit d'hémorrhoïdes externes, et de
toucher si on se trouve en présence d'hémorrhoïdes internes ; l'examen des selles est également caractéristique ; ce
ne sont plus les crachats de l'intestin, il y a des matières
et du sang à part, il n'y a pas à s'y tromper. Les polypes rec-
taux, le cancer du rectum lui-même ont pu également abu-
ser les malades et les médecins. Pour les polypes, le diagnostic est facile, mais il n'en est pas toujours de même
pour certains cancers du rectum assez haut situés ; il y a
des épreintes, des selles glaireuses, sanguinolentes ; de
plus, la dysenterie donne lieu, au moins la dysenterie chronique, à des rétrécissements spéciaux qui peuvent en imposer pour une coarctation épithéliomateuse. J'ai vu même
un cas, dans un service, à Lyon, où l'examen histologique
n'arrivait pas à fournir une différenciation bien tranchée.
On eût dit de l'épithélioma cylindrique ; il s'agissait cependant de suites d'une dysenterie avec productions polypiformes
et rétrécissement de même nature, ainsi que les événements
le prouvèrent, et que les commémoratifs l'indiquaient. On
pourrait également confondre avec les rétrécissements d'o-
rigine syphilitique les rétrécissements de cette nature cependant sont assez nets, annulaires, ils présentent des can-
nelures et, au-dessus, une vaste poche, comme veloutée au
toucher ; cette poche renferme presque toujours une certaine quantité de pus. Le rétrécissement dysentérique, en
somme assez rare, est moins étendu ; il n'y a pas d'écoulement sanieux, comme dans le cancer, il y a aussi moins de
friabilité. On ne peut guère se fier sur la cachexie ; d'une
part, les anciens dysentériques sont le plus souvent des
dyspeptiques et se montrent très souvent cachectisés, ou
du moins fortement émaciés ; d'autre part, j'ai vu fréquemment des individus atteints de cancer rectal qui gardaient
presque jusqu'à la fin un teint fleuri et leur embonpoint.
Dernièrement, j'ai perdu un malade qui avait engraissé d'une
façon notable après l'ouverture d'un anus iliaque, bien qu'il
eût un cancer très étendu qui m'avait fait abandonner la

voie sacrée (1). Ce que je viens de dire des rétrécissements est également vrai pour les ulcérations; c'est ainsi que les ulcérations tuberculeuses peuvent en imposer; mais ici, on a la teinte caractéristique avec les grains jaunes « sucre d'orge ».

Je l'ai dit, certaines formes sont assez difficiles à dépister au début; la forme algide risque d'être confondue, au moins dans les premières heures, avec le choléra; mais la plupart du temps, comme il ne s'agit pas de cas isolés, on n'a de surprise que pour les premiers entrants. Les coliques, les épreintes peuvent exister et mettre sur la voie; un peu plus tard, le changement d'aspect des selles devient tout à fait caractéristique. La forme typhoïde de la dysenterie peut encore en imposer pour une dothiénentérie; ce que je viens de dire convient ici encore, c'est surtout l'aspect des selles qui tranche la question. J'avoue avoir été aux prises avec *les deux* dans le même moment, et j'ai eu, de temps à autre, des hésitations.

D'après les auteurs, les calculs vésicaux et diverses affections utérines : rétroflexions, phlegmons péri-utérins, fibromes, tumeurs malignes de la matrice, en comprimant le rectum, peuvent amener : des épreintes, des coliques, des selles muco-sanglantes; l'exploration des organes voisins suffit à faire le diagnostic exact. C'est ainsi qn'il n'y a pas long-temps encore j'examinai une malheureuse femme atteinte d'un gros sarcome de l'utérus qui poussait un prolongement en brioche en arrière vers le rectum et arrêtait les matières, formant un véritable éperon, il y avait de la stercorémie et des selles muqueuses, parfois striées de sang, il était facile de se rendre compte par les deux touchers et le palper abdominal de la véritable cause de la rectite. Laroyenne a décrit une colite puerpérale que Vinay baptise du nom de dysenterie des accouchées; il ne s'agit pas là d'une dysenterie véritable, l'affection se développe trois ou quatre jours après l'accouchement et ne dure que deux ou trois jours; il s'agit là encore d'une colo-rectite simple.

Chez les jeunes enfants, il est une affection intestinale qui a quelques points de rapprochement avec la dysenterie, j'ai

(1) Méthode de Kraske J. Brault. Statistique des opérations pratiquées à Alger 1895-97 (*Arch. Prov. de Chir.* mars 1898).

nommé l'invagination (1); il y a deux points de prédilection pour cette dernière : la région iléo-cœcale, et la partie tout à fait inférieure du gros intestin. J'ai encore présent à la mémoire un cas très net chez un petit garçon de vingt-deux mois que je vis, il y a quelques années, en consultation avec un confrère. La portion invaginée venait pointer à huit ou neuf centimètres de l'anus; on sentait là quelque chose de très comparable au col d'une matrice. Il y avait des coliques, des épreintes continuelles, quelques légères évacuations sanguinolentes, mais il s'agissait de coliques de miserere; indépendamment du toucher rectal, il n'y avait pas à s'y tromper avec le ballonnement du ventre et les symptômes péritonéaux.

Certaines entérites tuberculeuses pourraient, à la rigueur, en imposer aussi; mais la chronicité, la constatation de lésions tuberculeuses d'autre part, dans les lieux de prédilection : poumons, testicules, ganglions, jointures, met de suite sur la voie, ainsi que l'examen des déjections.

Quand il s'agit de dysenterie, on le voit, les selles surtout atteignent un caractère presque pathognomonique; rien, à vrai dire, ne ressemble à ce crachat de l'intestin, presque aussi net que le crachat du pneumonique. J'ai eu, à diverses reprises, près de cent malades atteints à la fois de dysenterie; j'avoue que ma visite se passait plutôt à regarder les vases de nuit que les malades eux-mêmes; c'est ainsi que je faisais le plus et le mieux les diagnostics; c'est ainsi de même que je suivais le plus aisément toutes les phases de l'affection.

Pronostic. — Il est bien évident, après ce que nous venons de dire, qu'il y a dysenteries et dysenteries, et que la maladie se prête peu à des considérations générales sur le chapitre du pronostic; elle nous échappe pour ainsi dire, à ce point de vue grâce à sa variabilité. — Je vais, cependant, essayer d'exposer ici les données que l'on a pu acquérir jusqu'à présent. On doit tenir compte tout d'abord, la chose est banale, de trois facteurs : du génie épidémique de la maladie, comme on disait autrefois, du malade, du milieu. Voyons successivement ces trois choses. — Il est évident que, pour la dysenterie, comme pour beaucoup d'autres affections, la fièvre typhoïde

____

(1) Il s'agit bien entendu de rapprochements symptomatiques.

entre autres, il y a des épidémies très diverses comme gravité;
c'est ce qui a fait, tour à tour, la bonne ou la mauvaise fortune des diverses médications employées. Nous savons maintenant que le génie épidémique assez vague de nos prédéces-
seurs est tout simplement la virulence plus ou moins exaltée du germe spécifique. A certains moments, je n'ai observé
que des cas bénins, dans d'autres épidémies les cas étaient
tous sérieux, quelques-uns même très graves.

D'autre part, j'ai remarqué que l'épidémie avait, en général, une sorte de courbe de gravité assez régulièrement ascendante. On observe des cas assez bénins au début, puis des cas
graves un peu plus tard, surtout si on laisse une agglomération d'hommes au milieu d'un foyer d'infection.

Voyons maintenant le facteur malade :

Il est de toute évidence encore qu'un malade affaibli par
une maladie antérieure, par des excès, par les rigueurs d'un
climat qui n'est pas le sien, par le famélisme, ou par de très
grandes fatigues, succombera beaucoup plus facilement à l'affection. La question d'âge et de sexe est de peu d'importance;
il faut savoir cependant que le pronostic est grave chez l'enfant.
Le milieu, comme on le voit, a son importance; c'est en expédition, c'est sous les tropiques, parmi les troupes coloniales
n'ayant aucun moyen, le plus souvent, de se procurer le moindre confort, que la dysenterie fait le plus de victimes; elle décime aussi les populations faméliques, comme on l'a vu à
diverses reprises au moyen-âge et plus récemment en Algérie.
La question de climat doit être plus sérieusement envisagée,
la dysenterie, — bénigne en général dans les pays tempérés,
— est beaucoup plus importante comme morbidité et mortalité dans les pays chauds et surtout dans la zone tropicale.
Fayrer a fait observer que les symptômes de la dysenterie
sont plus marqués chez les individus jouissant d'une bonne
santé antérieure que chez ceux qui sont depuis un certain
temps aux colonies et ont été plus ou moins touchés par la
cachexie paludéenne; sans doute, mais il ne s'ensuit pas, pour
cela, que la maladie soit moins grave; au contraire, il s'agit
de ces dysenteries chroniques qui mettent à mal beaucoup
de nos rapatriés.

D'une façon générale, comme le dit Roux (1), le pronostic

(1) Roux, *loco citato*.

de la dysenterie est sérieux, car dans les cas de guérison, on trouve même assez souvent un affaiblissement qui dure très longtemps et nécessite une longue convalescence; on remarque surtout, quand les lésions intestinales ont été tant soit peu étendues, une perturbation très grande dans les fonctions digestives et cela pendant parfois des mois et même des années.

Quand la fièvre est modérée, lorsque les évacuations ne sont pas trop fréquentes, le pronostic reste favorable; mais quand les selles deviennent fétides et présentent l'aspect de gelée de groseille, ou montrent encore des lambeaux brunâtres, le pronostic doit être, je le répète, très réservé. En somme, c'est sur l'étendue des lésions intestinales qu'il faut appuyer son pronostic et c'est encore presque uniquement sur l'examen des selles, des déjections, qu'il faut se baser pour porter un pronostic juste. Zimmermann et Colin disent qu'une fièvre élevée est d'un pronostic favorable, c'est là un fait qui est loin d'être prouvé. Naturellement, l'irrégularité du pouls, quand elle vient à se produire, l'affaissement général, le délire, le refroidissement, la cessation brusque des douleurs, les selles involontaires sont autant de signes très défavorables. Les vomissements incessants ou répétés aggravent aussi beaucoup le pronostic.

Parfois, certains autres symptômes, comme le remarque Collin, viennent encore assombrir le tableau; ce sont : les aphthes buccaux, l'érysipèle de la face, les gangrènes locales, etc.

En Algérie, la mortalité a été très forte au début de notre campagne, la dysenterie entrait pour la moitié des décès; à Tlemcen, elle comptait pour les cinq huitièmes. Au Sénégal, aux Antilles, Godineau donne une proportion de deux décès sur cinq malades. En Cochinchine, au Tonkin, enfin aux Indes, il en est souvent de même.

Voici un tableau donné par Roux :

PROVINCES	MORTALITÉ o/o DES MALADES
Pegu	4.3o
Pundjab	5.84
Bengale	3.64
Dacca et Nagpore	2.69
Hauteurs et dépôt de convalescents de Madras	2.o4
Haut-Bengale	1.55
Madras	3.25
Bombay	5.14
Inde entière	3.52

Il faut tenir grandement compte du confort tout spécial de l'armée anglaise ; sans lui, la proportion serait certainement beaucoup plus forte. Ici, dans les épidémies que j'ai pu suivre, voici les chiffres pour les années 1892-93, 94-95-96 :

				entrés		décédés	
Année 1892	Dysenterie	aiguë		entrés	80	décédés	»
		chronique			28		2
» 1893	do	aiguë		entrés	103	décédés	1
		chronique			29		3
» 1894	do	aiguë		entrés	327	décédés	5
		chronique			39		1
» 1895	do	aiguë		entrés	110	décédés	4
		chronique			»		»
do	do	rapatriés de Madagascar		entrés	3oo	décédés	21
Année 1896	do	aiguë		entrés	52	décédés	1
		chronique			1		»
						(1)	

Anatomie Pathologique. — J'arrive à l'étude de l'anatomie pathologique du processus dysentérique. D'après Kelsch et

(1) Dans ce tableau manquent beaucoup de dysenteries chroniques que j'ai pu observer chez des rapatriés de nos colonies qui avaient en même temps un autre diagnostic.

Kiener(1), qui ont approfondi cette étude, il y a deux formes absolument typiques : l'ulcéreuse et la gangréneuse. Dans la forme ulcéreuse, la lésion élémentaire et caractéristique consiste dans la formation d'une eschare sèche, dans l'autre il s'agit de gangrène humide.

Voyons tout d'abord *la forme ulcéreuse*.

La lésion élémentaire de la dysenterie aiguë passe par les trois stades suivants : une eschare, un ulcère, une cicatrice (Kelsch et Kiener). L'eschare primordiale a de nombreuses corrélations avec le bourbillon d'un furoncle. Elle est constituée par une petite nodosité qui va de la grosseur d'un grain de chénevis à celui d'un pois, elle est acuminée à son sommet ; tandis que la pointe affleure la surface de la muqueuse, la base s'étale en bouton de chemise dans la sous-muqueuse. Au début, la nodosité est simplement rouge comme le furoncle, auquel je faisais allusion, tout à l'heure ; petit à petit le sommet jaunit et l'eschare s'élimine, emportant tout le centre de la nodosité. je le répète, comme un véritable bourbillon. Il existe, toujours au point de vue mascroscopique, une autre forme en plaque ; il n'y a pas à proprement parler de papule ici, l'eschare jaune superficielle gagne peu à peu en étendue et en profondeur, on note parfois un bourrelet rouge vif œdémateux qui embrasse, pour ainsi dire, l'eschare ; la plupart du temps il y a fort peu de réaction alentour des portions escharifiées. Quoi qu'il en soit, de ces différents aspects, l'histologie ne varie pas. On peut considérer trois zones dans le processus : une centrale, qui correspond à la partie jaune de l'eschare, là on ne rencontre plus d'éléments anatomiques reconnaissables, il n'existe plus, à cet endroit, qu'une matière granuleuse, vitreuse, qui ne se laisse même plus colorer. La zone moyenne, qui entoure la précédente, est infiltrée de leucocytes, il y a des extravasations sanguines, les éléments anatomiques s'y trouvent encore assez bien conservés dans leurs formes, mais toutefois les cellules épithéliales ou conjonctives n'ont plus de noyaux. Reste la zone extérieure plus ou moins étendue, plus ou moins diffuse, on constate : de l'œdème, des thromboses vasculaires, de l'hyperhémie et enfin des hémorrhagies de temps à autre ; même dans cette zone on peut rencontrer des cellules nécrosées

(1) Kelsch et Kiener, *loco citato*.

Les follicules clos, auxquels certains auteurs ont voulu faire jouer un rôle, quand ils viennent à se rencontrer dans la zone morbide, subissent la même nécrose que les autres tissus ; il n'y a pas lieu de se préoccuper, d'une façon spéciale, des lésions qu'ils peuvent présenter.

Comme on le voit, il s'agit ici d'une gangrène sèche, de la nécrose de la coagulation de Cohnheim, il y a : thrombose vasculaire, œdème et coagulation de la lymphe dans les espaces lymphatiques. La nécrose est de temps à autre absolument indépendante de tout phénomène inflammatoire ; parfois, au contraire, il existe une hyperhémie et une infiltration de leucocytes qui témoignent d'une vive réaction ; on observe enfin des cas où les hémorrhagies dominent. Dans l'intervalle des ulcères, les vaisseaux sont turgides, les cloisons interglandulaires sont accrues de volume ; par suite de l'infiltration inflammatoire, les glandes de Lieberkuhn montrent des étranglements, elles ne paraissent pas très malades.

Lorsque l'eschare ainsi formée se détache, elle laisse une perte de substance, une ulcération ; tantôt la désagrégation se fait lentement, tantôt elle a lieu en masse. L'ulcère est toujours recouvert d'une couche granuleuse nécrosique, il va en s'agrandissant, surtout dans la sous-muqueuse peu vasculaire qui résiste moins bien ; il en résulte des décollements énormes qui font communiquer plusieurs ulcères entre eux par des tunnels creusés sous la muqueuse. A la surface des ulcérations, les leucocytes s'accumulent et subissent, la dégénérescence vitreuse formant des sortes de pseudomembranes.

Lorsque la cicatrisation survient, il se produit là un peu ce qui se fait dans toutes les plaies, il y a production de cellules dites embryonnaires, de nouveaux vaisseaux et sans que la plaie prenne l'aspect bourgeonnant ou fongueux, il survient un tissu cicatriciel assez souple qui paraît encore à la longue, sous forme de petites taches bleu ardoisé.

Les lésions histologiques n'offrent rien de bien remarquable à noter, la muqueuse présente tous les caractères du catarrhe chronique, les glandes dilatées sont remplies de mucus ; par endroits, plus ou moins confondues, elles forment de véritables kystes muqueux. Dans certains endroits, l'épaississement du stroma est, au contraire, très considérable, les glandes en tubes ont disparu, dans beaucoup de points, on trouve de la sclérose du tissu cicatriciel.

Forme gangréneuse humide. — Il nous reste à parler de la forme anatomique grave de la dysenterie, de celle que les auteurs qualifient de gangréneuse. Cette forme, nous l'avons connue malheureusement, car elle nous a fait perdre plusieurs malades. C'est la forme grave, ai-je dit, c'est celle que l'on observe ici, de temps à autre, en Algérie, et dans les autres colonies; elle est au contraire rare dans les zones tempérées. Dans cette forme baptisée par Kelsch et Kiener, la lésion élémentaire est une plaque de gangrène humide; c'est une plaque proéminente à la surface de l'intestin, arrondie, molle, humide, d'une odeur spéciale, elle repose sur une base œdémateuse. La couleur varie; tantôt elle est pâle avec une nuance gris jaunâtre, d'autrefois elle est d'un rouge brun foncé, bientôt la coloration noire apparaît à son centre. Quand on vient à inciser, on voit que le processus s'avance très profondément au delà souvent de la sous-muqueuse; de temps en temps même, toute l'épaisseur de la paroi intestinale se trouve intéressée. De la coupe, s'échappe une sorte de sanie parfois mélangée d'un peu de pus. Dans la zone centrale sphacelée, on peut encore distinguer le stroma infiltré de leucocytes, des vaisseaux dilatés et thrombosés, enfin des glandes rétrécies avec des cellules sans noyau. Si l'on presse tant soit peu la lamelle, tout s'écrase et devient méconnaissable. On trouve, en outre, des bactéries et des granulations noires caractéristiques de la gangrène. La sous-muqueuse est encore plus ramollie que la muqueuse, les faisceaux conjonctifs élargis ont perdu leur striation ondulée, on rencontre çà et là des foyers hémorrhagiques (1).

Tantôt les lésions marchent en surface et peuvent atteindre les dimensions de la paume de la main, tantôt elles s'étendent en profondeur, et après avoir gagné musculeuse et séreuse, elles se montrent à la surface de l'intestin sous forme de taches rouge-vineux qui ne tarderont pas à devenir grises au centre et à se perforer.

Mais ce n'est pas tout; à côté de ces eschares et de ces ulcérations quasi-typiques, s'ajoutent des phénomènes de phlogose diffuse. Au point de vue anatomique, ces phénomènes varient suivant qu'il s'agit de dysenterie aiguë ou chro-

(1) Kelsch et Kiener, *loco citato.*

nique, nous devons donc envisager successivement les lésions dans la dysenterie ulcéreuse aiguë et dans la dysenterie chronique.

A l'autopsie des sujets morts à la suite de la forme aiguë, l'intestin apparaît rosé avec de riches arborisations vasculaires. Une fois l'intestin ouvert, on trouve des lésions dans toute l'étendue du gros intestin et assez fréquemment dans l'intestin grêle. La surface de la muqueuse est rouge-vif, rouge-sombre, ou noirâtre même, par places. Elle est mamelonnée, inégale. On trouve tous les degrés, tantôt la muqueuse est comme incrustée d'eschares ou perforée comme une écumoire par les abcès qui en résultent. Ici, en général, dans la forme aiguë, le caractère inflammatoire est très prononcé et les lésions ont une évolution rapide. La musculeuse et la séreuse ne présentent pas, en général, d'altération. L'intestin, qui semble réduit, épaissi d'une façon générale, contient dans sa cavité des matières bilieuses et sanglantes.

Dans la dysenterie chronique ulcéreuse, d'après Kelsch et Kiener, on peut distinguer deux variétés, l'une discrète, l'autre confluente. Dans le premier cas, on rencontre un ou deux ulcères qui résultent de la confluence de plusieurs plaies intestinales. Les grands ulcères ont parfois quelques petits satellites, c'est dans le cœcum ou dans le colon ascendant que l'on rencontre le plus et le mieux les lésions. Dans la forme chronique, confluente, l'intestin est souvent déplacé et présente des déformations, il y a des adhérences de ci de là, des coudures, parfois des rétrécissements et des dilatations; l'intestin est pâle, comme lavé, il présente des taches ardoisées; on peut voir des lésions à différents stades qui marquent que l'affection a évolué par poussées successives.

Contrairement à l'opinion de Virchow et d'Annesley, il ne semble pas y avoir de lieu d'élection à proprement parler pour les ulcères.

Lorsque le sphacèle s'arrête, on voit là ce qui se produit partout pour la gangrène : un sillon d'élimination et un liseré hyperhémique tout au pourtour; toutefois, cette démarcation n'a pas la netteté que l'on remarque, par exemple, au niveau du tégument externe. A la place de l'eschare, il reste un ulcère à fond putrilagineux qui diffère de l'ulcère sec précédemment décrit dans l'autre forme. Si l'ulcère finit par se déterger, on voit apparaître à la périphérie un liseré hyperhémique, mais il n'y a pas de bourgeonnement manifeste; il est probable que la cicatrisation se ferait ensuite, mais ceci n'a pas été constaté, parce que les individus ont succombé trop vite pour que l'on puisse voir des plaques déjà cicatrisées.

La dysenterie gangréneuse peut s'établir d'emblée, être primitive, cela se voit sous nos climats, et surtout sous les tropiques; la terminaison fatale arrive en quelques jours. Dans cette première forme, l'intestin apparaît volumineux, distendu; à sa surface on peut distinguer des plaques grisâtres répondant à des eschares qui ont amené des perforations. La cavité intestinale est remplie d'un liquide brunâtre, d'odeur fétide. A l'ouverture de l'organe sur une muqueuse bouffie, parsemée d'îlôts grisâtres, plissée, on rencontre des eschares disséminées variant de la dimension d'une lentille à celle d'une pièce de deux francs; on peut voir des segments entiers de l'intestin, entraînés en bloc. Dans d'autres cas, les ulcères sont très étendus, ils ont un diamètre de deux et trois centimètres et les ulcérations sont réparties sur toute la hauteur du gros intestin, du cœcum à l'anus. Il n'y a pas lieu de faire une variété, dite phlegmoneuse, ainsi que l'ont pensé, avec Annesley, plusieurs auteurs ayant observé en Algérie; il s'agit purement et simplement de cas de dysenterie gangreneuse, où la muqueuse, décollée sur une vaste étendue, laisse soudre une certaine quantité de pus.

A côté de la dysenterie gangréneuse primitive, il y a une forme secondaire qualifiée par Kelsch et Kiener : ulcéro-gangréneuse, parce que les lésions tiennent à la fois de la nécrose sèche et de la gangrène humide. C'est une forme, disons-le en passant, qui a souvent été constatée pendant l'expédition de Tunisie. Parfois, cette forme peut s'installer à la suite d'une recrudescence survenant dans le cours d'une dysenterie chronique. A côté des ulcères secs, on rencontre des eschares gangréneuses; des plaques perforantes à côté de callosités. Bien plus, un même ulcère peut présenter les caractères combinés de la gangrène et de la nécrose sèche.

Voilà pour les principales lésions de l'intestin.

Indépendamment des lésions hépatiques et articulaires qui

sont les complications normales de la dysenterie et que nous étudierons en détail dans un chapitre particulier; nous devons nous préoccuper de rechercher, d'une façon générale, les lésions qui peuvent se rencontrer dans les différents viscères au cours de la dysenterie. — Tout d'abord, le péritoine peut-être atteint et présenter diverses lésions. Dans la dysenterie aiguë, il n'est pas rare de constater un certain degré d'hyperhémie; dans la dysenterie chronique, on voit souvent une sorte de pigmentation ardoisée diffuse ou tachetée. Dans la forme gangréneuse de la dysenterie, le péritoine peut être le siège d'une péritonite très aiguë suppurative. Sur vingt cas de dysenterie gangréneuse, dix fois cette complication est signalée d'après Kelsch et Kiener. Bien entendu, il y a deux formes, deux espèces, l'une localisée, l'autre diffuse, la première est constituée souvent par des dépôts fibrineux à la surface du gros intestin; au niveau des eschares qui ont traversé la paroi, parfois il y a une poche de pus localisée, entourée par des adhérences. Plus souvent, la péritonite est générale, les anses rouges, ballonnées, sont agglutinées, des couches fibrineuses se voient sur la surface des viscères et on trouve un épanchement très purulent dans les profondeurs du petit bassin. Cette péritonite n'étonne pas, lorsqu'il y a perforation, ou quand les eschares ont atteint toute l'épaiseur du gros intestin; mais elle est plus étrange, en dehors de toute lésion externe des tuniques de l'intestin. C'est là une forme de péritonite qui nous est bien connue dans l'appendicite; il ne s'agit pas de péritonite par propagation lymphatique, mais le plus souvent par simple passage des microbes à travers les tuniques, sans qu'il y ait pour cela de perforation visible.

Dans la dysenterie chronique, on trouve des vestiges de péritonite partielle, un épaississement œdémateux des mésos, des brides, des adhérences, réunissant les anses entre elles, ou avec les organes voisins, ou encore avec la paroi abdominale; la plupart du temps, il y a plus ou moins de déplacement de ces organes, nous avons déjà insisté sur les déformations de l'intestin en pareil cas; parfois, à l'ouverture, on jurerait qu'il y a : des rétrécissements, des torsions, de véritables valvules du côté du gros intestin; alors qu'il n'en est rien, ce qui est très facile à constater, pourvu que l'on déplisse l'organe. La surface interne de l'intestin est d'une coloration grise ou noirâtre; de temps à autre, on y remarque des ulcérations; ici, les ulcérations sont en voie de réparation, là elles progressent encore; la dysenterie chronique, en effet, est paroxystique et comporte des poussées successives. Marche curieuse, les lésions les plus anciennes siègent vers le cœcum, les plus récentes vers l'S iliaque et le rectum; il y a là une progression descendante. A la coupe, on remarque les détails suivants : au niveau des points ulcérés, il n'y a plus que des vestiges, des glandes en tube, et entre ces débris, du tissu conjonctif; par places, l'épithélium est détruit.

Les ganglions lymphatiques du mésentère sont le plus souvent tuméfiés, ramollis dans la forme aiguë, plus pâles et plus fermes dans la forme chronique. Kelsch et Kiener, dans leurs autopsies, n'ont jamais rencontré de suppurations ganglionnaires, d'ailleurs l'adénopathie dysentérique n'a jamais l'intensité que l'on rencontre dans la fièvre typhoïde. Parfois, cependant, l'adénite est généralisée à tout l'abdomen et il y a des adénites suppurées dans la dysenterie; j'en ai communiqué un cas qui fut le point de départ d'une streptococcie généralisée (1).

Foie. — En dehors des abcès hépatiques dont nous parlerons plus loin, il peut être touché d'une façon moindre dans la dysenterie. D'après certains auteurs, tels que Annesley, Cambay, Dutroulau, il y a constamment hyperhémie et tuméfaction de l'organe. Le dépouillement des autopsies de Kelsch et Kiener, qui sont tout à fait sur leur terrain, ne confirme pas ce dire. Pour ces derniers, le foie est le plus souvent normal, de temps à autre, il est ramolli et augmenté de volume, mais ne dépasse guère dix-huit cents grammes. Les auteurs ne voient là, en aucune façon, une lésion pouvant être rattachée directement à la dysenterie. Il n'y a pas hyperhémie, la coloration du foie est jaune chamois ou brunâtre avec des taches jaunes marquant des districts plutôt anémiés. Cet état du foie, qui correspond à une forte surcharge des cellules hépatiques en graisse, coïncide avec la forme gangréneuse primitive ou secondaire. La dysenterie chronique amène l'atrophie du foie, le poids peut s'abaisser à treize cents, à mille

(1) J. Brault. Académie de médecine, décembre 1897. — Les infections localisées lentes et atténuées, *Arch. gén. de médecine.* Février-mars 1899.

grammes, le tissu est ferme, sec, couleur rouge brun. Il n'y a pas d'altérations bien marquées du côté du contenu de la vésicule et de la sécrétion biliaire.

A moins qu'il n'existe, en même temps, un passé entaché de malaria, la rate ne présente pas de développement exagéré ; elle est plutôt petite et ne montre aucune lésion appréciable (1).

Reins. — Il est très rare de les rencontrer congestionnés, la plupart du temps ils sont normaux dans la dysenterie aiguë, atrophiés dans la dysenterie chronique.

Pour ce qui est des viscères de la cavité thoracique, les poumons présentent souvent de l'hypostase assez marquée dans les parties déclives et quelquefois même de la pneumonie lobulaire hémorrhagique. Lorsqu'il s'agit du type chronique, les poumons sont pâles, atrophiés, emphysémateux dans leur partie antérieure, engoués à leur partie postérieure et fixés à la paroi par des adhérences anciennes.

Le *cœur* est ordinairement petit, atrophié, surtout chez les dysentériques chroniques ; d'une façon générale, d'ailleurs, dans ces cas, les vaisseaux sont amoindris ; nous avons fait souvent de la médecine opératoire, des recherches d'artères, sur des cadavres de malades atteints de dysenterie chronique et rapatriés du Tonkin, et nous avons pu constater le fait à maintes reprises. Il n'y a pas de lésions appréciables des valvules ou de la fibre musculaire.

L'œdème des membres inférieurs, que nous avons également constaté parfois chez les rapatriés de nos colonies, peut être accompagné, de temps à autre, d'épanchements séreux dans toutes les cavités : abdomen, péricarde et plèvres, mais c'est l'exception.

Tous les sujets atteints de dysenterie depuis un certain temps et surtout ceux qui succombent à la dysenterie chronique présentent une grande émaciation, les tissus sont en général secs, exsangues, le tissu adipeux a disparu ; ce sont des sujets remarquables à cause de cela pour la recherche des vaisseaux, lorsqu'on fait des ligatures à l'amphithéâtre. La peau est terne, ridée et comme bronzée ; il y a toutefois très rarement des eschares de décubitus.

Quant au sang lui-même, on n'est pas bien fixé sur ses

____

(1) Dans nos autopsies, nous avons fait les mêmes constatations ; nous n'avons jamais trouvé le foie manifestement hypertrophié.

altérations dans la dysenterie, les données font entièrement défaut. Sa masse totale est diminuée ; celui des gros troncs veineux est rouge-sombre, épais, visqueux comme dans le choléra et dans certains autres états morbides où la quantité d'eau contenue dans le sang est diminuée. Ce que je viens de dire du sang s'applique à fortiori à la lymphe. Ce sont là des études intéressantes à faire et qui pourront peut-être faire avancer un jour le problème de la pathogénie du processus dysentérique ; c'est, à notre avis, un des côtés intéressants de la question.

Dernièrement, nous avons essayé de faire des ensemencements, mais nous n'avons obtenu aucun résultat.

Tout ce que je viens de placer sous les yeux du lecteur constitue la physionomie ordinaire des lésions de la dysenterie aiguë ou chronique ; j'ai omis la plupart des complications et cela avec intention parce qu'elles méritent une étude à part, aussi bien au point de vue de l'anatomie pathologique qu'à tout autre point de vue. Quand nous les aurons étudiées, nous aurons de plus en plus l'idée que la dysenterie est bien une maladie spécifique et générale (1) et non pas une simple colo-rectite due à toute espèce de microbes plus ou moins banaux. Dès maintenant, en jetant un coup d'œil sur tout ce que nous venons de voir dans ces autopsies de sujets morts de dysenterie aiguë ou chronique, on peut déjà emporter la même idée. Ce sont là des choses sur lesquelles je ne saurais trop revenir, que je parle d'étiologie, d'anatomie pathologique ou de séméiologie, car c'est le seul moyen de ne pas perdre courage ou de ne pas se payer de solutions par trop faciles ; je veux, à chaque pas dans cette étude, redire que la cause et la nature véritables de la dysenterie ne sont pas encore trouvées et qu'il faut les chercher.

Je résume rapidement l'anatomie pathologique de la dysenterie aiguë et chronique :

La dysenterie aiguë ordinaire présente le maximum de ses lésions intestinales : 1° dans le cœcum et le colon ascendant ; 2° dans l'S iliaque et le rectum, le colon transverse est moins atteint. La cavité intestinale renferme un liquide bilieux ou muco-sanglant, la surface de la muqueuse est hérissée, ma-

____

(1) Ou au moins capable de se généraliser.

melonnée, ecchymotique et présente par places des eschares sèches et des ulcères ; ces eschares peuvent simuler par leur cohérence une sorte de cuirasse inégale comparée par Kelsch et Kiener à l'écorce rugueuse des chènes. La lésion caractéristique est l'ulcération, le mécanisme est le suivant : eschare, ulcère, cicatrice. Au début, on voit une petite nodosité qui présente à son sommet une petite eschare ; à cette eschare succède une ulcération comme taillée à l'emporte-pièce qui se déterge et se cicatrise lorsque le processus se termine par guérison.

Dans la dysenterie grave, il n'y a plus d'eschares sèches, il s'agit d'un *sphacèle humide*, c'est là véritablement la caractéristique. Les lésions siègent ici dans *toute la hauteur du gros intestin*, aucune portion n'est respectée comme dans la forme précédente. L'intestin grêle lui-même participe quelquefois au processus. La cavité intestinale contient des matières fétides brunâtres, la muqueuse bouffie présente de larges eschares gangréneuses allant des dimensions d'une lentille à la pièce de deux francs (1), souvent la muqueuse est soulevée par un liquide sanieux, les ulcérations sont larges et irrégulières plutôt à grand diamètre transversal ; comme dans la forme précédente, la guérison par cicatrisation peut survenir, mais elle est bien plus rare.

Traitement. — Certes, les médications ne manquent pas, ni dans la dysenterie aiguë, ni dans la dysenterie chronique, mais cela prouve tout simplement que les choses sont un peu livrées au caprice de la mode et aux appréciations de chacun. Cette thérapeutique aussi touffue qu'inefficace, on la retrouve à chaque pas dans la pathologie, pour les maladies dont nous ne connaissons ni l'étiologie, ni la pathogénie.

Comme le dit Roux, pour éviter la confusion, il faut nettement séparer la dysenterie aiguë de la dysenterie chronique, qui ne sauraient avoir la même thérapeutique. Quelques-uns, comme Flint, sont d'avis que dans les pays tempérés il n'y a pas grand'chose à faire, que l'évolution de la dysenterie est fatale et qu'un traitement quelconque ne l'abrège pas de quelques heures.

Une semblable opinion, une semblable bravade peut avoir quelques partisans en Europe, où la dysenterie est en géné-

____
(1) Elles peuvent être beaucoup plus larges.

ral bénigne ; mais dans les pays chauds, il est impossible de traiter la dysenterie avec la même désinvolture. Bien qu'il s'agisse d'un traitement plutôt symptomatique, dans ces dernières années surtout la désinfection du tube digestif a fait de nombreux progrès et nous sommes mieux armés contre la maladie, pourquoi donc rester dans l'inaction, demeurer en expectative? *Toutes les dysenteries, bénignes et moyennes traitées immédiatement, m'ont paru s'améliorer très rapidement, celles, au contraire, qui étaient abandonnées à elles-mêmes, se sont presque toujours aggravées et ont demandé beaucoup de temps pour guérir* (1). J'ai été à même de voir des dysentériques en France et ici en Algérie; dans les deux cas, j'ai emporté la même conviction. En un mot, tout en n'étant pas spécifique, un bon traitement rationnel de la dysenterie est extrêmement utile, il permet de guérir plus rapidement les cas bénins et moyens et contribue certainement à diminuer la statistique obituaire des cas graves.

Nous allons d'abord envisager d'une façon tout à fait générale le traitement de la dysenterie aiguë et nous verrons ensuite les modifications à faire dans les diverses formes de la maladie.

Certains auteurs parlent de médication évacuante, de médication névro-musculaire, etc. ces grands mots ne nous arrêteront pas longtemps, Ces classifications pompeuses basées sur la physiologie des médicaments, en effet, n'ont pas besoin d'être retenues.

Ici, il faut surtout tenir compte des faits:

A force d'essayer toutes sortes de choses, on est arrivé à en trouver quelques-unes de bonnes et on les a gardées, c'est la médication empirique, elle a du bon; à côté se trouve pour moi l'antisepsie intestinale. C'est là tout le résumé, tout le secret de la thérapeutique de la dysenterie, jusqu'à ce que nous sachions ce que c'est au juste que cette maladie et que nous trouvions un spécifique à lui opposer.

Tout cela semblera peut-être un peu paradoxal, mais j'aime mieux être franc que de déguiser, sous des phrases trompeuses, l'ignorance où nous sommes plongés vis-à-vis de ces questions.

(1) Même après institution d'un traitement rationnel, malheureusement trop tardif.

Je passerai rapidement sur les vieilles « rengaînes » empiriques; on sait tout le mal que la doctrine physiologique de Broussais a faite dans les fièvres d'Algérie, c'est même ce qui releva surtout le prestige de Maillot. Les conséquences de cette doctrine funeste (pas plus ni moins d'ailleurs que toutes idées trop générales en médecine) se sont étendues à la dysenterie et on ne peut s'imaginer le nombre de saignées qui furent pratiquées à l'époque pour guérir la maladie. Tout était aux phlegmasies. Les gens mouraient en foule, parce qu'on les éteignait avant d'éteindre la fameuse phlogose; mais c'était la mode.

D'autres plus humains, mais agissant d'après des principes assurément moins subtils, ne virent que la douleur dans la dysenterie, ils essayèrent surtout de s'attaquer à ce symptôme et de diminuer : coliques, épreintes et tenesme, en administrant l'opium à tort et à travers. Sans doute, à doses réglées, cette médication est inoffensive et ne fait, à coup sûr, pas le même vide que les saignées à outrance, mais c'est là une médication très anodine; sans proscrire absolument du traitement de la dysenterie tous les médicaments opiacés, depuis l'antique thériaque jusqu'à la morphine, en passant par les divers alcoolés ou teintures et le diascordium (1), il faut savoir cependant que cette médication à elle seule est parfaitement impuissante à guérir la dysenterie. Il en est de même de la plupart des médicaments antidiarrhéiques: astringents et poudres inertes; ils échouent presque toujours dans le flux dysentérique.

Il n'y a, je l'ai dit, que la médication empirique et la médication antiseptique, je puis même dire que les deux médications se confondent, parce que les empiriques faisaient, à la façon de M. Jourdain, « de l'antisepsie sans le savoir », soit en se servant de cholagogues, soit en se servant d'antiseptiques directs.

Tous les médicaments employés désormais et efficaces dans la dysenterie appartiennent à ces deux groupes.

En fait de cholagogues, le plus ancien et un des meilleurs est l'ipéca, on lui a attribué un rôle aussi important vis-à-vis

---

(1) La meilleure préparation pour calmer les douleurs est l'élixir parégorique.

de la dysenterie qu'au quinquina vis-à-vis de la fièvre intermittente. Il a été pendant longtemps en usage suivant la méthode dite brésilienne. On sait en quoi consiste ce mode
d'administration de l'ipéca. On prend huit grammes de racine d'ipéca (annelé, strié ou ondulé) et on les met à infuser
dans deux cents grammes d'eau, on filtre, et on administre
par cuillerées à bouche, ces deux cents grammes le premier
jour. Le deuxième jour on traite de nouveau les huit grammes de racine concassée gardés la veille, en les faisant infuser dans deux cents grammes d'eau, même manège que le
jour précédent. Enfin, le troisième jour, on reprend une
dernière fois les huit grammes de substance médicamen-
teuse, mais alors on les traite par l'eau bouilllante et on mélange le tout, résidu et liquide, deux cents grammes environ,
que le malade prend encore dans la journée par cuillerées à
bouche.

Les gens classiques, ceux qui sont inféodés aux vieilles
pratiques et aiment les formules plus ou moins cabalistiques
s'arrangent très bien de cette médication. Je ne veux pas la
critiquer trop, parce qu'elle est excellente dans le fond. Mais
je lui reproche de pécher par trop de forme ; je dois l'avouer,
j'ai été longtemps, alors que j'étais étudiant, à me rappeler
toute cette cuisine pharmaceutique et j'ai été souvent embarrassé pour la formuler alors que j'étais interne en médecine.

Il ne faut pas trop aimer les formules compliquées ; on
peut se servir de l'ipéca autrement et avec tout autant de
succès. Déjà, Delioux de Savignac avait modifié la chose en
formulant : Poudre d'ipéca quatre grammes, eau trois cents
grammes ; faire bouillir cinq minutes, filtrez, ajoutez trente
grammes de sirop d'opium et d'hydrolat de cannelle, donnez
une cuillerée d'heure en heure (1).

On a essayé, toujours dans le même ordre d'idées, de
substituer le vernis du Japon à l'ipéca ; on pile vingt à quarante grammes de racine fraîche avec cinq cuillerées d'eau,
on exprime à travers un linge et on prend la dose par
jour et par cuillerées à bouche. C'est une innovation, mais
ce n'est pas meilleur que l'ipéca ; on me permettra donc de ne
pas insister davantage.

(1) On peut simplifier encore.

Après l'ipéca, vient le calomel, c'est encore un cholagogue, mais c'est aussi un antiseptique de l'intestin; il en est un peu de même des purgatifs salins en général dont nous parlerons dans un instant. Le médicament peut être administré de deux façons différentes, soit à doses successives de cinquante centigrammes à un gramme chez l'adulte ou encore à doses fractionnées, vingt à trente centigrammes par dix milligrammes toutes les heures. Je n'ai jamais donné le calomel que suivant la première méthode, j'aurais peur d'amener un affaiblissement considérable chez mes malades, en leur donnant, dans les conditions où ils se trouvent, du calomel à doses fractionnées; en tout cas, si on se résout à prescrire le médicament suivant cette formule, il faut ne pas oublier de donner du chlorate au moins en gargarismes, pour éviter une trop forte salivation, à moins que le malade ait des dents absolument saines, ou n'en aie plus du tout.

Beaucoup de médecins, en particulier ceux de la marine, donnent des purgatifs salins à petites doses, principalement le sulfate de soude à la dose de dix à douze grammes. C'est ce traitement que j'ai vu d'ailleurs appliquer avec succès à l'hôpital maritime de Cherbourg, alors que j'étais en garnison dans cette ville. La plupart du temps, on associe au calomel ou au sulfate de soude : l'opium; c'est ainsi que l'on donne la dose de calomel ou le sulfate de soude le matin et une pilule d'opium de trois à cinq centigrammes le soir.

Le sulfate de soude et les autres purgatifs salins ne sont pas les seuls qui aient été employés dans la dysenterie. Si on a systématiquement écarté les purgatifs drastiques comme trop irritants, on a souvent donné des purgatifs doux, tels que la manne et le tamarin, mais tout cela est un peu anodin et ne mérite qu'une courte mention.

Certains emploient une sorte de mélange qui n'est d'ailleurs pas mauvais et prescrivent :

<pre>
          Racine d'ipéca......   1 gr. 50
          Eau................   200 gr.
Filtrez et ajoutez :
          Sulfate de soude.....   20 gr.
          Sirop d'opium.......   30 gr.
Une cuillerée à bouche toutes les deux heures.
</pre>

Une autre formule est constituée par les pilules de Segond,

empruntées aux Anglais à la Guyane : ipéca 40 centigrammes, calomel 20 centigrammes, opium 5 centigrammes, sirop de nerprun q. s. pour 6 pilules à prendre dans les 24 heures.

La formule des frères Monard d'Alger était : ipéca 60 centigrammes, calomel 30 centigrammes, extrait d'opium 10 centigrammes, gomme 9, pour 9 globules.

Ce sont là de bonnes formules, que je conseille d'employer ; il y a encore la poudre de Dower qui contient de l'ipéca et de l'opium et qui peut être prescrite avec avantage.

Il est un purgatif huileux qui a été beaucoup préconisé dans ces dernières années ; il est très employé, notamment au Val-de-Grâce : c'est l'huile de ricin.

Voici comment on institue le traitement pour un adulte : le 1er jour on donne quarante grammes d'huile, le deuxième trente grammes, et vingt grammes chacun des jours suivants, jusqu'à ce que les matières soient redevenues louables, normales.

Voilà pour la médication évacuante.

Je passe à la médication antiseptique qui est en faveur depuis quelques années ; je ferai d'ailleurs remarquer encore une fois que, dans la médication évacuante, purgative si on le veut, il y a déjà quelque chose d'antiseptique, si je puis m'exprimer ainsi ; le purgatif donne une sorte de coup de balai et nettoie le tube digestif ; c'est faire œuvre d'antisepsie sans compter que certains purgatifs, comme le calomel, sont véritablement antiseptiques. Presque tous, en ramenant la sécrétion biliaire d'ailleurs, agissent dans le même sens. On a essayé de faire de l'antisepsie d'une façon plus directe, soit en faisant absorber des médicaments par la bouche, soit en donnant des lavements ou des irrigations.

On le sait, les principaux antiseptiques du tube digestif sont : le naphtol, le benzo-naphtol et le salol, les poudres inertes ont aussi leur valeur : phosphate de chaux, sousnitrate de bismuth, etc., ce dernier a été très employé et à des doses colossales ; enfin, parmi les sels de bismuth, le salicylate paraît posséder surtout quelques qualités antiseptiques. Ce sont là de bons adjuvants de la méthode précédente ; il en est de même du benzoate.

Parmi les lavements employés dans la dysenterie, il nous

faut citer : le lavement à l'extrait de saturne, trois à cinq grammes pour deux cent cinquante grammes d'eau. Trousseau employait beaucoup le lavement au nitrate d'argent à la dose de cinq à dix centigrammes pour cent grammes d'eau chez les enfants, à la dose de vingt-cinq à trente centigrammes pour deux cents grammes chez les adultes. Mais actuellement on s'occupe surtout de faire des lavements ou mieux des irrigations antiseptiques. Les médecins militaires, surtout dans les dysenteries du Tonkin et de Tunisie, ont essayé les lavements de sublimé au dix millièmes, au quatre et même au trois millièmes. D'après Lemoine, on donne deux lavements de deux cents grammes dans la journée. Un médecin de marine, M. Le Dantec, qui est professeur de pathologie exotique à l'école du service de santé de Bordeaux, a préconisé, il y a quelques années, des irrigations un peu larges faites avec de l'eau bouillie tiède, puis avec du nitrate d'argent au millième. Sur plus d'une centaine de cas traités ainsi, l'auteur n'a pas eu un seul décès, bien qu'il y ait, dans sa statistique, quelques cas de dysenterie à forme gangréneuse, à peu près toujours mortels en Nouvelle-Calédonie, où observait alors M. Le Dantec (1).

A un moment donné, j'ai moi-même essayé, ou plutôt fait essayer par un de mes aides, qui avait même l'intention de publier la chose, les lavements ou plutôt les larges irrigations de permanganate de potasse au quatre millièmes.

Comby préconise les lavements huileux avec la naphtaline au cinquantième. Grasset conseille les lavements d'eau boriquée d'un demi-litre à un litre à vingt pour mille, et l'eau naphtolée à un pour mille.

A mon avis, ce qu'il faut surtout, c'est faire de larges irrigations, si on veut employer cette méthode, il faut reproduire ce qu'on pratique dans les entérites graves, en particulier dans l'entérite aiguë des jeunes enfants. On connaît cette méthode très simple imaginée par Cantani, puis préconisée par Monti, Baginsky, Damlow, Escherich, Hutinel, Dauriac et Lesage et qui est tombée aujourd'hui dans le domaine commun.

____

(1) Aujourd'hui on a tendance à remplacer le nitrate d'argent par le protargol.

Voici comment on opère : on prend un bock de deux litres, muni d'un tube et d'une sonde de vingt à trente centimètres calibre n° 25 de la filière Charrière. Le malade est placé horizontalement, légèrement couché sur le côté droit, de manière à mettre le cœcum dans une position déclive. On introduit la sonde dans le rectum et on l'enfonce à une profondeur de quinze à vingt centimètres environ. On ferme hermétiquement l'anus avec les doigts laissant circuler l'eau ; le bock ne doit pas être à plus de vingt-cinq à trente centimètres de hauteur au-dessus du plan du lit. Quand tout a pénétré, on retire la sonde et le liquide s'écoule. Cette injection pénètre non seulement dans tout le gros intestin, mais si on la fait suffisamment abondante, elle peut même forcer la barrière des apothicaires, ainsi que l'ont montré Dauriac et Lesage. Si on veut plus d'explications sur cette méthode, il faut lire deux bonnes thèses sur la question : celles de Thiercelin et d'Augeraut. On peut se contenter d'eau bouillie, mais dans le cas de dysenterie il est peut-être préférable de recourir à une solution naphtolée, au permanganate, ou même plus simplement à l'acide borique.

Il est nécessaire, bien entendu, de tenir compte ici de la température ; on fera les irrigations fraîches chez les fébricitants, on les fera à trente-huit degrés au contraire chez ceux qui ont de l'algidité ; il faut se montrer réservé, dans les cas très graves, où il y a des ulcérations profondes (forme gangréneuse).

Tel est le traitement de la dysenterie aiguë en général ; j'ai laissé de côté, à dessein, presque toute une catégorie de médicaments : les astringents ; parce que je les crois la plupart du temps inefficaces ; aussi bien le ratanhia en lavement qu'en potion, de même que le tannin, le colombo et autres espèces usitées en pareil cas. J'ai négligé également de parler de tout le vieil arsenal : sinapismes, applications diverses d'huile de croton et autres, sangsues, etc... ; à part les cataplasmes, qui sont à ranger dans cette catégorie et font le plus souvent plaisir dans la clientèle, je conseille de ne pas trop se préoccuper de ces vieilleries.

Je vais maintenant parler de quelques indications dans les diverses formes de la dysenterie.

Dans la dysenterie bénigne, nous avons reconnu les formes suivantes : catarrhale, bilieuse, rhumatismale. Je n'ai rien à dire à propos de ces formes plus ou moins légères; dans la forme catarrhale, on fera bien d'user des absorbants, dans la forme bilieuse des cholagogues; quant à la forme rhumatismale, nous verrons son traitement en parlant des complications de la dysenterie.

Il n'en est pas de même dans les variétés graves : hémorrhagique, septicémique, cholériforme. Dans la variété hémorrhagique, il faut recourir aux différents hémostatiques : perchlorure de fer, ergotine, ergotinine, applications de glace sur l'abdomen, injections de morphine, repos absolu, boissons glacées et acidulées. Les injections sous-cutanées et même veineuses de sérum à six pour cent sous la peau, à sept ou neuf pour mille dans la veine, sont indiquées; ainsi que les stimulants, les injections d'éther et de caféine, le vin cordial, la teinture de cannelle, etc.; il en est de même dans la forme typhoïde avec adynamie et dans la forme algide où on prescrira : des boissons chaudes, du thé alcoolisé et des frictions au gant de crin pour réchauffer le malade et le soulager de ses crampes. On le réchauffera aussi artificiellement à l'aide de bouillottes, de réchauds spéciaux, et de couvertures. C'est ici encore que les injections intra-veineuses sous-cutanées et les irrigations intestinales chaudes trouvent leur indication. Dans la variété ataxique de la forme septicémique ou typhoïde, on doit, au contraire, combattre le délire et l'agitation du malade par les antispasmodiques et les calmants, le musc, tout vieux médicament qu'il est, réussit bien en pareil cas.

Quand les vomissements sont inquiétants, la potion de Rivière, les boissons glacées et même les lavages d'estomac sont de mise.

Je n'ai pas encore parlé du régime dans la dysenterie aiguë, je l'ai réservé pour la fin. Il est de la plus haute importance; à lui seul, dans les dysenteries bénignes, il peut amener la guérison. Toutes les fois que les malades pourront supporter et digérer le lait, on devra s'en tenir à ce médicament en le donnant suivant la formule de Maurel : un litre et demi par jour, par petites tasses toutes les heures, augmenter d'un demi-litre tous les jours, jusqu'à trois litres. J'ai eu deux fois la dysenterie, légère il est vrai, je n'ai rien pris que du lait et j'ai rapidement guéri. Le lait n'est pas toujours supporté, il est des malades qui refusent cet aliment d'une façon absolue, il faudra recourir, alors, pour calmer la soif à l'eau albumineuse, au riz gommé, et pour l'alimentation: à la bouillie de riz, au bouillon dégraissé, auquel on ajoutera de la peptone, de la gelée de viande, de la poudre de viande, des œufs. On administrera, en même temps, des digestifs (pancréatine, pepsine, eau de Vichy, etc.). A mesure que les forces reviennent et surtout en ayant toujours l'œil, comme je l'ai dit, sur le vase de nuit, on arrivera à augmenter graduellement l'alimentation.

A mon avis, on ne doit se laisser aller qu'au moment où les selles commencent à redevenir moulées. Il faut être énergique, le dysentérique comme le typhoïdique convalescent est un affamé; on devra continuellement s'opposer à ses désirs et refréner ses velléités d'alimentation par trop prématurées. Quand le temps sera venu, on prescrira les œufs peu cuits, les potages au tapioca, les viandes blanches : veau, poulet, la viande grillée ou rôtie, enfin le pain, le vin et quelques légumes verts très cuits. L'hydrothérapie, les frictions seront employées dans la convalescence. Bien entendu, aux colonies, le rapatriement est indiqué; je l'ai déjà dit : la dysenterie appelle la dysenterie; il n'y a pas d'acclimatement.

En terminant, je tiens enfin à dire quelques mots sur la pratique que j'ai suivie en général vis-à-vis des centaines de dysentériques que j'ai eu à soigner principalement à l'hôpital du Dey.

A certains moments, j'ai pu varier ma thérapeutique, faire des expériences en grand, mettre une salle presque tout entière à la même médication, alors que j'en essayais d'autres à côté (1).

J'ai expérimenté cinq des traitements les plus connus : 1° le traitement par les antiseptiques intestinaux donnés par la bouche avec les pilules de Segond; 2° l'huile de ricin suivant la méthode du Val-de-Grâce; 3° le calomel et l'opium; 4° l'ipéca formule brésilienne modifiée; 5° les lavements antiseptiques.

---

(1) Bien entendu, il s'agissait dans ces cas de dysenteries aiguës plutôt moyennes et toutes assez comparables entre elles.

Inutile de dire que tous les malades étaient soumis, en même temps, au régime lacté, à l'eau de riz gommé et à la crème de riz.

Les malades qui étaient traités par les antiseptiques et les pilules de Segond prenaient : Quatre cachets de salicylate de bismuth et naphtol à trente centigrammes de chaque et quatre à six pilules. Pour l'huile de ricin, j'ai indiqué déjà la progression descendante : quarante, trente et vingt grammes. Pour le calomel et l'opium, je donnais soixante centigrammes à un gramme le matin, et le soir une pilule d'opium de cinq centigrammes. L'ipéca était administré d'après le formulaire des hôpitaux militaires qui se rapproche de la formule brésilienne ; enfin, comme lavements antiseptiques, je me suis servi du sublimé à $\frac{1}{4000}$ et du permanganate à la même dose, en lavages plutôt qu'en lavements.

Voici la liste par ordre de mérite : les cachets antiseptiques et les pilules de Segond, toutes choses étant à peu près égales d'ailleurs, sont arrivés bons premiers ; l'ipéca est venu ensuite ; enfin l'huile de ricin, le calomel et les lavements sont arrivés à peu près en ligne. Je n'ai retenu que ces résultats généraux, je n'ai plus les chiffres, je les ai abandonnés pour un travail au médecin qui me secondait.

Je donne donc la préférence aux antiseptiques intestinaux et à la méthode mixte : ipéca, calomel, opium. Dans certains cas que nous avons définis, pour ne pas perdre de temps, j'y adjoindrais volontiers les lavages antiseptiques. Bien entendu, j'agirais également par tous les moyens accessoires que je viens d'indiquer et que j'ai employés à maintes reprises, en les modifiant suivant les besoins de la cause, c'est-à-dire en suivant les variétés ou formes de la dysenterie. Il est une certaine forme algide, où il y a des vomissements presque incoercibles au début, dans ces cas, l'ipéca à la brésilienne ou autrement est très mal supporté, j'en ai toujours atténué les doses et j'ai alors essayé de le faire tolérer en y ajoutant un peu d'opium.

2. — LA DYSENTERIE CHRONIQUE

Symptômes. — La dysenterie chronique peut naître de diverses façons. Elle peut succéder à une des formes graves ou bénignes de la forme aiguë, comme nous l'avons dit. C'est surtout aux récidives de la forme aiguë qu'elle finit par succéder. A quel moment une dysenterie aiguë ou subaiguë devient-elle chronique dans ces conditions? D'habitude on admet, un peu arbitrairement d'ailleurs, que c'est au bout de deux mois. Mais les choses ne se passent pas toujours ainsi, la maladie peut être chronique d'emblée : chez les scorbutiques, les paludéens, les gens cachectisés par une cause quelconque : âge, misère, etc. Kelsch et Kiener admettent ici une troisième forme : la dysenterie latente avec ulcères solitaires; la maladie est tout à fait fruste au point de vue clinique; il faut que la mort survienne grâce à une maladie intercurrente, pour que l'on puisse constater des ulcères dysentériques torpides dans le cœcum et le colon. Les symptômes intestinaux sont légers, il y a des alternatives de constipation et de diarrhée, il existe parfois aussi une douleur sourde à la région cœcale.

On reconnaît également une période d'état à la dysenterie chronique. A ce moment, il n'y a, pour ainsi dire, jamais de sang dans les évacuations, à moins qu'il n'existe là une poussée aiguë venant entrecouper la dysenterie chronique. L'aspect des selles peut être assez variable, il y a le plus souvent des alternatives de constipation, de diarrhée et d'état normal; presque toujours les selles, et j'ai pu en faire souvent la remarque chez les nombreux rapatriés des colonies qui sont passés par mon service, les selles, dis-je, sont lientériques, ressemblent à une purée grise, où les matières alimentaires sont souvent à peine altérées ; on trouve parfois aussi des selles brunâtres ou même purulentes.

Le malade a encore des besoins fréquents, incessants parfois même; mais il ne ressent plus ni épreintes, ni tenesme; on observe par contre des cuissons très vives au niveau de l'anus qui peut présenter des fissures. On se souvient que j'ai rapporté un cas de fissure chez un malade atteint de dysenterie chronique qui succomba à un érysipèle après dilatation.

Ce qui frappe ici, c'est l'importance des troubles digestifs, il existe une dyspepsie opiniâtre, on sent que les fonctions du tube digestif, que les organes glandulaires, chargés de la digestion intestinale, sont profondément et largement atteints. La dyspepsie est tout ce qu'il y a de plus rebelle, la mai-

greur est très grande, le malade est très faible, squelettique ;
c'est à l'aide du brancard qu'il faut opérer le débarquement ;
j'en ai vu succomber dans le trajet, ou en arrivant dans le
service. Le ventre est profondément excavé, il semble que
la paroi abdominale antérieure touche la colonne vertébrale.
L'appétit n'est cependant, pas aboli, souvent même on le
trouve exagéré et il faut entamer une lutte avec le malade qui
veut manger à tout prix et réclame impérieusement, à chaque
visite, des aliments qu'il n'est nullement à même de digérer.

Les digestions sont très lentes ; si le malade mange quelque chose de solide, la diarrhée réapparaît. La langue est
rouge, fissurique, parfois même saignante ; à sa surface on
peut y voir des enduits dus à des croûtelles sanguines ; les
gencives se mettent également à saigner, l'haleine a une
fétidité spéciale, il y a de la dysurie, les urines, très rares,
sont épaisses, chargées de mucus, la pression sur l'abdomen
est douloureuse, surtout sur le trajet du colon.

La dysenterie chronique se passe sans fièvre, la température est plutôt celle des faméliques et descend au-dessous
de la normale, la circulation périphérique se fait mal, le
pouls est petit, les battements du cœur sont mous et sourds.
La peau présente une rudesse et une sécheresse toutes spéciales. A la fin, on peut trouver des ulcérations un peu partout,
sur la cornée, la bouche, le pharynx ; des eschares se forment aux coudes, aux trochanters, au sacrum. L'intelligence
reste intacte ou à peu près jusqu'à la dernière période, jusqu'à l'agonie. Vers la fin, on remarque souvent des œdèmes
plus ou moins étendus des membres inférieurs qui inquiètent
les malades ; ceci est commun à tous les cachectiques : dysentériques ou palustres, comme nous avons pu le voir à maintes
reprises chez les rapatriés de la Légion étrangère. L. Colin
a décrit, dans un cas à issue fatale, des sugillations sanguines, violacées, arborescentes et se produisant à l'épigastre.
Nous avons vu quelquefois des sugillations en divers points
sur ces sujets squelettiques dont la maigreur est effrayante à
voir. Sauf chez deux détenus qui sont morts d'inanition en
se provoquant des vomissements après tous leurs repas (1),

____

(1) Mis à la camisole et nourris à la sonde, ces individus reprenaient rapidement leur manège une fois libres.

je n'ai pas souvent rencontré une émaciation aussi prononcée dans les autres maladies. La terminaison de cette dysenterie chronique est souvent la mort. La plupart des cachectiques que l'on voit venir de nos colonies tropicales succombent à cette redoutable affection.

A côté de cette forme sévère, il y a toutefois des formes atténuées. L'individu atteint, présente seulement quelques coliques sourdes, plusieurs heures après son repas, un peu de douleur au cœcum et le long du colon, des alternatives de constipation et de diarfhée et expulse quelques membranes blanchâtres. Cet état peut durer quinze ou vingt ans, sans trop amener de troubles sérieux pour la nutrition, à la condition expresse que le malade se soigne minutieusement et ne fasse pas d'écart de régime, sans quoi les selles sanguinolentes, le tenesme et parfois un peu de fièvre réapparaissent à nouveau.

Il existe aussi pour ainsi dire des dysenteries chroniques, partielles, localisées, — tantôt c'est la partie initiale de l'intestin qui reste malade, tantôt c'est la fin. Dans le premier cas, on dit qu'il y a typhlite dysentérique, dans le second, rectite ; ce sont ces cas d'ulcérations très peu nombreuses ou même d'ulcération simplement unique qui donnent lieu à ces signes cliniques. Il y a un peu de douleur au niveau du point atteint, du cœcum par exemple, ou de pesanteur s'il s'agit du rectum, les douleurs augmentent au moment du passage des matières qui peuvent être de temps à autre un peu striées de sang. Enfin, quand il y a rectite, il peut exister du tenesme et des épreintes. On n'ignore pas d'ailleurs que la dysenterie parfois donne lieu à des rétrécissements.

Tels sont les principaux symptômes de la dysenterie chronique et ses diverses formes les plus connues dans nos pays ou sous les tropiques.

Diagnostic. — D'une façon générale, le diagnostic de la dysenterie chronique est plus malaisé que celui de la dysenterie aiguë ; certains auteurs nous disent que l'on peut la confondre avec la diarrhée de Cochinchine ; pour d'autres, le malheur ne serait pas grand, puisqu'ils confondent les deux affections ; tel est l'avis de Bertrand en particulier. Je dois ouvrir ici une large parenthèse à propos de cette question.

Pour l'auteur que je viens de citer, la dysenterie chronique et l'affection intestinale dite diarrhée chronique des pays chauds, de Cochinchine en particulier, ne sont pas deux maladies distinctes, mais tout au plus deux variétés, deux degrés d'une seule et même maladie. Les anciens praticiens des pays chauds, les médecins militaires en Algérie, nos médecins de marine dans nos possessions sises sous les tropiques ne faisaient déjà pas de distinction; avec Dutroulau, avec Cambay, ils estimaient qu'il y avait identité entre les deux affections. Après la conquête de la Cochinchine, on a voulu créer un type nouveau; enfin, de nos jours, on tend à revenir à des idées plus synthétiques. Malgré cela, il existe encore des dualistes. Voici leurs arguments : on observe des individus diarrhéiques d'emblée, les selles sont liquides, semblables à du plâtre, crémeuses, parfois squameuses, abondantes et acides; il n'y a jamais de sang, les lésions intestinales sont peu accentuées, les ganglions mésentériques sont à peu près normaux, on note un peu d'atrophie du foie au lieu d'une augmentation de volume comme dans la dysenterie; il existe en outre une sorte de sclérose du pancréas.

Je ne puis discuter la valeur de tous ces arguments. Je n'ai eu à soigner pour ainsi dire que les épaves de nos troupes coloniales : soldats de la légion, rapatriés du Tonkin, soldats du génie, du 20e bataillon de chasseurs et du 200e de ligne, convoyeurs après la campagne de Madagascar. Je n'ai pas été sur place pour voir le début de tout cela, pour voir s'il y avait bien, en Extrême-Orient en particulier, une entéro-colite chronique des pays chauds facile à dissocier de la dysenterie chronique. Certes, j'ai vu la diarrhée blanche, les selles plâtreuses, que l'on qualifiait de diarrhée de Cochinchine; je me souviens d'en avoir vu même un ou deux cas, il y a bien longtemps, étant interne; mais il m'a toujours été impossible de savoir d'une façon bien exacte s'il n'y avait pas eu là, à un certain moment donné, de la dysenterie. J'ai fait assez fréquemment des autopsies de ces hommes exsangües, en inanition, qui s'éteignaient presque dès leur arrivée, ne pouvant plus rien garder ou digérer, mais presque toujours j'ai retrouvé, le long de leur gros intestin, des plaques violacées, des sortes de cicatrices témoignant du passage de la dysenterie. J'y ai même vu des ulcérations, le foie était bien atrophié, le pancréas était peut-être sclérosé, mais, je puis le dire, il en était à peu près de même de tous les viscères. Dans ces corps exténués, où la digestion ne venait plus depuis longtemps que d'une façon infime à l'aide de la nutrition des tissus, tout était exsangue, petit et parfois sclérosé. Mais tout cela, si on veut s'en souvenir, peut se rapporter à l'anatomie pathologique de la dysenterie chronique et y a été vu dans des cas indéniables.

En tout ceci, je le répète, je suis obligé de m'en rapporter à l'opinion de gens plus compétents, aux médecins de la marine et surtout des colonies tropicales, qui ont été à même de suivre les sujets dès l'origine de leur affection. En général, ils sont, il faut l'avouer, unicistes ; je me rangerai, jusqu'à plus ample informé, à leur opinion et je ne tomberai pas dans le diagnostic de cabinet fort subtil que les dualistes essaient de formuler entre les deux affections. Il ne peut y avoir qu'une solution au problème, c'est de trouver les germes ou les parasites spécifiques des deux affections. On pourra alors les proclamer dissemblables, mais jusqu'à nouvel ordre la clinique ne nous permet pas plus que l'anatomie pathologique, de nous prononcer catégoriquement. Il n'y a pas lieu, à notre avis, de chercher à faire un diagnostic différentiel entre la diarrhée endémique des pays chauds et la dysenterie.

Traitement. — Le traitement de la dysenterie chronique est un peu différent de celui du flux dysentérique aigu. Ici encore, le régime est aussi important et même plus important que le traitement pharmaceutique. La question du régime prime encore plus que dans la dysenterie aiguë. On aura, par exemple, toutes les peines du monde à faire entendre raison à ces patients qui, depuis de longs mois dans les colonies et sur les paquebots de rapatriement, ont été écœurés par le lait de conserve. Il faut tâcher de les raisonner ou du moins les alimenter comme les dysentériques aigus en leur donnant parcimonieusement de la nourriture et en veillant toujours à leur donner des choses très digestibles : viande crue, jus de viande, potages légers, œufs, poissons non huileux, volailles. La préoccupation doit être la suivante : ne pas donner une nourriture substantielle au malade qui la réclame à cors et à cris, mais une alimentation inoffensive. On ne saurait croire, je le répète, comme tout cela est difficile à surveiller dans la pratique ; en faisant des fouilles inopinées, que de vivres de réserve j'ai trouvés sous les traversins de mes légionnaires, à qui ces imprudences ont souvent été funestes. Quant à la partie pharmaceutique, voici la conduite à tenir au début d'une dysenterie chronique : comme le dit Roux, on usera encore des pilules de Segond ; il en est de même au moment des rechutes ou plutôt des recrudescences de l'affection. En dehors de cela, on pourra s'en tenir à quelques antiseptiques intestinaux : salol, benzo-naphtol, salicylate et benzoate de bismuth. Les astringents, qui ont peu d'action dans la dysenterie aiguë, sont ici plus indiqués, l'acétate de plomb en lavement, le cachou, le ratanhia, soit en lavement, soit en pilules ; le nitrate d'argent, l'iode (1), en lavement, peuvent aussi être prescrits avec avantage. D'après certains auteurs, comme Caillard et Thomas de New-York, il faut surtout, dans la dysenterie chronique, essayer de guérir les ulcérations rectales. Voici le traitement qu'ils préconisent contre elles : on anesthésie le malade, on introduit un long spéculum, la muqueuse est lavée, puis, avec de l'acide azotique pur, on touche toutes les ulcérations. C'est là une thérapeutique un peu barbare et fondée, j'ajouterai, sur des idées un peu bizarres, car, ainsi que nous l'avons vu dans l'anatomie pathologique, les ulcérations de la dysenterie chronique n'ont pas le rectum pour unique repaire, il s'en faut de beaucoup.

Le traitement de la dysenterie chronique est un des plus délicats que je connaisse ; au moindre écart, à la moindre petite imprudence, le malade retombe gravement ; et la moindre de ces rechutes peut emporter l'individu d'une maigreur squelettique, véritable cadavre ambulant.

Prophylaxie. — Il me reste, pour terminer, à dire deux mots de la prophylaxie de l'affection, soit aiguë, soit chronique. Je l'ai déjà dit à propos de l'étiologie de la maladie, l'eau joue un grand rôle. Dans les pays très chauds surtout, où la maladie est endémique, on doit ne boire que de l'eau de pluie, que de l'eau filtrée ou bouillie. Ce n'est pas toujours commode à faire en pratique, on s'en aperçoit déjà ici. Il faut éviter également les refroidissements trop brus-

(1) En solution plus ou moins forte dans la glycérine.

ques, éviter de se découvrir la nuit, ne pas trop manger de choses indigestes, surtout trop de crudités ; éviter l'humidité et la trop grosse chaleur, ne pas faire d'excès alcooliques. Quant à l'hygiène générale, dans les casernes, les prisons, etc., il faut tenir à la propreté des latrines, veiller à ce qu'il n'y ait pas de déjections à séjourner sur le sol, veiller à la désinfection des matières à l'aide d'une solution de sulfate de cuivre, de chlorure de zinc, de chlorure de chaux (50 gr. par litre). — Tous ceux qui approchent des dysentériques doivent être d'une minutieuse propreté et se désinfecter les mains très soigneusement après avoir donné leurs soins aux malades. Les chaises percées, dans les hôpitaux, ne doivent pas être à la disposition des dysentériques et des autres malades ; on doit se souvenir que j'ai signalé plus haut des cas de contagion (Lemoine) ; les bassins, les canules, les linges souillés doivent être également désinfectés avec le plus grand soin et à l'aide des solutions déjà indiquées.

3. — LES PSEUDO-DYSENTERIES

Reste entière la question des *pseudo-dysenteries* (1). Même dans les pays tempérés, le diagnostic de la dysenterie ne se fait pas toujours avec une extrême facilité et il y a là déjà, si je puis m'exprimer ainsi, quelques « fausses dysenteries ». Si on peut faire facilement bon marché des causes d'erreur les plus banales : hémorrhoïdes, invagination, épithéliomas haut situés, tuberculose, syphilis rectales, etc., on doit déjà retenir, comme pouvant en imposer davantage, certaines colites muco-membraneuses, certaines *colites polypeuses*, assez fréquemment observées en Allemagne et enfin la colite puerpérale décrite par Laroyenne et dénommée plus tard par Vinay : *la dysenterie des accouchées* (2).

Indépendamment de cela, l'infestation du tube digestif par certains hôtes (ankylostome) et certaines intoxications alimentaires ou autres peuvent emprunter à la dysenterie son syndrome clinique.

(1) J. Brault. Les pseudo-dysenteries. *Janus.* Amsterdam, 1898.
(2) Vinay. *Maladies de la grossesse et des suites de couches.* Paris, 1894.

Mais c'est surtout dans les pays chauds et dans les pays tropicaux, là où la dysenterie vraie règne à l'état endémo-épidémique que le problème se complique davantage en raison de toute une série de « pseudo-dysenteries » que nous allons maintenant passer en revue.

Bilharziose. — Sans conteste, la plus importante de ces « fausses dysenteries » nous est fournie par la Bilharziose intestinale. Lorsque le parasite se tient dans les veines mésaraïques, on rencontre des lésions surtout accentuées sur la fin du gros intestin et principalement sur le rectum (1).

Il y a de petites hémorrhagies intestinales assez fréquentes et plus ou moins mélangées à des selles muqueuses. On ne peut le nier, il existe, dans ce cas, un certain nombre de symptômes dysentériformes et on a parlé assez justement de dysenterie bilharzienne; mais il faut savoir reconnaître qu'il n'y a jamais là de signes aussi nets, aussi accusés, aussi tranchés, que dans le flux dysentérique aigu: coliques, épreintes, ténesme, tout est atténué; les selles sont aussi moins fréquentes. En pareil cas, ce qui fait le plus et le mieux songer à la dysenterie, c'est le sang mélangé aux matières alvines, souvent un peu diarrhéiques, lorsque l'intestin est par trop touché. L'affection, en somme, ressemble surtout à la dysenterie chronique, mais sans en avoir les signes généraux et les intermittences. Quoi qu'il en soit, dans les pays chauds et intertropicaux où la dysenterie règne côte à côte avec la Bilharziose, le diagnostic, à certains moments, peut devenir délicat (2).

Si la marche lente de l'affection à réaction intestinale plus faible permet d'éliminer assez facilement la dysenterie aiguë, il n'en est pas tout à fait de même pour la dysenterie chronique. Toutefois, la coïncidence presque constante de phénomènes vésicaux, d'hématuries (3), doit mettre en clinique sur la voie du diagnostic qui sera complété avec fruit par la recherche des œufs qui sont rendus en véritables paquets dans les selles.

____

(1) La muqueuse se montre hérissée de productions polypiformes renfermant les œufs du parasite.

(2) Voy. J. Brault. *Hygiène et prophylaxie des maladies.* Paris, 1900.

(3) Exceptionnellement, on peut observer des hématuries dans la dysenterie vraie, mais c'est alors, au plus fort des dysenteries très graves.

Si on se place maintenant sur le terrain des complications, nous devons signaler des dissemblances très nettes entre la dysenterie et la « pseudo-dysenterie » qui nous occupe actuellement. Dans la Bilharziose, on a bien noté, de temps à autre, un peu d'augmentation de volume du foie, mais jamais on n'a constaté d'hépatite suppurée ; on n'a pas observé davantage l'autre complication classique de la dysenterie, le pseudo-rhumatisme infectieux. Dans l'infestation bilharzique, il existe bien parfois des douleurs irradiées aux membres ; chez un sujet soumis à mon observation, il y avait de véritables lancées douloureuses dans la sphère du crural gauche ; chez un malade de Cahier, les mêmes phénomènes se présentaient le long des deux saphènes des deux côtés jusqu'au genou ; mais pour des manifestations articulaires, le fait n'a pas été, que je sache, signalé dans les pays où règne communément la Bilharzie.

La morale à tirer de tout ceci, c'est que dans les contrées contaminées par l'hématobie (Afrique et côte occidentale d'Asie), on doit, dans les cas douteux, trancher le diagnostic au microscope, en recherchant dans les selles, et les urines, les œufs du parasite.

Amibes. — Après les critiques si justes de Schuberg de Wurzbourg, après les expériences négatives de Grassi et Calandruccio, après les recherches publiées tout dernièrement par Nowak et Ciechanowsky, je crois qu'il est difficile de considérer encore les amibes comme la cause primordiale, spécifique, de la dysenterie banale. Toutefois, on peut se demander encore si, dans les pays chauds surtout, on ne rencontrerait pas, de temps à autre, des *fausses dysenteries* ressortissant à cette cause. C'est là une hypothèse qui a déjà été émise par plusieurs auteurs et qui mérite attention.

Verruga. — La maladie de Carrion, souvent confondue avec le Pian ou framboesia, mais réhabilitée comme entité morbide par les travaux récents des médecins péruviens et aussi par les recherches anatomo-pathologiques et bactériologiques qui viennent d'être publiées en France (1), compte également parmi les maladies des pays chauds qui peuvent,

(1) M. Letulle. *Séance de la Société de Biologie* du 16 juillet 1898.
(2) Ch. Nicolle. *Annales de l'Institut Pasteur*, 25 juillet 1898.

jusqu'à un certain point, simuler la dysenterie. Il est en effet des cas de cette affection où l'éruption caractéristique vient à manquer et où les localisations de la maladie sur la muqueuse intestinale donnent lieu à des symptômes dysentériformes tellement nets qu'ils peuvent en imposer pour la dysenterie vraie. Toutefois, la fièvre de la Oroya (on appelle ainsi improprement la verruga à manifestations internes) présente des symptômes typhoïdiques : fièvre élevée, sueurs profuses, prostration, céphalée intense, épistaxis; qui ne cadrent guère avec les débuts habituels, classiques, du flux dysentérique. Enfin, il faut retenir que la verruga est heureusement une maladie tout à fait cantonnée à certaines vallées péruviennes.

Chose curieuse, dans la maladie de Carrion, on observe parfois des douleurs violentes dans les articles, principalement dans les genoux ; mais ces arthralgies ne ressemblent en rien au pseudo-rhumatisme dysentérique, car il s'agit d'une manifestation de début et non d'un épiphénomène de la période d'état ou de la convalescence.

Paludisme. — En dehors des dysenteries proportionnées avec la fièvre palustre, en dehors des entérorrhagies qui ressortissent à la bilieuse hémorrhagique, il est des cas très nets où l'intoxication paludéenne pure donne lieu à des symptômes dysentériformes des plus accentués.

C'est ainsi que Daullé a observé autrefois, à Mayotte (alors que la dysenterie était inconnue dans l'île), des accès de fièvre intermittente accompagnés de tout le cortège symptomatique de la dysenterie.

Au dire de l'auteur, lors du frisson, les sujets présentaient des coliques très vives, des garde-robes muco-sanglantes rappelant la lavure de chair, enfin les évacuations s'accompagnaient parfois d'un ténesme assez marqué. Les malades abattus, refroidis, le facies grippé, ne voyaient cesser ces accidents qu'au moment de la période terminale des accès, lors de la défervescence.

Parfois les selles moins fréquentes, mais cependant glaireuses et sanguinolentes, persistaient pendant plusieurs jours avec des recrudescences manifestes au moment des accès.

Inutile de dire qu'en pareil cas la recherche de l'hématozoaire et l'emploi de la pierre de touche : le traitement quinique, sont les vrais moyens d'arriver à se tirer d'embarras dans ce diagnostic assurément des plus épineux.

Indépendamment de ces formes aiguës, les auteurs décrivent également une entérite chronique palustre qui peut débuter par des crises dysentériformes ou se montrer chronique d'emblée (Lardier, Triantafilidi).

Si l'on peut admettre ces diverses formes de « fausses dysenteries » d'origine palustre, disons-le en passant, il faut, en revanche, se montrer très réservé vis-à-vis de ce que l'on appelle l'accès pernicieux dysentérique; les autopsies, rapportées par les auteurs, ne sauraient nous convaincre, elles « *sentent* » trop les lésions de la dysenterie. En pareil cas, il s'agit le plus et le mieux de dysenteries proportionnées avec une fièvre pernicieuse.

Voilà déjà quelques maladies des pays chauds susceptibles de jouer à la dysenterie; ce n'est pas tout, car plusieurs autres affections rencontrées communément dans ces contrées peuvent aussi, quoique plus rarement, remplir le même rôle. C'est ainsi que dans la *Dengue*, le *Béri-béri* (Simmons) on peut encore observer des selles muco-sanglantes (1).

4. — LES COMPLICATIONS DE LA DYSENTERIE

Je vais aborder ici l'étude très longue et très intéressante des complications de la dysenterie.

J'ai déjà dit au cours de la symptomatologie que la perforation intestinale et la péritonite aiguë pouvaient parfois venir compliquer les formes graves de la dysenterie. Les choses peuvent se passer de deux façons : tantôt il y a péritonite déjà organisée quand la perforation a lieu et on a une péritonite localisée, tantôt la perforation est hâtive ; alors, c'est la péritonite suraiguë.

On peut observer des hémorrhagies qui caractérisent l'une des formes de l'affection : c'est là une complication qui peut devenir mortelle. L'anasarque due à l'affaiblissement du cœur, ou à la production de néphrite concomitante, peut également se voir dans la dysenterie chronique. Des gangrènes, des kératites, des otites, des parotidites, des pleu-

(1) Voir ces affections.

résies, des périostites et même de l'ictère ont été enregistrés. Mais ce sont là des exceptions. Les vraies complications de la dysenterie sont les paralysies, et surtout le pseudo-rhumatisme et l'hépatite suppurée.

Les paralysies dysentériques sont signalées par la plupart des auteurs. Elles sont assez mal connues comme la plupart de leurs congénères dues à la malaria, etc. On discute bien entendu toujours sur leur origine périphérique ou centrale et on se demande s'il s'agit de névrites périphériques ou de poliomyélites. On a noté toutes sortes de types; toutefois, le mouvement paraît surtout atteint. Parfois, les membres inférieurs sont pris et il y a une sorte de paraplégie, tantôt la paralysie est progressive, envahissante, ascendante. On ne connaît pas grand'chose au point de vue anatomo-pathologique. Cependant, on signale deux autopsies où la moëlle épinière aurait été trouvée ramollie. J'avoue que je n'ai pas eu souvent l'occasion de remarquer ces paralysies ascendantes. J'ai constaté de temps à autre des névralgies, ou plutôt des névrites douloureuses dans la sphère des cruraux ou des sciatiques ; deux fois, j'ai vu des paraplégies chez des rapatriés des colonies, une entre autres alors que j'étais en garnison à Cherbourg ; il s'agissait d'un soldat d'infanterie de marine soigné à l'hôpital maritime. La plupart du temps, des paralysies ne sont pas contemporaines de l'état aigu, mais appartiennent à la convalescence.

A côté de ces paralysies infectieuses, qui sont des polynévrites, dues à l'agent pathogénie ou à ses toxines, il existe d'autres paralysies dont la pathogène est plus palpable, si je puis m'exprimer ainsi ; ce sont celles qui sont dues à des thromboses, ainsi que Laveran en a rapporté un exemple (1). L'observation est intitulée : dysenterie, aphasie, avec hémiplégie, thrombose des veines et des sinus veineux du cerveau, foyer de ramollissement cérébral, intéressant la circonvolution de Broca.

En voici le résumé : il s'agit d'un homme de 23 ans, soigné à l'hôpital de Philippeville ; cet homme est évacué de Bône, alors qu'il est atteint de dysenterie depuis deux mois. Quelques jours après son arrivée à Philippeville, il est pris

____

(1) Laveran, *Archiv. de méd. militaire.* 1885.

brusquement d'hémiplégie droite; il n'y a pas eu de perte de connaissance; le malade a conservé l'audition verbale, mais il ne peut plus parler; la mort survient deux jours plus tard. Autopsie. — On trouve les lésions de la dysenterie; je n'insiste pas. Les méninges sont saines, mais la plupart des sinus cérébraux, notamment le sinus longitudinal supérieur, et les sinus latéraux sont remplis par des caillots résistants adhérents aux parois. La thrombose s'est étendue à un grand nombre de veines du réseau cortical. Il existe un foyer de ramollissement rouge au niveau du pied de la deuxième et de la troisième circonvolution gauche.

Ces thromboses sont plutôt d'origine infectieuse que simplement dyscrasique. Mais nous ne voulons pas insister. Je viens de parler de phlébites et de thromboses, cette complication de la dysenterie est en effet signalée par plusieurs auteurs, indépendamment de l'observation citée tout à l'heure; Laveran cite encore trois observations où il y a eu phlébite des membres inférieurs. J'ai rencontré également la chose chez des dysentériques chroniques rapatriés du Tonkin.

1. — LE PSEUDO-RHUMATISME INFECTIEUX DYSENTÉRIQUE.

Dès 1672, Sydenham vit que les malades atteints de dysenterie présentaient souvent dans les muscles et dans les extrémités des douleurs approchant de celles du rhumatisme. Cette idée lancée par le grand médecin anglais passa un peu inaperçue. Un siècle plus tard, pendant l'épidémie de Mayence en 1757, le rhumatisme apparut, faisant cortège à la dysenterie, et fut signalé par Stack. Depuis lors, la chose fut à l'ordre du jour et on nota cette complication très souvent dans la dysenterie. C'est ainsi qu'elle est signalée par Zimmermann dans le canton de Berne; par Lepecq de la Clôture, à Caen, en 1765; en 1767, dans l'épidémie de Forges, ce dernier auteur y revient encore; mais ce fut sans conteste Stoll qui attira vraiment l'attention, le premier, sur les complications articulaires de la dysenterie; l'épidémie de Vienne en 1776 lui permit de faire un nombre considérable d'observations.

En 1835, pendant l'épidémie de Namur, Fallot vit quelques arthralgies dysentériques. En 1857, à Lariboisière, Sylvestri cite un cas provenant du service de Pidoux. Gestin à Brest, en 1867, relève trois rhumatismes sur 167 malades. Dans la Sarthe et à Montargis, en 1869, plusieurs cas sont aussi signalés. Il en est de même à la Rochelle, à Joigny, en 1875 et 1876. L'épidémie de Bourges en 1882 en donne deux exemples ; celle de Vincennes en 1884, vingt-cinq cas. A Lyon, en 1885, Dewevre (1) signale 15 cas sur 445 malades atteints de dysenterie. En outre de ces relations épidémiques, il existe dans l'histoire médicale toute une série d'observations isolées : Thomas, Chauffard, Quinquaud, Bérenger-Férand, Bourcy, etc... Au cours des épidémies de dysenterie que j'ai vues, j'ai toujours eu un certain nombre de ces complications.

Je passerai sur toutes les fantaisies pathogéniques qui ont été écrites au début de l'histoire du pseudorhumatisme dysentérique. Aujourd'hui, on voit là un pseudo-rhumatisme infectieux venant compliquer une maladie infectieuse qui peut plus ou moins se généraliser et donner lieu à des infections multiples.

J'ai parfois été à même, comme Quinquaud, de voir des pseudo-rhumatismes précoces, mais la plupart sont survenus dans la convalescence. Ceci d'ailleurs est signalé par tous les auteurs. Le pseudo-rhumatisme est plutôt tardif ; c'est pour ainsi dire une maladie de convalescence. D'après Dewèvre, sur soixante cas où la date de l'invasion est signalée, on a trouvé les chiffres suivants : neuf cas dans la première se maine, sept dans la seconde et 44 cas après la guérison, quelquefois plusieurs semaines après cette dernière.

Quand le rhumatisme est tardif, il s'installe très sourdement. Au contraire, quand il survient pendant la période active de la dysenterie, il produit un phénomène très caractéristique qui a frappé tous ceux qui ont été témoins du fait. Il est assez fort pour amener une sorte de substitution et supprimer pour ainsi dire d'un coup le flux dysentérique ; d'une façon générale, à part cette suppression, qui est une sorte de prodrome, rien ne fait prévoir l'apparition du rhumatisme qui débute soudainement, mais en général faiblement.

(1) Dewèvre, *Archiv. génér. de médecine*, 1886.

Il n'y a généralement qu'une articulation d'atteinte au début, et de toutes les jointures, c'est le genou qui se prend le plus facilement. Huette considérait bien les petites jointures comme prises les premières, mais c'était là une erreur qui tombe devant les statistiques. Sur 63 cas de rhumatisme dysentérique : 25 fois les genoux ont été atteints (15 fois le droit, 10 fois le gauche); 6 fois le cou-de-pied (19 fois à droite, 7 fois à gauche); 4 fois les coudes, 1 fois la hanche droite, 1 fois le médius droit, 1 fois les orteils, 1 fois l'articulation temporo-maxillaire, 1 fois la sterno-claviculaire. C'est le genou le plus souvent pris ; le côté droit est prédominant (Dewèvre) (1).

Symptômes. — Cette statistique donne à peu près ce que nous avons remarqué sur nos rhumatismes dysentériques. Toutefois, nous avons aussi observé quelques localisations sur les bourses séreuses, deux fois sur les bourses sous deltoïdiennes droites, une fois sur la bourse rétro-calcanéenne du côté gauche. Le malade, nous nous en sommes assurés, ne présentait pas de blennorrhagie ou même de blennorrhée.

La douleur est en général modérée, les mouvements sont un peu pénibles, mais il faut presque des pressions énergiques aux attaches ligamenteuses pour la réveiller.

La peau garde sa couleur normale, elle est un peu pâle peut-être, les tissus périarticulaires ne sont pas trop tuméfiés, l'hydarthrose, bien que rapide, n'est pas excessive. Le pouls reste à peu près à la normale; la température arrive rarement à 39°. Cette fièvre est d'ailleurs passagère ; bientôt les douleurs rhumatoïdes prennent d'autres jointures, on en compte quelquefois quatre ou cinq d'atteintes. La marche est lente, traînante, il faut tabler sur plusieurs semaines. Il y a quelquefois alternance entre le flux dysentérique et les envahissements articulaires. Le flux diarrhéique, supprimé brusquement par la poussée rhumatismale, peut reparaître tout à coup, mettre une sourdine, ou arrêter même totalement, à son tour, les manifestations articulaires. Chez certains malades on a pu noter jusqu'à trois fois cette sorte d'alternance entre les signes abdominaux et articulaires.

Les épanchements qui se sont faits dans les jointures at-

____

(1) Dewèvre, *loco citato*.

teintes mettent à se résorber une lenteur vraiment désespérante, mais il y a simplement une sorte de gêne, bien plus que des douleurs vives, je le répète. Trousseau a vu une fois la quantité de liquide assez considérable pour rompre la synoviale.

Au cours de la complication articulaire de la dysenterie, on voit de temps à autre d'autres complications qui marchent de pair, et semblent appartenir au même groupe que le pseudo-rhumatisme. Je veux parler de la conjonctivite catarrhale qui a été constatée dans les épidémies de Joigny et de Vincennes, des névralgies diverses et des complications cardo-péricardiques. La conjonctivite observée dans ces circonstances est en général assez légère, elle frappe vite les deux yeux et ne dure pas. Il s'agit en somme d'une hypérhémie assez considérable de la conjonctive avec un peu d'exsudation, il n'y a jamais de complications cornéennes ni iriennes.

On a noté une ou deux fois des sciatiques chez des gens atteints de pseudo-rhumatisme dysentérique, mais je n'insiste pas, car nous savons déjà que la dysenterie peut donner lieu à différentes manifestations du côté du système nerveux central et périphérique.

Quant aux complications cardo-péricardiques du rhumatisme dysentérique, je ne voudrais vraiment pas trop insister, car il n'y a rien de probant dans les observations alléguées ; les faits de Gestin, de Lecord, de Motez, de Bérenger-Féraud ne sauraient nullement entraîner la conviction. Il s'agit probablement de lésions cardiaques préexistantes.

La durée de l'affection est évidemment très variable ; toutefois, nous avons déjà dit qu'elle avait une certaine ténacité ; sur 63 cas que Dewevre a observés à ce point de vue particulier, l'affection a duré depuis une semaine jusqu'à sept mois. Les cas les plus nombreux ont duré de un à deux mois.

Pronostic. — Le pronostic de cette complication de la dysenterie a été diversement envisagé par les différents auteurs. Stoll ne voyait là qu'une crise heureuse pour l'évolution du flux dysentérique. Zimmermann n'était pas du même avis, il considérait au contraire la chose comme sérieuse, ainsi que Lepecq de la Clôture qui vit un grand nombre de malades rester impotents; la plupart des auteurs, comme Trousseau, Quinquaud, etc., il faut le dire, admettent que le rhumatisme dysentérique est léger. On met sur le compte d'infections purulentes déguisées les cas de Galdemar, Lepecq de la Clôture, Thomas, etc. On ne croit pas à la suppuration du rhumatisme dysentérique. Il n'en est pas moins vrai que, depuis les cas anciens, un peu douteux, Stark, Volkmann et nous-mêmes en avons donné des exemples absolument authentiques (1).

En somme, pour être très rare, la suppuration articulaire dans le rhumatisme infectieux dysentérique peut se voir, et si elle peut guérir par un traitement chirurgical énergique, elle peut se généraliser, et déterminer une infection purulente mortelle lorsqu'elle est abandonnée à elle-même, ou combattue par des soins médicaux dès lors insuffisants.

La distension exagérée de l'article par le liquide peut amener, ai-je dit, une autre complication : la rupture de la synoviale, mais c'est encore une exception. Depuis le cas de Trousseau, on n'a plus jamais signalé rien de pareil.

Parfois, il reste de l'atrophie musculaire, et comme le dit Vignes, dans certains cas, on peut voir persister du gonflement chronique, ou de la gêne dans les mouvements.

Dans les cas simples, au contraire, et c'est le plus grand nombre, la « restitutio ad integrum » survient, et on n'observe plus jamais de récidive.

Il y a donc rhumatismes et rhumatismes dans la dysenterie, et ici, comme partout ailleurs, il faut tenir compte de la variabilité des cas. Sans doute, d'une façon générale, le rhumatisme dysentérique est léger, mais il y a des cas sérieux, il y a même des cas graves pouvant entraîner la mort, en particulier par suppuration et septicémie; ces derniers sont heureusement l'extrême exception.

Nous venons de voir les principaux signes, la marche, la durée et le pronostic du pseudo-rhumatisme dysentérique. Il nous reste à parler encore de son diagnostic, de son traitement et encore de ses causes prochaines.

Tout d'abord, nous devons envisager le diagnostic avec le

(1) J. Brault, Soc. de chirurgie, 3 octobre 1891 — *Lyon médical*, 21 janvier 1895. — Thèse de de Lara, Montpellier, 1899.

rhumatisme articulaire banal. Il y a eu en effet des confusions, toutefois, la plupart du temps, il est facile de s'y reconnaître, puisqu'on se trouve en temps d'épidémie, puisque le sujet a présenté, s'il ne présente plus, un certain degré de flux dysentérique. Ce rhumatisme articulaire d'ailleurs, dans la plupart des cas, s'installe dans les jointures d'une façon beaucoup plus brutale, il est autrement douloureux, et aussi beaucoup plus voyageur. Le rhumatisme banal présente également un cortège de signes généraux qui ne trompent pas ; on connaît l'anémie qui accompagne chaque poussée chez les rhumatisants; l'élévation de la température, les sueurs profuses que l'on rencontre chez les sujets atteints d'arthrites rhumatismales franches. Ajoutons que dans le rhumatisme banal, les complications habituelles sont les cardiopathies ; le faux rhumatisme dysentérique, au contraire, *frappe rarement au cœur*, nous nous sommes déjà suffisamment expliqués à ce sujet.

Il n'est pas jusqu'au traitement qui ne vienne nous permettre de dépister l'affection; comme le rhumatisme blennorrhagique, le rhumatisme dysentérique, en effet, est peu amélioré par la médication héroïque du rhumatisme vrai, le salicylate de soude en particulier. Toutefois, chez certains dysentériques qui souffraient un peu, le salicylate nous a paru quand même avoir une certaine action analgésique. Tout à l'heure, en m'occupant de l'étiologie du pseudo-rhumatisme dysentérique, je montrerai encore qu'il y a de ce côté une foule de raisons pour nous empêcher d'admettre que le pseudo-rhumatisme dysentérique présente purement et simplement un réveil de la diathèse rhumatismale vraie chez un, ou chez des dysentériques.

D'ailleurs, cette opinion erronée n'a pas été soutenue seulement pour la dysenterie ; on sait qu'elle a primé autrefois vis-à-vis du rhumatisme blennorrhagique, alors que cette complication de la gonococcie était moins connue qu'aujourd'hui.

Bien entendu, il ne peut être question un seul instant de comparer l'arthrite dysentérique avec les arthrites tuberculeuse et syphilitique ; mais on peut la confondre avec d'autres pseudo-rhumatismes qui sont sous la dépendance d'une autre maladie, mais alors on se trouve en général en présence d'une affection surajoutée à la dysenterie facile à reconnaître. et, d'ailleurs, dans le cas de doute, l'examen bactériologique pourra parfois trancher le différend.

Traitement. — J'arrive au traitement. Dans les cas simples, il est pour ainsi dire nul : un peu d'immobilisation, quelques révulsifs légers et c'est tout ; quand il y a un peu d'atrophie ou de la gêne dans les mouvements à la suite du pseudo-rhumatisme dysentérique, on en est quitte pour faire un peu de massage et de l'électrisation.

La thérapeutique, à peu près nulle dans les cas simples, peut devenir beaucoup plus compliquée, et nécessiter même une opération chirurgicale énergique, soit quand l'épanchement séreux est très abondant, soit quand il y a suppuration. Il ne faut pas hésiter à donner issue le plus tôt possible au pus, soit en faisant une large arthrotomie, s'il s'agit du genou, soit même en faisant une résection, s'il s'agit du cou-de-pied, ou d'un autre article très serré.

Mais les choses ne vont pas toujours aussi simplement, et alors la chirurgie intervient. Dans le cas exceptionnel de suppuration, il ne faut pas hésiter un seul instant à recourir à une large arthrotomie avec drainage très soigné.

Il est un autre cas moins redoutable où l'on peut encore avoir recours à une action chirurgicale ; c'est dans le cas où l'épanchement abondant s'éternise. Il n'y a pas très longtemps, j'ai traité ainsi un homme de trente ans, réserviste, qui était entré au Dey avec une hydarthrose dysentérique qui datait de plusieurs semaines. Traité d'abord dans un service de médecine, il avait subi vainement le traitement médical ordinaire : compressions, révulsifs. — Mais l'épanchement assez abondant ne parut pas bénéficier de ces diverses méthodes ; on l'évacua dans mon service de chirurgie et je lui pratiquai l'arthrotomie, non pas large comme pour une suppuration de l'article, mais la boutonnière latérale externe supérieure (1). La manœuvre est très simple. Cela ne coûte pas plus qu'une ponction ; avec un peu de cocaïne, le tour est joué en un instant. Mon homme guérit parfaitement à la suite de cette petite intervention suivie d'un lavage à la solution phéniquée forte.

Pour mon compte personnel, en m'entourant de toutes les

____

(1) En un temps.

garanties de l'asepsie et de l'antisepsie, je n'hésiterais pas à ponctionner de parti pris toutes les jointures ou bourses séreuses atteintes de rhumatisme dysentérique, soit dès le début, soit à la période d'état, soit à la période de déclin, pour bien juger du contenu. Les patients n'y perdraient rien et nous pourrions peut-être y gagner beaucoup. Qui sait d'ailleurs si, comme je l'ai dit, en attaquant par là le problème de la dysenterie, on n'arriverait pas à sa solution intégrale.

Lorsque j'ai eu des dysentériques, le temps m'a manqué pour ces intéressantes recherches, mais il me sera peut-être loisible de les reprendre un jour !

Etiologie. — Il nous reste à rechercher l'étiologie ou mieux la pathogénie, et ici, nous avons le même intérêt et les mêmes embarras que pour la dysenterie en général.

Nous avons déjà dit ce qu'il fallait penser de la diathèse rhumatismale, elle n'a rien à voir en l'espèce ; nous l'avons déjà éliminée en parlant du diagnostic et nous n'y revenons pas. A un moment donné, certains auteurs ont voulu voir dans le rhumatisme dysentérique des arthralgies et des arthrites d'origine nerveuse, c'est ainsi qu'à un certain moment, Besnier a placé certaines de ces arthropathies sous la dépendance d'une irritation spinale.

Aujourd'hui, et ceci n'est pas seulement vrai pour le point particulier auquel nous nous plaçons, mais cela est vrai d'une façon générale; maintenant que nous connaissons mieux les infections, la théorie humorale tend à supplanter partout la théorie nerveuse. Pour des affections qui, au premier abord paraissent entacher le système nerveux comme le tétanos, nous savons très bien aujourd'hui qu'il s'agit d'un empoisonnement par les toxines du bacille de Nicolaïer, qui empruntent la voie sanguine pour frapper ensuite de préférence le système névro-musculaire. Il en est sans doute de même quant à la pathogénie du pseudo-rhumatisme dysentérique. En un mot, comme le dit parfaitement Têtu, dans un style un peu vieilli : « il s'agit d'une intoxication pyohémique (1); il ne s'agit pas d'une affection diathésique, mais septicémique. »

C'est la théorie humorale qu'il faut appliquer désormais aux arthropathies dysentériques; c'est là leur véritable pa-

(1) Pyohémique est un peu trop fort.

thogénie, et il faut faire bon marché de toutes les vieilleries que l'on voit discuter encore par certains auteurs, la diathèse, la métastase, la théorie réflexe et tant d'autres hypothèses absolument vides de sens qui cachent sous des mots ronflants une ignorance des plus manifestes.

Resterait à connaître l'agent du rhumatisme dysentérique ; plusieurs points d'interrogation se posent immédiatement ici. En effet, on peut se demander d'abord s'il s'agit d'un microbe ou d'une toxine ? — S'il faut incriminer le germe spécifique probable de la dysenterie ou un de ses nombreux associés ? — Tant que nous ne connaîtrons pas la cause prochaine très précise de la dysenterie, tant que nous ignorerons le germe spécifique banal ou les associations qui président au flux dysentérique et à ses complications, nous ne pourrons débrouiller cette intéressante question. D'ailleurs, comme je l'ai déjà fait entrevoir, le problème reste obscur pour beaucoup d'autres arthropathies infectieuses ; même pour la blennorrhagique qui a été plus étudiée que le reste, nous sommes encore bien loin d'être fixés d'une façon complète.

En détaillant l'observation de suppuration articulaire que j'ai signalée plus haut, j'ai dit que j'avais trouvé, dans le liquide séro-purulent, quelques microcoques disposés en chaînettes, mais que je n'avais pas été à même de faire des cultures ; toutefois en rapprochant de ceci les observations de certains auteurs qui ont vu survenir du purpura, des éruptions érythémateuses, qui sont des manifestations cutanées souvent dues au streptocoque, on peut se demander si, dans quelques cas parmi les plus graves, il ne s'agit pas de manifestations articulaires dues à ce microbe.

Quoi qu'il en soit, je le répète, il s'agit ici d'un rhumatisme infectieux dû au germe spécifique de la dysenterie, ou à un de ses associés ; maintenant, dans l'état actuel de la science, il est difficile de dire s'il s'agit du micro organisme lui-même, travaillant pour son propre compte, ou encore de ses toxines.

Telle est la genèse probable du pseudo-rhumatisme infectieux, telle que les nouvelles doctrines nous permettent de l'expliquer. On voit qu'il y a là une question des plus intéressantes ; peut-être même ce problème est-il assez connexe de celui de la pathogénie de la dysenterie en général, pour nous permettre de dépister cette dernière, le jour où on aura trouvé d'une façon positive ce qu'est le rhumatisme dysentérique. De temps en temps, ce n'est pas en abordant de front une question médicale qu'on parvient à la résoudre.

Je résume la question du rhumatisme dysentérique, connu depuis Sydenham, c'est-à-dire depuis plus de deux siècles, il est avec l'abcès de foie la complication la plus classique, la plus habituelle du flux dysentérique. La complication articulaire peut survenir en pleine évolution de la maladie, mais c'est surtout dans la convalescence qu'elle a le plus de tendance à se produire. Lorsque le pseudo-rhumatisme s'installe en pleine dysenterie, par une sorte de phénomène de substitution, il peut arrêter le flux dysentérique. L'article le plus souvent atteint est le genou, et surtout le genou droit, qui se prend le premier. L'article le plus souvent pris ensuite est le cou-de-pied : les poignets, les épaules ne viennent que bien loin derrière. Les bourses séreuses elles-mêmes peuvent être atteintes (bourses deltoïdienne et rétro-calcanéenne).

Les symptômes sont en général un peu flous. La douleur, la tuméfaction, la fièvre se montrent avec un caractère très atténué dans le pseudo-rhumatisme dysentérique.

L'invasion est brusque, les épanchements sont le plus souvent faibles, mais ils mettent une lenteur désespérante à se résorber. Les complications du rhumatisme dysentérique sont peu nombreuses. Les complications cardo-péricardiques habituelles dans le rhumatisme vulgaire ne se rencontrent pas ici. Certaines épidémies lui ont, sans aucun doute, donné une assez mauvaise réputation ; mais, la plupart du temps, il est plutôt bénin, et les cas de suppuration qui existent en dépit de la formule répétée par les classiques sont en somme heureusement d'une extrême rareté.

Quant à la pathogénie du rhumatisme dysentérique, elle est aussi obscure que celle de la dysenterie elle-même. A l'heure qu'il est, on pense qu'il s'agit d'un pseudo-rhumatisme infectieux, très analogue à celui que l'on rencontre dans la blennorrhagie, et dans la plupart des infections généralisées : grippe, scarlatine, variole, varicelle, fièvre typhoïde, etc... Mais on ignore totalement s'il s'agit d'un microbe ou d'une toxine, et s'il faut voir là l'œuvre du germe spécifique ou de la symbiose qui détermine la maladie primordiale. Il peut encore être question, sans aucun doute, d'un simple associé agissant pour son propre compte dans cette complication du flux dysentérique. Le champ est toujours ouvert en somme à toutes les hypothèses possibles sur cette intéressante question, et il est probable que nous ne sommes pas encore près d'en avoir la solution exacte. Le diagnostic se fait avec le rhumatisme simple, grâce aux signes beaucoup plus nets dans cette dernière affection, grâce aussi au flux dysentérique. L'absence de complications cardiaques, le peu de prise de la médication salicylée sont de nouvelles preuves permettant de dissocier, de différencier les deux processus.

2. — LES HÉPATITES DANS LES PAYS CHAUDS

Comme nous le verrons dans un instant, l'hépatite suppurée n'est pas rare à la suite de l'infection dysentérique dans les pays chauds et surtout tropicaux ; mais dans ces mêmes contrées, l'organe hépatique peut être touché à un degré moindre sous l'influence de causes diverses encore assez mal déterminées, malgré les nombreux travaux publiés sur le sujet.

Quoi qu'il en soit, nous allons nous occuper ici un instant de ce que l'on décrit communément en médecine sous le nom de *congestion du foie*.

Dans les pays chauds, la constipation habituelle peut être due aux sudations excessives ; la lenteur des digestions, l'abus des spiritueux, le paludisme, la diarrhée, et surtout la dysenterie peuvent entretenir une certaine hyperhémie de la glande hépatique (1).

Tantôt on voit la congestion aiguë qui se caractérise : par une augmentation de la matité hépatique, par de l'ictère, des douleurs hypochondriaques, de la fièvre à type rémittent des nausées, et même des vomissements ; le tout dure environ une quinzaine. Tantôt, on rencontre, peut-être plus fréquem-

(1) Cette hyperhémie doit être le plus souvent la résultante d'une infection plus ou moins atténuée.

ment encore, ce qu'on est convenu de désigner sous le nom de congestion chronique ; ce sont surtout les gens entachés de malaria qui en sont atteints. On observe les mêmes phénomènes que tout à l'heure, mais un peu amoindris, un peu atténués.

Je ne saurais insister davantage sur ces congestions hépatiques aiguë et chronique parce que leur histoire appartient plutôt à l'étude des endémies des pays chauds : la malaria et la dysenterie. Par elle-même, la chaleur seule, en dehors des autres facteurs étiologiques bien connus dans les affections du foie, ne saurait constituer la moindre entité morbide ; à proprement parler, il n'existe pas une hépatite des pays chauds, mais des hépatites ressortissant à diverses maladies plus fréquentes dans ces contrées.

3. — LES ABCÈS DU FOIE

D'une façon générale, il y a plusieurs catégories d'abcès du foie ; dans tous les traités, on divise les collections purulentes de l'organe hépatique en deux groupes bien distincts, en ne tenant, pour ainsi dire, compte que du volume. Et, de fait, cette division très simple, en petites et en grosses collections, est assez juste et assez commode, nous devons nous empresser de le reconnaître.

Les petits abcès du foie, les abcès médicaux, comme on les appelle encore, sont déterminés par les infarctus de l'infection purulente, de la pyohémie ; les angiocholites suppurées, les inflammations de la veine-porte, les pyléphlébites suppurées se chargent d'occasionner les autres. Nous devons ajouter que ces angiocholites suppurées, que ces pyléphlébites, ont été beaucoup mieux étudiés dans ces dernières années par tous les médecins qui se sont occupés de la pathologie hépatique. Elles ont la plupart du temps pour origine des infections intestinales, surtout quand il s'agit d'une propagation par les voies biliaires.

Dupré (1), qui fait autorité en la matière, étudie soigneusement ce mode d'infection de l'organe hépatique ; c'est sur-

____

(1) Dupré, thèse.

tout la dothiénenteric qui y prédispose. A côté de la voie
biliaire, il y a la voie lymphatique et artérielle, il y a enfin
une autre voie sanguine, plus fréquente, la veine porte, qui
peuvent transporter également les germes de l'infection
intestinale, et charrier tout ce qu'il faut pour faire des abcès
du foie. C'est ainsi qu'on voit se produire des abcès aréo-
laires, à la suite de l'appendicite; si on veut se reporter
aux cliniques de M. Dieulafoy, on sera édifié à ce point de
vue; c'est là une forme maintenant bien nettement définie.
Parfois, la voie sanguine est indirecte, c'est ainsi que dernièrement j'ai communiqué un cas de phlébite suppurée qui
avait été déterminée par une dothiénentérie ancienne. Dans
ce cas, il y avait eu pyléphlébite suppurée, mais cette pyléphlébite était elle-même très probablement consécutive à des
adénites subaiguës et suppurées du mésentère, à moins que
les deux voies lymphatiques et veineuses aient été prises en
même temps. Toutefois, le long intervalle depuis la fièvre
typhoïde (6 mois) écarte un peu cette dernière hypothèse et
doit nous donner plutôt à penser à cette infection à double
échelon, si je puis m'exprimer ainsi (1).

Mais je dois passer rapidement sur cette catégorie d'abcès
qui ne nous intéresse guère, quand il s'agit de la dysenterie.
En effet, cette dernière détermine les gros abcès du foie ;
*c'est même à peu près, sous les tropiques, la seule cause bien
connue des abcès hépatiques* (2). Il faut éliminer aussi la
malaria que l'on a accusée à tort et à travers.

La dysenterie est si bien l'origine à rechercher pour les
malades arrivant des colonies qu'un médecin de Lyon,
M. E. Josserand(3), disait qu'il ne faut pas se montrer difficile
et abandonner la piste parce que les abcès sont lointains. Il
parle de six, huit et dix ans même. La dysenterie, ajoute-t-il,
chez un sujet soupçonné d'abcès du foie, doit être recherchée
avec le même soin et presque aussi loin dans le passé que le
chancre induré dans un cas supposé de syphilis cérébrale (4).
L'auteur cite à l'appui de son dire sept observations, dont

(1) J. Brault, les infections lentes, *Arch. gén. de méd*, mars 1899.
(2) Je ne parle pas bien entendu des kystes hydatiques ou autres, plus ou
moins suppurés.
(3) Josserand, *Lyon médical*.
(4) En ce moment même, je soigne un homme atteint d'abcès du foie, dont
la dysenterie, très grave d'ailleurs, remonte à 1884.

trois personnelles. Dans les pays chauds, en dehors des kystes hépatiques suppurés, on doit presque toujours penser à la dysenterie, toutes les fois que l'on se trouve en présence d'un abcès hépatique probable. Il faut retenir également qu'il y a des abcès plus ou moins tardifs après plusieurs années.

Les abcès dus aux calculs, à la lithiase biliaire, auxquels les auteurs font une certaine place dans les pays tempérés, sont extrêmement rares dans ces contrées, à plus forte raison dans les nôtres.

L'histoire de l'hépatite suppurée se perd dans la nuit des temps, puisque Galien lui-même avait saisi le rapport qui existe entre l'abcès du foie et la dysenterie. Il y a eu autrefois de nombreuses théories pour expliquer la genèse de l'hépatite suppurée. Actuellement, comme je l'ai dit, à de très rares exceptions près, on ne doit penser qu'à la dysenterie pour le gros abcès du foie.

Annesley, tout d'abord, émit la théorie des causes multiples. Pour lui, c'était la constipation surtout qui amenait un certain degré de rétention ou de stagnation biliaire, et alors, tantôt le foie suppurait le premier, et la dysenterie survenait ensuite; tantôt, les lésions intestinales commençaient, et le retentissement se faisait au foie.

Budd, qui avait suivi les leçons de Cruveilhier, se demanda s'il ne s'agissait pas là d'une sorte d'abcès métastatique charrié par la veine-porte, sans que celle-ci fût atteinte de phlébite. Il y a un malheur pour cette théorie, c'est que l'abcès du foie peut précéder la dysenterie, comme il peut d'autres fois la suivre.

Plus tard, Sachs, en 1878, voulut voir seulement les écarts bromatologiques, l'alcoolisme. C'est là une théorie un peu puérile à l'heure actuelle. Aujourd'hui avec Kelsch et Kiener, on tend à voir dans la dysenterie et dans l'hépatite deux localisations distinctes d'une seule et même affection; que l'on reconnaisse comme cause spécifique les amibes ou les microbes, c'est tout un, et l'explication pathogénique est aussi facile dans les deux cas.

En somme, il y a souvent à la fois dysenterie hépatique et intestinale dans les endroits où l'endémie est persistante; sous les tropiques. Ailleurs, quand les épidémies sont graves ou aggravées par des conditions spéciales : guerre, famine, etc., les deux manifestations hépatique et intestinale peuvent également se produire. Les circonstances individuelles ne sont même pas à négliger, c'est ainsi que les écarts de régime, les refroidissements, l'alcoolisme peuvent jouer le rôle d'appel, en déterminant un certain degré de congestion hépatique. En somme, la dysenterie telle que nous la voyons d'habitude peut évoluer seule et marquer la forme atténuée de l'infection ; les manifestations hépatique et intestinale associées n'appartiennent qu'aux cas graves. Il est probable qu'il s'agit là d'une infection du tube digestif suivant le tube intestinal et les canaux biliaires ; mais nous ne pouvons encore que faire des hypothèses à cet égard, tant sont peu avancées nos connaissances en fait de pathogénie dysentérique.

En étudiant la géographie médicale des abcès du foie, on voit qu'elle se superpose pour ainsi dire à celle de la dysenterie. Si on les rencontre en effet dans le Sud de l'Europe : Italie, Sicile, Corse, Gibraltar, côtes de Provence ; on les observe plus souvent dans nos pays et encore davantage sous les tropiques. Comme pour la dysenterie, ce sont les Indes, et en général, tous les pays baignés par l'Océan Indien qui fournissent le plus et le mieux les gros abcès du foie. Il y a là encore un argument qui n'avait pas échappé aux anciens pour identifier les deux maladies.

Il est intéressant de rechercher dans quelles proportions les dysentériques présentent de gros abcès du foie. Voici quelques chiffres empruntés aux médecins des pays chauds :

Si on examine les statistiques de Dutroulau, soit à l'hôpital de Saint-Pierre à la Martinique, soit à l'hôpital de Saint-Louis au Sénégal, on voit que le rapport de la mortalité par abcès du foie est à la mortalité dysentérique comme 1 est à 4 ou 1 à 6.

Si on consulte les documents fournis par Wodward, par Morehead dans l'Inde, on trouve à peu près les mêmes chiffres de 1 sur 4. En somme, d'une façon générale, la proportion des abcès du foie chez les dysentériques paraît être de 1/4 à 1/5 dans les endémies tropicales.

Pour les pays chauds, il en est de même au dire de Kelsch et de Kiener, mais il s'agit alors de dysenteries très graves, contractées au cours de fortes épidémies, en Algérie notamment.

Tous ces chiffres, il ne faut pas l'oublier, sont tirés de statistiques obituaires, et par conséquent ne visent que les cas graves, les cas mortels ; ce n'est donc pas le rapport vrai de l'hépatite en face de la dysenterie prise d'une façon générale. Car tous les cas moyens et les cas légers, en immense majorité, ne donnent pas lieu, ou mieux ne s'accompagnent pas de déterminations hépatiques.

L'infection qui attaque le foie doit le plus souvent être fortement atténuée, car elle opère lentement ; on sait ce que j'ai dit des abcès retardés. La plupart du temps, ce n'est pas tant au cours de la dysenterie même, que plus tard, dans la convalescence, que l'on se trouve en présence de la collection hépatique. On sait également que, si l'on a trouvé des streptocoques (Zancarol), des amibes (Kartulis, et tout dernièrement Roger et Peyrot), ce dernier auteur a montré que dans beaucoup de cas on avait affaire à du pus stérile (1). Il s'agit donc encore ici, le plus souvent, d'une de ces infections lentes si fréquentes dans l'organisme, soit du côté des parties molles, soit du côté du système osseux. Je n'insiste pas sur l'étiologie, je ne ferais que me répéter, et j'arrive de suite à l'anatomie pathologique du gros abcès du foie.

L'abcès du foie est le plus souvent unique 72 0/0 (2), quatorze fois seulement, on en trouve deux, quatre fois on l'a trouvé triple, enfin dans dix cas on en a rencontré un plus grand nombre. En somme, il faut surtout retenir que le gros abcès du foie est unique, ce qui est une grosse chance, un gros appoint pour la guérison.

C'est le lobe droit qui a surtout le triste honneur de donner asile à la collection purulente ; l'abcès a d'ailleurs une tendance à occuper surtout la face convexe de l'organe. Le volume est assez variable. L'abcès peut varier du volume d'une noix à celui de la tête, et contenir plusieurs litres de pus. On cite partout le cas du trompette de cavalerie de Barthélémy, qui mourut alors que le foie était réduit à une coque purulente.

Dans la plupart des cas, au moment où on pratique l'autop-

(1) A sa suite beaucoup d'auteurs ont signalé le fait.
(2) Ce chiffre nous paraît empreint d'un certain optimisme.

sie du sujet, ou encore au moment où l'on s'occupede lui chirurgicalement pour ouvrir la collection, le pus est en général bien collecté ; on a affaire à une collection purulente liquide, cependant en ouvrant tôt, ou en faisant des autopsies, alors que les malades n'avaient pas encore des lésions très avancées du côté du foie, on a pu se rendre compte de la genèse, de la marche anatomo-pathologique du processus. On a vu alors les foyers d'hépatite dans leur stade d'infiltration purulente, avant que le pus ne fût réuni en foyer. Tantôt, l'abcès se présente sous forme de ramollissement grisâtre, et il faut presser fort pour en faire sourdre un peu de pus ; tantôt, l'abcès, mieux défini, mieux circonscrit, commence à se ramollir du centre vers la périphérie.

Dans le premier cas, on observe ce que Haspel désignait à tort sous le nom d'hépatite suppurée diffuse ; il y a tuméfaction des cellules glandulaires qui perdent leurs contours et se fondent en une masse demi-molle ainsi que les espaces de tissu de conjonctif de Kiernan élargis, et infiltrés de leucocytes. A la périphérie du foyer, on remarque des cellules infiltrées par le pigment sanguin. Dans le second cas, on constate des thrombus fibrineux dans les vaisseaux, les trabécules sont infiltrées de leucocytes, il y a nécrose suivie de ramollissement et il n'existe bientôt plus qu'un réticulum opaque et granuleux. Dans le premier cas, il paraît s'agir de gangrène vraie, dans le second, de nécrose de coagulation.

Pour Kelsch et Kiener, on retrouverait ici à peu près les mêmes lésions anatomo-pathologiques que dans l'intestin, l'eschare humide et l'eschare sèche. Il ne s'agirait là, dans aucun cas, d'une suppuration vraie, ordinaire. Quoi qu'il en soit, bientôt, les détritus granuleux, mélangés de lymphe, se ramollissent et l'abcès se forme nettement, soit que la masse se ramollisse vers le centre, ce qui est l'habitude, soit qu'elle se liquéfie par son pourtour, ce qui est l'exception.

L'abcès renferme le plus souvent du pus rarement jaune, plutôt rougeâtre, ou brun chocolat. Il est épais et contient des détritus. On peut y rencontrer des gaz et une odeur fétide. L'abcès est limité par une sorte de membrane pyogénique irrégulière, frangée. Les franges sont formées par des languettes de tissu hépatique qui sont recouvertes de leucocytes. Ces villosités tendent de plus en plus à fondre, à disparaître, ou à tomber, sous forme de détritus dans le foyer purulent.

Lorsque l'abcès est complètement développé, il est très rare de le voir guérir par résorption. En dépit des affirmations de certains auteurs tels que : Dutroulau, Julien, Cambay, etc., il faut se montrer très réservé vis-à-vis de la résorption possible du pus dans les collections hépatiques de la dysenterie. Quand l'abcès est incisé, son volume diminue grâce à la cicatrisation qui est là ce qu'elle est ailleurs, et d'autant plus vite que le tissu hépatique est très élastique.

Telle est la forme la plus fréquente.

On trouvera dans les auteurs la description d'une autre forme dite fibrineuse ; dans ces cas, on voit se produire au sein du tissu hépatique, non pas de simples agglomérations de leucocytes, mais des blocs de tissu fibreux infiltrés par ces derniers ; là les collections ont une évolution beaucoup plus lente, une extension moindre et une exsudation moins abondante.

En même temps que l'abcès du foie, on peut rencontrer des collections purulentes pouvant siéger ailleurs : reins, rate, cerveau, articles ; on peut se demander dans ce cas s'il s'agit de pyohémie intercurrente ou d'abcès dus aux mêmes causes que l'abcès hépatique.

Nous avons signalé l'absence constante de suppuration ou de thrombose dans les veines mésaraïques et la veine porte, ce qui montre bien que la voie veineuse n'est pas la voie de transport de la suppuration hépatique, et ne sert pas de trait d'union entre les lésions intestinales et le foie.

Malgré son siège vers la face convexe, vers le dôme du foie, l'abcès n'a pas toujours tendance à venir se mettre en rapport avec la paroi abdominale et à s'ouvrir à l'extérieur ; de temps à autre, il prend une voie détournée, une voie plus complexe ; il s'ouvre dans les viscères creux ; bronches, intestin, ou se vide dans la cavités viscérales closes : plèvres, péricarde, péritoine ; qui se trouvent sur son chemin. Nous devons donc successivement envisager l'ouverture à la peau, dans les bronches, l'intestin, la plèvre, la péricarde et le péritoine.

Lorsque l'abcès se dirige nettement et sans encombre vers le tégument externe, les parois abdominale ou thoracique s'empâtent, s'œdématient, on y voit et on y sent une voussure, une tuméfaction molle qui peut finir par s'ouvrir spontanément.

L'ouverture dans les bronches donne lieu aux signes suivants : phlegmasie de la base du poumon droit, matité, toux quinteuse, puis vomique; on entend des râles, du gargouillement, on peut percevoir le bruit de pot fêlé. La quantité de matières éliminées chaque jour, une fois l'abcès ouvert, est assez variable, elle est en moyenne de cent à deux cents grammes. Le plus souvent le liquide puriforme ainsi rendu présente la couleur *rouge brique, chocolat* (1). Enfin au bout de longs mois la cicatrisation se fait, le souffle amphorique s'adoucit, et bientôt se tait; la cicatrisation finit par s'achever. Les choses ne vont pas toujours à souhait, le malade succombe à la fièvre hectique, ou à la suite d'hémoptysies répétées, la pneumonie peut survenir comme complication de l'hépatite (2).

L'ouverture dans le tube digestif depuis l'estomac jusqu'au colon s'accompagne le plus souvent d'un grand soulagement, de cessation des douleurs, tantôt l'évacuation se fait par des vomissements, tantôt par des selles abondantes; dans certains cas d'évacuation par le bas, le malade n'en a pour ainsi dire pas conscience. A côté de l'ouverture dans l'estomac et l'intestin nous devons citer l'ouverture dans le rein droit ou encore dans la veine cave. En cette dernière occurrence, c'est la mort par suffocation qui termine la scène.

L'abcès peut encore se vider dans une des trois séreuses : plèvre, péricarde, péritoine, avons-nous dit. Quand le pus se fait jour dans la plèvre, on a tous les signes atténués d'une pleurésie purulente dont l'épanchement se fait petit à petit; parfois l'empyème tend à s'ouvrir à l'extérieur à travers un espace intercostal, tantôt l'ouverture se fait secondairement dans les bronches par une vomique reproduisant ce que nous avons vu à propos de l'ouverture dans le poumon. L'ouverture dans le péricarde détermine une angoisse précordiale

---

(1) *Il y a quelques jours, j'ai été appelé pour un cas semblable à Mustapha. Il est trois crachats pathognomoniques en pathologie : le crachat intestinal de la dysenterie, le crachat pneumonique et le crachat hépatique.*

(2) *En pareil cas, quand on doit intervenir chirurgicalement, il faut surtout bien délimiter l'abcès par l'auscultation et la percussion, et se fier beaucoup moins aux points douloureux plus ou moins réveillés par la pression.*

des plus pénibles, des suffocations, des syncopes. La mort arrive le plus souvent d'une façon très rapide au bout de quelques minutes.

Quant à l'irruption dans le péritoine elle donne lieu, tantôt à de la péritonite circonscrite, si l'ouverture se fait lentement et que la formation d'adhérences est possible ; tantôt à de la péritonite suraiguë, si la chose se produit brutalement.

Telle est en raccourci l'histoire de l'anatomie pathologique des collections hépatiques de la dysenterie, telles sont leurs migrations les plus habituelles, lorsqu'elles sont abandonnées à elles-mêmes, *ce qui a lieu trop souvent.*

Les auteurs ont décrit une forme latente à l'abcès du foie ; dans ce cas, les signes sont presque nuls et la constatation de la collection hépatique est purement et simplement une trouvaille d'autopsie ; souvenons-nous du trompette de Barthélemy qui sonnait encore la charge la veille de sa mort.

On considère d'habitude, pour l'analyse des symptômes, une période de début et une période d'état. Dans la période de début, on enregistre des phénomènes un peu flous et banals : frissons, accès intermittents, troubles gastro-intestinaux, diarrhée, vomissements.

A la période confirmée l'abcès hépatique se révèle par une symptomatologie plus tranchée. Il existe là un trépied, une véritable trilogie : *la* fièvre à type *rémittent ou intermittent, la douleur, la voussure hépatique.*

Lors de l'invasion de l'hépatite, on observe des frissons vagues et de la chaleur survenant par intervalles, puis le type devient rémittent avec exacerbation vespérale ou nocturne. Quand l'infection hépatique dure déjà depuis un certain temps, le type de la fièvre devient plus irrégulier ; le plus souvent il existe des accès plus ou moins francs et diurnes, avec un stade de sueurs avorté.

La douleur qui peut faire cependant défaut est un des signes les plus caractéristiques et des plus constants de l'hépatite suppurée, elle présente quelques variations dans son siège, son intensité, l'époque de son apparition et sa durée. D'après les auteurs, elle siège au foie 81 0/0, à l'épaule et au creux épigastrique 15 0/0. Parfois il s'agit simplement d'une gêne obscure dans l'hypochondre droit, elle est plus souvent aiguë pongitive, et augmente par la toux et la palpation. Elle aussi peut être intermittente ou rémittente comme la fièvre de tout à l'heure. Cette douleur peut-être hypochondriaque, s'irradier en ceinture, et surtout vers l'épaule droite. La majorité des auteurs veut voir dans cette sorte de scapulalgie une douleur réflexe transmise par le nerf phrénique droit qui est issu de la 4ᵉ paire cervicale comme les nerfs cutanés superficiels du moignon de l'épaule.

La déformation du foie est le troisième point cardinal à envisager dans l'espèce. D'ordinaire, l'hypochondre dessine une voussure générale et uniforme, les espaces intercostaux sont élargis et leur dépression est effacée, la paroi abdominale antérieure soulevée forme un plan continu avec le thorax, le réseau veineux sous-cutané s'accentue, parfois même, la saillie pointe et s'œdématie, l'abcès est alors indéniable (1).

Tels sont les trois signes principaux qui dominent la séméiologie des abcès hépatiques. Il y a un certain nombre de signes dits accessoires, ce sont: l'ictère, les troubles digestifs et respiratoires. Ce n'est qu'une fois sur six, que l'on constate de l'ictère dans l'abcès du foie, la plupart du temps d'ailleurs, il s'agit d'ictère léger. Les troubles digestifs, comme ceux de la période prodromique, ne présentent rien de fixe, ni de bien net, ce sont des vomissements bilieux, des nausées, de l'anorexie, une diarrhée bilieuse, ou au contraire de la constipation. Quant aux troubles respiratoires, ils proviennent de la douleur, de la tuméfaction de l'organe qui gênent le fonctionnement respiratoire, et aussi des complications, en particulier de la pneumonie de la base que nous avons vu de temps en temps venir compliquer l'hépatite, suppurée.

Je le répète, tous ces phénomènes peuvent prendre une allure variable, suivant que l'on est en présence d'une forme aiguë, subaiguë ou torpide, cette dernière peut même mériter le qualificatif de latente.

Pronostic. — Le pronostic des abcès du foie dans la dysenterie est des plus sombres; l'abcès abandonné à lui-même, d'après de Castro, donnerait la mortalité effrayante de 80 p. 100. La mort est la conséquence rapide de l'introduction du pus dans la veine cave ou le péricarde; lors de l'ouverture dans les bronches, le péritoine ou la plèvre, elle est encore très fré-

(1) Ce dernier signe manque souvent malheureusement, il fait totalement défaut chez un malade que j'ai sous les yeux en ce moment.

quente (1) ; elle n'est même pas rare, quand l'ouverture vient
à se faire : soit dans le tube digestif, soit à l'extérieur. D'une
façon générale, la gravité est accrue chez les gens qui sont
débilités par des travaux fatigants ou des excès (2), elle est
surtout augmentée sur les individus qui ont subi l'anémie
des climats tropicaux et de fréquentes atteintes du paludisme.

Naturellement l'intervention chirurgicale, dont nous allons
nous occuper tout à l'heure, diminue beaucoup la mortalité.
Je viens de dire que l'abcès abandonné aux seules forces de
la nature donnait jusqu'à 80 p. 100 de décès, l'intervention tardive 70 p. 100, les opérations plus hâtives peuvent arriver à
donner seulement 44 p. 100 de mortalité, d'après de Castro ; à
l'heure actuelle, avec les perfectionnements, la mortalité est
encore bien inférieure, sans contredit. En fait de pronostic il
faut surtout tenir compte de la marche envahissante du processus sphacélique et des manifestations multiples, tout est là.

Diagnostic. — Dans les cas types, le diagnostic n'est pas
difficile, il est au contraire à peu près impossible dans ce
que nous avons appelé la forme latente, découverte d'autopsie.
Entre ces deux extrêmes, il y a une série de cas, où la diagnose peut présenter certaines difficultés.

Parfois l'absence de fièvre a fait croire, grâce à l'intensité
des manifestations douloureuses, à de la gastralgie, à une
gastrite, à un cancer, à un ulcère de l'estomac. D'autres fois,
au contraire, la prédominance des symptômes fébriles sur
les signes locaux a fait pencher pour une fièvre typhoïde, de
la tuberculose, voire même pour la fièvre intermittente surtout aux colonies.

D'une façon générale, toute la tumeur abdominale, développée dans l'hypochondre droit et adhérente au foie, peut
provoquer une erreur ; il en est de même de toute augmentation de volume de la glande hépatique. C'est ainsi que j'ai
vu confondre un beau cas de syphilis hépatique, chez un officier de marine, avec une hépatite suppurée ; on eut beau
fouiller le foie en tous sens, rien ne vint, et l'augmentation
de volume du foie et les douleurs du côté de l'organe cédè-

(1) D'après mon expérience personnelle, il ne faut pas trop attendre en pareil cas, lorsque la collection se vide mal et que la scapulalgie et les accès
fébriles continuent ou reparaissent après une légère rémission, il faut prendre
le couteau.

(2) Alcoolisme principalement.

rent assez rapidement à un traitement spécifique très énergique (1). La congestion hépatique des pays chauds est surtout difficile à différencier. Les cirrhoses hypertrophiques s'accompagnent davantage d'ictère, il y a plus souvent apyrexie, la marche est plus lente, il y a urobilinurie. Le cancer du foie se reconnaît à ses bosselures marronnées, ou à sa dureté caractéristique, s'il s'agit d'un cancer massif ; il y a en outre des troubles digestifs des plus marqués et une cachexie bien spéciale.

Quant aux kystes hydatiques, si fréquents aussi dans les pays chauds, en particulier en Algérie, le problème se pose très souvent. Il est encore facile de s'y reconnaître quant il s'agit d'un kyste hydatique sans complications. Il n'y a en effet pas de fièvre dans ce dernier cas, la douleur est moindre, il existe des signes subjectifs : inappétence pour les matières grasses, éruptions ortiées ; les commémoratifs, l'absence de dysenterie peuvent aussi mettre sur la voie. Bien entendu, lorsqu'on se trouve en présence d'un kyste hydatique suppuré, qu'on n'a pas suivi la marche de l'affection et qu'on ne possède pas de renseignements précis, il est fort difficile de s'en tirer ; il y a des erreurs très pardonnables.

La distension et aussi l'hydropisie de la vésicule biliaire peuvent en imposer, ainsi que la cholécystite suppurée surtout ; ce n'est que la marche des accidents, coliques hépatiques, ictère, etc., et le siège de la tumeur qui peuvent mettre un peu le clinicien sur la voie du diagnostic.

La péritonite localisée en cette région, que l'on appelle la périhépatite, ainsi que certains abcès profonds de la paroi abdominale, peuvent nous mettre dans le plus grand embarras, on en a cité des exemples désormais classiques ; c'est surtout ici, l'évolution plus rapide, les signes locaux plus nets qui nous guident. La moindre fréquence des irradiations douloureuses, l'absence de fièvre rémittente et de troubles digestifs sont en plus les meilleurs signes de présomption qui s'inscrivent contre une collection hépatique.

Le point de côté, la toux, la fièvre qui accompagnent le début de l'abcès du foie peuvent faire croire aussi bien à la présence d'une pleurésie ou d'une pneumonie. Il y a bien

(1) Dans ces cas, on a affaire au foie ficelé.

ampliation de la partie inférieure du thorax dans l'abcès du foie comme dans la pleurésie, mais les côtes sont plutôt abaissées dans cette dernière, et plutôt élevées lorsqu'il s'agit d'une collection hépatique. Dans la pleurésie, s'il y a épanchement modéré, on perçoit du souffle; si l'épanchement est au contraire très abondant, la matité, très élevée, exclut l'idée d'abcès du foie. Pour ce qui est de la pneumonie de la base, le diagnostic est beaucoup plus facile: souffle tubaire, expectoration caractéristique, etc...; mais il faut se souvenir de ce que j'ai dit déjà, cette pneumonie peut être concomitante ou se montrer à titre de complication d'un abcès du foie. Lorsqu'il existe des vomiques, l'aspect brun chocolat du pus hépatique, sur lequel j'ai tant insisté plus haut, suffit le plus souvent à faire la différence avec une vomique pleurale ou pulmonaire, ou encore avec l'expectoration des tuberculeux ou des gens atteints de bronchectasie.

Quant au diagnostic du *siège*, l'abcès antérieur de la face convexe se reconnaît à des signes bien caractérisés: tuméfaction, voussure, matité, phénomènes nerveux et réactionnels très marqués. L'abcès de la face inférieure, se développe du côté de l'abdomen, on ne peut plus facilement le confondre avec les abcès rénaux et les tumeurs biliaires; ici, la douleur, la dyspnée sont moins marquées que dans les abcès de la voûte du dôme hépatique. Quand l'hépatite est postérieure, nous avons vu tout à l'heure qu'elle pouvait surtout être confondue avec un épanchement pleurétique minime; quant à l'hépatite centrale, à moins qu'elle atteigne un très grand volume, elle ne donne lieu à aucun phénomène bien caractéristique. Quand elle est au contraire très volumineuse, il existe des signes fonctionnels, troubles stomacaux et intestinaux, ictère, etc...

En somme, le diagnostic de l'abcès hépatique ne laisse pas que d'être délicat dans une infinité de circonstances.

J'ai surtout insisté sur la confusion possible avec les autres tumeurs abdominales de la moitié droite de l'abdomen et avec les affections de la base du thorax : plèvre et poumon.

Dans les services de clinique, soit dans les services de médecine, soit dans ceux de chirurgie, on assiste fréquemment à ces hésitations, d'ailleurs bien légitimes dans un très grand nombre de cas.

Il faut toujours revenir à l'origine, à la dysenterie primordiale, et à la trilogie symptomatique qui permettront le plus souvent d'arriver à une quasi-certitude.

Traitement. — Il me reste à parler du traitement des abcès hépatiques. C'est là, au point de vue pratique, la partie la plus intéressante de l'histoire des abcès du foie. Il faut d'ailleurs toujours faire une part aussi large que possible à la thérapeutique dans la pathologie.

Le traitement des gros abcès du foie, dans la dysenterie, peut être médical ou chirurgical. Les soins médicaux, empressons-nous de le dire, ne sont utiles qu'au début, ou comme adjuvants; mais ils ne sauraient constituer la base du traitement; ces *collections sont seulement justiciables d'une thérapeutique chirurgicale.* Je l'ai dit, il me semble, d'une façon assez catégorique, on ne doit pas se faire d'illusions et attendre vainement: une rétrocession du processus, une résorption du pus, même par le traitement médical le plus habilement conduit. Tout cela, c'est se leurrer, c'est leurrer le patient, c'est du temps perdu. *Il faut réagir contre les savantes, mais funestes tergiversations médicales, toutes les fois qu'il s'agit du ventre, surtout quand il y a du pus.*

Il faut bien l'avouer d'ailleurs, l'arsenal de la médecine est assez pauvre vis-à-vis de la complication hépatique qui nous occupe en ce moment; que nous offre-t-elle? du quinquina, de la quinine, des toniques, de l'alcool, des révulsifs, des purgatifs légers. Voilà tout ce que je trouve à citer dans cet arsenal des plus modestes. Ceux qui ont eu recours à ce traitement médical l'ont fait pour obéir à deux principes : prévenir la formation du pus et soutenir les forces du patient. Voici ce que l'on a fait dans le premier but, on a usé et abusé des dérivatifs locaux : teinture d'iode, liniments térébenthinés ou autres, vésicatoires, etc.; tout cela bien entendu n'a qu'une utilité des plus contestables, des plus médiocres; les émissions sanguines locales, ventouses scàrifiées, sangsues, d'après certains auteurs, auraient une action décongestionnante plus sérieuse, je le croirais assez volontiers; mais malheureusement c'est là tout leur rôle, elles peuvent donner un soulagement momentané, faire croire à un amendement qui est malheureusement des plus fugaces, des plus passagers. Tout cela ne vaut pas sa réputation et doit être rejeté, si l'on ne veut pas affaiblir le malade.

Je logerai les alcalins et le boldo si primé par certains, à la même enseigne; les purgatifs, l'huile de ricin, le calomel, les purgatifs salins sont sans doute indiqués, mais ce n'est pas tant contre l'abcès du foie que contre la dysenterie concomitante, car c'est tout à peine si leur action décongestionnante peut être exploitée en pareil cas. Certains les ont associés à l'opium et à l'ipéca, nous retrouvons là les fameuses pilules de Segond que nous avons vu occuper une des premières places dans le traitement de la dysenterie.

Le sulfate de quinine, qui a été souvent prescrit, peut tout au plus avoir une petite action sur les accès fébriles, les accès intermittents ou rémittents dont nous avons parlé.

Les calmants peuvent arrêter les vomissements, le hoquet quand ils se produisent. Enfin il faut soumettre le malade à une hygiène sévère, et lui prescrire le séjour au lit dans de bonnes conditions; et aussi la diète liquide : bouillon, lait, potages, œufs, etc...

Après l'évacuation du pus, la médication interne réapparaît, mais, cette fois, c'est surtout pour soutenir les forces du patient qui tendent malheureusement à péricliter, en raison principalement de la suppuration qui peut être très abondante et durer fort longtemps. C'est alors que le quinquina, les vins généreux et plus tard les martiaux reprendront leurs indications. Il faudra veiller à la régularité des selles, et on stimulera l'appétit, qui est le plus souvent très diminué en pareil cas, par toutes les préparations amères dont nous avons le choix. Il faudra toujours veiller à la régularité des selles, non seulement parce que l'on a affaire à un vieux dysentérique, mais parce que l'abcès du foie luimême prédispose aux troubles digestifs, comme nous l'avons vu chemin faisant. Il faudra passer de la diète liquide aux aliments solides avec des précautions extrêmes et donner tout d'abord des viandes blanches, du poisson grillé, etc... La convalescence a besoin d'être surveillée au point de vue médical, il faut envoyer le patient dès que la chose est possible dans un pays tempéré, et toutes les fois que l'on observe encore un peu de congestion hépatique, un peu d'engorgement du foie à la suite de la suppuration de l'organe, il faut conseiller, autant que faire se peut, l'usage des eaux médicamenteuses. Ce sont les stations de Vichy, de Bourbonne, de

Plombières, du Mont-Dore qui sont les plus indiquées ; c'est au médecin à choisir l'une quelconque de ces stations, en se basant sur les indications fournies par l'état général du sujet.

Tel est en raccourci le traitement médical à suivre dans l'abcès du foie, on voit son rôle tout à fait effacé, et tout à fait restreint; ce n'est qu'un pâle adjuvant en somme, du traitement chirurgical qui doit être institué le plus tôt possible, dès qu'on a le diagnostic en main. Pour établir d'ailleurs ce diagnostic, parfois difficile comme nous l'avons vu, il ne faut pas se tenir dans une expectation qui peut être préjudiciable au patient, il faut aller au devant; il faut dans le doute, chez les coloniaux, fouiller le foie en tous sens, à l'aide de ponctions répétées au trocart de Dieulafoy; c'est là une manœuvre à laquelle je me suis livré assez souvent; soyons propres, aseptiques veux-je dire, et cette exploration, des plus utiles, n'aura jamais d'inconvénients. Il n'en serait pas de même pour une grosse rate; ici j'ai vu des accidents, des hémorrhagies qui mettaient à mal le sujet. Mais pour l'organe hépatique on peut y aller carrément sans crainte, sans arrière-pensée. Dans le doute ponctionnons donc, ne nous abstenons pas. Après ce court préambule, je vais passer au traitement chirurgical des collections hépatiques.

L'ouverture des abcès du foie a été pratiquée dès la plus haute antiquité; seuls les procédés, les méthodes ont varié suivant les diverses époques; nous allons tout d'abord faire un court historique.

Annesley et Morehead, qui se sont beaucoup occupés de la question, attendaient que l'abcès fît une saillie bien fluctuante et rouge à la surface, ils ouvraient au bistouri largement et non au trocart. D'autres, tels que Martin et Budd, plus timorés, préconisèrent l'abstention et s'en remirent tout bonnement à la nature, pensant même que l'ouverture, soit dans les bronches, soit dans le poumon, pouvait être considérée comme une solution heureuse (2); nous avons vu ce qu'il faut penser de cette bénignité. Ces auteurs parlent tout le temps de l'introduction de l'air et paraissent beaucoup craindre

---

(1) Malheureusement, parfois, le pus est si épais qu'il ne vient rien.

(2) En nous appuyant sur nos observations personnelles, nous sommes obligés de nous inscrire contre cette opinion; en pareil cas, nous avons toujours eu la main forcée par la fièvre hectique.

cette complication, nous ne comprenons plus les choses de cette façon aujourd'hui, inutile d'insister. Chose curieuse à constater, ce qui prouve une fois de plus combien les statistiques sont profondément élastiques, Martin et Budd avaient fini par trouver qu'il valait mieux laisser les abcès abandonnés à eux-mêmes, que l'on avait plus de succès ainsi qu'en intervenant.

Les médecins qui autrefois ont opéré en Algérie (Cambay, Rouis, Haspel), ou dans les autres colonies (Dutroulau), ont eu, soit recours au trocart et au draînage, soit à la méthode de Récamier.

Sachs et de Castro voulurent faire une évacuation surtout lente pour éviter les hémorrhagies ex-vacuo, ils laissaient à demeure le trocart, puis le remplaçaient par un drain de caoutchouc que l'on raccourcissait à mesure.

Le traitement des abcès du foie comporte d'une façon générale trois *méthodes* :

Les ponctions capillaires qui, à la suite du cas heureux de Moulard Martin, ont été préconisées par de nombreux médecins ; elles ont dû être par la suite rapidement abandonnées, elles ne permettent pas, en effet, l'évacuation du contenu grumeleux des collections hépatiques ; la ponction, je le répète, est un simple guide, il faut fouiller les foies soupçonnés d'abcès, mais il faut opérer plus largement de suite et retenir l'axiome de Bertrand : quand on a du pus hépatique au bout de son aiguille, il ne faut pas le lâcher.

Passons aux méthodes plus larges des gros trocarts et de l'incision au bistouri. Rendu les a divisées en deux catégories : les méthodes lentes et les méthodes rapides. Dans le premier groupe, il faut ranger le procédé de Graves et de Bégin repris par Volkmann, les procédés de Récamier, de Trousseau, de Mac-Lean. Dans le second, on trouve ceux de Horner, de Cambay, de Verneuil, de Tillaux, de Bérenger-Féraud, etc.

Dans les méthodes lentes, nous avons tout d'abord le procédé dit de Graves et Bégin repris par Volkmann sous le couvert de l'antisepsie ; ce procédé consiste à inciser en un premier temps jusqu'au péritoine, puis à attendre que les adhérences veuillent bien se former.

Je passe rapidement sur l'acupuncture de Trousseau et les

mouchetures de Mac-Lean. Quant à la méthode de Récamier, qui a été si fort en honneur autrefois, elle consiste à arriver sur le foie à l'aide d'une traînée de pâte de Vienne, c'est une méthode trop lente, absolument délaissée de nos jours.

Dans le second groupe de Rendu, on rencontre les procédés de Horner, de Cambay, de Verneuil, de Tillaux, de Bérenger-Féraud.

Je ne puis entrer dans le détail de tous ces procédés; on le sait, Cambay et Verneuil ouvrent l'abcès à l'aide d'un gros trocart et laissent la canule à demeure; Horner suture le foie avant d'ouvrir l'abcès, nous allons y revenir tout à l'heure.

Un peu plus tard est venue la méthode de Little, si fortement prônée par Rochard à l'Académie et par Mabboux dans son mémoire récompensé par la Société de chirurgie (1).

Enfin, aujourd'hui, on tend à être un peu moins hardi, et on revient à l'incision couche par couche, avec suture préalable (Defontaine, du Creusot).

Telles sont, en quelques mots, les vicissitudes par lesquelles est passée la thérapeutique chirurgicale des abcès du foie.

Je ne m'amuserai pas à discuter et à comparer la valeur des anciens procédés entre eux, ou de ces derniers avec les nouveaux; j'envisagerai simplement avec détail ce qui se fait encore aujourd'hui, ce que l'on doit faire actuellement, pour être dans la règle.

Je viens de le dire, nous trouvons encore en présence : la méthode en deux temps de Bégin-Volkmann la méthode et rapide avec ou sans suture préalable.

La méthode de Volkmann, incision des diverses couches jusqu'au péritoine y compris, est lente et peut être dangereuse si l'abcès est hypermûr et s'ouvre avant la formation des adhérences; elle est inutile bien entendu quand ces dernières existent déjà. Toutefois, en garnissant bien le pourtour du vide hépato-péritonéal, en faisant non seulement un bon drainage, mais une bonne cheminée d'appel, on ne risque pas grand'chose en l'espèce. La méthode est surtout lente, voilà le principal et le véritable reproche à lui faire.

Restent : la méthode dédaigneuse de Stromeyer-Little et la méthode plus prudente conseillée par plusieurs chirurgiens, en particulier par Defontaine (Creusot). La première mé-

____
(1) *Société de chirurgie*, 1887.

thode, celle de Stromeyer-Little, n'y va pas de main-morte ; se guidant sur le trocart, le chirurgien tranche d'un coup la paroi abdominale et le foie, c'est beau, c'est rapide, c'est brillant, tout ce que l'on voudra, mais ce n'est pas chirurgical. Malgré ses succès, elle a été abandonnée par la plupart des chirurgiens, comme ne présentant pas des garanties suffisantes. Toutefois, il y a eu ici une scission que je suis obligé de signaler : quelques chirurgiens, revenus à des idées plus saines, ont adopté l'incision méthodique, couche par couche, mais ils ont conservé le mépris du défaut d'adhérences tout comme dans la méthode de Little ; je citerai parmi ceux là : Zancarol, Bertrand et Fontan. Les succès de ces chirurgiens, comme ceux qui ont été enregistrés pour le compte de la méthode de Stromeyer-Little, peuvent s'expliquer de plusieurs façons : 1° par l'existence d'adhérences de voisinage, 2° par la stérilité habituelle du pus hépatique (Peyrot). Mais il faut bien savoir que le pus des abcès hépatiques, nous l'avons déjà dit, est loin d'être toujours stérile.

Il y a plusieurs exemples de péritonite dus au défaut de protection de la séreuse, le foie ne s'adapte pas si bien à la paroi abdominale que veut bien le dire Mabboux, d'ailleurs assez fortement embarrassé, on le sent bien dans son mémoire, pour donner une explication des résultats heureux de la méthode qu'il préconise.

Il faut en somme en revenir, d'une façon habituelle, à la grande loi, défendue surtout par Terrier, qui n'autorise l'ouverture des collections purulentes de l'abdomen qu'après la clôture de la séreuse. Dans bien des cas, la rétraction rapide ou même brusque de la poche évacuée, les vomissements, les quintes de toux, les changements de position du malade peuvent faire craindre la production d'un vide entre les deux feuillets péritonéaux. La méthode de Little, en outre, a le grand désavantage de marcher de parti-pris toujours de la même façon et tout à fait à l'aveuglette ; elle expose, en « poignardant » pour ainsi dire le patient, à blesser : la vésicule biliaire, l'estomac, l'épiploon et surtout l'intestin. Il faut être plus maître de soi, la méthode semble hardie, elle cache peut-être un manque de sang-froid chirurgical.

Il me semble superflu d'insister sur ce procès... A moins de conditions particulières, à moins d'être très pressé et de

tomber sur un abcès ayant déjà envahi les couches superficielles, il faut aller prudemment, couche par couche, et faire
au besoin la suture hépato-péritonéale, s'il n'existe pas d'adhérences. Voici les détails de cette méthode qui a été bien
décrite par Defontaine (1). On incise couche par couhe la paroi :
peau, muscles et aponévroses jusqu'au péritoine. Il faut diviser
tout cela sans crainte, dans une grande étendue, en faisant
rigoureusement l'hémostase, afin d'y voir bien clair pour la
suite de l'opération. Une fois la place exsanguë, on aspire le pus
contenu dans l'abcès à l'aide du trocart. C'est alors seulement
que l'on passe au deuxième temps, la fixation hépato-pariétale
avant l'ouverture large et définitive du foyer purulent. A ce
moment, on ouvre le péritoine et on fait la suture à l'aide
de points passés assez nombreux, l'aiguille très courbe doit
mener le fil assez superficiellement et très obliquement dans
le tissu hépatique ; il ne faut pas aller à plus de deux millimètres de profondeur. En s'aventurant trop profondément,
on peut pénétrer dans l'abcès et contaminer son fil ; de plus,
le tissu hépatique est un tissu friable et la suture ne tient pas
si l'on prend une trop forte couche de tissu, enfin on est
plus sûr ainsi de ne pas avoir une hémorrhagie par trop abondante. Defontaine conseille bien de placer deux rangs de sutures, l'un parallèle aux lèvres de la plaie et un autre plus en
dedans, central, à direction radiée.

J'avoue que, la plupart du temps, je me suis contenté d'un
seul cercle et que je m'en suis quand même bien trouvé (2).
Je me suis servi de la méthode non seulement pour des
abcès du foie, mais aussi pour un énorme kyste intrahépa-
tique difficile à traiter suivant les formules ordinaires. Il
s'agissait d'un kyste énorme ; le foie était si aminci en
arrière que je sentais, après avoir plongé mon bras dans
son intérieur, les battements de l'aorte à travers une mince
lame de tissu hépatique limitant la poche. Cet homme, qui
travaille à la Compagnie transatlantique et que je vois de
temps à autre, quand je vais conduire quelqu'un au bateau,
est un problème pour moi ; ce n'était plus qu'un squelette,
au moment où je l'ai opéré. Il a parfaitement guéri de son

<hr>

(1) Defontaine, *Archives provinciales de chirurgie.* 1897.
(2) J. Brault. *Société de chirurgie,* mars 1894, et *Bulletin médical de l'Algérie,* 1895.

énorme kyste, bien que le foie ne fût plus qu'une coque; et malgré une abondante cholérrhagie, il a vite repris de la force et de l'embonpoint.

Mais revenons aux abcès du foie : pour faire ces sutures, j'ai toujours pris des fils de soie moyens, la soie est également recommandée par Defontaine, les fils métalliques ont trop de tendance à déchirer le tissu hépatique.

Le troisième temps à accomplir, c'est l'ouverture du foie ; l'hépatotomie est faite dans l'étendue de six à huit centimètres environ, l'incision cutanée en mesurant huit à neuf. Un bistouri ordinaire est introduit le long du trocart ou après retrait de ce dernier instrument, l'ouverture ainsi pratiquée peut être agrandie au bistouri boutonné. Certains ont cru devoir recourir au thermo, par crainte d'hémorrhagie ; je dois dire que dans le cas où la collection est encore profonde, il est bien difficile de parvenir jusqu'à l'abcès par ce moyen ; ou l'on chauffe trop fort, et l'hémostase n'est pas réalisée ; ou l'on se tient au rouge sombre, et le thermo s'éteint de suite ; quand on est très profondément à un centimètre et demi, deux centimètres, on se sent véritablement *englué*, j'ai éprouvé cette sensation ; il vaut mieux recourir en somme d'emblée au bistouri. S'il se produisait un écoulement de sang tant soit peu inquiétant, on aurait recours à un bon tamponnement autour d'un drain.

Dans le cas où on n'aurait pas fixé le foie préalablement, on doit charger un aide de repousser la partie postéro-inférieure de l'organe de façon à l'appliquer à la paroi; on place ensuite le doigt en crochet autant que possible, ou des écarteurs plats, pour le maintenir au contact. Telle est la technique opératoire proprement dite.

Il faut ensuite s'occuper de la vidange de l'abcès ou plutôt de la toilette de la poche; la chose est toute simple avec la fixation, c'est à de l'eau stérilisée, ou à des solutions antiseptiques faibles qu'on a recours, pour éviter les complications; on bourre ensuite la cavité avec de la gaze antiseptique; il faut éviter la gaze iodoformée qui peut amener des intoxications. Dans la grande majorité des cas, je n'ai pas eu recours au lavage (1).

Actuellement se pose une question très importante, je

____
(1) C'est comme pour la pleurésie purulente. Il faut se guider sur la tem-

veux parler de la méthode de Fontan de Toulon, c'est-à-dire du *curettage de la poche*.

Ces temps derniers, un de mes camarades, M. Farganel (1), citait quelques observations recueillies dans la province d'Alger et traitées avec succès par cette technique. Voici en quoi consiste cette méthode si controversée du curettage de l'abcès hépatique.

Tout d'abord on évacue le plus possible les débris sphacéliques à l'aide des doigts introduits dans la poche, puis on s'arme de la curette et on passe un peu partout, même dans les anfractuosités ; on s'aide d'un bon lavage évacuateur et on ne cesse que lorsqu'on entend un bruit strident un peu comparable au cri utérin dans le curettage de cet organe ; l'opérateur est alors sur la paroi fibreuse de la poche, sur la membrane qui entoure l'abcès. Les partisans du procédé, tels que Zancarol d'Alexandrie, Fontan de Toulon, disent que la méthode n'offre aucun danger, d'autres prétendent qu'elle détermine des hémorrhagies inquiétantes. Je n'essaierai pas de trop approfondir ce débat ; à mon avis, la plupart du temps, il ne s'agit ici que d'une pure coquetterie, absolument inutile, superflue et peut-être dangereuse. Ouvrons donc largement et de bonne heure les abcès du foie, lavons-les au besoin, mais à moins d'indications tout à fait spéciales : abondance de détritus solides, de bribes plus ou moins adhérentes ; ne les curons pas.

Je veux maintenant dire un mot d'une petite complication qui arrive ici comme dans l'ouverture des kystes hydatiques, mais peut-être moins souvent, j'ai nommé la cholérrhagie très abondante qui se produit dans les jours qui suivent l'opération. L'écoulement biliaire épuise le malade et nous ne pouvons malheureusement pas grand'chose contre lui. Il faut être sobre d'injections, draîner largement d'abord, puis peu à peu, on laisse l'orifice se rétrécir. L'abcès guérit en moyenne dans un laps de temps de quatre à six semaines, quelquefois une petite fistulette persiste pendant quelques mois.

Il faut veiller surtout à renouveler le plus fréquemment possible les pansements qui doivent toujours être très épais,

pérature ; malheureusement, il est des cas où, grâce à la diffusion du processus, l'infection continue malgré tout, c'est là qu'est le danger.
(1) Farganel. *Archives de médecine militaire.*

parce que les liquidesn, la bile notamment, les traversent rapidement. Ici, c'est comme pour l'empyème, dans les premiers jours, d'habitude il n'y a pas de pansement qui tienne contre le flot des liquides qui s'écoulent de la plaie. Tout ce que je viens de dire s'applique aux abcès du foie en général et en particulier à ceux que l'on opère et que l'on doit opérer par la voie abdominale.

Mais il y a, nous l'avons vu, des abcès qui ne proéminent pas de ce côté, qu'il faut rechercher en ponctionnant à travers un espace intercostal et qu'il faut attaquer par la voie transpleurale. Dans ce cas, on pratique une incision parallèle à la côte voisine du point ponctionné et on la résèque dans une étendue variable, six à huit centimètres en général, il faut tâcher de ménager l'intercostale, mais sa blessure n'est pas très grave en l'espèce et l'on peut la lier facilement à ciel ouvert. Certains médecins comme Zancarol prétendent qu'il suffit de réséquer la côte et d'ouvrir l'abcès pour voir l'hémorrhagie s'arrêter d'elle-même. Ici, le simple procédé de Little serait encore plus dangereux et moins efficace que dans la voie sous-costale. Le meilleur moyen pour se mettre à l'abri de l'infection des séreuses, c'est de les suturer deux à deux, la plèvre pariétale et la plèvre diaphragmatique tout d'abord, puis, si cela est nécessaire, le foie et le péritoine diaphragmatique; dans le cas où l'on se résout à cette dernière partie du programme, il est souvent nécessaire, pour être à son aise, et y bien voir, de réséquer plus d'une côte et de faire une ouverture très large.

Cette dernière précaution n'est d'ailleurs pas toujours indispensable en l'espèce, c'est surtout la *suture des deux plèvres qui importe*, l'abcès pouvant être parfaitement adhérent déjà au diaphragme, on n'a plus à craindre ici l'issue d'épiploon ou d'intestin et l'organe hépatique se trouve bien en rapport avec le dôme diaphragmatique. Certains préfèrent ici l'hépatotomie au thermo, parce que ces abcès, logés le plus et le mieux dans le lobe droit, saignent peut-être plus que ceux qui proéminent vers l'épigastre. Dans la majorité des cas, le bistouri suffira, quitte à faire ensuite un bon tamponnement ou à moucher les surfaces de section au thermo poussé seulement au rouge sombre. Il m'est arrivé bien souvent, dans les tranches des organes, de pratiquer ainsi en deuxième analyse cette

excellente hémostase (épididyme) (1). Quelques-uns professent
un certain mépris pour les sutures de protection des séreuses,
c'est ainsi que Zancarol n'y recourt jamais et a obtenu de nombreux succès. Forgues et Reclus font observer que la plèvre
peut être refoulée, qu'il peut y avoir des adhérences et que le
péritoine peut manquer dans une partie de la face supérieure
du foie; il y a surtout en somme des adhérences, c'est ce qui
explique le plus et le mieux ces succès, ces coups hardis et
heureux, mais peu chirurgicaux, parce qu'ils laissent toujours
une certaine part au hasard. Dans la majorité des cas donc,
pour les abcès à évolution thoracique, on ouvrira très largement, on réséquera, si cela est nécessaire, une ou deux côtes
et, suivant le procédé de Thornton, on suturera les séreuses
deux à deux, c'est là véritablement que se trouve la sécurité
absolue; néanmoins, dans un grand nombre de cas, la suture
du foie au diaphragme peut être considérée comme superflue (2). Pour le reste de la technique, inutile de répéter ce
que nous avons dit tout à l'heure à propos des abcès ouverts
à la paroi abdominale.

Voyons encore quelques autres cas possibles avec les
migrations bien connues désormais des grosses collections
hépatiques.

Lorsque l'abcès s'ouvre spontanément dans la plèvre, la
marche de l'intervention est sensiblement la même; il faut
ici ouvrir très largement, il n'y a bien entendu pas à se préoccuper des sutures, mais on doit draîner de son mieux tout le
cul-de-sac costo-diaphragmatique, en faisant au besoin ce que
l'on appelle un Delagenière, résection de 7e, 8e et 9e côtes sur
une grande étendue. Si l'on veut exactement se rendre compte
de ce qu'est cette intervention, on n'a qu'à se reporter au
mémoire de l'auteur publié dans les archives provinciales de
chirurgie.

Il peut, avons-nous dit, y avoir empyème de voisinage, sans
communication avec l'abcès du foie. Dans ce cas, il est loisible de traiter isolément les deux parties, il faut toujours ré-

(1) J. Brault. Vaginale au ras de l'épididyme dans la cure radicale des
hydrocèles anciennes. La chirurgie des bourses (*Archiv. Prov. de chirurgie.*
Mai-juin 1899.)
(2) C'est ainsi que j'ai procédé encore ces jours derniers pour un homme
de 36 ans atteint d'abcès postérieur, il y avait des adhérences pleuro-pleurales
dans une partie de mon champ opératoire, je n'ai été obligé de pratiquer la
fermeture qu'en avant.

séquer au moins une large portion de côte (1) pour bien drainer le foyer pleural. La manière d'opérer la plus simple est celle de Peyrot: incision en plein sur la côte, choisie, résection de cette côte dans l'étendue de sept à huit centimètres environ, puis incision du périoste et de la plèvre dans le lit même de cette dernière. Les abcès qui s'ouvrent dans le poumon sont surtout les collections les plus postérieures et, en pareil cas, c'est toujours assez en arrière qu'il faut opérer les résections costales. Ici il faut s'abstenir de lavages; le nettoyage minutieux se fait au tampon ou exceptionnellement à la curette.

Dans le cas d'abcès s'ouvrant dans l'un des viscères creux de l'abdomen, on doit rechercher la collection et essayer de la tarir tout comme l'abcès ordinaire.

Tel est, en résumé, le traitement chirurgical des abcès du foie qui clôture ce que nous avions à dire sur la dysenterie et ses complications.

(1) Choisir la plus saillante.

DEUXIÈME PARTIE

MALADIES CUTANÉES DUES OU TRÈS PROBABLEMENT DUES A DES PARASITES VÉGÉTAUX

CHAPITRE PREMIER

LE BOUTON DES PAYS CHAUDS

Historique et géographie médicale. — Cette affection cutanée a reçu une multitude de noms, suivant les pays où elle a été rencontrée ; ne citons que les principaux : *clou de Biskra bouton d'Orient, d'Alep, du Nil, de Delhi*, etc. Son domaine géographique n'est pas en effet cantonné à l'Afrique, la maladie a une limitation assez nette, mais elle est endémique dans des localités fort diverses d'Afrique ou d'Asie.

Dans l'Afrique du Nord, on rencontre le bouton des pays chauds : au Maroc sur les bords de la Malouïa ; en Algérie, à Biskra, Laghouat, Tuggurth, dans les Zibans, le Sahara ; on le rencontre également dans plusieurs localités de Tunisie et d'Égypte, notamment à Naboul, Gafsa, au Caire et à Suez.

Citons au hasard en Asie : Alep, certains villages du Liban, la Mésopotamie (Orfa, Mossoul, Bagdad), Brousse en Asie-Mineure, Téhéran et Ispahan en Perse ; Bombay, Guzerát, Delhi, dans l'Inde.

D'après certains auteurs, les îles de Chypre et de Crète ne seraient pas indemnes ; je ne crois pas qu'il y ait d'autres points d'Europe signalés jusqu'à présent.

En dehors de ces centres classiques, il se produit, de temps à autre, des cas sporadiques dans des localités qui ne sont pas marquées sur la carte du Clou des contrées chaudes; c'est ainsi que j'ai pu observer deux cas de bouton authentique, à Alger même; j'ai communiqué les observations à la Société de dermatologie, au début de cette année (1).

Bien plus, je dois à la vérité de dire que le bouton existe dans toute l'Afrique tropicale, je me suis expliqué à ce sujet à propos du craw-craw (2).

Étiologie. — L'étiologie est encore bien obscure, malgré le nombre considérable de travaux produits sur cette modeste question de pathologie exotique.

Les eaux ont tout d'abord été sérieusement incriminées, il y a cependant des arguments péremptoires qui permettent d'éliminer l'eau de boisson; des gens, des étrangers principalement, buvant exclusivement des eaux minérales ont quand même été atteints. D'ailleurs sur le cours d'une même rivière, on voit des villes atteintes et d'autres épargnées. Pour des raisons analogues, on doit rejeter la contamination par l'eau qui sert aux ablutions; parce que ceux qui se servent d'eau bouillie, d'eau de citerne, sont aussi bien affectés que ceux qui se servent de l'eau de la rivière suspectée.

Quelques auteurs ont pensé qu'il s'agissait d'une maladie déterminée par l'usage des dattes; cette opinion ne résiste pas à l'examen; en effet, des personnes n'ayant jamais mangé de dattes, ou vivant dans des pays où il n'en existe pas, ont été atteintes, alors que d'autres qui en mangeaient souvent n'ont jamais été prises.

Les influences météorologiques et les saisons n'ont aucune importance en l'espèce; cependant Leroy de Méricourt, Weber, Laveran et d'autres médecins militaires, qui ont observé en Algérie, considèrent que le bouton est plus fréquent pendant les mois d'automne. Dans l'Inde, c'est après la saison des pluies qu'on l'observe le plus et le mieux. D'après Corrado, à Alep, un des foyers les plus connus de la maladie, ce serait en effet une affection estivale et automnale.

On pense actuellement qu'il s'agit plutôt d'une inoculation directe par un animal quelconque qui inoculerait le germe spécifique du bouton de Biskra. En tout cas, le bouton apparaît chez l'homme dans les régions glabres, les plus

(1) J. Brault, *Société de dermatologie et de syphiligraphie*, janvier 1899.
(2) J. Brault. *Annales de dermatologie et de syphiligraphie*, n° d'avril 1899.

exposées ; sur les animaux : chiens, chevaux, c'est aux narines que s'observe le bouton. La maladie peut être aussi propagée par les mouches qui inoculent les parties légèrement dénudées. On a signalé des cas de contagion par les objets ayant servi aux malades.

Il y a ainsi de véritables épidémies de maison, les individus atteints peuvent créer de nouveaux centres transitoires ou permanents. Boinet et Déperret ont vu la maladie s'installer au camp de Sathonay pendant un certain temps, grâce à un bataillon de retour de Tunisie. A Schosseifatt, dans le Liban, la maladie est endémique depuis 1830, elle y a été importée par un soldat venant d'Alep.

Toutes les conditions, tous les âges, tous les sexes indistinctement sont sujets au bouton ; les races ou nationalités ne paraissent pas non plus avoir la moindre importance à cet égard. Cela serait surtout vrai en Perse ; à Biskra, on croit que la maladie est plus fréquente chez les Européens.

Les enfants qui sont nés à Alep sont surtout pris pendant leurs premières dents. Les étrangers à une localité contaminée peuvent séjourner dix, quinze, vingt ans parfois, avant de contracter la maladie, elle peut de même se déclarer au bout de quelques semaines. La période d'incubation est de 15 à 18 jours. Une première atteinte confère en général l'immunité, mais il y a un certain nombre d'exceptions à cette règle.

Le bouton des pays chauds est formé par une petite tumeur qui comporte trois zones : une première périphérique, simple épaississement du corps muqueux, une deuxième où il y a non seulement augmentation de volume des cellules, mais encore prolifération de ces dernières, enfin une troisième partie centrale, où se trouvent des espaces clairs séparés par des cloisons de cellules épidermiques. Ces vacuoles contiennent des globules blancs et quelques hématies, plusieurs communiquent entre elles. Au-dessous, le derme est infiltré de leucocytes qui ont disséqué les acini, les vacuoles pleines de globules purulents communiquent avec les vacuoles décrites dans la couche épidermique. A la période d'ulcération, la couche cornée, qui avait jusque-là résisté, disparaît, ainsi que toutes les couches épidermiques qui sont remplacées par un lit de cellules aplaties. Au-dessous encore, on voit des masses papillomateuses irrégulières qui se subdivisent en tous sens reposant sur un tissu conjonctif fortement infiltré d'éléments cellulaires.

Heydenreich, Duclaux, Chantemesse, puis Boinet et Deperret ont étudié tout d'abord l'affection, au point de vue bactériologique. Il s'agirait d'un coccus de 0 µ. 5 à 1 µ.; on le rencontre disposé en diplocoque ou en zooglée; très voisin du staphylocoque doré, il liquéfie beaucoup plus lentement la gélatine. Les inoculations avec les cultures pures ont parfaitement réussi. Telle est l'idée la plus répandue.

Il faut se demander si l'on n'a pas tout simplement isolé un microcoque secondaire qui serait capable de donner un furoncle rappelant plus ou moins le bouton des pays chauds à la suite de son inoculation expérimentale.

La chose en effet ne paraît pas si simple, lorsqu'on étudie de plus près la question. En 1897, Djelaleddin-Mouktar a trouvé un streptocoque ; Nicolle et Noury-Bey également un streptocoque non influencé par le Marmorek, enfin MM. Brocq et Veillon un streptothrix dont l'inoculation a échoué à Paris. Toutefois il faut savoir qu'en général les inoculations faites en France avec les produits du bouton de Biskra ont toujours échoué. On peut se demander s'il n'y a pas plusieurs boutons des pays chauds, et si les gens d'Alep n'ont pas raison dans leur classification en boutons *mâles* et *femelles*.

Pour mon compte, je ne considère pas, je le répète, l'étiologie ou mieux la pathogénie du bouton des pays chauds comme une chose définitivement arrêtée.

Le bouton des pays chauds est souvent multiple; on peut en compter vingt, trente et même près de quatre-vingts sur un même sujet. Il siège, je le répète, sur les parties découvertes et on ne cite guère que cinq ou six cas de boutons développés sur les organes génitaux.

Symptômes. — Les auteurs décrivent en général trois phases à la maladie : 1° une période d'induration ; 2° une période d'ulcération; 3° une période de cicatrisation.

1° *Période d'induration.*— Dans la première phase, après quelques démangeaisons, apparaît une petite papule semblable à une piqûre de moustique qui s'entoure bientôt d'une aréole érythémateuse. La papule s'hypertrophie peu à peu et arrive à former une petite nodosité arrondie, indolente, prurigineuse. Au quatrième mois, elle finit par prendre le volume d'une fève. A ce moment elle est dure, d'un rouge sombre et l'épiderme desquame en lamelles circulaires.

2° *Période d'ulcération.* — Dans la deuxième période dite d'ulcération, du quatrième au cinquième mois, survient au sommet de la tumeur une petite vésicule dont le centre adhère à un petit bourbillon qui s'enfonce plus ou moins vers le derme. Lorsque la vésicule est une fois rompue, il se produit à sa place une croûte formée de cellules épidermiques et d'un liquide séro-purulent qui est sécrété par la surface ulcérée. La croûte composée de couches stratifiées peut acquérir jusqu'à un centimètre d'épaisseur. Elle est en général sèche et fort adhérente. Sous cette croûte, s'accumule un liquide séro-purulent. L'ulcération, qui se trouve dessous, va jusqu'au tissu cellulaire sous-cutané et a des bords indurés qui comprennent toute l'épaisseur du tégument. Ces bords, lorsque la croûte est tombée, se voient taillés à pic, irréguliers et forment un bourrelet épais. Tout autour, la peau a une teinte livide ; le diamètre de l'ulcération est de deux à cinq centimètres, parfois on en rencontre de plus considérables dues à la réunion de plusieurs boutons. Dans ces cas, on observe de temps à autre des ponts de peau décollée qui séparent plusieurs ulcérations voisines. Pendant cette période, qui dure de deux à six mois, l'ulcère n'est pas trop douloureux, il existe surtout du prurit.

3° *Période de cicatrisation.* — Du huitième au dixième mois, la période de cicatrisation s'affirme, les bords de l'ulcération s'affaissent ; l'aréole rouge disparaît ; la croûte, qui tombe plus facilement, laisse voir une ulcération qui devient de plus en plus petite. En fin de compte, la croûte ne se renouvelle plus et on observe désormais des bourgeons charnus recouverts d'une légère pellicule blanchâtre. De temps en temps, au lieu d'être centripète, la cicatrisation marche du centre à la périphérie.

La cicatrice fine et comme translucide au pourtour, étoilée au centre, reste longtemps brunâtre, elle est indélébile, les poils ne repoussent plus à l'endroit atteint.

Tel est le tableau général de l'affection ; mais il s'en faut que la scène se déroule toujours de la même manière ; il y a comme partout un certain nombre de modalités cliniques.

Formes Cliniques. — D'après Boinet et Déperret, qui ont

étudié à fond la maladie, on devrait considérer une forme
abortive, une forme desquamante, croûteuse, ulcéreuse
grave, une forme végétante et même une forme confluente;
il y a là une division un peu arbitraire qui n'est justifiée que
par quelques minimes particularités.

Complications. — Les complications sont assez banales :
on signale des lymphangites, des adénites, des phlébites et
des érysipèles.

En Syrie, on a donné au bouton des pays chauds le nom
de *Habb el-seneh*, en Perse celui de *Salek*, ce qui veut dire
« bouton d'un an » ; ces dénominations indiquent à peu près
sa durée moyenne. Elle peut être plus longue, dix-huit mois
et même trois ans.

Pronostic. — Il ne saurait être grave que s'il se produit des
complications redoutables : érysipèle, phlegmon diffus, etc...

Diagnostic. — On ne peut guère confondre tout d'abord le
bouton des pays chauds qu'avec le furoncle et l'anthrax,
mais ce qui frappe de suite et permet de s'y reconnaître,
c'est la marche si lente du bouton d'Orient; c'est cette même
évolution lente avec des phases bien tranchées qui permettront d'éliminer l'ecthyma et le rupia syphilitiques, à la période croûteuse.

Traitement. — Le traitement prophylactique consiste à
préserver avec minutie les moindres excoriations et surtout à
les garantir du contact des insectes. Il y a des auteurs, comme
Corrado d'Alep, qui inoculent la maladie à un membre pour
préserver la face; ils comptent sur la rareté des récidives,
c'est une sorte d'immunisation.

Le traitement curatif est nul; pour les uns, il suffit de
prendre des soins de propreté et de protéger la croûte; pour
d'autres, on peut employer divers caustiques chimiques ou le
cautère actuel. En somme, il suffit, le plus souvent, de se servir d'antiseptiques faibles, ce sont encore eux qui donnent
les résultats les plus favorables (1).

____

(1) Pour plus de détails, voir le traitement du craw-craw.

CHAPITRE II

L'ULCÈRE PHAGÉDÉNIQUE DIT DES PAYS CHAUDS

Ici, je modifie à dessein le titre que l'on trouve communément dans les livres de pathologie exotique, parce que je ne voudrais pas que l'on croie, une minute, qu'il s'agit là d'une maladie spécifique spéciale. Le phagédénisme est un, qu'il s'agisse du phagédénisme d'un bubon chancrelleux ou d'un ulcère contracté à Madagascar ou au Tonkin.

Le phagédénisme est simplement plus fréquent dans les pays chauds, surtout lorsque les individus occupés à une expédition coloniale sont en butte à des privations de toutes sortes et mal équipés. La définition même du phagédénisme peut donc convenir à l'ulcère des pays chauds ; on la trouvera dans tous les traités de pathologie plus ou moins récents. Le phagédénisme consiste dans une gangrène moléculaire déterminée par l'ischémie et la mortification lente, successive, des tissus qui tapissent une plaie. On a souvent comparé le processus à l'action légère mais répétée des caustiques chimiques. Nous savons aujourd'hui que cette gangrène moléculaire est le fait de microorganismes.

Étiologie. — Il n'est pas un ulcère qui ait eu tant d'honneur ; il a été successivement décoré du nom de toutes nos expéditions coloniales ; en ouvrant les divers traités de pathologie exotique on verra qu'il a été dénommé : ulcère de l'Yémen, de Mozambique, d'Annam, de Cochinchine, de Madagascar, de la Guyane, etc. Il existe en effet un peu partout dans les pays chauds, où sa fréquence a été un trompe-l'œil et a fait croire qu'il s'agissait d'une affection spéciale à ces contrées. Mais sachons-le bien, pour ceux qui ont observé avec attention dans les pays tempérés, il n'est pas douteux qu'on y rencontre de temps à autre (1) des ulcères en tous points semblables, chez des gens malpropres et misérables.

Il faut que je dise les raisons qui me font mettre dans le cadre du phagédénisme en général l'ulcère des pays chauds.

Lors des rapatriements de Madagascar (2), j'ai pu étudier tout à mon aise la question, puisque j'ai traité les plus atteints parmi les convoyeurs kabyles et qu'en même temps, ou plutôt un peu plus tard, j'ai eu à soigner un certain nombre de tirailleurs indigènes de même provenance atteints simplement d'affections vénériennes et présentant alors du phagédénisme à cette occasion. Eh bien, qu'il s'agît d'un bubon chancrelleux observé sur un tirailleur absolument indemne d'ulcère, ou de l'ulcération d'un convoyeur, c'était tout comme, au point de vue du processus clinique ; ceci m'a beaucoup frappé, j'ai vu se dérouler les mêmes phénomènes, et j'ai dû recourir aux mêmes moyens pour les faire cesser.

Indépendamment de la clinique je me suis fait une opinion au microscope (3), et je dois dire que, dans les deux cas, j'ai retrouvé non pas un microbe spécifique, mais toujours une sorte d'association microbienne déjà signalée par plusieurs auteurs (Petit, Le Dantec, Boinet) : un bacille et un microcoque.

J'ai vu, d'autre part, parmi mes convoyeurs kabyles, des gens atteints en même temps d'ulcère et de plaies vénériennes phagédéniques (fig. 24 et 25) ; ces manifestations diverses étaient encore cliniquement absolument semblables.

Il est enfin une dernière chose sur laquelle je m'appuierai encore, j'ai déjà fait ressortir ce point à l'époque, c'est la prédilection du phagédénisme, comme de l'ulcère dit des pays chauds, pour certaines races, les Arabes, les Kabyles en particulier. Alors que j'étais chargé des vénériens à l'hôpital du Dey, j'ai remarqué que c'était surtout chez les tirailleurs arabes ou kabyles, que le phagédénisme était le plus fréquent et le plus grave ; j'ai même dû refaire chez un spahis (4) un pénis ainsi amputé.

(1) Très exceptionnellement bien entendu.
(2) J. Brault. *Annales de dermat. et de syph.*, n° de février 1897.
(3) Tout d'abord à Matifou, je n'avais pu me livrer à aucune recherche bactériologique, depuis j'ai eu ce loisir.
(4) J. Brault. *Archiv. provinciales de chirurgie*, juillet 1897 et juin 1899.

De même que j'ai constaté le phagédénisme chancrelleux plus souvent chez les indigènes, de même dans la guerre de Madagascar ce sont les indigènes qui ont été presque exclusivement frappés par l'ulcère phagédénique ; j'ai soigné beaucoup de rapatriés du génie du 200ᵉ, du 40ᵉ bataillon de chasseurs, ils n'ont jamais présenté l'affection ; on a bien dit que c'était parce que les Européens étaient mieux équipés ; mais à cela je répondrai que les nègres du Soudan et les Somalis, qui marchaient comme eux jambes nues dans la brousse, n'en ont nullement souffert.

Les relations de Rochard pour l'armée de l'Hedjaz et de Le Dantec pour les déportés arabes de la Guyane viennent à l'appui de mon dire ; voilà, en somme, tout un faisceau de présomptions qui me font croire, avec d'ailleurs pas mal de médecins coloniaux des plus distingués, que l'ulcère des pays chauds ressortit à un phagédénisme banal. Sans doute il est encore difficile de donner une preuve irréfutable parce qu'il s'agit ici de plaies forcément depuis longtemps ouvertes ; mais je ne désespère pas qu'on y arrive un jour, c'est là un problème intéressant que je signale et que je poursuivrais à fond, si l'occasion favorable venait à s'en représenter. On voit combien je suis loin de reconnaître une entité morbide dans l'ulcère phagédénique des pays chauds et combien je me tiens plus loin encore de ceux qui voudraient, chose étrange, nous faire croire qu'il existe : un ulcère annamite, un ulcère malgache, etc. Il n'y a, je le répète encore une fois, qu'*un ulcère des pays chauds, encore ne devons-nous y voir qu'une plaie phagédénique banale.*

La question de contagion est fort controversée à propos du phagédénisme tropical ; je n'ai pas par moi-même constaté d'exemple, mais on m'a affirmé qu'il y en avait eu sur les transports chargés du rapatriement après l'expédition de Madagascar. Pour moi, le phagédénisme n'est pas bien contagieux ; s'il tient à la symbiose de microbes associés, très probablement à peu près toujours les mêmes, ces microbes ont besoin, pour prendre possession d'une plaie, d'un terrain bien préparé.

Nous avons déjà dit un mot de la question de race (1) et des

(1) J. Brault, *le Phagédénisme chez les Arabes et les Kabyles.* (*Janus*, Amsterdam, 1898).

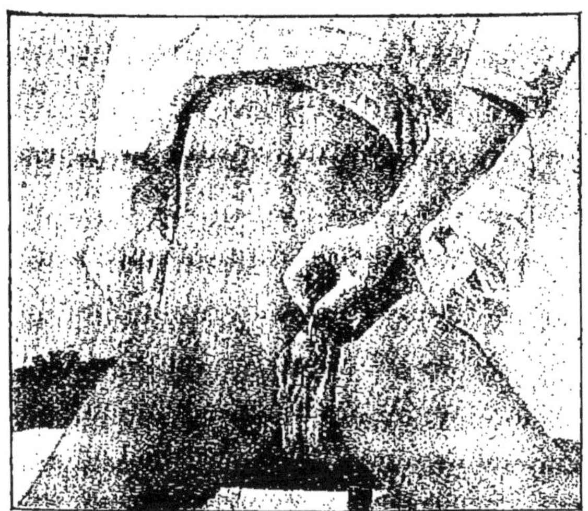

Fig. 24. — Moignon pénien, vu de face

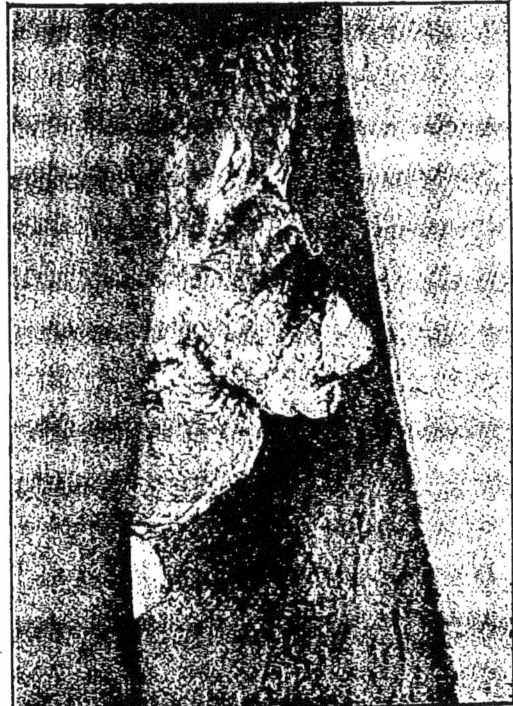

Fig. 25. — Autoplastie de la verge (voir page 233).

conditions défectueuses des guerres coloniales, il faut y ajouter tout ce qui peut déprimer l'organisme : l'alcoolisme, la chaleur excessive et prolongée, l'anémie tropicale, les maladies constitutionnelles : la syphilis, la fièvre, la dysenterie, etc... Toutefois, il ne faudrait pas voir, comme certains, la main seule de la syphilis acquise ou héréditaire dans les manifestations du phagédénisme tropical ; car j'ai vu deux ou trois Kabyles porteurs encore d'accidents primitifs qui présentaient l'ulcère en question, et jamais, malgré le pessimisme de certains, on ne me fera croire que tous nos convoyeurs atteints d'ulcère malgache étaient des syphilitiques.

En tout cas, les inoculations aux animaux donnent lieu à des accidents redoutables ; mon collègue Rouget, au Dey, m'a montré à diverses reprises des cobayes inoculés avec l'affection qui présentaient des vastes abcès suivis de décollements et d'ulcérations des plus tenaces.

Une fois le terrain bien préparé, peu importe au phagédénisme le mécanisme de l'inoculation ; parmi les convoyeurs, la plupart invoquaient des causes ultra-banales : contusions diverses, piqûres de moustiques ou d'épines ; à côté de cela, j'ai vu des ulcères des bourses, développés sur de simples plaques muqueuses.

Symptômes. — La description de l'ulcère phagédénique est absolument banale aujourd'hui ; je vais simplement résumer ici les descriptions des médecins de la marine et de l'armée (Didiot, Rochard, Cras, Leroy de Méricourt, Georges Treille, etc.) et ce que j'ai vu moi-même.

Voici en deux mots l'aspect de la plaie lorsqu'elle est pure des complications dont nous allons parler dans un instant. C'est aux membres inférieurs que la maladie siège avec une prédilection marquée, mais dans les cas graves, on peut en voir sur le corps et sur les membres supérieurs ; j'en ai observé un grand nombre, à Matifou, sur les bourses, les avant-bras et les mains. La maladie débute par un petit bouton papuleux, il se fait un léger gonflement accompagné d'un peu de prurit, bientôt la papule se rompt sous l'influence des excoriations et il se produit un écoulement de sérosité ; peu à peu, les bords de la plaie se décollent et forment un très léger bourrelet tout autour d'elle ; les bords sont saillants, roulés en dedans et parfois déchiquetés. Bientôt la suppuration devient abondante et des décollements, des fusées se produisent dans le voisinage ; il y a souvent des débris caséiformes qui cachent les clapiers de l'ulcère.

L'ulcère phagédénique saigne facilement ; les avis sont partagés : pour les uns, la plaie est indolente, pour d'autres, elle est assez douloureuse ; pour mon compte, chez les malades que j'ai observés, il y avait des douleurs assez vives, il est vrai qu'il s'agissait de cas très graves. On a également signalé de l'anesthésie de la peau autour de l'ulcère. Dans la forme grave, l'ulcère s'étend rapidement en largeur et en profondeur ; les tendons peuvent être disséqués, détruits ; les os eux-mêmes arrivent à se nécroser superficiellement.

Dans certains cas, l'ulcère prend une forme un peu spéciale, il est bourgeonnant, exubérant, et sa surface, qui surplombe le reste des téguments, montre une végétation luxuriante de bourgeons mollasses, diffluents et d'un rose pâle.

Complications. — Comme toutes les plaies, l'ulcère phagédénique est susceptible d'une foule de complications : érysipèle, tétanos, etc. ; mais les complications les plus habituelles, les plus redoutables, dans les guerres et les expéditions, sont la gangrène et la pourriture d'hôpital qui ont véritablement décimé les malheureux convoyeurs indigènes dans la dernière expédition de Madagascar. Rochard avait déjà signalé autrefois ces complications.

Je puis parler sciemment de la chose, puisque mes observations personnelles ont porté sur plus de 300 sujets ; 150 de la « Ville-de-Metz » ; 80 de la « Ville-du-Hàvre » et un peu plus d'une centaine des derniers convois (1). Dans les trois quarts de ces cas, les ulcères étaient compliqués de sphacèle ou de pourriture d'hôpital.

Pour donner une idée approximative de ce que peut être le tableau lamentable de pareilles calamités, je vais essayer de reproduire en quelques mots la description forcément très atténuée que j'en donnais à ma sortie de Matifou.

D'une malpropreté repoussante, couverts de vermine, habillés de loques sordides, trouées, effilochées et souillées de sanie, minés par la fièvre, épuisés par une traversée très pénible au commencement d'octobre, dans la mer Rouge, les

(1) Enfin, dans le service des pays chauds que j'ai eu pendant un certain temps à l'hôpital de Mustapha, il m'en est venu plusieurs cas anciens.

rapatriés de la « Ville-de-Metz » présentaient des lésions multiples et de la plus haute gravité ; je les prendrai donc comme prototype du genre.

Lorsque, le 21 octobre 1895, le transport — qui n'était plus qu'un charnier, — pressé d'aller se désinfecter, opéra son débarquement, ou plutôt se débarrassa, à la hâte, de sa sinistre cargaison et nous la jeta sur la plage de Matifou, il y avait encore 238 convoyeurs à bord. 150 (les plus atteints) me tombèrent en partage ; il y avait, en outre, 6 cadavres alignés sur le pont ; on en avait déjà jeté 116 depuis Majunga (1), deux autres furent retrouvés dans les entre-ponts roulés dans leurs couvertures et enfouis sous la paille de couchage, ils servaient de traversins aux survivants. Un ou deux convoyeurs moururent sur la plage même, alors que nous manquions de tout moyen de transport pour les monter jusqu'au lazaret. Les autres, presque tous pris par les membres inférieurs, se traînaient péniblement à la façon des culs-de-jatte. Sur le soir, à l'aide des voitures des fermes voisines et de voitures d'ambulance venues très tardivement, à la tombée de la nuit, nous pûmes enfin charger ceux qui n'avaient pu se traîner jusqu'aux bâtiments hospitaliers.

La surveillance à bord avait été très restreinte, il n'y avait qu'un seul médecin à bout de forces, deux vétérinaires également très malades et un infirmier ; c'était peu, pour tous ces gens ramassés dans un état lamentable sur la plage de Majunga où leurs clameurs assourdissaient le service des étapes. La plupart m'ont dit n'avoir jamais été traités par un médecin ; les plus favorisés avaient reçu quelques compresses et objets de pansement sur la plage de Majunga, où ils étaient entassés. Je sais qu'il faut tenir compte de l'exagération innée des indigènes, et, peut-être y a-t-il quelques réserves à faire vis-à-vis de ces dires. Quoi qu'il en soit, beaucoup étaient des faméliques ; grâce au défaut de surveillance, le « struggle for life » s'était établi dans les entreponts, les forts mangeaient la portion des faibles. Dans ce ramassis étrange, il y avait des choses tragi-comiques ; les moribonds se volaient entre eux, presque tous fumaient jusqu'à la fin, au risque de mettre le feu à leur paille de couchage.

____

(1) Je tiens ce chiffre du médecin du bord, lui-même très malade.

Les membres inférieurs étaient surtout atteints ; mais, dans les cas très graves, les pieds et les jambes n'étaient pas le siège exclusif des ulcères, j'y insiste, nous en avons rencontré un grand nombre à la main ou à l'avant-bras ; quelques-uns se tenaient sur les bourses et nous avons vu là, de ce fait, de véritables fongus du testicule d'un nouveau genre. Certains blessés présentaient jusqu'à 4 et 5 plaies, j'en ai compté souvent 2 et 3 sur le même individu. Je n'ai pas besoin de dire que l'origine remontait aux causes les plus banales (contusions diverses, piqûres d'insectes, etc.)... Pour les ulcères des bourses, il s'agissait très probablement de plaques muqueuses envahies par contagion.

Dans notre misérable contingent, à côté de quelques ulcères à forme aiguë et grave ayant conservé leurs caractères classiques de plaie régulière à surface uniformément recouverte d'une végétation de bourgeons fongueux, pâles et mollasses, nous avons surtout rencontré des ulcères compliqués de pourriture d'hôpital et de sphacèle, comme je le disais il y a un instant.

Cette phase ultime des deux processus : ulcère phagédénique et diphtérite, prenait chez beaucoup un caractère effrayant : ici, au fond de vastes excavations, la presque totalité des muscles, ramollis et gangrenés, ne constituait plus qu'une informe bouillie grisâtre ; là, des bribes aponévrotiques verdies et des tendons effilochés pendaient lamentablement. Chez d'autres, c'était pis encore, l'envahissement avait été plus profond et plus rapide, les articles étaient ouverts, le squelette était nécrosé.

Les mouches, qui pullulaient autour de ces malheureux, par cette tiède température d'automne, avaient infesté les plaies à leur tour et de nombreux vers grouillaient au milieu du putrilage. C'était un spectacle d'une tristesse inouïe de voir tous ces culs-de-jatte, avant que nous ayons pu leur faire leurs pansements, gravement occupés, à l'aide d'une petite paille ou d'une petite branchette de bois, à jeter ces hôtes infectes hors de leurs plaies.

Parmi ces malheureux, je vois encore 4 ou 5 sujets disséqués depuis les phalangettes jusqu'au genou, qui montraient de véritables préparations anatomiques où l'on aurait pu compter et étudier tous les os. Sur le squelette, comme « calciné », c'est à peine si, vers le haut du mollet, pendaient encore quelques bribes putrilagineuses. Malgré cette mort complète, les malades ne pouvaient croire à la perte de leurs membres et refusaient encore de s'en débarrasser.

Dans les cas moins graves, à côté de vastes pertes de substance, les fusées étaient multiples, et allaient parfois du talon au creux poplité ; il n'était pas rare, au milieu de ces décollements, au milieu de ces destructions des parties molles, de rencontrer des nécroses partielles plus ou moins étendues. Enfin je dois dire que les fausses membranes de la gangrène nosocomiale recouvraient la majorité des plaies ou des portions de plaies qui n'étaient pas le siège de sphacèle total ou même de putréfaction des tissus. La forme pulpeuse était la règle ; rarement nous avons observé la variété ulcéreuse ; dans mes évidements, j'ai parfois retrouvé la pulpe jusque dans le canal médullaire du tibia.

Peu de suppuration, mais bien plutôt un ichor fétide s'écoulait de tout cela et traversait rapidement les pansements les plus épais.

Lors du débarquement de la « Ville-de-Metz », pendant 3 jours, matin et soir, secondé par d'excellents infirmiers, je fis des pansements ; quand j'eus fini, près de la moitié était à refaire.

En outre, beaucoup saignaient ferme, nous avons bien perdu un certain nombre d'hommes : d'infection, de cachexie lente avec diarrhée profuse incoercible ; 2 ou 3 fois, nous avons constaté des accidents tétaniformes ; mais, dans la plupart des cas, les décès sont survenus brusquement par hémorragies spontanées. En pareil cas, ce n'étaient pas seulement les capillaires qui donnaient, parfois les veines ou même les artères tibiales et péronières se mettaient de la partie et il était humainement impossible de placer ou de faire tenir des ligatures au centre de ce magma putrilagineux.

Il faut le reconnaître, d'ailleurs, au milieu de cette tourbe d'hommes, ne parlant pas notre langue, il était souvent difficile de faire des diagnostics précis et de démêler, dans les quelques symptômes généraux que nous observions, ce qui revenait aux complications des ulcères ou à des infections intercurrentes, le paludisme en particulier.

La réunion de tous ces malades donnait lieu à des émanations insupportables; bien qu'habitué depuis longtemps à toutes les odeurs des ampithéâtres (1), je dus priser de l'iodoforme dans les premiers jours, pour surmonter mon dégoût. L'odeur était fade, nauséeuse; elle *portait au cœur*, suivant l'expression un peu triviale, mais juste, de nos infirmiers; en un mot, comme dominante, il n'y avait pas à s'y tromper, c'était l'odeur du pus bleu (2).

Cette description s'applique surtout aux plus touchés parmi les rapatriés, ceux de la « Ville-de-Metz »; mais sur les blessés très atteints des navires que j'ai eu à traiter, le sphacèle n'était pas rare et la pourriture d'hôpital était la règle.

Telle est la description qui paraîtra peut-être un peu tragique, mais qui n'est cependant que la peinture très atténuée des scènes inénarrables auxquelles j'ai assisté : soit à l'hôpital du Dey, soit surtout là-bas, à la pointe qui nous fait face et où se trouvent entassées, quelquefois par trois dans une même tombe, les malheureuses victimes de cette redoutable complication des plaies tropicales. Pour mon compte, bien que peu sensible, j'en ai gardé une impression profonde, et il me semble que j'ai assisté là, à la fin du xixᵉ siècle, à ces misères que l'on voyait au temps du moyen-âge, chez les reîtres abandonnés au fossé, dont nous parle le grand-maître de la chirurgie de l'époque, Ambroise Paré.

Après ce que je viens de dire de la maladie et de ses complications, je crois qu'il serait superflu de m'appesantir sur son diagnostic et sur son pronostic.

Je reviens, un instant, sur la nature de la maladie; elle est d'origine microbienne, c'est une infection des plaies par un ou plusieurs microbes; nous sommes obligés de nous arrêter tant qu'à présent à la symbiose d'un bacille et d'un microcoque que l'on rencontre d'une façon constante et qui ont été successivement trouvés par Petit, Le Dantec, Boinet, etc.

Pour ce qui concerne la pourriture d'hôpital, on peut lire un important travail de H. Vincent (3) qui nous avait demandé de la pulpe des ulcères de nos sujets; l'auteur conclut que la

(1) Pendant cinq ans, durant le semestre d'été, j'ai été chargé du cours de médecine opératoire, à Alger.
(2) Ce micro-organisme se rencontre souvent dans les vieux ulcères phagédéniques et aussi dans les bubons chancrelleux atteints de la même complication.
(3) H. Vincent, *Annales de l'Institut Pasteur*, en 1896.

pourriture d'hôpital est due à un bacille long de quatre à huit μ. de longueur sur 1 μ de large, le microorganisme ne se colore pas par le Gram. A côté de ce bacille, qui serait l'agent pathogène de la dipthérite des plaies et que Vincent a trouvé en rangs serrés dans ses coupes, on rencontre également un microcoque et un spirillum. Les inoculations aux animaux ont totalement échoué, ainsi que les inoculations humaines.

Évidemment, tout cela aurait besoin d'être encore affermi. Espérons qu'on sera plus heureux dans l'avenir et que l'on pourra déterminer enfin, dans la flore microbienne si riche des ulcères, ceux qui produisent le phagédénisme et ceux qui produisent la diphtérite des plaies ; peut-être sont-ce les mêmes et : phagédénisme, diphtérite, sphacèle ne sont peut-être que les étapes d'un seul et même processus ?

Traitement. — Les traitements les plus divers ont été tour à tour conseillés par les auteurs pour les ulcères phagédéniques des pays chauds, surtout compliqués. Tous les topiques, depuis le camphre jusqu'au sublimé (1), ont été successivement préconisés et le fer rouge a souvent été mis à contribution. Après ce que nous avons vu, nous avons le droit de dire que le thermocautère, en pareil cas, doit céder la place à « la curette ». Ce qu'il faut avant tout, c'est déblayer la plaie, c'est mettre en surface la profoudeur des différents clapiers. Si vous éludez ce temps préliminaire, vous n'obtiendrez qu'un succès bien minime, même avec les meilleurs pansements antiseptiques appliqués simplement ; ils ne détruisent pas les germes, les micro-organismes contenus dans la pulpe.

Voici comment j'ai procédé communément dans mes postes de secours établis en plein air (2), à proximité des baraques ou des salles dont je voulais, autant que possible, éviter l'infection. Chaque homme, dépouillé de ses vêtements sordides (3), après avoir subi une désinfection générale, m'était apporté sur la table de pansement. Après nettoyage des bords de l'ulcère, après un bon lavage au sublimé, la

---

(1) Vincent conseille le chlorure de chaux au dixième.
(2) Nous avons été favorisés par un hiver algérien exceptionnel.
(3) Ces derniers ont été brûlés. Les objets ayant quelque valeur étaient portés aux étuves.

curette était promenée dans *toute l'étendue de la plaie*, enlevant à *fond* toute la couche des bourgeons morbides, lorsqu'il s'agissait d'un ulcère simple. Dans les plaies compliquées, beaucoup plus nombreuses, après râclage de la pulpe, les bribes sphacélées étaient rigoureusement ébarbées aux ciseaux, enfin les diverses fusées étaient soigneusement recherchées et fendues dans toute leur longueur.

Il m'est arrivé ainsi, en cheminant petit à petit, de faire des estafilades, allant du voisinage des malléoles jusqu'au creux poplité. La curette insinuée partout enlevait ensuite la boue putrilagineuse et nous complétions cette toilette difficile à l'aide de cautérisations au chlorure de zinc au quart et à la solution phéniquée forte. L'hémostase a toujours été rigoureusement faite et nous n'avons jamais eu d'hémorrhagie grave du fait du traitement.

Comme topiques nous nous sommes servis du sublimé, du salol et de l'iodoforme (1), nous ne donnons la préférence à aucun. Le suintement des plaies était considérable et nos pansements, bien que très épais, ne tardaient pas à être traversés.

Bien entendu, si énergique que fût le traitement que je viens d'indiquer à grands traits, il ne pouvait avoir la prétention d'éteindre le phagédénisme et ses complications, en une seule séance. Dans bien des cas, nous avons dû revenir à la charge deux et trois fois, avant de transformer nos ulcères pulpeux en plaies simples ; malgré la brutalité de notre thérapeutique, elle était vite acceptée par nos patients, parce que leurs ulcères cessaient presque immédiatement d'être douloureux et qu'ils retrouvaient vite le sommeil et la tranquillité (2). On a écrit un peu partout que la plaie phagédénique des pays chauds est indolente ; en tout cas, les ulcères compliqués sont le siège de violentes douleurs, les gémissements, les cris arrachés par la souffrance, redoublaient pendant les nuits qui suivaient le débarquement, alors que nous n'avions pu encore intervenir chez tous ces malheureux rapatriés.

Dans les cas très graves, le traitement sus-énoncé ne pou-

____

(1) Ce dernier ne doit pas être employé dans les plaies trop étendues.
(2) Le traitement médical n'était naturellement pas négligé : quinine, quinquina, arsenic, antidiarrhéiques divers.

vait suffire ; nous avons dû faire une dizaine de larges évidements osseux, les séquestres « gothiques » du tibia de vingt à vingt-cinq centimètres n'étaient pas rares ; dans un cas même, la presque totalité de l'os est venue sous nos tractions. Nous ne comptons pas le nombre considérable d'amputations et de désarticulations : de phalanges, de métatarsiens, d'os du tarse, du carpe et du métacarpe, enlevés très facilement, parfois tout bonnement à la curette, ou même, plus simplement encore, à la pince à pansements ; nous ne retiendrons, pour en dire un mot, que onze amputations réglées.

Elles se décomposent ainsi : amputation d'avant-bras = 1, amputation de la cuisse = 1, amputation de jambe au lieu d'élection par divers procédés (lambeau externe, circulaire pure, circulaire à fente) = 5, Syme = 2, sous-astragalienne = 1 ; enfin un désarticulé du pied opéré sur le *Colombia* qui présentait de la gangrène de son lambeau a été réamputé par nous, au-dessus des malléoles, suivant le procédé à grand lambeau postérieur.

Sur mes onze interventions, je compte deux décès, l'opéré de sous-astragalienne et un amputé de jambe (lambeau externe). Ces deux sujets, morts quelques jours après l'opération, allaient bien localement, mais leur état général était si déplorable, au moment où nous sommes intervenus, sur leurs instances, qu'ils n'ont pas tardé à succomber à la cachexie.

Dans les autres cas, malgré l'improvisation de nos ressources, les suites ont été assez simples.

Nous avons pratiqué les amputations autant que possible au-dessus des fusées ; chez nos moribonds, il ne pouvait être question d'attendre la limitation d'une gangrène d'ailleurs sournoisement envahissante ; malgré ces conditions défectueuses, nous avons eu la bonne fortune de n'observer que quelques suppurations, d'ailleurs très légères, et dans la majorité des cas la réunion « per primam » s'est faite entre nos drains, sauvegarde nécessaire en pareil cas.

Dans toutes ces opérations, afin de ménager le sang de nos sujets, je le répète, presque mourants, nous nous sommes astreints à une technique unique au point de vue de l'hémostase ; après résection des nerfs, les artères ont été à leur tour recherchées anatomiquement et liées, le tube d'Esmarch restant en place jusqu'à la fin du pansement; de la sorte, nous n'avons jamais eu qu'un suintement sans importance.

Les résultats éloignés ont été excellents ; sauf un Syme où il y a eu un peu de sphacèle de la pointe de l'étrier, tous les moignons dont j'ai pris la photographie sont irréprochables.

A côté de cela, inutile de dire que les sphacélés de cette catégorie qui ne furent pas opérés succombèrent presque tous rapidement. Parmi ceux qui présentaient des gangrènes étendues des parties molles : tendons, muscles, aponévroses, quelques-uns ont fini par guérir contre toutes prévisions; mais avec des résultats fonctionnels qui sont pour donner à réfléchir aux conservateurs à outrance. Après avoir échappé comme par miracle à la mort (1), les malheureux sont restés impotents et infirmes, sans parler des cicatrices forcément très étendues et vicieuses; malgré les pansements, malgré les greffes (2), que de raideurs, que de déformations articulaires, que de rétractions tendineuses ! Certains ont mis plus d' « un an » à guérir et cependant avec leurs pieds bots, avec leurs pieds de « polichinelle », ils se trouvent assurément dans des conditions très inférieures à nos amputés porteurs de cicatrices insignifiantes et de moignons utiles.

(1) Hémorrhagies spontanées.
(2) Faute de temps, ces dernières ont d'ailleurs été très rarement possibles.

CHAPITRE III

LA VERRUGA DU PEROU (1).

(MALADIE DE CARRION)

Cette maladie, confondue le plus souvent, par les auteurs qui se sont occupés de pathologie exotique, avec le pian, que nous étudierons bientôt, devrait, après les derniers travaux très récents des médecins péruviens, être considérée comme une entité morbide parfaitement à part.

Historique et Géographie médicale. — L'affection ne se voit que dans quelques localités du Pérou, dans certaines québradas des départements des Ancachs et de Lima (ces québradas sont des défilés qui sont parcourus par des torrents qui débordent en janvier et juin).

Elle y est connue depuis la plus haute antiquité, elle fut l'objet de quelques remarques lors de la conquête espagnole, car à peine les Conquistadores de Pizzare eurent-ils mis le pied sur la côte occidentale qu'ils furent pris de la maladie appelée « Berrugas » par les Indiens.

On a émis sur son origine et sur sa nature les hypothèses les plus différentes, les plus diverses, et, jusqu'en ces derniers temps, on la considérait encore comme une dermite s'accompagnant d'un peu de fièvre.

En 1875 (1), lors de la construction du chemin de fer des Andes, les ingénieurs et les ouvriers furent presque tous atteints d'une fièvre que l'on a dénommée *la fièvre de la Oroya*, désignation impropre s'il en fût, puisque, dans cette ville, il n'en existe pas. Sur ces entrefaites, un étudiant péruvien, du nom de Carrion, s'inocula la verruga et démontra, en succombant à une forme aiguë,

---

(1) Voir Odriozola, *la Verruga du Pérou*, 1898.

que la fièvre dite de la Oroya et la Verruga étaient une seule et même maladie.

Dans le cimetière de Lima, un monument modeste marque la place de ce jeune homme, mort victime de son dévouement à la science. Au Pérou, on donne désormais, à la Verruga, le nom de *maladie de Carrion*, ce qui me semble juste, en raison de ce que je viens de conter. C'est, sans doute, un nom de plus à retenir, mais c'est le nom d'un étudiant qui a donné un bel exemple, et nous devons l'honorer.

Étiologie. — La maladie de Carrion est une maladie infectieuse commune à l'homme et aussi aux animaux ; elle sévit surtout sur les solipèdes ; mais les chiens, porcs, poules, lamas, vaches, dindons, sont souvent pris ; la définition qu'en a donnée Castillo est un peu longue, la voici : fièvre anémiante, irrégulière, propre à certaines localités du Pérou, inoculable, d'une évolution clinique de longue durée, caractérisée par des douleurs musculaires, osseuses et articulaires, par des crampes, une grande prostration des forces, une éruption polymorphe et des altérations marquées des organes hématopoïétiques.

Symptômes. — L'évolution de la maladie peut être divisée en quatre périodes : incubation, invasion, éruption, dessiccation. Pendant les deux premières périodes, la maladie a des allures très variables et peut, jusqu'à l'apparition de l'éruption, simuler diverses affections.

1° *Incubation.* — Pour l'incubation, la durée est assez difficile à préciser, tandis que certains sujets présentent les premiers signes de la maladie quelques jours après leur arrivée dans la localité où la verruga est endémique, d'autres ne tombent malades qu'au bout de plusieurs mois, quelquefois même plus tard, après avoir quitté le pays. L'incubation, pour les auteurs, peut varier de quelques jours à plusieurs mois. La moyenne est de trois semaines pour Autunez, Castillo fait aller le maximum à trois ou quatre mois.

Il y a deux formes à la maladie : une forme aiguë, une forme subaiguë.

2° *Invasion.* — Au moment de l'invasion, dans la forme aiguë, les choses se passent de la façon suivante :

Après quelques prodromes consistant en courbature et malaise général, une fièvre légère se déclare tout d'abord ;

puis bientôt cette dernière augmente et les frissons deviennent très intenses. La fièvre n'a pas souvent un type continu, elle est plutôt rémittente, la température oscille entre 38 et 39° 5. elle dépasse rarement quarante degrés. Il y a de la céphalée, de la courbature, un peu de prostration, des douleurs erratiques, des sueurs profuses la nuit, et même parfois des épistaxis. On voit qu'il existe là, à la fois, des signes appartenant au paludisme et à la dothiénentérie. La céphalalgie, particulièrement tenace, détermine des insomnies pénibles. La douleur de tête occupe de préférence les régions occipitale et temporale. Les malades se plaignent, d'autre part, de douleurs assez violentes dans les muscles, les os et les articles; ce sont les vastes articles, comme le genou, qui sont les plus douloureux. Ces douleurs ont des tendances à s'exacerber la nuit et à rappeler les douleurs ostéocopes bien connues dans la syphilis. Il y a parfois des contractures surtout dans les sterno-mastoïdiens.

On note aussi assez fréquemment toute une série de symptômes du côté du système nerveux : des bourdonnements d'oreilles, des vertiges, des éblouissements, de la photophobie.

Parfois, il y a des nausées et des vomissements. On observe des palpitations, du dicrotisme du pouls, de la dyspnée, des râles humides aux bases; on voit comme la chose jusqu'ici se rapproche de la typhoïde.

En outre de l'anorexie, de la soif vive, de l'état saburral de la langue; on constate un engorgement très marqué des viscères annexés au tube digestif; la tuméfaction du foie est parfois si accusée qu'on a pu croire à un abcès hépatique et fouiller l'organe au trocart. La rate est aussi volumineuse, mais moins que le foie, la région épigastrique est douloureuse. Les urines sont rares, rouges, épaisses, on peut y rencontrer de l'albumine, du sucre et de l'indican.

L'anémie est très marquée, la peau devient terreuse, subictérique, les muqueuses sont profondément décolorées.

La prostration bientôt s'accentue, il y a par moments : de l'agitation et du subdélire ; puis, au bout de deux ou trois septenaires, la fièvre diminue et le malade entre, pour ainsi dire, en convalescence en attendant l'*éruption*.

D'autrefois, les symptômes s'accentuent, le malade tombe

en hypothermie, puis dans le coma, et la mort survient à bref délai.

Dans la forme subaiguë, les choses sont très atténuées, un peu comme dans notre typhus ambulatorius; il y a simplement un peu de malaise, de la fatigue, de l'inaptitude au travail et quelques symptômes migraineux.

3° *Eruption*. — L'éruption est, en somme, le signe pathognomonique de l'affection, mais, comme on vient de le voir, la mort arrive parfois auparavant et le médecin s'est simplement trouvé en face d'une fièvre avec symptômes infectieux, difficile à débrouiller cliniquement d'avec d'autres infections connues, la dothiénentérie en particulier. C'est cette issue prématurée qui a longtemps jeté le trouble dans les esprits au sujet de la verruga.

L'éruption survient à une époque variable, tantôt immédiatement après les signes d'invasion, d'autrefois beaucoup plus tard, alors que les symptômes se sont apaisés ou même après que le malade semble avoir complètement recouvré la santé.

Quand l'éruption suit de très près la période aiguë, elle amène une rémission dans les signes généraux. Tout d'abord, elle se présente sous forme de petites taches rosées légèrement papuleuses qui se transforment ensuite en papules vraies, à l'aspect rouge foncé, puis en tumeurs verruqueuses.

Le début peut être différent, on remarque alors des larges vésicules ou même des pustules. Les lieux d'élection sont : la face, le cou, les membres; l'éruption peut être généralisée et on l'observe aussi sur la poitrine, l'abdomen et le dos. A la face, certains sièges lui conviennent de préférence : le front, les arcades sourcilières, les paupières, le lobule de l'oreille, le nez, le menton. Sur les membres, c'est au voisinage des articles et du côté de l'extension qu'on la rencontre le plus et le mieux.

Les traumatismes, en un point quelconque du corps, favorisent l'apparition des verrugas chez les individus en puissance d'infection. On en a vu se développer sur des coups de feu.

Le nombre des tumeurs est très variable, le sujet peut avoir une seule tumeur, mais, d'autre part, chez certains malades, l'éruption est presque confluente. Les dimensions sont aussi remarquablement changeantes depuis un grain de mil jusqu'au volume d'un œuf de pigeon ; on peut voir ces différences se produire chez un même individu. La première forme est dite *miliaire*, l'autre *mulaire*.

La forme de ces tumeurs est assez variable, elles peuvent être cylindriques, coniques, globuleuses, hémisphériques ou fungiformes, elles sont sessiles ou au contraire pédiculées. La peau n'est pas la seule localisation des tumeurs qui peuvent se rencontrer sur les muqueuses et dans différents organes.

L'éruption se fait en général en plusieurs fois, en plusieurs poussées successives. Quelquefois, elle est fruste, on voit alors en certains points de légères saillies d'aspect corné, rosées ou gris clair, qui disparaissent en peu de temps, en donnant une légère desquamation furfuracée. L'éruption marche en général de bas en haut et commence par les membres inférieurs.

Lorsque les tumeurs atteignent au contraire une certaine dimension, elles peuvent être de consistance variable et présenter de nombreux vaisseaux ; les hémorrhagies, sans avoir l'importance qu'on leur a attribuée autrefois, sont assez fréquentes ; sur les viscères on ne trouve pas cette variété, la forme miliaire seule y a été rencontrée.

Une fois la poussée faite, les phénomènes généraux reparaissent de plus belle, la fièvre devient continue, avec exacerbation vespérale, les sueurs sont profuses ; à ce moment, la mort peut survenir comme dans la période d'invasion. La diaphorèse, les sudations abondantes, sont à cette époque de la maladie un signe sur lequel Chastang insiste avec raison.

4° *Dessiccation*. — Nous arrivons à la quatrième période, celle de la dessiccation, alors les symptômes généraux s'amendent pour la deuxième fois, la convalescence s'établit peu à peu et les verrugas disparaissent, soit par régression, ulcération, transformation crustacée ou suppuration. Dans le premier cas, les tumeurs s'affaissent et se couvrent de plaques épidermiques qui se détachent et tombent en laissant après elles une macule brune qui dure un certain temps. Quand elles s'ulcèrent, il se produit des hémorragies ou encore la tumeur laisse écouler un liquide sanieux. Dans le cas de transformation crustacée, elles se recouvrent de croûtes jaunes ou grises qui se renouvellent. La terminaison par suppuration est rare (Dounon).

Formes cliniques. — Bien entendu, la maladie ne se présente pas toujours d'une façon univoque en pratique; en un mot il y a des types cliniques. On compte : une forme avortée, une forme dite rhumatismale où il y a exagération des phénomènes douloureux du côté des muscles et des articles, enfin une forme moyenne et une forme grave. Dans cette dernière, la mort arrive le plus souvent avant l'éruption caractéristique, c'est ce qui avait fait penser à une fièvre distincte, la fièvre de la Oroya, sur laquelle nous nous sommes déjà expliqués.

Je dois dire quelques mots des localisations éruptives en dehors de la peau ; les muqueuses, avons-nous dit, peuvent être aussi envahies. On a signalé des manifestations : aux conjonctives, au voile du palais, sur la muqueuse du pharynx, l'utérus, la muqueuse nasale, le larynx, etc. Ces manifestations peuvent donner le change lorsqu'il n'y a pas, en même temps, d'éruption cutanée. Bien plus, les localisations sur la muqueuse intestinale donnent lieu à des symptômes dysentériformes qui peuvent en imposer pour la dysenterie vraie. On a rencontré, en outre, des tumeurs dans les différents viscères abdominaux (foie, rate, reins). Quand la localisation se fait au poumon, le médecin peut être induit en erreur et songer à la tuberculose. Chastang rapporte une observation qui lui a été communiquée par un médecin brésilien. Il n'est pas jusqu'au cerveau et aux méninges qui n'aient été le siège des tumeurs de la verruga. Dans ces cas, il y a, bien entendu, des symptômes méningitiques qui pourraient être assez facilement confondus avec la méningite tuberculeuse.

Pronostic. — Par ce que nous venons de dire des symptômes, ont voit que la marche et la durée de la maladie sont très variables. Il y a des formes aiguës, où l'individu peut être enlevé en quelques semaines, c'est ce qui est arrivé à Carrion (9e jour), mais, il faut le reconnaître, la plupart du temps, l'affection est plutôt chronique et dure à travers des mois et quelquefois des années. Quant au pronostic, il faut retenir qu'il est très grave dans certaines formes aiguës, on a enregistré jusqu'à quatre-vingt-cinq et même quatre-vingt-dix décès pour cent, comme dans la fièvre jaune.

Anatomie pathologique.— Le sang présente une déglobulisation marquée. Les cadavres des individus qui succombent à la verruga ont une teinte terreuse ou subictérique, il y a parfois des suffusions sanguines, les viscères sont pâles, le plus souvent tous les organes lymphoïdes sont tuméfiés. Les tumeurs appelées verrugas sont très vasculaires, caverneuses ; elles sont formées par une prolifération du tissu conjonctif des couches dermiques et sous-dermiques. Izquierdo compare leur coupe à celle du sarcome.

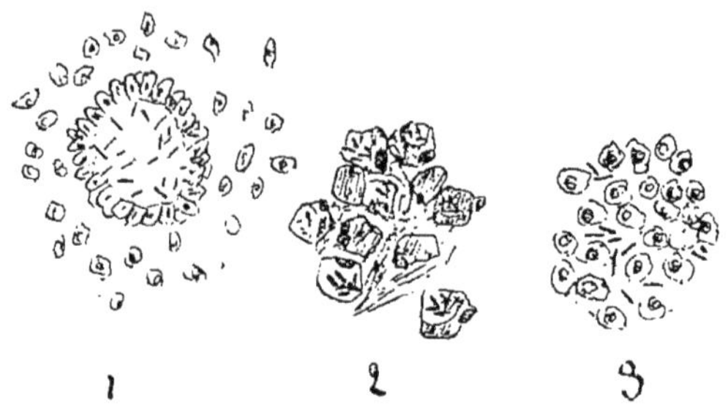

Fig. 26. — 1/2 Schématique.
1. Tubercule. — Bacilles contenus dans la cellule géante. — 2. Léprome. — Bacilles intra-cellulaires. — 3. Verruga. — Bacilles extra-cellulaires.

Les recherches de Vicente Izquierdo ont été reprises plus récemment par Ch. Nicolle au laboratoire de bactériologie de l'École de Rouen et par M. Maurice Letulle, à Paris. Le premier a analysé des verrugas de différents organes : poumon, foie, rate, ganglions, reins, appartenant à la forme interne. Les examens de M. Letulle ont, au contraire, porté sur la forme externe, sur des verrugas cutanées à lui envoyées par M. le Docteur Odriozola, de Lima, qui aurait isolé du sang des malades un bacille pathogène colorable par le Lœffler.

Commençons par les tumeurs cutanées, la tuméfaction verrugueuse s'explique par la prolifération subaiguë du derme et de l'hypoderme, les mailles interstitielles élargies sont bourrées de cellules migratrices vivantes, pendant que les cellules fixes ont subi la karyokinèse ainsi que les endothéliums vasculaires. On constate, en même temps, une disparition complète des éléments spécifiques de la peau : glandes sébacées, follicules pileux, glandes sudoripares, cellules adipeuses ; mais les artères et les nerfs sont intacts. D'après

M. Letulle (1), il n'y aurait jamais de cellules géantes, ni de caséification dans les tissus infectés. En somme, il s'agit de végétations inflammatoires du tissu conjonctivo-vasculaire correspondant au derme et à l'hypoderme sous-jacent. Il y a bien un peu d'irritation des cocuhes de l'épiderme, mais le processus est tout différent de l'hypertrophie des papillomes; souvent même l'épiderme est comme tassé, aminci par la tumeur sous-jacente.

Les constatations de Nicolle sur les organes internes diffèrent un peu, au point de vue histologique, de celles de M. Letulle. En effet, ce dernier auteur a constaté des zones caséifiées dans la rate et un ganglion; il a enfin rencontré des cellules géantes dans le foie.

Bactériologie. — Au point de vue bactériologique, au contraire, les constatations des deux auteurs coïncident presque parfaitement. Déjà, Izquierdo avait décrit d'une façon vague une sorte de bacille dans les verrugas. MM. Letulle et Nicolle ont donné une description beaucoup plus nette de ce nouveau micro-organisme; il s'agit d'un bacille qui ressemble trait pour trait au bacille de Koch, au bacille tuberculeux; comme ce dernier, le micro-organisme des verrugas résiste aux décolorants acides après le Ziehl (fig. 26).

Toutefois, cette bactérie ne se présenterait pas toujours avec la même gracilité que le bacille tuberculeux et prendrait, de temps à autre, une forme plus massive. On ne peut la confondre avec le bacille de la lèpre d'après Letulle, parce qu'elle se colore bien plus difficilement et parce qu'elle a un siège extra-cellulaire, alors que les bacilles de la lèpre sont plutôt endo-cellulaires; on le sait, les cellules des lépromes ont un protoplasma vacuolaire bourré de microbes. On ne peut pas confondre non plus ce bacille verrugueux avec le bacille du smegma, qui est toujours superficiel, d'après les recherches de Alvarez et Tavel, ni avec celui des syphilomes de Lutzgarten, qui est trop identique à celui de Koch pour pouvoir entrer en discussion.

Nicolle a fait les mêmes constatations que M. Letulle, mais au cours de ses recherches dans ses coupes de poumon, il prétend avoir trouvé des bacilles verrugueux dans l'inté-

(1) Grâce à la bienveillance de ce dernier auteur, qui m'a envoyé des coupes de verruga, j'ai pu étudier la chose de visu.

rieur des phagocytes mononucléaires, mais c'était rare, et jamais ces phagocytes n'en contenaient plus de deux.

D'après l'auteur, le microbe de la verruga serait à ranger dans le genre des sclérothrix, à côté du bacille de Koch, du bacille aviaire, du bacille de la tuberculose de la carpe, du bacille lépreux et enfin des bacilles pseudo-tuberculeux du beurre, les bacilles de : Bordoni, Uffreduzzi et Czaplewski. Lorsque la verruga se gangrène, s'ulcère et suppure, c'est qu'elle a été envahie par des germes banals qui peuvent alors devenir accidentellement curateurs. Cette question de l'histologie et de la bactériologie de la verruga est très intéressante au point de vue de la pathologie générale, elle ouvre des horizons sur tout un chapitre de bactériologie comparée, ainsi qu'on peut en juger par ce que je viens d'exposer des recherches anatomo-pathologiques et bactériologiques des auteurs français.

Diagnostic. — Comme on l'a vu, les manifestations multiples et souvent dissimulées de la maladie rendent le diagnostic difficile dans bien des cas. L'examen des antécédents du sujet qui a pu traverser un pays à verruga, l'anémie, les douleurs, la diaphorèse sont les principaux signes qui mettent sur la voie du diagnostic avant l'éruption.

Quant à l'éruption même, on doit la distinguer de la botryomycose, du bouton de Biskra, de la neuro-fibromatose généralisée, du mycosis et du pian qui en ont été rapprochés.

La botryomycose bien caractérisée au point de vue bactériologique, est en outre une affection purement locale.

Le bouton d'Orient, nous l'avons vu, évolue sans fièvre, sans prodromes bien marqués, il est bénin et ne siège qu'à la peau.

La coloration des tumeurs, leur anatomie-pathologique, leur évolution, les symptômes généraux empêchent de prendre la forme mulaire pour certains cas de neuro-fibromatose généralisée.

Le mycosis fongoïde se manifeste d'emblée et se caractérise tout d'abord par des éruptions eczémateuses prémycosiques ; l'état général reste bon pendant longtemps, mais le pronostic est fatal ; on trouve enfin au point de vue histologique tous les caractères d'une lymphadénie cutanée.

Le pian est certainement plus difficile à dissocier de la

verruga ; beaucoup d'auteurs voient là une seule et même maladie.

Voici ce que disent les partisans de la distinction de la verruga comme entité morbide. Dans le pian, l'anémie est plus grande, les symptômes généraux sont moins graves, lors du stade d'éruption ; la maladie débute par des vésicules auxquelles font suite des ulcérations. Il ne récidive pas, il n'affecte pas les muqueuses loin de la peau ; il est bénin chez les adultes, il se voit plus particulièrement dans la race noire. Tous ces arguments ne portent pas tous absolument, car nous verrons que le pian a, lui aussi, des manifestations viscérales.

Bordier a voulu rapprocher de la verruga deux maladies peu connues des Andes : l'*Uta* et la *Caracha*. La première n'est qu'une forme de lupus cutané ; la seconde ne serait qu'une sorte de prurigo, encore mal défini.

L'étiologie du frambœsia ne nous est pas encore bien connue ; lorsque nous serons mieux renseignés, le diagnostic s'éclairera et montrera s'il s'agit là de deux entités morbides bien distinctes. C'est par mille à trois mille mètres d'altitude, que la verruga s'observe et cela surtout dans les vallées humides à végétation luxuriante. Le surmenage paraît y prédisposer, l'acclimatement ne paraît pas faire grand'chose et toutes les races y passent, les animaux domestiques aussi. N'oublions pas que l'expérience qui a coûté la vie à Carrion montre l'inoculabilité de la maladie. Nicolle a bien essayé des inoculations aux animaux, mais ses pièces étaient conservées depuis de longs mois dans la glycérine.

Traitement. — Quant au traitement, on ne peut encore faire que de la médecine symptomatique, en tablant surtout sur les désinfectants.

Au Pérou, dans les pays où règne la maladie, on se sert soit de graines, soit de teintures de diverses plantes (1); elles sont peu efficaces en général.

Rien ne sert de retrancher les tumeurs, disent les médecins péruviens, on se contente de les panser ; toutefois Odriozola recommande d'extirper les tumeurs ulcérées, parce qu'elles se gangrènent, suppurent et deviennent des foyers d'infection pour le malade.

(1) Infusion de maïs, buttneria cordata, budlejá incana, schisnus molle, etc. Dans la fièvre de la Oroya, on a usé largement, en ces derniers temps, du lavage du sang et du fer et de l'arsenic par la voie sous-cutanée.

CHAPITRE IV

LE PIAN OU FRAMBOESIA

Bien qu'il s'agisse ici d'une maladie encore un peu indéterminée, je la place en cet endroit, en raison même de ses analogies avec la maladie précédente.

Le pian ou framboesia a reçu une foule de noms; on l'appelle encore suivant les pays : *Bouton d'Amboine, Bouton des Moluques*, etc... Il porte le nom de *Boubas* au Brésil, et de *Yaws* à la Guyane.

Etiologie. — C'est une maladie qui semble avoir eu pour berceau primitif la côte occidentale d'Afrique, mais qui est observée un peu partout dans la zone intertropicale, chez les nègres et les négroïdes; transmissible par contagion, à début généralement fébrile, elle est caractérisée par une éruption vésiculo-pustuleuse, suivie elle-même d'une ulcération qui se recouvre d'une élevure mûriforme et qui présente, comme nous allons le voir, une évolution bien déterminée. Il ne semble donc pas qu'il s'agisse d'une affection purement cutanée, purement locale, mais bien d'une affection générale infectieuse avec des manifestations cutanées.

Symptômes. — La meilleure description du pian gabonais est due à Bestion, qui a pu en observer de nombreux cas. L'auteur divise la maladie en trois périodes. L'incubation est difficile à déterminer, l'invasion est caractérisée : par une lassitude générale, des douleurs lombaires, des céphalées, des accès rémittents, des douleurs articulaires; cette période dure environ deux mois et c'est alors que survient la troisième période, la période caractéristique : l'éruption. L'éruption elle-même comporte plusieurs phases. Il y a avant tout l'apparition du bouton-mère, sur un point quelconque du corps; voici comment la chose débute : au point malade s'élève tout d'abord une petite vésicule de la grosseur d'une tête d'épingle, qui devient bientôt louche et se transforme en pustule; les démangeaisons aidant, le malade ouvre cette pustule en se grattant, il reste alors un petit trou sur lequel pousse, en vingt-quatre heures, un bouton plus grand; nouvelles démangeaisons, nouveau grattage, nouvelle rupture, nouvelle reproduction avec accroissement. Au bout d'une dizaine de jours, la vésicule est devenue une bulle qui atteint à peu près les dimensions d'une pièce de vingt centimes et tout est à l'avenant. A partir de ce moment, des vésicules nouvelles se montrent autour de la bulle initiale, elles finissent par se confondre et former aussi des bulles. Au vingtième jour, elles ont le diamètre d'une pièce de deux francs. Bientôt, le fond de la plaie qu'elles recouvrent, bourgeonne, devient exubérant et forme une sorte d'excroissance charnue verruqueuse (fig. 27).

Pendant que le bouton mère augmente, les symptômes généraux, la fièvre, les douleurs articulaires diminuent.

Lorsque le bouton mère, — « *maman pian* », comme disent les indigènes, — a pris tout son développement, l'é-ruption se généra-

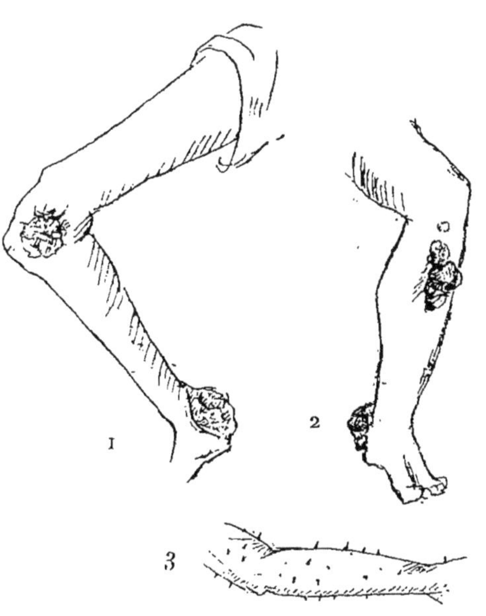

Fig. 27.—1. Framboesia d'après Ravel.
2 et 3. Verrugas : mulaire et miliaire.

lise, de nouvelles vésicules coniques, de la grosseur d'une tête d'épingle, apparaissent à leur tour; comme la vésicule mère, elles s'agrandissent et finissent par former des élevures recouvertes de croûtes grisâtres. L'éruption peut être plus ou moins discrète ou confluente. Ces vésicules secondaires évoluent plus rapidement que le bouton mère, ce dernier met une vingtaine de jours à évoluer, les autres ont acquis tout leur développement en huit ou dix jours. Chose curieuse, comme dans la variole, lorsque l'éruption est faite, la fièvre tombe.

Les placards et les élevures persistent quelquefois pendant seize à dix-huit mois, les cicatrices foncées demeurent aussi un certain temps ; la cicatrice de la maman pian est de beaucoup la plus durable.

Après la guérison du bouton-mère, qui termine la scène, on voit parfois survenir un accident consécutif, c'est une éruption spéciale qui se produit à la plante des pieds, les nègres l'appellent *Osondo*, elle a beaucoup de ressemblance avec le bouton mère, il peut y avoir aussi plusieurs boutons, le plus souvent, il n'y en a qu'un seul. Cette manifestation, bien entendu, gêne beaucoup la marche.

Historique et Géographie médicale. — Le framboesia, que nous venons de décrire, se rencontre un peu partout ; je l'ai déjà dit, on pense que la côte occidentale d'Afrique est son berceau ; il est possible qu'il ait été importée de là en Amérique ; mais il est bien difficile, qu'il en ait été de même, dans les îles de la Malaisie, où le pian se rencontre depuis des temps déjà très reculés.

Quoi qu'il en soit, la maladie qui nous occupe se rencontre : sur les côtes occidentale et orientale d'Afrique, à Madagascar, aux Comores.

En Asie, l'affection s'observe dans l'Inde, à Ceylan, où elle a été signalée en 1871 par Looss sous le nom de *Parangui.*

En Océanie, le pian a été signalé dans la Mélanésie et à la Nouvelle-Calédonie.

En Amérique, sous le nom de *Yaws*, nous le retrouvons : dans les Antilles, à la Dominique, à la Jamaïque, à la Barbade, à la Trinité, à Antigoa ; il en est de même à la Guyane. Au Brésil, au Chili, la maladie porte le nom de *Boubas.*

Anatomie pathologique. — L'anatomie pathologique laisse encore beaucoup à désirer ; d'après Salazar, les viscères abdominaux présenteraient des lésions importantes, le foie, de temps à autre, serait le siège de tumeurs identiques à celles qui existent sur la peau. Le gros intestin porterait parfois aussi, des ulcérations. L'auteur que je signalais tout à

l'heure aurait vu des tumeurs sur la muqueuse stomacale.

Les tumeurs du framboesia ont été étudiées par plusieurs
histologistes. Les examens sont un peu contradictoires; d'a-
près Cornil, à la périphérie des tumeurs, on rencontrerait
la peau amincie, le corps même renfermerait de nombreux
vaisseaux, des caillots, des foyers apoplectiques, une sub-
tance amorphe et des cellules embryonnaires. En somme, il
n'y a rien de bien caractéristique.

Diagnostic. — Au début, on peut confondre le framboesia
avec l'herpès, mais bientôt la marche de la maladie, la production de tumeurs verruqueuses viennent faire le diagnostic. Ce même aspect permet de différencier la maladie des
syphilides pustulo-ulcéreuses. Les démangeaisons très vives,
au début dans le framboesia, nulles dans la syphilis, l'absence
d'engorgements ganglionnaires, de douleurs ostéocopes, les
détails de l'accident primitif tout différent du chancre induré,
l'inefficacité du traitement spécifique : tout contribue à dissocier les deux processus. Les phénomènes généraux, l'évolution si caractéristique de la maman pian et de ses satellites
sont des signes qui permettent de repousser toute assimilation avec la botryomycose.

Le pemphigus végétant a plus d'un point de ressemblance
avec le pian, toutefois la marche de la maladie est toute
différente.

Quant au mycosis fongoïde, l'urticaire prémonitoire, les
taches congestives ou hémorragiques qui le précèdent, la
longue période prééruptive, les manifestations lymphadéni-
ques dans les viscères, son pronostic très grave le différencient du framboesia.

Je n'insisterai pas sur le diagnostic avec le molluscum
pendulum et l'acné varioliforme, comme le font certains
auteurs; j'estime que c'est absolument inutile.

Lorsque le framboesia survient chez un individu jouissant
d'une bonne santé habituelle, le pronostic est bénin. On
compte, au contraire, de temps en temps, des morts chez
les individus qui sont sans soins et débilités.

Autrefois, on a cru que le framboesia devait être rappro-
ché de la syphilis ; on sait aujourd'hui qu'il s'agit bien
d'une maladie distincte. Charlouis a vu un chancre induré

et tous les accidents de la syphilis se dérouler chez un individu déjà atteint de framboesia.

On a pensé qu'il s'agissait d'une sorte d'impétigo ou d'ecthyma cachectique, mais beaucoup de gens atteints de l'affection ne sont nullement cachectisés.

L'opinion de Dounon, qui voit là une manifestation du paludisme, n'est nullement fondée.

Quant au bouton de Biskra, il n'y a pas lieu de rapprocher l'une de l'autre les deux maladies, comme l'a fait Bordier.

Je ne reviens pas ici sur le diagnostic avec la verruga, longuement exposé dans le chapitre précédent.

Dans ces derniers temps, on a cru pouvoir isoler le microbe pathogène du framboesia, mais les recherches sont encore contradictoires et les diverses investigations qui ont été faites demandent à être confirmées.

Traitement. — Le traitement chez les gens robustes est plutôt hygiénique, on doit nourrir convenablement les malades, supprimer les conserves, changer souvent le linge et donner fréquemment de grands bains de propreté.

Les ulcères naturellement demandent des soins antiseptiques, on peut se servir, comme dans l'ecthyma, de pansements occlusifs faits avec des emplâtres mercuriaux tels que : l'emplâtre rouge de Vidal, ou encore l'emplâtre de Vigo.

Les médecins anglais ont donné à leurs patients beaucoup de médicaments; on dit quelque bien : du soufre, de l'iodure de potassium, du mercure et même de l'iodoforme.

A la Dominique, on a souvent donné le sulfure de calcium et dans les cas chroniques : les arsénicaux.

Je ne veux pas juger toute cette thérapeutique, mais d'après les relations des auteurs, elle ne paraît guère entraver le cours absolument cyclique des *bubas*.

Dans l'Amérique du Sud, on fait une thérapeutique plus active encore et on se sert beaucoup d'un purgatif drastique d'une violence inouïe, le « cabacincho », plante appartenant à la famille des cucurbitacées. Les perturbations violentes occasionnées par l'emploi de cet évacuant paraissent simplement affaiblir le malade et nullement la maladie; c'est à déconseiller.

Prophylaxie. — La prophylaxie du framboesia découle de ce que nous avons dit tout à l'heure; il s'agit d'une sorte d'affection infecto-contagieuse et l'isolement du malade s'impose; ceux qui l'approchent doivent prendre les précautions usitées dans de semblables circonstances. Keelan prétend que la vaccination jennérienne aurait une influence heureuse sur le framboesia; cette opinion est encore à vérifier.

A côté du pian, je dois signaler une affection, appelée *Tonga*, qui a été rencontrée par les médecins de la marine en Nouvelle-Calédonie et aux îles Loyalty.

Elle consiste dans une éruption de vésicules volumineuses apparaissant de préférence au pourtour des lèvres, des narines, de l'anus et sur les parties génitales. Les vésicules ne tardent pas à devenir purulentes; à leur suite, surviennent des ulcérations atoniques, présentant le même bourgeonnement que les ulcères pianeux; parfois on observe des mutilations de ce fait, surtout au pied, où les orteils peuvent finir par tomber. Il y a, en même temps, des adénopathies très volumineuses. Cette maladie s'accompagnerait parfois de diarrhée rebelle; elle atteindrait exclusivement l'enfant, et se rencontrerait surtout chez les jeunes dont l'alimentation a été mal surveillée.

Jusqu'à preuve du contraire, on doit, avec les auteurs compétents, ranger la *Tonga*, comme les boubas, les Yaws, etc., dans le chapitre du pian, dont ils ne sont que des variétés.

Ce que je viens de dire pour la *Tonga* s'applique également à la maladie désignée sous le nom de « *Patito* », par les Marquisiens.

CHAPITRE V

LE MYCÉTOME (PIED DE MADURA) (1)

Le *Pied de Madura!* voilà encore une de ces expressions
défectueuses qui encombrent la pathologie exotique; la maladie, qui va nous occuper dans ce chapitre, tient son nom
du district de Madura, dans l'Inde, où elle est assez fréquente; mais non seulement elle n'est pas cantonnée à
cette région, mais encore elle n'est pas cantonnée à l'Inde, il
s'en faut, comme nous le verrons tout à l'heure, en examinant sa distribution géographique.

Historique. — Les premières notions touchant cette affection remontent à 1806. A cette époque, Heyne la décrivit
sous le nom d'*état lépreux du pied*. Depuis cette époque
jusqu'en 1859, où Van Dyke Carter présenta des pièces au
Great Medical College et affirma la nature parasitaire de la
maladie, il n'y a, pour ainsi dire, rien qui mérite d'être signalé.

Dès lors, il y a deux camps : les uns en font une néoplasie, les autres une affection parasitaire.

Aujourd'hui, comme nous allons le voir, surtout depuis les
travaux étrangers de Bassini, de Huntley, de Surveyor,
depuis surtout l'excellente étude de Kanthack, on est fixé
au moins sur cette partie de la question et on est certain
désormais que Carter avait raison de voir là une affection
déterminée par un parasite.

Jusqu'en 1883, le mycétome fut considéré comme une affection endémique particulière à l'Inde, mais à ce moment Corre
rectifia cette assertion; il montra que Collas en avait observé
des cas à la Réunion; que Grall, Maurel, en avaient rencon-

(1) En dehors du mycétome l'actinomycose vraie existe dans les pays chauds;
nous en avons relaté tout dernièrement une observation prise à Alger même.
(J. Brault, Société de Biologie, 21 janvier 1899.) — Les préparations des grains
et des cultures ont été jointes à l'observation.

tré à la Guyane et Chedan, à Saïgon. Libouroux (1) parle d'un cas constaté à Constantinople ; enfin Bassini en a opéré un cas à la clinique chirurgicale de Padoue. Un peu plus tard, Gémy et Vincent en observaient un cas sur un marocain ; depuis, quelques autres observations ont encore été relatées. Il y a longtemps, par ailleurs, que Bérenger-Féraud, qui avait observé la maladie sur les nègres du Sénégal, avait nettement exprimé l'opinion que le pied de Madura se rencontre dans tout le continent africain, depuis les bords de l'Atlantique jusqu'à la Mer Rouge et la côte orientale, sous la latitude du Sénégal.

Quoi qu'il en soit, le berceau de la maladie semble être l'Inde, c'est là que l'affection est la plus fréquente. Là même, elle est assez inégalement répartie ; je ne veux pas la suivre dans toutes les provinces de l'empire anglais. Les influences telluro-météorologiques ne comptent pas dans l'étiologie de l'affection. Les indigènes, dans l'Inde, sont plus frappés que les Européens et leurs métis. C'est une maladie qui commence dans la jeunesse ; Collas, dans sa statistique, sur soixante-sept cas, en compte soixante-trois de vingt à vingt-cinq ans. Les statistiques semblent établir une plus-value pour le sexe masculin.

On n'a pas encore résolu la question de savoir comment se faisait l'introduction du parasite, les uns pensent qu'il s'introduit par les orifices des glandes cutanées, d'autres penchent vers l'inoculation d'une plaie préalable.

Anatomie pathologique. — Je passerai sur l'ancienne anatomie pathologique faite par Eyre, Day, Godefrey, Collas et même Carter.

J'arrive immédiatement au mémoire de Kanthack. Cet auteur reconnaît trois variétés : la variété noire ou truffoïde, la variété pâle et la variété poivre de Cayenne.

Les deux premières sont seules bien connues.

La variété noire est la plus fréquente pour les uns, elle serait plus rare pour d'autres ; d'après Kanthack, les grains truffoïdes à peine de la grosseur d'un grain de mil sont formés par un réseau mycélien très dense duquel rayonnent de toutes parts, des filaments ramifiés ; les rayons sont homogènes à

(1) Libouroux, Thèse.

la périphérie et parfois un peu renflés à leur extrémité; à leur base, on note une zone pigmentée étroite à travers laquelle se dirigent les filaments qui vont du mycélium central dans l'intérieur des rayons.

Le Dantec, pour cette même variété noire, pense qu'il s'agit d'un bacille qu'il décrit (1), mais il n'a pu faire porter ses expériences que sur un pied conservé depuis longtemps dans l'alcool et envoyé du Sénégal. Je crois qu'il faut surtout s'en rapporter à Kanthack touchant cette variété.

Quant à la variéte pâle, c'est encore au même auteur qu'il faut revenir. Les corpuscules, gros comme une tête d'épingle, peuvent se laisser facilement écraser et diviser.

Suivant Kanthak, ils consistent en un réseau mycélien à la périphérie duquel se voient de gros filaments rayonnants, brillants, claviformes, parcourus par une fine striation longitudinale, les renflements en massue semblent manquer sur les plus petits corpuscules.

H. Vincent a confirmé cette description du savant bactériologiste anglais; il insiste sur les filaments mycéliens qui sont ramifiés, non cloisonnés, larges de 1 µ. à 1 µ. 5; le protoplasma est nettement fractionné. D'après lui, les renflements claviformes font défaut; on doit cependant considérer comme

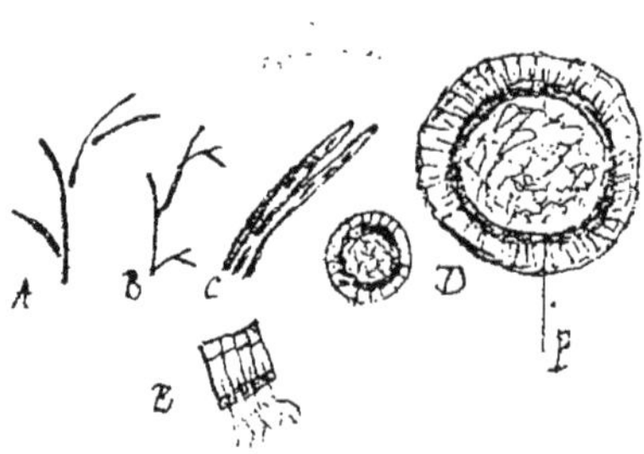

Fig. 28.
A. Fausse dichotomie cladothrix.
B. Dichotomie vraie streptothrix.
C. Bifurcation fortement grossie ; protoplasma segmenté.
D. Grain de mycétome d'après Kanthack.
E. Détails des renflements périphériques.
F. Mycélium central.

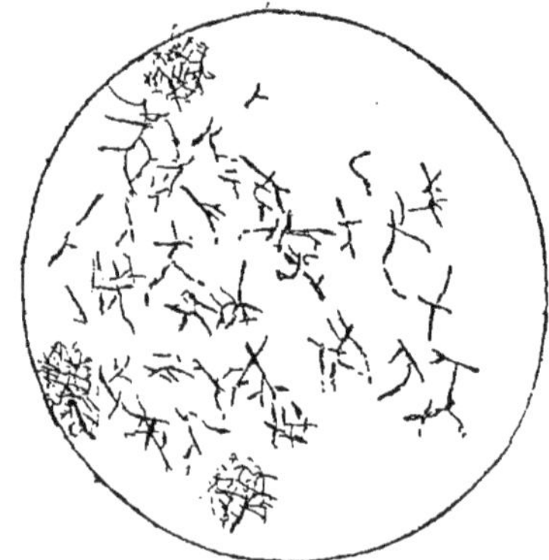

Fig. 29. — Nocardia Madurae (culture en bouillon). D'après une de mes préparations. Reichert im. 1/18.

en tenant lieu, les petits boutons terminaux qui siègent à

(1) Le Dantec, *Archives de médecine navale.*

l'extrémité des rayons(1)(fig.28). Le Nocardia Madurae (fig.29) se cultive dans le bouillon, dans les infusions de légumes, foin, paille; il est aérobie et cultive à la température de 37°. Le développement est lent, il se produit des grumeaux arrondis (2), les renflements claviformes n'apparaissent pas dans les cultures, les animaux sont réfractaires.

Voici, en deux mots, l'anatomie pathologique de l'affection.

La peau, notablement épaissie, est parsemée d'élevures du volume d'un pois, dont la partie centrale ulcérée bourgeonnante présente, en son centre, une petite ouverture qui mène dans un trajet fistuleux profond comme celui d'un mal perforant et va le plus souvent jusqu'au squelette; des canaux sinueux font communiquer les diverses galeries; les os sont excavés; un tissu fongoïde remplace les tissus détruits, on y remarque les grains d'aspect et de coloration variés, dont nous parlions il y a un instant.

Symptômes. — On n'a pas encore bien observé la maladie dès son début; ce n'est que très tard que les gens viennent consulter; ce n'est qu'au bout de cinq, six et sept ans même, alors qu'ils ne peuvent plus marcher, que les indigènes se décident à venir trouver le médecin ; la douleur est, en effet, assez minime et il faut que les lésions soient déjà avancées pour déterminer une forte gêne. Carter, cependant, prétend avoir vu l'affection avant la production de toute espèce de tumeur. A cette époque, ou remarque des traînées rougeâtres dans l'épaisseur de la peau. Un peu plus tard, les tumeurs apparaissent, elles sont d'abord peu élevées, petites, indolentes, dures et se développent lentement. Au bout de plusieurs mois, la tumeur s'accumine et son sommet ne tarde pas à se rompre pour donner passage, par ce cratère, à l'éruption cryptogamique.

Cependant, la tuméfaction augmente et la maladie est constituée; Carter, Corre et d'autres auteurs ont donné une excellente description de la maladie arrivée à cette période. Dès lors, le pied tout entier a augmenté de volume suivant sa

____

(1) Il est probable qu'ici comme dans l'actinomycose, il est des cas où l'on ne trouve que le mycelium.

(2) Ces grumeaux, analogues à ceux de l'actinomycose, dans le bouillon, adhèrent au verre en vieillissant et prennent un aspect rouillé.

largeur aussi bien que son épaisseur, il peut acquérir ainsi un volume double ou triple du volume normal. C'est moins encore l'épaississement de la peau que le développement des tumeurs profondes interstitielles, qui provoque cette sorte d'hypertrophie. En même temps, le pied perd sa forme, il devient de plus en plus cylindroïde ou même ovoïde. La face plantaire devient convexe, les bords s'arrondissent et s'élèvent de manière à représenter de véritables faces latérales, on ne perçoit plus les saillies osseuses qui sont noyées dans la tuméfaction des tissus mous (fig. 30).

L'organe n'est plus qu'une masse informe, d'autant plus hideuse et disproportionnée, qu'elle pend au bout d'une jambe amincie et atrophiée.

Les orteils, très surélevés, grâce au rembourrage de la plante, ne touchent plus le sol. Les ongles restent intacts, mais les orteils sont souvent plus ou moins déviés par les tubercules qui poussent dans cette région.

Bientôt la gêne fonctionnelle augmente, la marche est entravée ; le patient, qui marchait tout d'abord sur le talon, est obligé de cesser, en raison de la propagation de la maladie à cette région. Il se traîne alors à la façon des culs-de-jatte ; isolé dans le fond de sa case, privé d'air et d'exercice, privé de ressources, le malheureux indigène ne tarde pas à devenir cachectique.

De temps à autre, on remarque de volumineuses adéno-pathies inguinales qui sont dues aux infections secondaires, mais qui ne marquent pas une nouvelle étape de l'affection parasitaire.

Quand la maladie n'est pas encore de date par trop ancienne, la peau est terne, sans éclat, de teinte sale ; plus tard, elle est souvent bronzée ou même d'un noir assez foncé ; il n'y a pas d'augmentation ou de diminution de la température.

La masse podalique, qui offre une dureté uniforme, ne garde pas l'empreinte du doigt, elle a une consistance élastique, et présente une sorte de rénitence. Il n'y a pas de crépitation, il n'y a jamais non plus de pulsations. Je ne reviens pas sur la description des tubérosités et des cratères plus ou moins bordés de bourgeons et de fongosités ; j'en ai déjà parlé en traitant tout à l'heure de l'anatomie pathologique. Disons que ces canalicules donnent un ichor fétide contenant les grains pâles, jaunes, ou bruns noirâtres.

La maladie a très peu de tendance à envahir les autres parties du corps ; elle reste le plus souvent cantonnée au pied droit ; cependant, de temps à autre, elle envahit la jambe, la cuisse ou même le membre supérieur. Dans un cas que j'ai vu amputer dans le service de M. E. Vincent, à Mustapha, il y avait de petits foyers dans la gaine des péroniers et au tiers inférieur et interne de la cuisse ; mais ces foyers étaient beaucoup plus su-

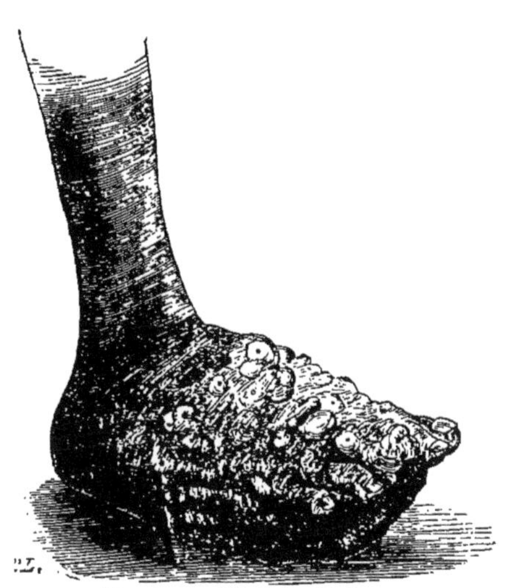

Fig. 30. — Pied de Madura.

perficiels que ceux du pied et n'atteignaient pas le squelette : c'est une remarque à faire en dehors du pied, son lieu de prédilection, le processus est beaucoup moins térébrant.

Pronostic. — Le pronostic se tire aisément de tout ce que nous venons de dire ; il s'agit d'une affection qui, sans doute, ne pardonne pas, mais c'est une affection toute locale ; même dans les cas avancés, la vie peut donc être sauvée par l'ablation du segment de membre atteint. Si les malades venaient plus tôt, on ne serait peut-être d'ailleurs pas contraint de recourir à une mesure aussi extrême, nous y reviendrons tout à l'heure, à propos du traitement.

Diagnostic. — Le diagnostic du mycétome ou pied de Madura n'est pas toujours très facile : la tuberculose, la lèpre, l'éléphantiasis, l'actinomycose vraie et toute une série de pseudo-mycoses peuvent en imposer.

Je ne saurais d'ailleurs trop revenir sur ce que j'ai déjà exprimé : le pied de Madura sert d'étiquette très probablement à toute une série de mycoses parasitaires et il faut encore attendre, pour savoir au juste tout ce qu'il y a dans ce chapitre de pathologie exotique qui commence seulement à se dégager de la pénombre. Il n'est pas jusqu'au sarcome et au clou de Biskra qui n'aient été confondus avec cette affection.

Pour la tuberculose du pied, il est facile, la plupart du temps, d'être fixé; elle frappe toutes les races, tous les âges, les grumeaux qui s'échappent des fistules sont tout à fait irréguliers; les tumeurs et les cratères mamelonnés du pied de Madura ne ressemblent pas aux fistules fongueuses de la tuberculose. — Dans le doute, il faudra faire un examen microscopique des grumeaux et pratiquer une inoculation à un cobaye.

La lèpre tuberculeuse présente des nodules, des tubérosités, mais ces nodules s'étendent davantage en surface; il existe souvent de l'anesthésie, il n'y a pas ce caractère térébrant du mycétome, avec les trajets fistuleux profonds, les clapiers et les galeries multiples; de plus, la lèpre n'est pas une affection localisée comme le pied de Madura; l'examen microscopique sera donc rarement nécessaire, il est d'ailleurs très facile.

L'éléphantiasis est l'affection que l'on a le plus souvent confondue avec le mycétome, mais ici il y a les poussées lymphangitiques, la localisation est rarement aussi nette, enfin on ne rencontre pas de champignon, mais on pourrait, de temps à autre, tomber sur la filaire nocturne, ou surtout sur du streptocoque.

Le clou de Biskra a une physionomie très spéciale que nous avons décrite; depuis quelque temps, on veut bien y voir comme champignon producteur un streptothrix, mais il s'agit certainement d'un organisme très différent et c'est pour être complet et me conformer à ce que font les auteurs en général que j'ai parlé ici, un instant, du clou de Biskra.

On a confondu également le mycétome avec des sarcomes; on n'ignore pas qu'aujourd'hui on est en train de dissocier cette entité morbide; certains sarcomes sont même maintenant considérés comme des produits inflammatoires chroniques. Néanmoins, lorsqu'on veut s'en tenir à des choses nettes, précises et sûres; on doit reconnaître que la question est encore bien peu avancée.

Les mycoses signalées par Sabrazès, Auché, Le Dantec de Bordeaux, sont très différentes du pied de Madura : soit au point de vue clinique, soit au point de vue de l'organisme trouvé. Le siège n'est surtout pas du tout le même; toutefois, en dehors du lieu d'élection, le diagnostic peut être un peu plus difficile; c'est ce que je faisais observer à propos d'une pseudomycose que j'ai fait connaître en 1897, avec mon collègue le docteur Rouget. Dans ses localisations exceptionnelles le mycétome est pour ainsi dire déformé, il est moins térébrant et il faut surtout l'aide du microscope pour avoir le dernier mot (1).

Traitement. — Au début, je le répète, si les lésions sont encore peu avancées, on devra recourir aux curettages répétés, aux cautérisations actuelles et potentielles, mais il faudra agir avec la dernière énergie, faire une véritable opération sous l'anesthésie générale et ne pas craindre de répéter les séances, jusqu'à guérison complète.

Plus tard, quand le squelette est atteint profondément, quand l'infiltration est devenue trop diffuse, que la désorganisation est très avancée, l'amputation, bien entendu, est seule de mise.

Enfin, en raison des analogies si grandes du champignon du mycétome avec celui de l'actinomycose, on devra essayer l'iodure à doses croissantes et prolongées.

(1) J. Brault et J. Rouget, *Arch. de méd. expérimentale*, 1897.

CHAPITRE VI

LES HERPÈS TROPICAUX

Jusqu'à plus ample informé, je parle ainsi, parce qu'il règne encore une certaine obscurité sur la question, — jusqu'à plus ample informé, dis-je, il existe deux sortes d'herpès tropicaux : le *Ringworm tropical* et l'herpès imbriqué ou Tokelau.

1. — LE RINGWORM TROPICAL

On a confondu, tout d'abord, le Ringworm avec l'eczéma, l'érythrasma, le psoriasis, l'érythème. Il s'agit, en somme, purement et simplement d'herpès circiné, un peu modifié par les conditions de vie et de climat dans les pays chauds.

Etiologie.— Le Ringworm tropical est extrêmement fréquent dans l'Inde, où beaucoup d'Européens en sont atteints ; c'est surtout dans les régions basses et humides de cette contrée, dans le Bas-Bengale de préférence, qu'on le rencontre le plus et le mieux. La maladie est également fréquente : en Chine, aux Moluques, à Samoa et dans les îles du Pacifique.

Le Ringworm a des sièges de prédilection ; la malpropreté et surtout l'humidité plus spéciale à certaines régions paraissent être les causes prédisposantes. C'est surtout au pli de l'aine, à la face interne et supérieure des cuisses, dans le sillon interfessier et au périnée qu'on l'observe. Il est, au contraire, très rare à l'aisselle et sur la poitrine.

Symptômes. — La marche est la suivante : en un des points d'élection, que nous venons de signaler, il se forme une vésicule entourée d'un cercle érythémateux ou simplement une tache surélevée. Ces taches s'étendent rapidement en formant des cercles, la lésion guérit au centre, pour se propager à la périphérie, elle est centrifuge ; la grandeur des anneaux varie des dimensions d'une pièce d'un franc à la largeur de la paume de la main ; ces anneaux, d'un rouge vif, surélevés, sont le siège d'une assez vive démangeaison qui est exaspérée par la chaleur du lit.

Les poils ne sont pas détruits. D'habitude, le Ringworm a une marche très lente, il y a des alternatives de mieux et de pis, de fausses guérisons. Je ne veux pas insister sur les diverses formes de la maladie, qui sont encore assez mal étudiées. Manson en reconnaît quatre formes et Rose deux, etc. On a, sans doute, attribué au Ringworm d'autres affections, c'est ce qui a permis de tant multiplier les formes. Les auteurs les plus compétents admettent aujourd'hui, comme je l'ai dit tout à l'heure, que le Ringworm n'est pas autre chose qu'une tricophytie cutanée un peu modifiée par le climat.

Le trichophyton a été découvert par Gruby, en 1842. Ce parasite se compose de spores et de mycélium (fig. 31). Les spores sont arrondies, de volume variable, elles oscillent entre trois et sept millièmes de millimètre, incolores, fortement réfringentes, elles se colorent moins facilement par les réactifs que les spores de l'achorion, parasite du favus.

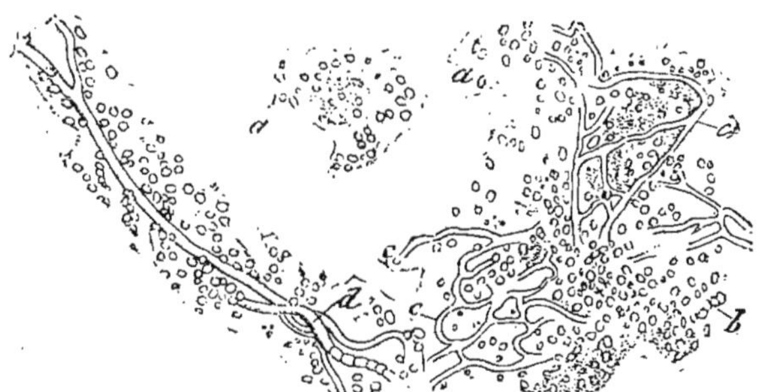

Fig. 31. — *Trichophyton tonsurans.* Poussières blanches de l'Herpes tonsurans. *a* sporules isolées ; *b* Sporules réunies ; *c* tubes vides ; *d* tube sporulaire (Bazin).

Ces spores se trouvent dans les squames des anneaux herpétiformes et dans les follicules pileux.

Le mycélium n'est pas toujours visible ; il est formé de tubes longs et grêles, généralement droits ou peu flexueux et à ramifications rares.

Ces caractères empêchent de le confondre avec l'achorion, qui est plus ramifié, qui a des spores plus grosses, et avec le microsporon furfur, qui a un mycélium plus abondant, véritable feutrage, avec des paquets de spores.

Parmi les tricophytons, on admet deux grandes espèces, depuis Sabouraud : le tricophyton mégalosporon et le tricophyton microsporon ; ce dernier, pour Sabouraud, ne serait pas un tricophyton ; le premier, seul, nous intéresse ici. La préparation en est des plus simples : on dégraisse à l'éther, puis on se sert d'une solution de potasse à quarante pour cent ; on doit chauffer légèrement, puis colorer soit à l'éosine, soit à la fuschine, soit au violet de Paris.

Diagnostic. — Le diagnostic du Ringworm ne présente aucune difficulté, le psoriasis n'a pas la même distribution, les squames sont plus épaisses, plus luisantes, nacrées, ressemblent à des gouttes de bougie ; l'eczéma n'a pas la même marche centrifuge ; la séborrhée n'a pas le même siège, elle s'accompagne de dilatation des orifices folliculaires et de la présence d'une sorte d'enduit gras sur la peau. L'erythrasma présente des lésions plus atténuées ; dans ce dernier cas, l'examen microscopique tranchera immédiatement la difficulté ; au lieu du tricophyton, on rencontrera le microsporum minutissimum.

Pronostic. — Le Ringworm n'est pas une maladie grave ; il peut cependant donner lieu à quelques petites complications consécutives au grattage : pustules, adénites, etc.

Traitement. — Le traitement, bien entendu, est celui de la tricophytie cutanée, c'est-à-dire, en première ligne, les badigeonnages ou même presque les frictions au pinceau avec la teinture d'iode fraîche. Les antiseptiques, tels que le sublimé au 500e, la pommade soufrée au huitième, additionnée de un pour cent d'acide salicylique, peuvent être combinés avec les lavages et les frictions savonneuses. Lorsqu'il y a une forte réaction inflammatoire et des lésions d'infection banale accompagnant l'éruption, on doit recourir, tout d'abord, aux pansements antiseptiques faibles et humides, puis à l'oxyde de zinc et enfin à la teinture d'iode.

2. — L'HERPES IMBRIQUÉ OU TOKELAU

L'*Herpès imbriqué* ou *teigne imbriquée* a été surtout bien décrit en 1879 par Manson et plus tard par Bonnafy en 1893. On appelle encore la maladie : *Tokelau-Ringworm, Lafa-Tokelau,* la *Peta, Tinea imbricata.*

Géographie médicale. — Le domaine géographique de l'herpès imbriqué est très particulier. C'est principalement au détroit de Malacca et aux îles de l'Archipel Malais, qu'on l'a rencontré jusqu'à présent. Si on l'observe parfois en Chine, c'est toujours chez des individus ayant vécu dans les pays que je viens de désigner. On l'a également rencontré aux îles Samoa; Mac Gregor en aurait vu des cas aux îles Fidji, mais il s'agissait de gens étrangers au pays; ces individus venaient des îles Salomon ou des Nouvelles-Hébrides; les Fidjiens et les Européens semblent réfractaires à la maladie (1).

Nous devons ajouter que, dans un travail récent, Tribondeau dit que Tahiti a été infecté dès 1871 par des indigènes venus des îles Gilbert. Cet auteur signale également la contamination de l'archipel de Cook (2).

Etiologie. — L'herpès de Manson, le tokelau-ringworm, se montre à tout âge, chez la femme aussi bien que chez l'homme indigène des contrées contaminées; il est extrèmement contagieux, l'affection est très redoutée par les indigènes qui n'y vont pas de main morte et enlèvent carrément la partie malade par section ou à l'aide d'un moxa. Grâce aux inoculations, Manson a pu préciser la durée de l'incubation; elle est de neuf jours.

Symptômes. — La marche de la maladie est la suivante: on remarque tout d'abord la présence de petits points rouges généralement disposés en demi-cercles; bientôt des papules apparaissent; en même temps, le malade ressent des démangeaisons intolérables. L'affection est centrifuge, l'épiderme se soulève et devient flottant, sous forme de lamelles d'une largeur de deux centimètres et demi. Le bord libre des lambeaux épidermiques est dirigé vers le centre, le bord exté-

(1) La Nouvelle-Calédonie a été momentanément atteinte (Bonnafy).
(2) Tribondeau, *Archives de Méd. Nav.*, juillet 1899, tome 72.

J. BRAULT. Traité des maladies des pays chauds.   18

rieur convexe reste, au contraire, adhérent à la peau ; si l'on vient à passer la main de la périphérie vers le centre, la plaque semble lisse ; si l'on va en sens inverse, les écailles épidermiques se redressent et deviennent saillantes. C'est cette disposition qui a fait donner, par Manson, le nom de *tinea imbricata* à la maladie. A mesure qu'un cercle grandit, une nouvelle tache brune centrale formée par le champignon se produit au centre et est le point de départ d'un nouveau cercle concentrique au premier (1). La multiplication des cocardes du Tokelau s'explique aisément par le grattage, plusieurs cocardes se réunissent enfin de compte pour former une vaste plaque squameuse (2).

La progression de l'herpès imbriqué est d'environ un centimètre par semaine ; un membre tout entier peut être envahi ainsi, progressivement. Manson a remarqué que la maladie s'attaque peu aux régions couvertes de poils.

On a pensé que la maladie de Manson n'était pas autre chose que l'herpès circiné. Manson s'est défendu et a montré que le parasite rencontré dans le tokelau était différent de celui du ringworm. Dans le tokelau, le champignon est beaucoup plus touffu, les spores sont plus ovales, les filaments mycéliaux ne présentent pas les nombreux renflements et rétrécissements que l'on observe sur ceux du tricophyton ; le mycélium, en outre, peut avoir des dimensions générales très variables, tandis que le tricophyton a des dimensions assez bien définies. Thin a vu dans les squames de la maladie de Manson des parasites deux fois plus gros que les filaments mycéliaux de l'herpès circiné. En outre de ces particularités microscopiques, on peut invoquer encore, au profit du dualisme, de nombreuses dissemblances cliniques, entre autres : le siège et la façon de se comporter vis-à-vis du système pileux. Nous avons dit, en effet, que le tokelau, au contraire de l'herpès circiné, ne s'attaquait pas en général aux régions pileuses, que, d'autre part, il respecte, jusqu'à un certain point, les poils, lorsqu'il en est quelques-uns, dans le territoire infecté. En outre de la desquamation en lamelles

----

(1) Pour Tribondeau, le Tokelau est chromogène et au début de l'affection on observerait des vésicules.

(2) Aucune région n'est cependant absolument à l'abri de ses attaques, Tribondeau l'a observé même au cuir chevelu dans les cas invétérés.

disposées en collerettes sans vésicules, ni suintement ; la série d'ondes concentriques dont se compose la cocarde est un caractère de différenciation bien net, en faveur de l'identité du Tokelau.

Sur un même sujet, Manson a fait des inoculations des deux maladies qui ont évolué chacune pour leur compte avec leurs caractères très particuliers.

Il s'agit donc d'un champignon très voisin de celui de l'herpès circiné. On sait d'ailleurs que, dans ces derniers temps, sous l'impulsion de Sabouraud, on a fait des recherches et que l'on a trouvé dans le genre tricophyton toute une gamme extrêmement variée, soit chez l'homme, soit chez les animaux. Tribondeau attribue l'affection à un champignon qu'il baptise du nom de lépidophyton ; ce champignon devrait être rangé dans les aspergillus.

Pronostic. — Le pronostic de l'herpès imbriqué est plus sérieux que celui de l'herpès circiné, la maladie est très tenace, elle ne guérit jamais spontanément.

Traitement. — Quant au traitement, il est un peu plus difficile aussi que celui de l'espèce précédente.

Au début, on est parfois obligé de recourir aux émollients et aux antiseptiques faibles ; le meilleur moyen consiste à faire des pansements boriqués humides.

Un peu plus tard, pour bien faire agir le médicament, on est obligé de préparer la peau à l'aide de frictions successives, avec le savon noir et la pierre ponce ; après quoi l'on pourra se servir de la poudre de Goa qui renferme de l'acide chrysophanique, soit en nature, après lavage des plaques à l'eau, soit en pommade au dixième. Lorsque les plaques sont peu étendues, la teinture d'iode est à employer.

M. Bonnafy qui a fait, je le répète, une très bonne étude du parasite du tokelau en 1893, préconise les bains de sublimé à vingt grammes pour un bain, c'est le bain de sublimé vulgaire ; je ne crois pas la chose suffisante en pareil cas, et il me semble qu'il serait préférable d'avoir recours à un traitement localisé intensif, soit au Goa, soit au sublimé en solution plus concentrée au cinq centième par exemple, dès que les régions atteintes se trouvent en état de supporter le traitement. La thérapeutique de Tribondeau, qui préconise la chrysarobine en pommade à 1/15, ou encore la traumaticine à l'acide chrysophanique au dixième, quand il s'agit de la face, nous paraît des plus recommandables (1).

(1) Il est peut-être d'autres formes de trichophyties spéciales aux pays chauds. Voir Courmont, *Arch. de méd. exp.*, 1896, p. 700.

CHAPITRE VII

LA PIÉDRA

Il est une autre maladie des pays chauds, qui se localise, au contraire, sur le système pileux, c'est la *Piédra*. Elle serait particulière à une province de la Colombie, la province de Cauca. Elle a de très grandes analogies avec la tricorrhexie noueuse de Kaposi, avec les *cheveux à grégarines* de Lindemann et avec la *maladie du chignon* décrite par Hoggan. Il est même plus que probable qu'il s'agit d'une seule et même affection (Behrend).

Symptômes. — La maladie, d'après Desenne et Morris, qui l'ont décrite les premiers, présente les caractères suivants : on observe, sur les cheveux, de petites nodosités très dures qui résistent au râclage (fig. 32) : le scalpel qui essaie de les entamer s'ébrèche sur elles; l'affection reste toujours limitée

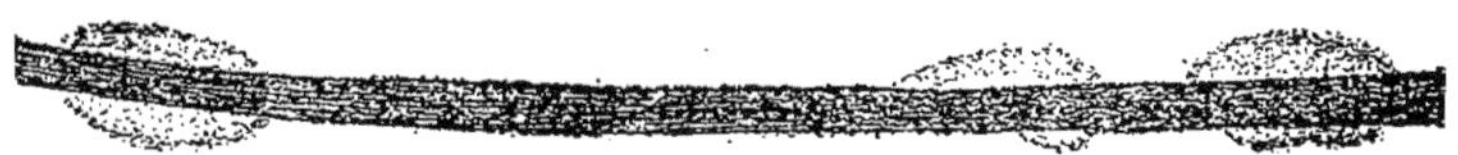

Fig. 32. — Cheveu avec les nouures parasitaires de distance en distance.

aux cheveux, contrairement à la tricorrhexie noueuse, qui se rencontre à la barbe et aux poils du pubis; elle commence à un centimètre et demi de la racine, on voit d'une à dix nodosités sur chaque cheveu, les poils sont lanugineux et se recroquevillent; la chevelure a une odeur acide particulière.

Causes. — La Piédra atteint plus souvent les femmes et surtout les jeunes filles que les hommes. L'affection ne paraît pas bien contagieuse, son éclosion serait favorisée par les ingrédients que mettent les femmes colombiennes dans leur chevelure, en particulier l'eau de graine de lin.

D'après Morris, les nodosités sont constituées par un

champignon ectophyte ; ce dernier a été bien décrit par Juhel-Renoy en 1888 et 1890 (1). Les examens de Juhel-Renoy ont été faits sur des cheveux envoyés par M. Posada Arango de Medellin.

Le cheveu, plongé dans un bain d'éther et d'ammoniaque pour le débarrasser des corps gras qui le revêtent, est ensuite placé pendant six à sept minutes dans une solution de potasse caustique bouillie immédiatement avant ; on lave ensuite, on déshydrate et on monte. A un faible grossissement objectif n° 1 on aperçoit des anneaux complets ou incomplets. Par ailleurs, on ne remarque pas de brisure ou de cassure. Il ne faut pas confondre, en tout cas, la Piédra avec la trichoptilose et le monilethrix, — sécheresse et amincissement des poils.

A un plus fort grossissement, il est facile de voir que ces anneaux sont formés par une agglomération considérable de spores. Ces spores sont agglutinées par une matière jaune verdâtre, que l'on n'observe que pendant quelques minutes, car bientôt dissoute, elle disparaît, laissant voir une véritable mosaïque de sporules. Cette matière est formée par une colonie compacte de bâtonnets ; il y a là quelque chose qui ressemble à la glaire du favus. Le diamètre des spores est deux fois plus considérable que celui des spores du tricophyton, elles mesurent un centième de millimètre. Leur forme n'est pas toujours identique, elles ne sont pas parfaitement rondes, elles sont parfois allongées et polyédriques. Le mycélium, qui n'est pas facile à voir dans les nodosités, se décèle, au contraire, très bien dans les cultures ; sur du sérum de lait faiblement acide, au bout de trente-six à quarante-huit heures, on voit se développer un voile mince qui gagne peu à peu la paroi du verre, sur laquelle il empiète. Transportée sur bouillon de veau ou de bœuf, cette première culture donne également des touffes mycéliennes. L'eau de touraillon sucrée est le meilleur des milieux ; ici, la culture est luxuriante, elle ne se fait pas seulement en surface, mais aussi en profondeur, et forme un feutrage des plus épais, présentant un aspect gaufré. La gélose glycérinée est également un excellent milieu. Le mycélium a une longueur variable, qui va de 1 μ à 60 μ ; les

(1) Juhel-Renoy, *Annales de Dermatologie et de Syphiligraphie*, 1888 et 1890.

plus longs sont constitués par des articles de 4, 5, 6 et 12 μ; leur épaisseur est de 1 à 4 μ; tantôt le filament est régulièrement cylindrique, d'autre fois, au contraire, il présente des parties renflées et d'autres un peu étranglées. Les spores peuvent être adhérentes à l'extrémité d'un filament, le plus souvent elles sont libres.

Jamais, ni Juhel-Renoy, ni Lion, n'ont rencontré de fructifications; il semble donc, pour les auteurs, que le champignon de la Piédra appartient au genre *Dematium* et ne peut se reproduire que par segmentation de ses rameaux mycéliens, ou encore par bourgeonnement des spores.

Telle est, en raccourci, la description du parasite de la Piédra, qui ne serait pour Behrend que le tricorrhexis nodosa. Scheube (1) adopte cette idée et ne se donne pas la peine de décrire la Piédra de la province de Cauca, en Colombie.

Je tiens à placer ici l'opinion que je me suis faite sur cette question; à plusieurs reprises, j'ai fait l'examen de tricorrhexis de la barbe et j'ai cultivé son parasite; j'ai été frappé des ressemblances qu'il présentait soit à l'examen direct, soit dans les cultures, avec celui de Juhel-Renoy.

N'ayant pas eu l'occasion d'examiner des cheveux venus de Colombie même, je ne puis appuyer davantage sur le résultat de mes investigations.

Traitement. — Le traitement le plus radical consisterait à raser les cheveux, puisque la maladie commence un peu au-dessus de la racine. Quand on ne veut pas en arriver à cette extrémité, qui est un véritable sacrifice, lorsqu'il s'agit d'une femme, on peut recourir à des lotions parasiticides fréquemment répétées, en particulier aux lotions de sublimé à $\frac{1}{1000}$ ou même à $\frac{1}{500}$. D'après les expériences répétées par Juhel-Renoy et Gaston Lion, le champignon serait détruit à la température de 70 à 80 degrés, des températures de 50 à 60 degrés retardent son développement; ils conseillent donc de se servir du sublimé au millième en solutions très chaudes. Le sublimé semble désagréger les anneaux piédriques; alors que d'autres liquides : la teinture d'iode, l'éther, le pétrole, employés, ou plutôt expérimentés par les auteurs, n'ont pas donné d'aussi bons résultats.

(1) Scheube, *Maladies des Pays Chauds.*

CHAPITRE VIII

LA PINTA. LES CARATÈS

La plupart des auteurs confondent la *Pinta* et les divers *Caratès*. Au dire de Gastambide et de Sabouraud, la *Pinta* du Mexique, très analogue au *Caraté*, ne lui serait cependant pas identique. Jusqu'à plus ample informé, nous nous contenterons d'exposer ce que l'on sait classiquement de ces dermatomycoses, en n'en faisant qu'une seule et même affection.

La *Pinta* ou *Caratès*, *Pinto*, *Peint*, est une maladie spéciale à certains pays chauds; elle est caractérisée par l'apparition sur la peau de taches de coloration variée, qui ne sont pas autre chose que des larges plaques d'épidermite desquamative, avec troubles pigmentaires pseudo-vitiligineux.

La progression des plaques est excentrique ; elles guérissent spontanément par sclérose du centre, pendant que la maladie progresse à la périphérie. Les taches apparaissent surtout sur les parties découvertes et après un cortège de prodromes assez bien définis, ainsi que nous le verrons au cours de la description de la maladie.

Je viens de dire que la Pinta est assez localisée comme domaine géographique, elle ne se rencontre en effet que dans le Nouveau-Monde et plus spécialement dans l'Amérique centrale : au Mexique, dans la Colombie, au Pérou. Mais encore faut-il tenir compte de ceci, c'est qu'elle est plus fréquente dans certains points de ces différents pays ; en un mot, il existe de véritables foyers. C'est ainsi qu'au Mexique, elle se rencontre de préférence dans les provinces de Valladolid, de Michoacan, de Tabasco et de Chiaspas. En Colombie, c'est la partie septentrionale, la province de Santander, qui est la plus contaminée.

Historique. — La maladie a été étudiée déjà par de nombreux auteurs.

Dès 1829, Alibert la décrivit sous le nom de *tache endémique des Cordillières;* mais ce sont surtout les médecins Colombiens : Zea, Uribeehyel, J. Gomez et tout dernièrement M. Montoya, professeur à la Faculté de médecine de Médellin, qui nous ont donné les meilleurs travaux sur la question.

Symptômes. — Voici à peu près comment se déroule la Pinta, lorsque le cortège est bien complet.

Quelque temps avant l'apparition des taches caractéristiques, il existe une période prodromique caractérisée par des frissons, de la courbature et un malaise général assez accentué. Parfois, il existe un état fébrile très marqué, qui pourrait faire penser au paludisme. La soif est ardente et l'anorexie constante. Le malade se plaint de céphalées assez vives. La transpiration se montre abondante, on note également : des vomissements et même de la diarrhée. Tous ces phénomènes ne durent pas très longtemps, de quatre à sept jours ; à la fin du premier septenaire, tout est terminé; et les taches arrivent un peu plus tard.

Ce n'est pas toujours ainsi que les choses se passent; dans un grand nombre de cas, les prodromes feraient défaut; d'après Gomez, les taches débuteraient alors insensiblement, sans être précédées d'aucun phénomène particulier.

Formes cliniques. — Les auteurs admettent cinq variétés de Pinta : noire, rouge, blanche, bleue et localisée.

Variété noire. — Elle est caractérisée par l'existence d'un grand nombre de taches qui siègent autour des yeux, sur les joues, les lèvres, quelquefois les oreilles et la région latérale du cou. Ces taches sont à peu près circulaires et ne disparaissent pas à la pression du doigt; les bords de la plaque sont légèrement festonnés; au début la coloration est gris-clair, elle se fonce petit à petit et devient noire à la fin. Sans la légère desquamation que présente la plaque, on croirait qu'il s'agit simplement d'une coloration des téguments déterminée par une substance étrangère. Il existe un peu de prurit, mais les démangeaisons ne sont jamais très intenses. La sécrétion sudorale et la sensibilité cutanée sont absolument conservées. Le prurit augmente un peu le soir, à la chaleur du lit. Quand la maladie est arrivée à un certain degré, les malades exhalent une odeur spéciale, nauséeuse.

Les taches ne demeurent pas limitées à la face, elles peuvent se rencontrer sur les membres supérieurs et inférieurs, sur le dos des pieds et des mains, sur l'abdomen, voire même la face antérieure de la poitrine. Quand on les observe à la jambe, la face externe est le siège de prédilection.

La maladie, jusqu'à présent, n'a jamais été observée à la plante des pieds et à la paume des mains.

Autour des taches primitives, surviennent des taches secondaires qui grandissent petit à petit et rejoignent les autres, tout en se fonçant de plus en plus. La variété noire est la plus disgracieuse, celle qui donne au visage l'aspect le plus repoussant. La marche est toujours très lente à travers les années, elle dure très bien trente, quarante ans; dans la fin, chez les vieillards, on remarque parfois une apathie assez marquée et les malades accusent des troubles digestifs.

VARIÉTÉ ROUGE. — Elle s'observe aussi principalement sur les parties découvertes et sur les parties antérieures de la poitrine; la coloration est moins prononcée sur les membres; sur le front, la teinte est également plus pâle. Au début de l'éruption, le prurit est beaucoup plus accentué que dans la variété précédente, mais l'odeur est, en général, moins forte et le malade n'a pas de tendance à se cachectiser. C'est toujours le soir que le prurit est le plus intense ; la desquamation furfuracée est abondante.

VARIÉTÉ BLEUE. — Cette forme a le même début que les deux précédentes; mais, il faut bien le dire, elle est beaucoup moins fréquente. Elle se distingue également de ses congénères, en ce qu'elle finit par envahir toute la surface du corps. C'est à la face dorsale des mains que la coloration atteint son maximum ; elle est d'un bleu foncé uniforme. Sur les membres supérieurs, les taches ont un aspect moucheté, la desquamation est abondante et le prurit marqué au niveau des plaques.

VARIÉTÉ BLANCHE. — Elle débute au *voisinage des articles et généralement elle commence par ceux du membre inférieur*; elle *est, le plus souvent, associée aux autres Caratès*, c'est dans la pinta bleue qu'elle se montre de meilleure heure.

VARIÉTÉ LOCALISÉE. — Elle appartient aux Caratès blanc et

rouge, la maladie est surtout limitée aux membres : bras, jambes, mains et pieds.

Étiologie et Pathogénie. — Jusqu'en ces derniers temps, l'étiologie et la pathogénie de la pinta étaient demeurées dans l'obscurité la plus profonde. On a, tout d'abord, parlé d'une série de facteurs banaux : l'alimentation insuffisante ou malsaine, la malpropreté, l'humidité des cases, la race, l'hérédité, les vallées encaissées, les sources salines chlorurées sodiques, les cendres volcaniques, et que sais-je encore? On comprend bien qu'il n'y a rien de sérieux dans tout cela ; les récents et remarquables travaux de M. Montoya, de la faculté de Medellin, dont je signalais le nom tout à l'heure, l'ont bien démontré. *Toutes les variétés de Caratès sont des aspergilloses de la peau.* Il s'agit là, purement et simplement, de maladies appartenant au groupe des *dermatomycoses* qui s'étend tous les jours. En effet, dans les squames de l'épiderme malade, on trouve non seulement un réticulum mycélien, mais encore ce mycélium porte des fructifications très faciles à reconnaître.

Il y a, dans les Caratès, toute une série de champignons très voisins des Aspergillus et répondant à la série d'autre part connue des trichophytons. Aujourd'hui, nous avons, pour chaque forme de caraté : l'examen microscopique de la squame, la culture, l'inoculation positive au lapin et même la preuve de la rétro-culture. Malgré cela, il y a encore certains problèmes pendants au sujet de l'étiologie et de la prophylaxie des Caratès.

Le Docteur Montoya a constaté la présence du champignon du Caraté violet-cendré dans les eaux minières des mines d'or; il a retrouvé de même les semences des divers Caratès sur les moustiques du genre *Stimulium* et sur une autre espèce animale du genre *Acanthia* (punaises). Nous voilà encore en face de ces hôtes intermédiaires facteurs étiologiques si précieux à connaître d'un bout à l'autre de la pathologie exotique. Les Caratès — ou plutôt les champignons qui les produisent — se retrouvent donc dans la nature à l'état de saprophytes, tout comme les trichophytons.

L'étude des Caratès soulève également un problème de botanique; on ne s'entend pas encore d'une façon parfaite sur la détermination mycologique de ces espèces parasitaires ;

— d'après le professeur Van Thieghem, ces espèces ne peuvent encore être rangées d'une façon définitive. Quelques-uns des champignons offrent des caractères intermédiaires entre le groupe des Aspergillus et le groupe des Penicillum; d'autres, plus dégradés, se rapprocheraient du genre Monilia.

Quoi qu'il en soit, la question des Caratès vient de faire, avec M. le Docteur Montoya, un immense progrès, et il n'y a plus qu'à s'entendre sur des questions de détail au point de vue de l'étiologie et de la pathogénie de l'affection désormais trouvées.

Diagnostic. — La diagnose de la Pinta est assez facile dans les pays où la maladie sévit à l'état endémique ; cependant, on peut la confondre avec : la sclérodermie, la morphée, le chloasma, le vitiligo, les diverses leuco-mélanodermies et même la lèpre.

La sclérodermie est incolore, elle évolue plus sournoisement que le Caratè, sans prodromes et d'une façon plus insensible encore ; la peau semble collée sur les parties profondes, il y a un sentiment de tension, de bridement, qui n'existe pas dans la Pinta; de plus, les plis de la peau, au lieu d'être exagérés comme dans le Caratè, sont effacés; la sensibilité, la sudation, sont troublées rapidement.

Quant à la morphée, qui n'est qu'une espèce de sclérodermie, en dehors de l'anneau lilas qui entoure la tache, d'ailleurs surélevée, on ne rencontre pas les colorations des Pintas principales. Resterait la variété blanche; son siège, sa coïncidence avec d'autres Caratès permettent d'éliminer le plus souvent et la sclérodermie et la morphée.

Pour ce qui est du chloasma, rien de plus simple à diagnostiquer ; il y a toujours, dans ce dernier, une affection primordiale; en outre, il n'y a pas de desquamation, signe capital dans la Pinta.

Le vitiligo (1), de même que les diverses leuco-mélanodermies, se différencie assez bien, même de la Pinta blanche ; il n'y a aucune desquamation et surtout dans la leuco-méla-

____

(1) Dans les races colorées, toutes les éruptions les plus diverses amènent des décolorations momentanées; la plupart des jeunes convoyeurs kabyles que j'ai soignés au retour de Madagascar, avaient le visage constellé de taches blanches, vestiges d'éruptions variées ; en râclant ces taches et leur pourtour, on ne trouvait pas le moindre champignon.

nodermie, il y a une hyperchromie marquée autour des plaques décolorées. *Il faut se souvenir, d'ailleurs, du siège de début, de la limitation de la Pinta blanche, qui est le plus souvent associée aux autres Pintas.*

Quant aux plaques de la lèpre cutanée, il ne peut y avoir beaucoup d'hésitation, en raison du coloris, et en raison de l'anesthésie, signe primordial des lésions lépreuses.

Bien entendu, toutes ces subtilités n'ont d'intérêt qu'au point de vue clinique; maintenant que nous connaissons les aspergilloses qui constituent les Pintas, l'examen microscopique consciencieusement fait doit trancher toutes les difficultés.

Pronostic. — Après ce que nous venons de dire des diverses Pintas ou Caratès, il n'est pas bien difficile de fixer ses idées sur le pronostic de toute cette série d'affections. Tout d'abord rien à craindre au point de vue vital ; les Caratès sont simplement des infirmités qui peuvent défigurer les individus qui en sont atteints.

Traitement. — Dans la jeunesse, le traitement jusqu'ici préconisé a un peu plus d'efficacité; la thérapeutique usitée a surtout de la prise sur la variété noire, et c'est heureux, parce que nous avons dit que c'était la plus défigurante; la blanche est la plus rebelle, mais actuellement que nous sommes fixés sur la nature de la maladie, il ne sera pas désormais bien difficile d'en arrêter la prophylaxie et le traitement spécifique — ce qui n'avait pu être fait jusqu'ici.

On s'est, en effet, borné à prescrire une diététique sévère, et un peu empiriquement l'iodure de potassium et les sels de mercure à l'intérieur. A l'extérieur, on s'est servi de pommades irritantes ou plus ou moins parasiticides.

Maintenant que nous connaissons la cause des Caratès, on doit surtout s'appliquer à perfectionner le traitement local et à trouver les meilleurs topiques pour tuer le champignon approprié à chaque forme de la maladie; c'est un desideratum qui n'a pas été, que je sache, encore rempli, les découvertes de Montoya sont trop récentes, et la question est encore à l'étude.

TROISIÈME PARTIE
MALADIES DUES A DES PARASITES ANIMAUX

I. — Maladies cutanées

I. — PARASITES DE SURFACE

CHAPITRE PREMIER
LES MOUSTIQUES, LES MOUCHES

Je ne veux pas m'appesantir sur le chapitre par trop banal des parasites qui se portent sur nous simplement à des attaques furtives à la surface de notre corps, sucent une gouttelette de sang pour s'enfuir ensuite, comme les mouches, les maringouins, les moustiques, etc.

Ce sont là d'ailleurs des parasites qui n'existent pas seulement dans les pays chauds; mais ils y sont plus nombreux et plus entreprenants.

Moustiques. — Il y a même des auteurs qui prétendent que les moustiques des pays septentrionaux, pendant la belle saison, sont plus redoutables que les nôtres.

Regnard parle déjà des méfaits du moustique de Laponie.

Les voyageurs qui sont allés dans l'Alaska, ou encore à Terre-Neuve, disent le plus grand mal des espèces de ces parages.

Cotteau enfin déclare que l'espèce de Sibérie est cent fois pire que sa congénère des tropiques.

Je n'ai pas l'expérience de ces contrées.

Mais en France, lorsqu'on est piqué par quelque rare moustique, on est peut-être en effet un peu plus incommodé que dans les pays chauds.

Ce qui rend particulièrement insupportables les moustiques dans les endroits humides et boisés, sous les tropiques, c'est surtout leur nombre, leurs piqûres incessantes, le bruissement de leurs ailes, leurs attouchements répétés, qui troublent le sommeil et contribuent à l'anémie.

On est encore heureux lorsqu'ils ne transportent pas des matières septiques inoculables, au bout de leur tarière. Depuis quelque temps, on fait jouer au moustique un rôle de plus en plus important dans la pathologie exotique. Je ne puis que rappeler ici les expériences de Manson à propos de la filaire nocturne; mais ce n'est pas tout, on a accusé le moustique de propager : la fièvre jaune, d'inoculer les hématozoaires du paludisme (Manson, Koch, etc.); enfin Ross, un médecin anglais de l'Inde, aurait vu les corps sphériques se transformer en corps flagellés, dans l'estomac de ce parasite (1).

Mouches. — Parmi les animaux dits *butinants*, nous avons encore les mouches : *Sarcophaga magnifica*, *Sarcophaga carnaria*, *Musca domestica*, qui peuvent elles aussi devenir très incommodes, quand elles ne se font pas le véhicule de certaines affections.

Lors du rapatriement des Kabyles de Madagascar, presque tous nos malades de la « Ville-de-Metz » avaient leurs plaies infestées par les mouches et de nombreux vers grouillaient dans les ulcères et les foyers décollés et anfractueux. Après le débarquement, avant qu'on eût pu les panser, la principale occupation de tous ces hommes était de jeter les larves hors de leurs plaies, en les soulevant avec précaution à l'aide d'une petite paille ou d'une petite baguette (2).

Tsé-tsé. — On sait que, dans l'Afrique centrale, orientale et occidentale, il existe une mouche, la mouche *tsé-tsé*, qui tue les chevaux, les mulets, les bœufs et les buffles; le zèbre seul et la plupart des fauves seraient réfractaires à sa piqûre.

D'après les dernières recherches de Bruce, la mouche en question tuerait, en inoculant à tous ces animaux, au moment

(1) Voir plus loin *Paludisme*.
(2) J. Brault, *Annales de dermatologie et de syphiligraphie*, n° de février 1897. — *Janus*. Amsterdam, 1898.

de sa piqûre, de petits parasites flagellés, les trypanosomes.

Mon ami le docteur Rouget a étudié les effets de ces trypanosomes (1); et dans son laboratoire, j'ai vu mourir nombre
d'animaux inoculés: souris, lapins, chiens, etc. Il est vraisemblable de penser que, pour certaines maladies humaines
rencontrées sous les tropiques, il se passe quelque chose
d'analogue (2).

A la suite de ce premier groupe, appelé *groupes des butinants* par certains auteurs, j'ai à m'occuper des parasites
qui rampent et ont des rapports plus continus avec nos
téguments.

(1) Rouget, *Annales de l'Institut Pasteur.*
(2) La mouche à tête rouge d'Abyssinie produit des ampoules et des furoncles, lorsqu'on vient à l'écraser sur la peau.

CHAPITRE II

LES POUX, LES ARGAS, LES DERMANYSSES

Poux.—Les poux pullulent sur le corps des aborigènes des zones intertropicales. On les considère comme un brevet de santé ; certaines religions défendent d'attenter à leur vie ; quelques populations sauvages cependant, imitant le singe, ne dédaignent pas de les avaler en guise de dragées. Lors du rapatriement des Arabes et des Kabyles à Matifou, les vêtements sordides que nous faisions brûler, ou désinfecter, en étaient couverts.

Le pou du pubis est plus rare chez les populations intertropicales, grâce au peu de développement du système pileux sus-pubien chez les races colorées, ou encore grâce à la pratique assez répandue du rasement, ou même de l'épilation.

Rouget. — De même que dans les pays tempérés, le rouget s'attaque assez fréquemment aux gens à peau délicate : aux femmes et aux enfants.

De même, dans les pays chauds, certains acariens de la même espèce s'attaquent à l'homme avec plus de ténacité encore.

Thalshuate. — Au Mexique, on connaît, sous le nom de *Thalshuate*, un petit acarien rouge qui vit dans le gazon et passe fréquemment sur l'homme.

Pou d'agouti. — Il existe une autre espèce de bête rouge ou de rouget qui est très abondante dans les régions chaudes de l'Amérique : Guyane, Antilles, Honduras, et qui se rencontre sur l'homme, lorsqu'elle est à l'état de larve hexapode ; cet acare s'attaque journellement à l'homme, il ne se fixe pas au point mordu, comme les tiques, mais continue à circuler ; il donne des démangeaisons insupportables, on ne peut s'asseoir dans certains endroits sans en être couvert. G. Bonnet qui l'a observé à la Guyane, l'a dénommé *pou d'agouti*; c'est un animalcule long de quatre dixièmes de millimètre et large de trois. On le rencontre surtout dans les herbes en savane. Il vit sur nombre d'animaux (Agouti, Para, Kouchi et divers oiseaux marcheurs). Berenger-Féraud, qui signale sa fréquence à la Martinique, est resté indisponible plusieurs jours, avec un phlegmon de la jambe, qui aurait eu pour point de départ les piqûres de ce parasite.

Akamashi. — Au Japon, sous le nom d'*Akamashi*, on connaît une autre larve hexapode d'acarien qui est longue de quinze centièmes de millimètre. On a longtemps considéré sa piqûre comme dangereuse, mais on a reconnu par la suite qu'il n'en était rien. Baelz a démontré qu'il s'agissait de diverses maladies qui n'avaient rien à voir avec ce parasitisme.

Gale. — Sans quitter les acariens exotiques, je dois dire que dans les pays chauds, d'une façon générale, la gale prend un développement inusité; il est fréquent de voir chez les populations nègres : Afrique, Amérique, des gales invétérées simplement transformées, qui en ont imposé pour toutes sortes d'affections cutanées.

Sans aller aussi loin, on a englobé en Kabylie, sous le nom de *pian*, de *lèpre Kabyle*, etc..., des gales accompagnées de lésions scrofulo-tuberculeuses et déterminant des ulcères, des croûtes tout à fait monstrueuses; il faut l'acare, le corps du délit, pour poser véritablement le diagnostic.

La difficulté s'augmente assez souvent de la coïncidence de la gale, non seulement avec la tuberculose ou la syphilis, mais encore, puisque nous sommes dans les pays chauds, avec la lèpre, l'éléphantiasis, etc...

Argas. — A côté des trombidiés et des sarcoptes, je dois signaler encore d'autres acariens qui s'attaquent aux téguments de l'homme dans les pays chauds ; j'ai nommé les nombreux *Argas*. C'est d'abord en Perse que l'on a étudié ces parasites; dans ce pays on en trouve deux espèces : l'*Argas Persicus* (fig. 33) et l'*Argas Tholozani*; ces espèces ont été longuement décrites par Laboulbène et Mégnin. Déjà Fritch, en 1875, avait séparé de l'Argas persicus, l'Argas de Djemalabad, qui s'attaque surtout au mouton. Laboulbène et Mégnin, en février 1882, montrèrent à la Société de Biologie des Argas de Perse envoyés par Tholozan; il y avait là, dans cet envoi, les deux punaises : celle de *Miana* ou *Miané*, que l'on appelle encore scientifiquement l'*Argas persicus*, et la punaise des moutons, l'*Argas de Djemalabad* ou *Argas Tholozani*. Quelques-uns de ces arachnides, chose curieuse, malgré un jeûne de près de quatre années, étaient encore vivants.

Voici la description sommaire de ces deux parasites qui appartiennent à un nouveau groupe des acariens, les ixodidés.

A l'état de jeûne, le corps de l'Argas persicus est ovoïde, un peu plus étroit en avant, plat comme celui de la punaise, il est de couleur jaune terreux. A l'état de réplétion, il s'épaissit surtout au centre et prend une teinte violacée. Le tégument est chagriné, résistant,

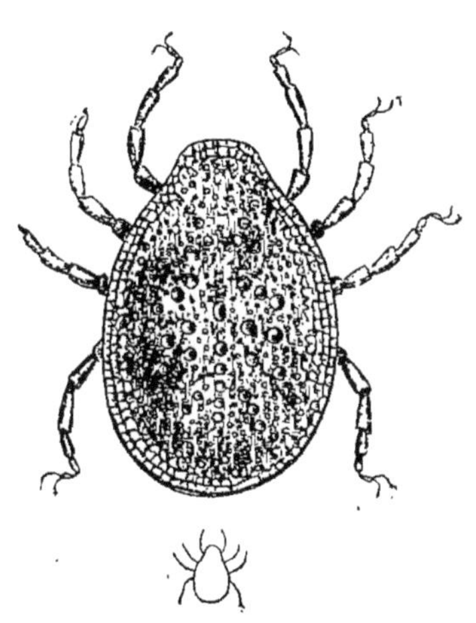

Fig. 33. — Argas de Perse.

demi-coriace. Les pattes s'attachent sur des saillies dépendant des téguments, la première paire est un peu plus courte que les autres, ces pattes se terminent par de petits crochets. Le rostre est infère, situé assez loin du bord antérieur du corps; les palpes maxillaires sont cylindriques et très mobiles. Le mâle est long de quatre à cinq millimètres et large de trois millimètres; la femelle est longue de sept à dix millimètres et large de cinq à six.

L'Argas Tholozani est très voisin du précédent et pendant longtemps il a été confondu avec ce dernier. Le mâle est aussi long : de quatre à cinq millimètres et la femelle de huit à dix millimètres. Je ne veux pas insister avec détails sur sa structure vraiment par trop semblable à celle de l'Argas Persicus, je signalerai simplement son tégument gaufré et ses deuxième et troisième paires de pattes plus courtes que les autres, ce qui n'existe pas chez l'Argas Persicus.

La distribution de ces Argas est encore assez mal connue jusqu'à présent; ils semblent cantonnés dans la partie nord de la Perse et peut-être aussi dans le sud de la Géorgie.

Les mœurs de l'Argas Persicus sont assez semblables à celles de la punaise des lits, on ne le rencontre pas dans les maisons nouvellement construites; pendant le jour, il se tient dans les endroits obscurs, sous les tapis ou sous les tentures, dans les fissures des murs ou des meubles; le soir venu, il sort de sa retraite et attaque l'homme endormi; la lumière ne suffit pas toujours à le mettre en fuite. Il ne se montre guère pendant l'hiver et son venin est plus actif, pendant l'été. Au dire des Persans, les Argas ne s'attaquent pas aux indigènes, mais piquent au contraire cruellement les étrangers qui séjournent à Mianè. On a beaucoup exagéré les inconvénients déterminés par la morsure de ces parasites. Ils sont aussi inoffensifs que les ixodes de nos pays, et s'ils peuvent produire des piqûres et des démangeaisons désagréables, ils ne sauraient tuer leur victime en vingt-quatre heures comme le voulait Kotzebue ; il faut attribuer les accidents relatés à des maladies infectieuses diverses qui ont atteint les voyageurs (1). Cela résulte des expériences qui ont été faites, soit sur l'homme, soit sur les animaux. Il en est de même pour la punaise de Djemalabad, l'Argas Tholozani. Mégnin s'est laissé piquer par une femelle de ce genre sur le dos de la main, la douleur produite a été à peu près celle ressentie lors d'une piqûre de sangsue. Après trois ou quatre minutes, le parasite devenu très replet lâcha prise. Au point piqué, Mégnin remarqua une petite ecchymose, puis une petite vésicule qui guérit en quelques semaines, il y eut toutefois, pendant un certain temps, des démangeaisons assez vives à l'endroit piqué.

Transportons-nous maintenant en Amérique, et voyons encore deux autres espèces d'argas : L'*Argas turicata* et l'*Argas Megnini*.

L'Argas turicata, décrit par Dugès en 1876, est long de six millimètres et large de quatre, je parle de la femelle ; le mâle est plus petit d'un cinquième. L'Argas turicata vit au Mexique sur le porc et s'attaque assez souvent à l'homme, il peut se loger jusque dans les oreilles, et déterminer quelques accidents; nous ne sommes pas encore bien fixés sur les relations parfois un peu fantaisistes des voyageurs coloniaux.

---

(1) Ces affections ne manquent pas en Perse.

L'Argas Megnini femelle mesure aussi cinq à six millimètres sur trois à quatre de large; le mâle est d'un tiers plus petit. Cette espèce est encore originaire du Mexique où elle est connue sous le nom de *Garrapates;* ces parasites, qui se rencontrent aussi dans le conduit auditif des enfants et même des adultes, sont, dit-on, moins dangereux que les A. turicata, dont je parlais tout à l'heure, il est beaucoup plus facile de leur faire lâcher prise. Lors de la campagne du Mexique, les Garrapates s'attaquèrent aux hommes et aux chevaux, mais ni les médecins, ni les vétérinaires du corps expéditionnaire n'ont relaté d'accidents sérieux.

Pour être complet, il me resterait bien à parler de quelques autres genres d'Argas, mais ils sont encore moins répandus et encore moins dangereux que les précédents. Citons l'*Argas Talaje*, qui vit dans l'Amérique centrale, l'*Argas Chinche*, qui vit en Colombie, enfin l'*Argas Moubata*, que l'on rencontre sur la côte d'Angola; mais tous ces animaux sont trèsvoisins les uns des autres; il me suffit de les énumérer; d'autant que ces Argas d'Afrique s'attaquent de préférence aux poulaillers.

DERMANYSSES. — Ce groupe des acariens est véritablement inépuisable, puisque l'on peut encore voir des animaux d'une autre famille, appartenant à ce sous-ordre, attaquer les téguments de l'homme. Ce sont les *Dermanysses*. Mais, outre que ce parasitisme est très rare, il ne me paraît pas être plus spécial aux pays chauds (1).

J'ai fini avec les parasites de surface, je vais étudier maintenant avec beaucoup plus de détails les parasites animaux qui nous attaquent d'une façon plus sérieuse et se logent plus ou moins profondément dans la peau ou le tissu cellulaire sous-cutané (2).

---

(1) En dehors de toutes ces espèces aujourd'hui bien classées, il est au Sénégal un insecte encore indéterminé qui produit ce que l'on appelle la *gale d'éléphant*. Dogde, Smith Kilborne ont attribué à une tique (*Boophilus bovis*) la propagation de la fièvre du Texas; on sait que cette maladie qui atteint les bovidés, est due à un hématozoaire voisin de celui du paludisme.

(2) Les *chenilles processionnaires*, assez nombreuses dans les pays chauds, peuvent, disons-le en passant, occasionner des éruptions impétigineuses, lorsqu'elles viennent à toucher nos téguments.

CHAPITRE III

LA PUCE CHIQUE

La puce chique ou *Dermatophilus penetrans* est surtout fréquente sur la côte occidentale d'Afrique et dans l'Amérique intertropicale. D'après certains auteurs, il en existerait également en Floride. On s'est souvent demandé si le parasite avait été importé d'Afrique en Amérique, ou réciproquement ; jusqu'à présent, le problème n'a pas encore reçu de solution satisfaisante.

A la Guyane française, notamment, la puce chique est très fréquente ; partout où l'homme établit son habitation, la chique le suit, dit Rengger ; elle exerce surtout ses ravages chez les coolies employés dans les placers à l'exploitation de l'or, et aussi chez les Européens déportés ; la thèse de Pugliesi, dès 1805, en fait foi.

Description. — Laboulbène a donné une description très complète du parasite (1) et je renvoie à cette description.

La puce pénétrante ou chique (fig. 34 et 35) ressemble beaucoup à la puce commune, mais elle en diffère en ce que son proboscide est aussi long que tout le reste de son corps. Elle est un peu plus petite que la puce ordinaire à l'état de jeûne, mais quand elle s'est gorgée de sang, elle acquiert un volume plus considérable. Le parasite est aplati, rouge brunâtre, avec une tache sur le dos. Les femelles sont plus grosses que les mâles, leur abdomen prend la forme d'une boule après qu'elles ont été fécondées. C'est la femelle seule qui attaque l'homme pour mettre ses œufs en sécurité. La chique affectionne sur-

(1) Laboulbène, Dictionnaire encyclopédique des Sciences médicales.

tout les lieux où règne la malpropreté; elle est très fréquente
sur le littoral, là où le terrain est sablonneux. Certains ani·
maux en seraient probablement les propagateurs. Signalons

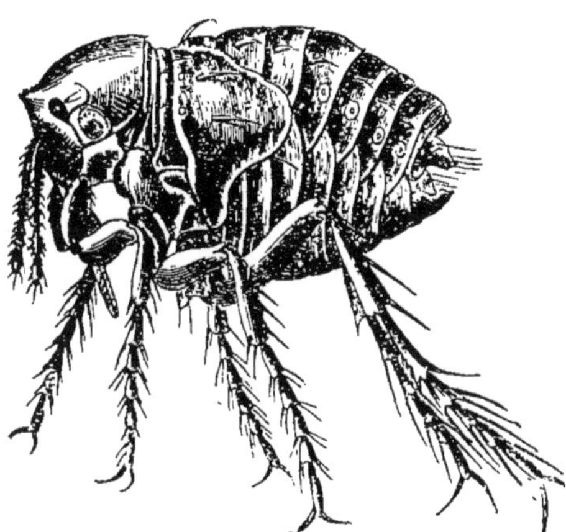

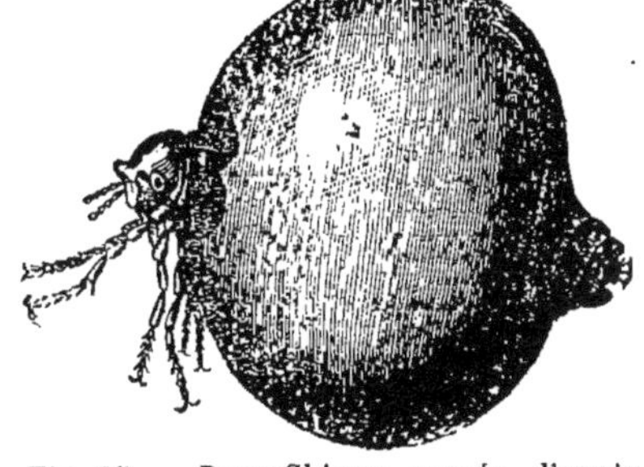

Fig. 34. — Puce Chique, d'après H. Karstein.   Fig. 35. — Puce Chique gorgée, d'après
                                                         H. Karstein.

parmi les animaux domestiques : les chiens, les chats et les
porcs accusés par Pugliesi.

A la Guyane, on a constaté la présence de la chique dans
les lieux les plus reculés et à toutes les altitudes, non seulement sur le bord des cours d'eau, mais à l'intérieur des terres,
en pleine forêt vierge.

Pathologie. —La femelle fécondée se fixe le plus souvent
aux pieds et encore dans des lieux de prédilection, c'est de
préférence à la face plantaire, aux orteils, dans les plis digi-
toplantaires et dans les sillons sous-unguéaux; elle est plus
rare à la face dorsale et au talon. On peut la voir se loger de
temps à autre : aux doigts, à la verge, aux pourtours de l'anus
et aux bourses. Ces puces se placent assez volontiers les unes
à côté des autres pour attaquer les téguments; certains auteurs disent qu'elles préfèrent les endroits que d'autres chiques
auraient déjà attaqués ; d'autres infirment le fait. La chique
ne met pas un quart d'heure à s'introduire sous la peau.
Elle commence par pratiquer une ouverture à l'épiderme, à
l'aide de ses mandibules; dès que la pointe de ces dernières
est engagée, elles agissent par un mouvement de va et vient;
de plus, par un mouvement d'abduction, elles élargissent l'ou-

verture et permettent l'introduction de la tête. Après l'introduction de cette première partie du corps, l'animal continue à progresser en s'aidant cette fois de ses pattes. Une fois sous l'épiderme, la puce se fixe avec les crochets de ses pattes ; elle enfonce son bec, son proboscide, et commence des mouvements de succion. C'est à ce moment le plus souvent que l'on s'aperçoit de sa présence, grâce à une légère démangeaison. Au bout de trente à quarante heures, la douleur devient plus forte, la chique se distend ; au lieu du seul point noir marquant la tête de l'animal, on voit une large tache blanchâtre tout autour : c'est l'abdomen surdistendu. Bientôt les tissus s'enflamment et isolent cet abdomen devenu kystique. Au bout de sept à huit jours, l'insecte est entouré d'une sorte de zone purulente, les couches superficielles de la peau s'ulcèrent et le parasite est expulsé, ainsi que ses œufs qui sont arrivés à maturité. Si l'expulsion a été bien totale, les choses se réparent assez vite ; dans le cas contraire, il peut rester une ulcération plus ou moins tenace. Lorsque les œufs sont expulsés du corps de la chique, on peut les voir disposés en forme de chapelet.

En somme, de tout ceci, il faut retenir que l'on doit reconnaître trois périodes dans l'infestation par la chique : 1° une période d'invasion ; 2° un période d'inflammation; 3° une période d'ulcération et souvent de suppuration.

A ces diverses périodes, mais presque exclusivement aux deux dernières, la chique peut être la cause occasionnelle de complications plus ou moins sérieuses. C'est ainsi que certains auteurs ont accusé la chique de favoriser de temps à autre l'éclosion du tétanos, si fréquent et si grave dans les régions tropicales. Bien entendu, comme toutes les plaies des téguments, celle qui résulte de l'introduction de la chique est sujette à une foule d'infections secondaires, de complications banales : phlegmons, lymphangites, adénites, érysipèles, etc... ; mais je ne veux pas entrer dans ces détails, qui ne présentent ici rien de particulièrement intéressant. On doit cependant retenir que l'ulcère consécutif à l'expulsion de la chique peut se transformer en ulcère phagédénique des pays chauds, c'est là une des nombreuses causes de cette plaie, qui nous a été si cruelle pendant la campagne de Madagascar et qui n'a, répétons-le en passant, rien de spécifique.

Après cette courte digression, je reviens à la chique pour expliquer, avec un peu plus de détails, les accidents locaux qu'elle détermine. Ces accidents ont en effet un cachet un peu spécial, en particulier aux orteils. Sous le nom d'*onyxis ulcéreuse de la Guyane*, Maurel et d'autres médecins de la marine ont décrit l'accident le plus fréquent déterminé par la chique dans cette contrée. On en considère généralement deux formes : dans la première, la moins fréquente, toute la matrice est prise d'emblée et se montre le siège d'une infiltration rapide de tout le lit de l'ongle, qui ne tarde pas à perdre sa transparence, à devenir cassant et à tomber. Mais il est une autre forme plus lente et plus caractéristique, d'après les auteurs qui ont étudié l'introduction de la chique dans ce siège de prédilection. Alors que cette dernière a parcouru sa phase évolutive et a donné lieu à l'abcès ordinaire, une ulcération sous-unguéale succède et s'étend petit à petit à toute la portion sous-unguéale de l'ongle. Celui-ci se recroqueville et ses bords devenus libres s'enroulent; il est noir, sec, déchiqueté, ramolli par le pus; toutes ces parties saignent au moindre contact. Cette onyxis, très rebelle, récidive jusqu'à complète élimination des « chicots » de la matrice, ainsi que les appelle Maurel.

En somme, cette onyxis à forme subaiguë ou chronique, qui prend des proportions assez sérieuses chez les gens peu soucieux de leur personne et qui marchent pieds nus, peut rendre indisponible pendant cinq et six mois.

Je n'insiste pas sur les caractères différentiels de cette onyxis avec l'ongle incarné, l'onyxis syphilitique, ou tuberculeuse; l'origine bien connue et le lieu où se passe la scène mettent aisément sur la voie du diagnostic, dans la grande majorité des cas.

Prophylaxie et traitement. — Au point de vue préventif, les Indiens Galibis de la Guyane passent une couche de roucou (*Bixa orellana*) sur la surface des pieds et des jambes. A l'état frais, cet enduit végétal suffit à éloigner les susdits parasites; mais dès que la couche est usée par la marche, le champ est de nouveau libre pour la chique.

Il est une coutume bizarre chez les mêmes Indiens, les femmes portent à la lèvre inférieure une ouverture ronde qui donne passage à une foule d'objets piquants. Ces armes ne sont pas dévolues aux vierges, qui portent au contraire au mollet, comme signe distinctif, une sorte de jarretière très serrée en tissu d'aloès. Dès que les premières règles se sont montrées, les parents coupent la jarretière et perforent la lèvre inférieure pour que la jeune fille puisse porter les armes qui serviront à *échiquer* son mari et ses enfants.

Les nègres de Bosch et Bonis, toujours à la Guyane, préfèrent enduire leurs pieds et leurs jambes avec l'huile de Carapa (*Carapa Guyanensis*), c'est là encore une protection de peu de durée.

Un autre moyen original est celui qui est employé dans le même pays par les mineurs : il consiste à porter des chaussettes trempées dans le suc extrait des baies de copahu.

Je n'en finirais pas, si je voulais passer en revue toutes les panacées, employées tour à tour, par les Européens ou les sauvages, dans les pays où la chique étend ses ravages, je m'arrête.

En somme, le meilleur traitement prophylactique c'est la propreté. Alors que la chique fait des pieds crasseux son séjour favori, elle n'attaque guère les pieds bien entretenus. En outre des pédiluves, il est nécessaire d'éloigner : les chats, chiens, etc.., de l'habitation. Il ne faut jamais marcher pieds-nus même dans les appartements bien tenus. Les murs et les parquets doivent être souvent lavés. Il faut procéder également à des recherches journalières et s'échiquer immédiatement. Au temps de l'esclavage, dans les maisons bien organisées, le maître faisait échiquer ses esclaves pour ne pas avoir de non-valeurs.

Si tous ces moyens éloignent le parasite, il peut quand même parfois s'introduire sous la peau sans éveiller l'attention ; il faut alors recourir au traitement curatif.

On s'est servi de divers médicaments pour tuer la chique ; citons : la teinture d'opium, le chloroforme, l'onguent mercuriel, le biodure de mercure, l'acide phénique. Ces moyens sont rarement employés ; on a plutôt recours à « l'échiquage ».

Quand la chique n'a pas encore disparu sous l'épiderme, il est facile de l'extraire, soit avec une pince, soit par un simple râclage.

Quand elle a au contraire disparu, il faut tout d'abord

introduire une aiguille par l'orifice d'entrée sous le point noir bien visible qui représente la tête ; on fait ensuite bascule ; après un premier échec on peut recommencer. Avec une bonne vue, de la patience et un peu d'habitude, comme le dit Laboulbène, on pourra extraire la chique, sinon avec facilité, du moins avec sûreté. Lorsque le corps de l'animal est entouré d'une couche de liquide séreux ou purulent, il faut faire une sorte de mouvement tournant : on décolle l'épiderme tout autour de l'animal, et on finit par cueillir la bête au bout de son instrument. Quand l'abdomen de la chique vient à se crever au cours de cette opération, il est bon de râcler le fond de la petite plaie et de cautériser au nitrate d'argent, ou à la teinture d'iode. A la suite, on place un petit pansement aseptique et non pas toutes les saletés inventées par les aborigènes : cendre de cigarette, cérumen, fumier même.

Lorsque la présence de la chique a déterminé un abcès et que cet abcès est déjà ouvert, quand il y a déjà un ulcère, il est inutile de rechercher le parasite, il est déjà parti ; on doit alors traiter la chose comme un ulcère banal des pays chauds et il faut aussi, dans certains cas, traiter l'état général des patients par trop débiles.

Lorsqu'il s'agit de l'onyxis ulcéreuse, il faut enlever l'ongle, panser avec soin et on n'aura pas besoin de recourir au traitement un peu barbare de Maurel avec la pâte arsenicale.

Je n'ai pas besoin d'insister sur le traitement des complications, qui 'est là, en somme, ce qu'il est partout ailleurs.

Telle est l'histoire de la chique, qui, sans déterminer des accidents aussi sérieux que le dragonneau dont nous parlerons ensuite, peut être cependant le point de départ d'accidents assez gênants, surtout quand les infestations sont multiples ; sa piqûre a d'ailleurs, comme nous l'avons dit, les inconvénients de tous les traumatismes des pays chauds, guettés par le tétanos et le phagédénisme.

CHAPITRE IV

LES LARVES CUTICOLES
DUES AUX DIFFÉRENTES MOUCHES

Œstrides. — Les larves cuticoles appartiennent surtout à la famille des Œstrides.

Distribution géographique. — En Europe même, le genre est représenté au moins dans la pathologie vétérinaire : nous avons l'*Hypoderma bovis*, l'*Hypoderma diana* (cerf, chevreuil). On rapporte bien quelques cas d'habitation de ces larves sous la peau de l'homme, mais ce sont là des exceptions, des raretés ; c'est en Suède, en Ecosse que l'on a surtout observé ces infestations.

C'est dans les pays chauds que l'on voit le plus et le mieux l'invasion de nos téguments par les larves des diptères.

L'Amérique centrale paraît surtout tenir le record en l'espèce, nous y rencontrons, en effet, tout d'abord, des larves cuticoles appartenant au genre *Dermatobia noxialis* et d'autres larves appartenant au *Dermatobia cyaniventris*.

La larve du *Dermatobia noxialis* est le *Ver macaque*.

Description. — Voici sa description, qui a été très bien faite par Laboulbène ; on peut d'ailleurs, en jetant un coup d'œil sur les figures 36 à 40, se rendre compte de la forme bizarre de ce singulier parasite. Il présente une tête et une queue, ou plutôt il a la forme d'une massue. La portion antérieure du corps est très renflée, arrondie ; sur cette portion, dans la moitié antérieure, on voit des poils très rudes. Le manche au contraire effilé, mais coupé carrément du bout, présente une sorte de terminaison que je qualifierais volontiers de terminaison en « lorgnette, » on a là deux parties pour ainsi dire emboîtées l'une dans l'autre. Cette larve a été la première connue des zoologistes qui se sont occupés de

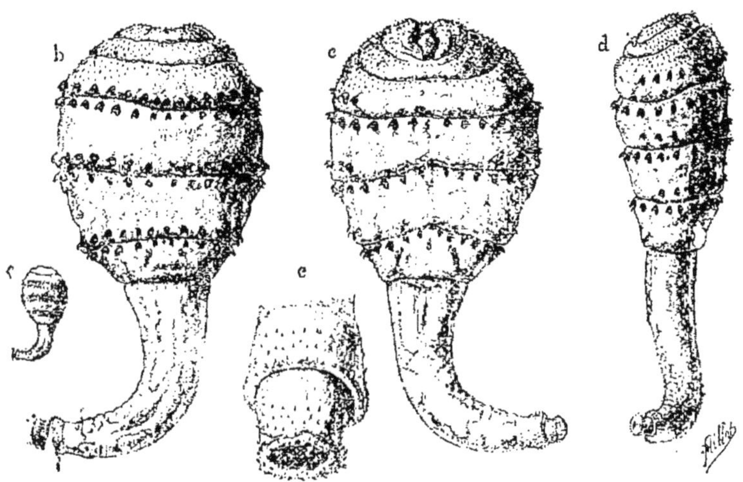

Fig. 39 à 40. — Ver macaque, larve de Dermatobia noxialis.
a, de grandeur naturelle — *b*, par sa face dorsale — *c*, par la face ventrale —
d, de profil et par le côté gauche — *e*, extrémité caudale très grossie.

la faune parasitaire des pays intertropicaux du Nouveau-Monde.

La *Dermatobia cyaniventris* (fig. 41) donne lieu à une larve cuticole toute différente, l'éducation n'a pu encore en être faite comme pour le ver macaque, mais il ne reste que peu de doute au sujet de cette question.

On peut voir sur la figure 41 l'aspect particulier de cette forme larvaire.

La description de cette larve a encore été faite d'une façon très complète par Laboulbène (1). La larve est d'un brun un peu rougeâtre, légèrement incurvée ; elle mesure vingt-deux millimètres de long, sur dix millimètres de large. Le corps est formé par dix segments, y compris celui qui enveloppe le pseudo-céphale ; un peu renflée au milieu, la tête est à peine atténuée en arrière, caractère pri-

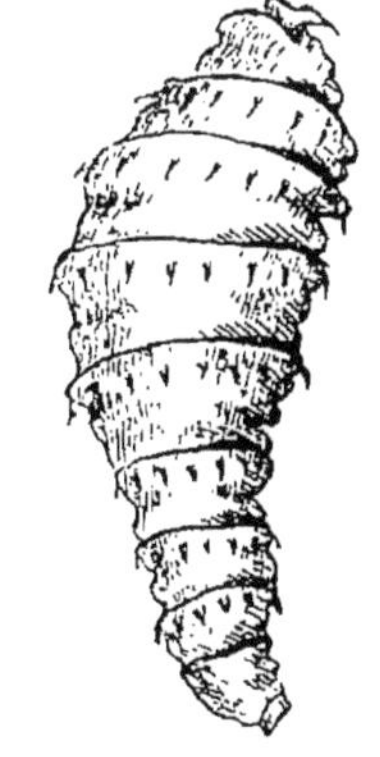

Fig. 41. — Torcel (larve du Dermatobia cyaniventris, d'après R. Blanchard).

____

(1) Laboulbène. *Annales de la Société Entomologique*, 1861.

mordial de différenciation avec la larve précédente. Au-dessous des deux tubercules ou saillies antennaires, le pseudocéphale porte deux crochets arqués terminés par une pointe aiguë. Les 2ᵉ, 3ᵉ, 4ᵉ, 5ᵉ et 6ᵉ anneaux ou segments portent des poils rudes ou plutôt des sortes d'épines recourbées en arrière.

D'après M. R. Blanchard, il n'y aurait que deux sortes de larves cuticoles pour l'homme, depuis le Mexique, jusqu'au Brésil, les deux espèces que je viens de décrire. Il faut laisser de côté les dénominations de ver *Moyoquil*, *Torcel*, *Ura*, etc..., qui peuvent induire en erreur ; ce sont là des noms vulgaires qui changent avec chaque région.

VER DU CAYOR. — En Afrique, une autre larve cuticole est appellée, un peu improprement d'ailleurs, *Ver de Cayor*.

Elle est très répandue dans notre colonie de la Sénégambie et dans les territoires dits des Rivières du Sud. Cette larve provient d'une espèce différente, d'une mouche voisine de la lucile hominivore, l'*Ochromye* (Ochromya antropophaga). Le ver, long d'un centimètre, s'observe à la fin de l'hivernage, il se tient dans le sable et attaque l'homme pendant qu'il est couché sur le sol. Les sièges de prédilection sont d'ailleurs les parties qui portent dans le décubitus : régions postérieures du tronc et des membres inférieurs particulièrement.

En s'introduisant sous la peau, la larve de l'*Ochromya anthropophaga* détermine une sorte de petit abcès ou de petit furoncle, qui dure un peu plus d'une semaine et peut provoquer des douleurs assez vives dans les premiers jours de l'infestation.

Le parasite s'élimine ensuite, soit spontanément, soit artificiellement, à l'aide de pressions répétées. Par elle-même, cette affection parasitaire n'est pas très grave, elle atteint surtout les indigènes peu soigneux, qui se couchent un peu partout ; chez ceux qui sont sales, elle peut ouvrir la porte aux complications septiques les plus graves ; il en existe malheureusement de très nombreux exemples.

Le ver du Cayor n'est peut-être pas en Afrique la seule larve cuticole appartenant aux muscides. M. le professeur R. Blanchard rapporte qu'il a examiné une larve extraite de la jambe du célèbre explorateur Livingstone qui ressortissait à la même famille. Enfin on lui a envoyé de Natal des échantillons qui paraissent appartenir au genre *Ochromya*.

CHAPITRE V

LE DRAGONNEAU. — LA DRACUNTIASE

Nous allons maintenant descendre plusieurs échelons dans la classification des êtres, pour nous arrêter aux Nématodes, c'est-à-dire aux vers ronds qui nous fournissent un nouveau parasite cuticole des pays chauds et dont on parle souvent: le *dragonneau*. Les synonymes ne manquent pas ; en français seulement, on nomme encore ce ver : *Filaire de Médine*, *Ver du Sénégal*, *Ver de Guinée* ; il s'appelle *Culebrilla* en Portugais, *Pejunk* en Persan, etc... Je passe sur les noms vulgaires, et sur les autres dénominations locales, qui servent à désigner le parasite au Sénégal et dans l'Inde, où on le rencontre assez communément.

Le parasite a été baptisé du nom de *Filaire de Médine* par Gordius en 1753 ; ce nom est mauvais, parce qu'il ne saurait désigner qu'une localité où existe la maladie. Je préfère, pour ne pas donner un nom latin au parasite, le terme de *dragonneau*, qui ne préjuge rien, d'autant que la plupart des auteurs donnent maintenant à l'infestation due à ce parasite le nom de *dracuntiase*.

S'il faut en croire les auteurs qui se sont occupés de parasitologie, l'histoire du dragonneau se perdrait dans la nuit des temps.

D'après Cobbold, un des auteurs les plus compétents dans la matière, Moïse ferait allusion à ce parasitisme, à cette infestation, lorsqu'il parle des serpents de feu. Mais si l'histoire du dragonneau remonte à la plus haute antiquité, son histoire complète ne date que d'hier, encore si véritablement elle est achevée. Les notions précises sur l'anatomie et sur l'évolution du dragonneau ne remontent pas très loin ; c'est seulement en 1892, en effet, que l'on a fini par connaître le sujet mâle. C'est un professeur de collège de Lahore, dans l'Inde, M. Charles, qui a trouvé à cette date cette forme adulte jusqu'ici restée introuvable, alors, que la forme femelle était connue depuis quelques milliers d'années.

I. — LE DRAGONNEAU

Avant de parler de l'affection en elle-même, avant d'aborder ce que l'on est convenu d'appeler la dracuntiase, je dois donner les principaux caractères présentés par la filaire en question. Je m'appesantirai surtout sur l'évolution de l'animal (fig. 42), qu'il est indispensable de bien connaître, pour se faire une idée de la maladie. Cette évolution est d'ailleurs assez compliquée, comme toutes celles de ces êtres inférieurs. D'après les recherches de M. Charles, et celles d'un helminthologiste très distingué de Toulouse, M. Neumann, la femelle seule a une vie assez longue; le mâle, au contraire, après avoir rempli son rôle, mourrait très rapidement, c'est ce qui explique l'inanité des recherches entreprises à son égard, jusqu'en ces dernières années.

M. Charles a trouvé dans le tissu conjonctif rétro-péritonéal de plusieurs cadavres: des filaires de Médine mortes prématurément et calcifiées. L'une d'elles, femelle adulte probablement, était accompagnée par un individu beaucoup plus petit, un ver très fin, qui semblait en contact avec son extrémité postérieure à l'endroit du corps de la femelle correspondant à la vulve.

D'autre part, M. Neumann, de Toulouse, a trouvé chez un serpent python provenant du Dahomey: une filaire du tissu conjonctif qui ressemble à s'y méprendre à la filaire de

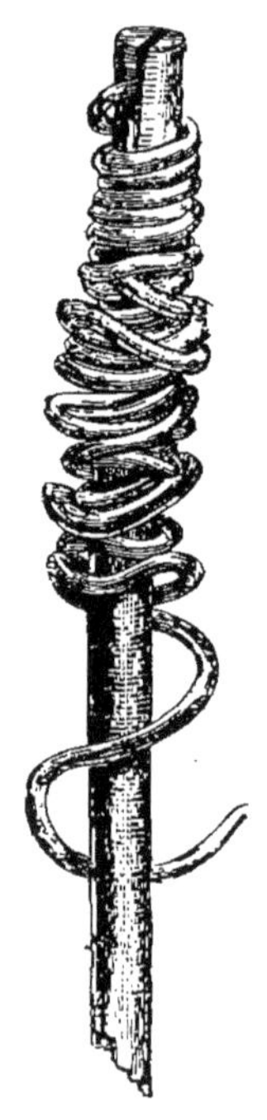

Fig. 42. — Dracunculus Medinensis, enroulé sur un bâton.

Médine. L'auteur a trouvé des mâles vivant à côté des femelles dans le tissu conjonctif.

C'est là qu'a lieu très vraisemblablement la copulation. Une fois son rôle accompli, le mâle s'enkyste dans le tissu

conjonctif qui se condense autour de lui, et, en fin de compte,
il se calcifie.

La femelle au contraire continue son existence; déjà plus
forte que le mâle de prime abord, elle continue à grandir et
à se développer, tout en se rapprochant toujours de l'extérieur, de la peau, où elle forme de vé-
ritables cordons. En somme, elle cherche d'instinct la voie naturelle de son
élimination.

La femelle a une longueur moyenne
de cinquante àquatre-vingts centimètres
de long, sur cinq dixièmes de millimètre à un millimètre cinq de large. Il
n'est pas rare de trouver des filaires
femelles de plus d'un mètre de long.
Uniformément large, elle ressemble un
peu à une corde de violon. L'extrémité
antérieure est terminée par un écusson
céphalique; sur cette surface irrégulière, on rencontre la bouche, qui est
ornée de chaque côté de deux grosses
papilles.

Cette femelle présente un tube digestif très atrophié et l'animal n'est pour
ainsi dire qu'un long sac tubulaire
bourré d'un nombre très considérable
d'embryons microscopiques (fig. 43); sa
structure est, comme on le voit, des plus
simples. Nous ne savons pas bien comment les embryons sont mis en liberté
et comment, devenus libres, ils parviennent jusque dans l'eau. Certains
auteurs, comme Jacobson, prétendent
même que le dragonneau est ovipare.

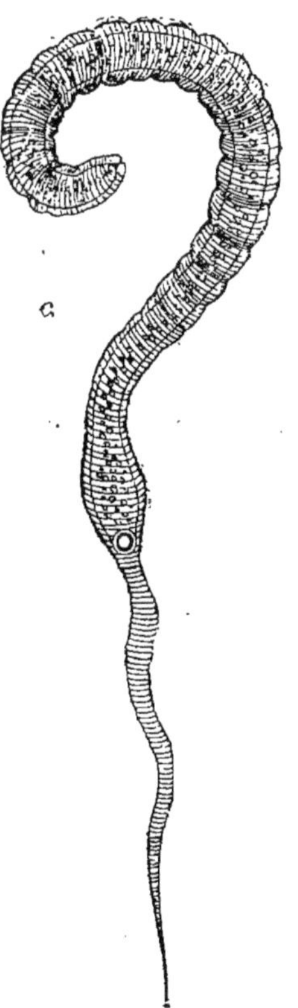

Fig. 43. — Dracunculus
medinensis : embryon
grossi 500 fois.

Il est probable que l'embryon mis en liberté à la suite de
la rupture de la femelle est entraîné jusqu'à la mare par les
eaux de lavage, ou les eaux de pluie, à la saison d'hivernage, lors des chutes d'eau torrentielles des pays tropicaux. Là,
l'embryon de la filaire, comme celui de la douve, cherche
un animal intermédiaire pour s'y réfugier. Celui-ci a été dé-

couvert grâce à la perspicacité d'un savant russe, Fedtshen-
ko. Lors de son exploration scientifique dans le Turkestan, ce
naturaliste a reconnu que l'embryon s'introduit dans un petit
crustacé copépode : le *Cyclops* (fig. 44), il y subit une mue et

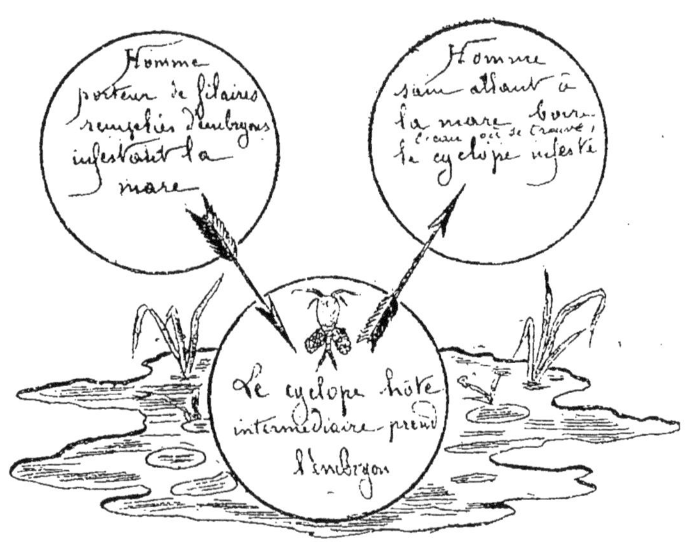

Fig. 44. — Cycle de la Filaire de Medine.

passe ainsi à l'état larvaire. Dans les cas d'infestations expérimentales, on a trouvé jusqu'à douze embryons dans un seul
cyclope. L'homme avale le petit crustacé dans son eau de
boisson, ou encore avec les végétaux aquatiques, et chez lui
l'animal repasse à l'état adulte, produisant l'infestation dénommée la *dracuntiase,* dont nous allons nous occuper tout à
l'heure. Beaucoup d'auteurs admettent aujourd'hui cette seule
explication, mais un certain nombre d'autres restent fidèles
à l'ancienne, qui prétendait que l'infestation se faisait par
la peau ; d'autres encore admettent que les deux processus
sont exacts. Ceux qui ne répudient pas, ou plutôt, qui admettent les anciennes explications, s'appuient sur les sièges de
prédilection du dragonneau et sur une série d'observations.
Dans l'Inde, les Bheesties (porteurs d'eau) portent le li-

quide sur leur dos dans des outres en cuir ; or, on a remarqué qu'ils sont fort souvent atteints dans les points qui sont en contact avec le sac. On rapporte également qu'à Madras les ouvriers d'une grande manufacture se contaminaient manifestement, en passant dans un ruisseau pour se rendre à leur travail. On finit par construire un pont et la filaire disparut. Témoins encore ces écoliers qui se baignaient dans un étang près de Bombay. Vingt et un, sur cinquante, furent pris, alors qu'il n'y avait aucun cas dans les autres écoles. Dans l'Inde, les natifs, qui marchent les jambes nues, sont atteints dans une bien plus forte proportion que les Européens.

Toutes ces preuves ne sont pas péremptoires. On n'a jamais encore saisi l'infestation cutanée sur le fait, et les embryons ne paraissent point armés pour cette effraction.

Certains auteurs, comme Fox, pensent cependant que les embryons, arrivés à un certain développement dans l'eau, ou même sous forme de petits vers d'étang, c'est-à-dire de femelles déjà fécondées, peuvent nous infester directement.

En somme, il n'y a aucune preuve irréfutable pour ou contre l'infestation par la peau. Cette dernière pourtant doit être l'exception, en raison de ce que l'on connaît des parasites semblables qui se propagent surtout par l'ingestion de l'hôte intermédiaire.

L'absorption des embryons enkystés dans le corps des cyclopes paraît au contraire beaucoup plus logique, beaucoup plus rationnelle, surtout quand on songe à l'état absolument inerme des embryons ou des jeunes filaires de Médine.

Quoi qu'il en soit, on ne doit pas regarder la maladie comme contagieuse d'homme à homme, comme l'ont fait certains auteurs. Les embryons de la filaire de Médine ont besoin d'un long passage à l'extérieur et doivent certainement subir une phase aquatique avant de nous revenir. La meilleure preuve est la suivante : lorsque la filaire se rompt, il se produit des accidents inflammatoires variés et dangereux, mais il n'y a pas production de nouvelles filaires.

Une fois que l'embryon est sorti du sac constitué par la filaire adulte extraite des téguments de l'homme, il a besoin, pour continuer à vivre, de chaleur et d'humidité ; mais, chose curieuse, comme les amibes, il a la propriété de vivre d'une vie latente pendant un certain temps, même après dessiccation complète.

Tout le monde a lu le roman de M. About, « l'Homme à l'oreille cassée ». Le romancier fait allusion à cette propriété; il l'applique à l'homme, ce qui lui permet de placer son héros dans des conditions tout à fait drôlatiques, alors qu'il est rappelé à la vie, soixante ans après avoir disparu de la société.

Tant que dure la dessiccation, l'embryon ne se développe pas, il reste sur le sol, dans les poussières, et cela jusqu'au premières pluies ; il est alors entraîné au moment des averses torrentielles de la saison d'hivernage sous les tropiques, dans les ruisseaux et les mares, où il continue son existence et pénètre le plus et le mieux dans son hôte de prédilection, le petit crustacé copépode, dont nous avons déjà maintes fois parlé.

Le cycle est donc bien facile à retenir : la filaire adulte placée dans le système tégumentaire de l'homme est un véritable sac bourré d'embryons; lorsque la filaire est rompue, les embryons libérés sont entraînés de suite à la mare, ou bien encore ils se dessèchent, ils s'incorporent aux poussières en attendant les pluies pour parcourir leur cycle aquatique et envahir le corps d'un animal intermédiaire, le cyclope. Une fois passés dans le corps de cet animal, ils sont absorbés par l'homme qui ingère de l'eau impure des marais sans la bouillir, ou sans la filtrer. Il est probable que les larves mâles et femelles s'accouplent : soit dans le tube digestif, soit même dans le tissu cellulaire sous-cutané, après migration. Toutefois, le mâle, qui a vite accompli sa fonction de reproduction, est expulsé de bonne heure, ou périt rapidement sur place, et subit la dégénérescence crétacée ; la femelle, au contraire, grandit et détermine une abcédation tégumentaire qui lui ouvrira la porte ainsi qu'à sa progéniture : le cycle est désormais complet.

Tout ceci, je le répète, ne se passe que dans les régions propices, dans les régions très chaudes. A diverses reprises, dans le nord de l'Afrique, nous avons recherché dans les cyclopes des mares les embryons filariens, nous n'avons jamais pu en déceler. Le corps des cyclopes est cependant très facile à explorer, et si les parasites s'y fussent rencontrés, ils ne nous auraient certainement pas échappé. Il est un point sur lequel je n'ai pas insisté : c'est la facilité avec laquelle l'hôte intermédiaire, le cyclope, porte cette infestation qui ne paraît en rien l'incommoder.

Comme je viens de le dire, la filaire de Médine est surtout propre aux régions tropicales. C'est dans l'Ancien, bien plus que dans le Nouveau monde, que le parasite s'étend comme distribution géographique. Il a surtout été importé en Amérique par la traite des esclaves ; il est une île qui est tout particulièrement contaminée, c'est l'île de Curaçao. Dans cette île, les blancs y sont sujets comme les noirs ; d'après de Jaquin, proportion effrayante, le quart de la population est atteint.

En Europe, et dans l'Amérique septentrionale, aussi bien que dans le nord de l'Asie, le parasite n'a été remarqué que chez des individus revenant des contrées intertropicales. Il y a eu ainsi des cas signalés dans presque toutes les contrées de l'Europe.

Dans les parties chaudes de l'Asie et de l'Afrique, le ver est répandu sur un vaste espace. Il semblerait, d'après les relations des voyageurs, qu'on l'aurait surtout vu sur le littoral, mais cela tient à ce que l'on a tout d'abord exploré les côtes. Depuis que l'on connaît mieux les divers pays intertropicaux, on a pu s'assurer que le parasite existait également dans l'intérieur des terres. Toutefois, l'endémie est surtout corrélative d'un certain degré d'humidité du sol ; elle prédomine dans les endroits marécageux, dans les rizières notamment. La chaleur et l'humidité sont deux conditions nécessaires au développement du ver, comme nous l'avons déjà vu avec détail.

En ce qui concerne l'Afrique, la maladie est surtout fréquente dans les régions occidentales. Au Sénégal, on l'a rencontrée fréquemment, dans beaucoup de nos postes. De nombreux auteurs l'ont également signalée sur la côte de Guinée, au cap Corse, à Saint-Georges de Minâ et à Moures, à Cormentin, à Apam, à Sierra-Léone, etc. Le ver de Guinée a été également vu sur la côte orientale, mais son domaine est beaucoup moins étendu.

Dans l'Afrique centrale, le dragonneau a été observé il y a longtemps : dans le Darfour, dans le Sahara, et même dans le sud de l'Algérie, à Tuggourt (1).

____

(1) Dans le Nord de l'Algérie, on en rencontre, de temps à autre, des cas

Plus au Nord : soit en Algérie, soit en Tunisie; on ne voit plus que des cas égarés, c'est-à-dire ramenés du Soudan. C'est ainsi que l'on a signalé tout dernièrement l'observation d'un sous-officier, revenu d'une campagne sur la côte occidentale d'Afrique avec le parasite.

Quoi qu'il en soit, c'est surtout dans l'hémisphère boréal, bien plus que dans l'hémisphère austral, qu'on rencontre le dragonneau. Ceci ressort néttement de toutes les relations faites par les médecins et les navigateurs.

Après avoir fait l'histoire du parasite, parlons de l'infestation humaine, du ver de Médine, ou dracuntiase.

2. — LA DRACUNTIASE

Historique. — Je l'ai déjà fait entrevoir, il ne s'agit nullement d'une maladie moderne, mais bien d'une affection connue depuis la plus haute antiquité; puisque la Bible, les médecins grecs et les Arabes en font déjà mention (Davaine, Cobbold, etc.).

Etiologie. — Au point de vue étiologique, je dois revenir au rôle de la chaleur et de l'humidité que nous avons déjà mentionné, en parcourant la distribution géographique du dragonneau.

Ce sont les années les plus chaudes, comme le dit Kæmpfer, qui amènent le plus de cas de dracuntiase. Dans les Indes Orientales, d'après ce dernier auteur, le dragonneau apparaît surtout pendant la canicule, et d'après Morehead, la filaire ne se rencontre que de mars à septembre.

Dans le Soudan, le Kordofan, le Sennar, le Darfour, d'après Clot-Bey, c'est pendant les mois d'avril, de mai et de juin, c'est-à-dire pendant la saison des pluies, que l'on rencontre le plus grand nombre de cas de cette affection.

Nous avons déduit de l'histoire naturelle de l'animal que la maladie n'était pas directement contagieuse, qu'elle se propageait chez l'homme par l'intermédiaire de l'eau, et plus particulièrement par l'ingestion de cyclopes, porteurs de larves du dragonneau.

rapportés par les soldats ou les convoyeurs retour d'expéditions coloniales.

Dans les pays, sous les climats où la filaire se propage, tous les individus, quels que soient leur âge ou leur sexe, à quelque race ou à quelque pays qu'ils appartiennent, y sont également sujets. Toutefois, les nègres semblent plus atteints sous les tropiques, cela parce qu'ils prennent moins de précautions vis-à-vis de leur alimentation en eau.

L'invasion du dragonneau peut simuler de véritables épidémies; c'est parfois un réel fléau, par le nombre des individus atteints.

Le quart de l'armée de Mahomet-Bey, opérant dans le Kordofan, en fut tout à coup atteinte; à Madura, dans les Indes Orientales, la moitié de la population en est infestée, d'après Dubois. On cite des régiments anglais, dans l'Inde, à Bombay, qui présentèrent jusqu'à 160 et même 300 cas, à l'époque de la mousson. Je rappelle que de Jaquin rapporte que le quart de la population, tant noire que blanche, est atteinte à Curaçao.

Chardin avait fait du ver de Guinée une sorte de « ver solitaire ». C'est là une grossière erreur. Le nombre des parasites sur un seul et même hôte peut être très considérable. Les exemples abondent dans ce sens. On signale très souvent deux, trois et quatre vers, situés soit sur un même membre, soit disséminés sur diverses parties du corps. J'ajouterai que l'on en a vu trente, quarante et même cinquante sur un même individu. Dans ces cas d'infestations multiples, chose digne de remarque, les vers se dénoncent presque tous à la fois, ou à intervalles très courts, ce qui montre péremptoirement qu'ils appartiennent à la même génération.

Siège. — Au point de vue du siège, il y a de véritables points d'élection. Les membres inférieurs sont bien plus souvent envahis que les membres supérieurs, la tête ou le tronc. On cite surtout le relevé des observations de Mac Grégor sur 181 cas :

Pieds............................	124 »
Jambes...........................	33 »
Cuisses..........................	11 »
Scrotum..........................	2 »
Mains	2 »

De rares observations portent sur les viscères; il n'y a

que **Pruner** et **Charles** qui ont trouvé des dragonneaux dans le mésentère ; on n'en a pas rencontré jusqu'ici dans les autres viscères.

La filaire a été vue à la tête, au cou et au tronc, dans l'orbite, le nez, la langue et même la verge ; mais ce sont là, je le répète, des bizarreries, des exceptions.

Dans la plupart des cas rapportés, la filaire était superficiellement située. Elle siège le plus et le mieux dans le tissu cellulaire sous-cutané et l'on peut la diagnostiquer de suite très facilement, à la vue et au toucher. On sent une sorte de petite corde tournée en spirale, ou, au contraire, serpentant sous les téguments de la partie affectée. Dans des cas exceptionnels, elle est profondément enclavée dans les parties charnues, dans les masses musculaires. Quand le ver a une grande longueur, un mètre et parfois deux, il apparaît à un endroit sous la peau, puis disparaît dans les parties profondes, pour se sentir un peu plus loin de nouveau sous les téguments. Cromer, dans certaines autopsies, a vu le dragonneau entourer des nerfs et des tendons. Les tissus ne présentent pas d'altération bien manifeste le long du trajet de l'entozoaire, on dirait une sorte de filet nerveux, en voyant ce long filament courir dans les tissus. Quant à l'extrémité la plus grosse, qui se trouve être en rapport avec les téguments, lorsque le ver est sur le point de sortir, on remarque tout autour d'elle une petite quantité de pus ou de sang rougeâtre.

Symptômes. — La filaire reste plus ou moins longtemps dans le corps humain avant de donner signe d'existence.

Cette période latente, d'après les observations publiées, ne paraît pas inférieure à deux mois. Le 88ᵐᵉ régiment anglais des Indes, venant remplacer le 86ᵐᵉ à Bombay, décimé par le dragonneau, n'eut qu'un seul homme atteint pendant deux mois de séjour dans la ville ; mais après l'embarquement, successivement, 161 hommes sur 300 furent atteints. Lachmund rapporte que les soldats hollandais, qui sont en garnison dans le château de Mourre, ne sont généralement infestés de la filaire que dans la deuxième ou la troisième année de leur séjour. D'après les observations très consciencieuses de Morehead, dont la pratique porte sur six années, la filaire a une période latente assez longue. La filaire de Médine n'occasionne d'ailleurs d'accidents qu'au moment où ses embryons sont formés. Il est probable que la filaire a une période latente d'autant plus longue que l'individu, de retour d'une colonie, se trouve dans un pays relativement peu favorable au développement du parasite.

Le premier phénomène par lequel s'annonce la filaire est une démangeaison désagréable dans la partie occupée par le ver : bientôt on voit survenir une sorte de furoncle; dans certains cas, il y a quelques phénomènes généraux : malaises, céphalées, gastralgie, nausées. Bien entendu, lorsque le dragonneau siège dans un endroit qui est un peu dépourvu de parties molles, où les tissus sont serrés, il y a de vives douleurs. Quand le parasite est au contraire profondément situé au centre de parties très molles, il se contente de produire un empâtement indolent, qui peut persister, soit plusieurs jours, soit plusieurs mois.

De toutes façons, quand la filaire est sur le point de s'éliminer, l'intensité des phénomènes généraux et locaux redouble. Bientôt, l'abcès crève et donne issue à une partie de l'animal. Quelquefois, chose curieuse, l'animal ne s'engage pas, et fait à côté une nouvelle tumeur acuminée ; le liquide qui coule de ces abcès est séreux et séro-purulent.

Diagnostic. — Le diagnostic de la filaire de Médine n'est quelquefois pas très facile, il faut la sortie du parasite, pour le faire d'une façon bien certaine. Lorsque la filaire se profile par hasard sous la conjonctive, il est alors plus aisé de la déceler. Lorsqu'elle existe sous la peau de la verge, elle a été prise pour une veine ou pour un vaisseau lymphatique enflammé. Dans l'aine, on l'a confondue avec un bubon, enfin dans le nez, dans la langue, le diagnostic n'a jamais été fait que *de visu*.

Pour se faire une bonne idée de l'affection, rien n'est meilleur que de lire les observations publiées dans Davaine (1).

De temps à autre, lorsque l'abcès est une fois formé, l'élimination de la filaire est assez rapide. D'autres fois, le dragonneau, après s'être montré tout d'abord, disparaît de nouveau et demeure assez longtemps avant de sortir.

Quand l'animal est profondément situé, tout le membre

---

(1) Davaine, *Traité des Entozoaires et des maladies vermineuses.* 2e édition, Paris, 1877.

peut se tuméfier; il y a des collections profondes qui deviennent fistuleuses par la suite, et laissent écouler un pus séreux. Dans ce cas, il existe alors des crampes, des douleurs très vives. Il y a eu aussi, autrefois surtout, des terminaisons fatales, après une suppuration abondante et prolongée. La rupture de la filaire est toujours considérée comme un accident très grave. Hunter avait voulu voir là seulement des désordres occasionnés par l'aminal mort, devenu corps étranger. Il n'est pas prouvé d'abord que la filaire de Médine meurt par suite d'effraction; on la voit au contraire s'enfoncer à la suite d'une première rupture pour reparaître ensuite. Deuxièment on ne voit pas bien comment la rupture de ce fil amènerait de si gros désordres en temps que corps étranger pur et simple. Davaine pense que ce sont les embryons qui se répandent et déterminent une violente inflammation. Il y a surtout lieu de penser, aujourd'hui, qu'il s'agit d'accidents, de complications septiques, dus à des infections surajoutées. Il est même bien possible que le corps de la filaire soit l'habitat de divers microbes pyogènes lui permettant à un moment donné de se faire ouvrir la porte, en déterminant un abcès. Bien entendu, nous l'avons déjà dit, la rupture de la filaire et la dissémination des embryons ne sauraient reproduire sur place de nouvelles filaires, issues directement des formes larvaires ébauchées.

La rupture de la filaire détermine des lymphangites, de l'œdème, des accidents phlegmoneux et même gangréneux de la plus haute gravité. Tous ceux qui ont été aux prises avec eux, Hemmersam, Cromer, Marcuchi, rapportent qu'ils ne se tirèrent d'affaire qu'au bout de longs mois. Il est vrai qu'il s'agit d'observations déjà anciennes.

Traitement. — Le traitement jusqu'à présent a surtout consisté dans l'extraction du ver par l'ouverture qu'il s'était créée lui-même, ou par une incision faite par les médecins. (Grecs, Arabes, Modernes.) Les médecins indiens font une incision transverse sur la tumeur causée par le ver. Les indigènes du Sennar et du Kordofan pratiquent une ouverture à l'aide d'un fer piquant, rougi au feu. Les uns comme les autres saisissent ensuite le ver et l'enroulent autour d'un petit morceau de bois qui sert de poulie à cette corde d'un nouveau genre (fig. 42, page 304). Dans les cas simples, dit

Clot-Bey, on peut laisser agir le ver, mais dès qu'il se présente, il faut le lier à sa sortie et l'enrouler autour d'un petit morceau de diachylon. Cet enroulement ne comporte que des tractions très modérées ; il faut s'arrêter dès que l'on éprouve tant soit peu de résistance, de façon à ne pas rompre la filaire. A chaque nouveau pansement, on recommence de nouvelles tractions. Quelquefois la filaire peut être extraite en peu d'heures. Le plus souvent il faut plusieurs semaines, cela varie avec la longueur du parasite. Quand le ver ne s'est pas fait jour lui-même et qu'on le sent courir sous les téguments, on peut inciser vers son centre et le tirer par le milieu ; on amène ainsi les deux chefs, les deux extrémités à la fois.

Bien entendu, aujourd'hui ce traitement peut être repris, mais avec des variantes permettant de faire une antisepsie rigoureuse et de conjurer les redoutables complications qui abondent dans les relations de tous les auteurs de la période préantiseptique.

Le rouleau de diachylon sera remplacé par un rouleau de gaze aseptique, et le pansement ainsi que la région seront dans un état d'asepsie rigoureuse.

Lorsqu'il y a déjà des accidents septiques, il ne faut pas craindre les incisions multiples et les larges débridements. C'est la meilleure façon d'avoir raison de toutes les compli-cations. Faulkner a préconisé des décharges faradiques, après lesquelles le ver sortirait absolument inerte.

Actuellement beaucoup d'auteurs préconisent une autre sorte de traitement local ; ils essaient de tuer le ver sur place et d'éviter les inconvénients de son élimination plus ou moins mouvementée, en tout cas fort longue. On a fait des injec-tions surtout avec le sublimé ; c'est la méthode d'Emily, qui a observé au Soudan ; cette méthode a été reprise par Blin, au Dahomey. On injecte une demi-seringue ou une seringue de sublimé à 1 0/00, dans les environs de la tumeur produite par le ver de Guinée. Les injections ont pour conséquence de tuer le ver qui sort avec une extrême facilité, pour peu que l'on fasse une petite incision chargée de lui ouvrir la porte. M. Blin a employé la méthode dans cinquante-quatre cas ; la moyenne de la durée du traitement n'a même pas été de cinq jours. Ce traitement est donc une notable amélioration sur les anciens procédés, car la méthode de l'enroulement est longue et nécessite une thérapeutique lente, prudente et durant la plupart du temps plusieurs semaines.

En dehors du traitement local, on a préconisé, soit au point de vue prophylactique, soit au point de vue curatif, certaines substances à prendre à l'intérieur, l'assa fœtida en première ligne ; d'après Dubois, les Brahmanes, qui assaisonnent fortement leur nourriture avec l'assa fœtida, ne sont jamais incommodés par le dragonneau.

L'aloès, l'ail, le soufre, et les préparations mercurielles, bien entendu, ont été successivement préconisés ; toutes ces substances se sont montrées inefficaces.

Les nègres et les Indiens se servent bien de différentes plantes ; mais, à part le sallolo employé dans le Kordofan et expérimenté par Ferrari, aucun auteur compétent n'a pu se porter garant de leur efficacité en l'espèce.

Quant à la prophylaxie rationnelle proprement dite, les précautions à prendre consistent à brûler les filaires extraites et tous les pansements ; à surveiller l'alimentation en eau, et à ne se servir, toutes les fois que c'est possible, que d'eau filtrée ou bouillie. Il faut aussi peut-être s'abstenir de se baigner ou de marcher (1) à travers les marais et les marigots, si fréquents dans les pays où le dragonneau exerce ses ravages (2).

---

(1) Sans chaussures bien imperméables.
(2) La destruction des cyclopes dans les mares s'impose au même titre que la destruction des larves du moustique, hôte intermédiaire pour la filaire nocturne et la malaria.

CHAPITRE VI

LA FILARIA DERMATHEMICA, LE GNATHOSTOMUM, LA FILARIA VOLVULUS

Indépendamment de ces affections, que nous venons d'étudier et qui sont déjà anciennement connues, il en est d'autres moins étudiées, qui ont été découvertes plus récemment : la Filaria Dermathemica, le Gnathostomum, et la Filaria Volvulus.

Filaria Dermathemica. — Silva Araujo, en 1876, a décrit un ver filiforme d'une couleur blanc grisâtre qu'il dénomma *Filaria Dermathemica.* Il en a donné la description détaillée.

Le ver découvert par le médecin américain est long de 250 à 350 μ sur 6 à 9 μ de large; la queue se termine en pointe; la bouche est marquée d'un point noir.

L'auteur s'étend longuement sur le diagnostic entre la gale, et ce dernier parasite.

La filaire se rencontre communément dans les papules ou plutôt les vésicules qu'elle détermine.

Il est très probable que la filaire de Silva Araujo n'est pas autre chose que la filaire nocturne, qui peut, nous le savons, déterminer une papulose plus ou moins étendue.

Je devrais ouvrir ici une sorte de parenthèse à propos de la papulose filarienne; j'y reviendrai un peu plus loin.

Gnathostomum. — Il a été rencontré deux fois au Siam sous la peau.

Dans un cas, on a trouvé six vers.

Dans l'autre cas, il s'agissait d'une jeune Siamoise, qui présentait sous le sein une tumeur violette dont il sortit deux vers.

Ces parasites sont longs de neuf millimètres et larges de un millimètre. L'extrémité antérieure compte une ventouse et huit rangées d'épines; le tiers antérieur du corps est également recouvert d'épines très serrées.

Filaria Volvulus. — Jusqu'à présent, la Filaria Volvulus semble être particulière à l'Afrique; elle a été décrite en 1813 par le savant parasitologiste allemand, mort tout récemment, Leuckart.

On ne connaît encore que la forme adulte, qui a été rencontrée sur deux nègres de la Côte d'Or (1).

Les vers étaient renfermés dans des tumeurs de la grosseur d'un œuf, siégeant au thorax et au cuir chevelu. Pelotonnés sur eux-mêmes, embrouillés, si l'on aime mieux, ils justifiaient assez bien leur dénomination. Ces parasites occupaient le tissu cellulaire sous-cutané.

Le mâle est long d'environ trente centimètres; la femelle mesure deux fois plus; elle est vivipare.

Les embryons contenus dans son utérus ressemblent, comme forme et dimensions, à ceux des filaires nocturne et diurne, mais ils sont privés de gaîne, comme ceux de la *Filaria perstans*.

---

(1) Tout dernièrement, **MM.** Labadie-Lagrave et Deguy ont publié un nouveau cas de *Filaria volvulus*, provenant du Dahomey (*Arch. de parasit.*, juillet 1899).

CHAPITRE PREMIER

LE PALUDISME

Nous le savons aujourd'hui, le paludisme n'est autre chose qu'une infestation due à un protozoaire sanguicole, découvert en 1880, par M. Laveran, à l'hôpital militaire de Constantine (1). Ce parasite, dont les conditions de vie dans la nature nous échappent encore, en grande partie, nous est inoculé par un animal intermédiaire, le moustique, et peut passer chez nous par diverses phases et se multiplier.

En dehors de la présence du parasite, les principaux caractères de cette infestation sont les suivants : 1° la périodicité des accès, 2° l'engorgement de la rate et le dépôt de pigment dans les viscères, 3° enfin l'efficacité du traitement quinique ; ils constituent, comme on le voit, une sorte de trilogie.

Géographie médicale. — Cantonné de place en place, avec des limites assez restreintes, dans les pays tempérés, le paludisme prend une importance et une extension extrêmes dans les contrées chaudes et surtout dans les pays tropicaux. Avec la dysenterie (2), il est le principal obstacle à l'acclimatement des Européens sous les tropiques.

C'est surtout le long des côtes et des rivières, au voisina-

---

(1) Laveran, *Nature parasitaire des accidents de l'impaludisme. Description d'un nouveau parasite trouvé dans le sang des malades atteints de fièvre palustre.* Paris, 1881. — Article *Paludisme* du *Traité de médecine et de thérapeutique* de Brouardel et Gilbert. Paris, 1897, tome II, pp. 38 et suiv.

(2) Et beaucoup plus encore que cette dernière.

ge des marais, que sévit la malaria; toutefois, il faut le reconnaître, il existe, même dans les contrées tropicales, des marais qui ne sont pas fébrigènes (Nouvelle-Calédonie).

Contrairement à ce qui se passe pour les pays tempérés, où les types tierce et quarte sont souvent prédominants, dans les pays chauds, on observe surtout la quotidienne et la continue palustres.

Pays chauds. — Dans les pays chauds proprement dits, comme nous venons de l'indiquer déjà, l'endémie palustre est très répandue.

Les côtes d'Espagne et du Portugal nous présentent en maints endroits des marais fébrigènes. Sur notre littoral méditerranéen, qui constitue l'extrême limite nord des contrées chaudes, on rencontre des foyers assez intenses dans la Camargue et le long des marais de la côte qui descend vers l'Espagne. Les rivages de la Corse sont aussi très fortement entachés par le paludisme, notamment la côte est.

Mais dans l'Europe du Sud, ce sont principalement l'Italie et la Grèce qui sont les foyers par excellence de la malaria ; citons, — en dehors des rizières de la Haute-Italie qui ne nous appartiennent pas : les Maremmes de la Toscane, les marais Pontins, la campagne romaine, les marais de l'Adriatique, de la Pouille et des Calabres, la Morée, etc.

En Afrique, dans les contrées chaudes des deux hémisphères, le domaine de l'infestation paludéenne est immense.

Dans l'Afrique du Nord, le Maroc, la Tunisie et la Tripolitaine lui paient cependant un moins lourd tribut que l'Algérie (plaines du Sig et de l'Habra, lac Alloulah, bords de la Chiffa, Seybouse, lac Fezzara (1), etc...).

En Égypte, l'endémie palustre sévit principalement sur le littoral ; dans le Delta, elle y a été signalée dès la plus haute antiquité.

A l'opposite, dans l'hémisphère austral, sauf la colonie du Cap, qui est salubre, les côtes est et ouest sont fébrigènes.

Dans l'Asie chaude, signalons : les côtes basses de l'Asie Mineure, la Mésopotamie, l'Afghanistan, le Japon et la Côte Sud de la Chine.

Dans l'Amérique du Nord citons : la Caroline, la Pensyl-

(1) Laveran, Distribution géographique du paludisme.

vanie, les vastes territoires de la Prairie, la Californie, la Floride, la Louisiane et le Texas.

La zone chaude de l'Amérique du Sud est relativement plus salubre, à part quelques provinces de la République Argentine, qui sont assez atteintes (Tucuman, Salta, Corrientes); l'Uruguay, le Paraguay, la Plata, le Chili sont très sains à cet égard.

En Australie : la Tasmanie, la Nouvelle-Zélande, qui font partie des pays chauds, sont épargnés par le paludisme.

Pays tropicaux. — Comme l'a dit Mahé, le soleil est en quelque sorte le régulateur du paludisme; c'est-à-dire que, d'une façon générale, il augmente en fréquence et en gravité, à mesure que l'on se rapproche de l'Equateur, et que sa véritable patrie est la zone intertropicale dans les deux hémisphères.

Citons là encore les foyers les plus intenses dans les différentes parties du monde.

L'Afrique vient en toute première ligne, les trois quarts de son étendue, appartenant aux pays tropicaux; c'est le continent, par excellence, du paludisme, et c'est là, on vient de le comprendre, qu'il faut aller l'étudier sous ses aspects multiples. C'est ainsi qu'une mission anglaise a été désignée tout dernièrement pour faire des recherches à cet égard dans l'Afrique tropicale.

En Asie, les côtes, les jungles et les rizières de l'Inde, les contrées boisées, situées au pied de l'Himalaya, Ceylan, le Siam, la Cochinchine, le Tonkin sont des foyers paludiques des plus intenses.

Dans la portion de l'Océanie, située dans la région tropicale : les colonies Hollandaises (Sumatra, Java, Bornéo), les Moluques, les Philippines sont extrêmement touchées par l'endémie, qui s'y montre très redoutable; on se rappelle que Batavia a mérité le surnom de cimetière des Hollandais.

Il faut toutefois reconnaître qu'ici, chose curieuse, pas mal de terres tropicales et même marécageuses sont indemnes (Nouvelle-Calédonie) (1). Les îles de la Polynésie et de la Micronésie ne sont pas fébrigènes non plus.

Toute l'Amérique centrale paie un très lourd tribut à la malaria : la côte du Mexique, le Guatemala, le Honduras, les

(1) A. Bornéo même, plusieurs endroits marécageux : Bandjermosin, Pontianak, Sambas, sont salubres (Nieuwenhuis).

Antilles sont surtout à citer. Dans la partie tropicale de l'Amérique du Sud, mentionnons enfin les Guyanes, les côtes du Venezuela et de la Colombie, les côtes et les vallées du Brésil et du Pérou.

Parasite pathogène. — Avant d'étudier les causes secondes, nous allons tout d'abord nous occuper de la cause pathogène primordiale du paludisme, puisqu'ici nous avons le bonheur de la posséder (1).

Comme nous l'avons dit, le paludisme est fonction d'un parasite, « l'hématozoaire », trouvé par Laveran.

On disserte toujours, dans le camp des zoologistes, pour le classement de ce parasite dans les subdivisions des protozoaires.

Nous ne prendrons pas parti dans ce débat et nous signalerons simplement les principales opinions :

Un grand nombre d'observateurs font du parasite de Laveran un sporozoaire et l'assimilent aux coccidies (Metchnikoff); c'est d'ailleurs l'opinion la plus vraisemblable (2).

Railliet veut, au contraire, qu'il s'agisse d'un hémamœbien.

Enfin, d'après quelques auteurs italiens (Grassi, Feletti, etc.), l'hématozoaire du paludisme doit être rangé parmi les rhizopodes.

Quoi qu'il en soit, le parasite se présente sous des formes assez variées, et nous verrons même plus loin qu'il y a peut-être plusieurs espèces d'hématozoaires répondant aux différents types de la fièvre dite paludéenne (Italiens).

M. Laveran considère trois types primordiaux :

1° les corps amiboïdes; 2° les corps en croissant; 3° les flagelles (fig. 45).

La première variété est la plus commune, elle doit son nom aux mouvements amiboïdes qui animent les corps de forme sphérique qui représentent ce type.

Ces corps, délimités par un contour des plus fins, ont un diamètre assez variable, qui peut aller de un à quinze µ, ils

---

(1) Il nous semble absolument inutile d'entrer dans des détails circonstanciés au sujet de l'historique des anciennes doctrines : miasmes, végétaux divers, microbes, auto-intoxications, etc.

(2) Mesnil pense que si l'on ne peut pas encore ranger catégoriquement les hématozoaires dans les coccidies, il faut regarder ces dernières comme leurs plus proches parents. (*Rev. des Sc.*, 15 avril 1899.)

sont tantôt libres, tantôt accolés aux hématies ou même inclus
dans leur intérieur.

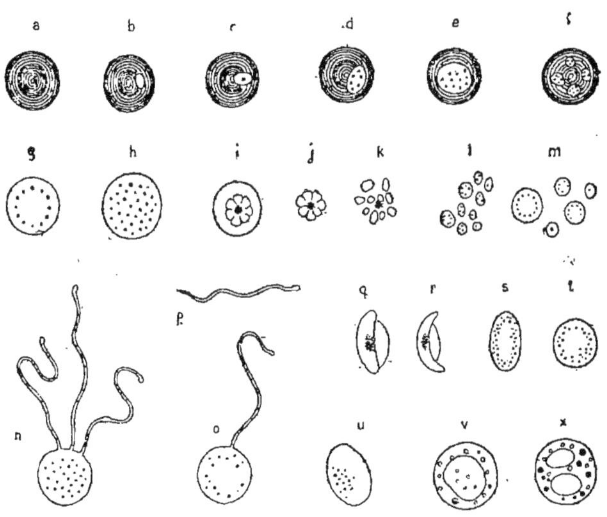

Fig. 45. — Hématozoaires de Laveran.

a, hématie normale ; — *b*, hématie avec un corps sphérique de très petit
volume, non pigmenté ; — *c, d, e*, hématies avec des corps sphériques pigmentés, petits et moyens ; — *f*, hématie avec quatre petits corps sphériques ;
— *g, h*, corps sphériques libres ayant atteint leur développement complet ; —
i, corps segmenté adhérent à une hématie ; — *j*, corps segmenté libre ; — *k*,
les segments s'arrondissent et deviennent libres ; — *l, m*, petits corps sphériques libres ; — *n*, corps sphérique avec trois flagella ; — *o*, corps sphérique
avec un flagellum ; — *p*, flagellum libre ; — *q, r*, corps en croissant ; — *s*, corps
ovalaire ; — *t*, corps sphérique, dérivé d'un corps en croissant ; — *u*, corps
sphérique après le départ des flagella ; — *v, x*, leucocytes mélanifères.

Ils sont pigmentés ou, au contraire, apigmentés, suivant le
moment de leur évolution auquel on les observe. Les petits
éléments, très fréquents dans certaines formes du paludisme
des pays chauds (côte Ouest d'Afrique), sont surtout privés de pigment, ce qui rend leur recherche plus délicate.

Le pigment s'ordonne parfois d'une façon régulière (couronne) dans les corpuscules ; d'autrefois, il y est semé à
l'aventure ; ce pigment est animé d'un mouvement très vif,
distinct du mouvement Brownien. Les corps sphériques possèdent un noyau qui peut être décelé et montre des nucléoles
en colorant au bleu de méthylène.

Ces parasites vivent aux dépens des hématies et finissent

par les détruire; leur développement se fait de deux façons,
ils bourgeonnent, ou se segmentent. Dans le premier cas, il
se forme des sortes de globes sarcodiques qui finissent par
se détacher et par former de nouveaux corps amiboïdes.
Dans le second, le pigment se rassemble au centre, la segmentation centripète s'affirme en premier lieu sur les bords
du corps sphérique par des découpures et gagne ensuite le
reste du corpuscule qui est bientôt divisé en segments très
réguliers qui donnent naissance à autant de corps sphériques.

Le dessin ainsi formé est très joli et ressemble assez à
une de ces rosaces qui ornent les fenêtres de l'architecture
gothique du xive siècle. On a aussi comparé ce dessin élé-
gant à une marguerite; de là les noms de *corps en rosace,
en marguerite*.

J'arrive au deuxième type, aux corps en croissant, tout différents des précédents. Les corps en croissant, suffisamment
dépeints par leur nom très caractéristique, semblent se développer aux dépens de petits corps sphériques d'une nature
particulière. Ces corps sphériques présentent des contours
nets, et un seul grain de pigment assez gros, ils sont privés
de mouvements amiboïdes (fig. 45).

Quand les croissants ont acquis tout leur développement,
ils sont le plus souvent libres dans le sang; s'ils s'accolent
par hasard à un globule, ils y adhèrent faiblement; transpa-
rents, incolores, ils mesurent huit à neuf μ de long sur deux
μ de large, ils ont un double contour décelé par les colorants ; leurs grains de pigment sont réunis vers le centre de
figure; on discute encore beaucoup sur leur signification
exacte. C'est la forme la plus fréquente chez les anciens
paludéens, ainsi que nous avons pu le constater sur des rapatriés de nos diverses colonies africaines (Madagascar, Côte
Ouest) atteints de cachexie palustre.

Restent les flagelles (fig. 45); ces derniers, qui ne s'observent bien que dans le sang frais, sont à peu près impossibles
à dépister malgré leur longueur, vingt à trente μ, lorsqu'ils
ne sont plus en mouvement; cela tient à leur extrême finesse
et à leur transparence parfaite.

Les flagelles, au nombre d'un, deux, trois ou même quatre,
sortent des corps sphériques amiboïdes ou des corps sphériques dérivés des croissants. Manson leur attribue trois

sortes de mouvements : mouvement ondulatoire, mouvement oscillatoire et mouvement d'enroulement.

On a constaté parfois un petit renflement piriforme à l'extrémité du flagelle. Laveran a vu des corps pigmentaires se mouvoir dans leur intérieur, en les renflant, absolument comme s'il y avait une sorte de canal à leur intérieur.

A un moment donné, les flagelles deviennent libres et sont très difficiles à suivre dans cette vie propre ; d'après Manson, ils représentent le premier stade de la vie libre du parasite. D'autres, au contraire, veulent y voir une forme de dégénérescence.

Microscopie clinique. — La recherche du parasite peut se faire sans réactifs : soit dans le sang frais, soit dans le sang desséché. Dans le premier cas, on examine le sang soit sous lamelle couvre-objet, soit en goutte suspendue ; il est préférable de se servir de la platine chauffante pour observer les mouvements amiboïdes et les mouvements des flagelles. Je n'insiste pas sur la technique pour la prise de sang et pour le montage des préparations qui est des plus simples. Les corps en croissant se voient très bien et se distinguent très longtemps dans le sang desséché. Pour bien étudier, en détail, ces corps et aussi les corps amiboïdes, il est nécessaire de recourir aux colorants.

Après avoir fixé le sang par le mélange classique d'éther et d'alcool, on colore la lamelle, soit avec le bleu de méthylène, soit avec la thionine, qui sont les meilleurs réactifs. La double coloration à l'éosine et au bleu de méthylène donne aussi de très belles préparations. Quand on veut colorer les nucléoles du noyau des hématozoaires, on a recours aux procédés un peu plus compliqués de Romanowsky et de Moluchowsky ; pour ces procédés, comme pour les procédés spéciaux de Marchoux, de Vincent, de Mannaberg, de Thin, nous renvoyons aux traités de technique microbiologique (1).

L'examen se fait d'habitude avec le 7 ou le 9 de Vérick.

Jusqu'à présent, toutes les tentatives pour cultiver le parasite ont été vaines (milieux classiques favorables aux microbes, eau, terre stérilisée, sang, sérum d'ascite, etc.).

(1) Voy. Macé, *Traité de Bactériologie*, 4° édition, 1900. — Macé, *Atlas de Microbiologie*. Paris, 1899. — Besson, *Technique microbiologique et sérothérapique*. Paris, 1898.

Les animaux semblent réfractaires à ses atteintes; d'ailleurs les inoculations faites sur eux sont toujours restées négatives. La maladie est, par contre, inoculable d'homme à homme. Mariotti, Marchiafava, Celli, Gualdi, Antoliséi, Angélini, etc., ont réussi par injection intra-veineuse, procédé de choix; mais d'autres observateurs : Gerhardt, Calandruccio, di Mattei auraient également eu des succès par injection dans le tissu conjonctif.

D'après un certain nombre d'auteurs, le parasite du paludisme se transmettrait de la mère au fœtus; on est moins affirmatif pour ce qui a trait à la transmission par la lactation.

Maintenant que nous connaissons le parasite du paludisme, nous devons nous enquérir de sa vie en dehors de notre organisme et du véhicule qui sert à nous le transmettre.

Etiologie. — La théorie qui prévaut, à l'heure actuelle, est celle du « *moustique* ». Au cours de ce livre, à chaque instant, on voit les parasites des pays chauds, à développement plus ou moins compliqué, se servir d'un hôte intermédiaire, en dehors des différents milieux que peuvent leur offrir la nature. Rappelons ici, en passant, l'histoire de la douve, de la filaire nocturne, de la filaire de Médine, etc.

Dès 1883, King avait pensé au moustique comme hôte intermédiaire; depuis, l'idée a fait son chemin et tend à être de plus en plus acceptée par tous ceux qui étudient la pathologie exotique.

En 1884, Laveran, sans connaître le travail de King, soupçonnait le même animal de nous inoculer le paludisme; depuis, Manson, Koch, Bignami, Grassi et Laveran lui-même, pour ne signaler que les principaux observateurs, sont revenus sur cette question et l'ont développée.

Mais il faut bien le dire, c'est à un médecin de l'armée des Indes, M. Ronald Ross, que la question doit d'être entrée dans une voie véritablement pratique.

Nous allons résumer les intéressantes recherches de Ronald Ross, qui remontent à l'année 1895.

Au début de ses recherches, l'auteur constata, à diverses reprises, que les corps en croissant donnaient lieu à des flagelles, dans l'estomac des moustiques nourris avec du sang palustre. Un peu plus tard, il découvrit, dans l'estomac de moustiques nourris de la même manière, des corps pigmentés analogues à ceux du paludisme ; la dimension de ces corps était en rapport avec le laps de temps écoulé entre le moment de la piqûre du moustique et celui de sa mort (sept μ après deux jours, ving-cinq μ après une semaine).

L'an dernier, Ross changea de tactique et se mit à étudier le protéosoma, hématozoaire endoglobulaire des oiseaux.

Comme chez les moustiques nourris de sang palustre, Ross rencontra des éléments pigmentés caractéristiques dans le tube digestif des parasites gorgés du sang des oiseaux infectés par le protéosoma.

Ross ne s'est pas borné à cela; il a étudié, avec une rare persévérance, le développement de ces corps dans le moustique, il les a vus grandir et passer du diamètre de huit μ à celui de soixante μ, en moins d'une semaine, en même temps qu'ils perdaient leur pigmentation.

Ces corps, arrivés à leur complet développement, font saillie en dehors de l'estomac et tombent dans la cavité coelomique du moustique; ils donnent lieu, alors, à deux espèces d'éléments : les filaments germes (*germinal threads*) et les spores noires (*black spores*). Les premiers sont des petits éléments filiformes de douze à seize μ; les derniers, beaucoup plus gros, sont très résistants.

On connaît surtout bien ce que deviennent les filaments qui ne restent pas dans la cavité coelomique, mais se répandent dans tout le corps du moustique, ils se retrouvent en abondance dans les glandes venimeuses du parasite, qui est ainsi facilement mis à même de les inoculer.

Cette inoculation ne ferait aucun doute, d'après les expériences de Ross qui a réussi à infester un nombre respectable de moineaux et un corbeau.

La destinée des black-spores est beaucoup moins connue; comme on en est réduit ici simplement à des hypothèses plus ou moins ingénieuses, je les passerai sous silence.

Il est une question très importante en l'espèce et qui n'est pas encore élucidée, c'est la détermination du genre de moustiques qui nous inocule l'hématozoaire (1).

La question n'est pas très simple, puisque la zoologie nous apprend que les culicidés comprennent trois genres : culex, anophèles, aëdes, et plus d'une centaine d'espèces. On sait

(1) Espérons que la mission qui va partir pour Sierra-Leone nous rapportera enfin à cet égard des renseignements précis.

toutefois, dès aujourd'hui, que beaucoup de ces espèces ne sont pas des hôtes propices pour l'hématozoaire.

Depuis quelque temps, les observateurs italiens qui ont confirmé les travaux de Ronald Ross, en particulier Grassi, pensent que l'*Anopheles claviger*, sorte de moustique à ailes tachées qui se rencontre dans tous les foyers palustres, en Italie, joue un rôle très important dans la transmission de l'affection (1).

Une malade de Grassi, piquée par l'anopheles, a pris la malaria.

Je viens d'exposer la théorie du « moustique », je dois dire quelques mots des anciennes doctrines : l'infection par l'air, l'infection par l'eau.

Le premier mode d'infection, on peut le dire de suite, n'est étayé par aucune preuve sérieuse ; au contraire, l'exemple de marins qui ne sont pas atteints sur leurs vaisseaux, en face d'une côte très insalubre ; les localités indemnes, comme plusieurs villes d'Italie et d'Algérie, au milieu de foyers paludiques très intenses, semblent controuver ce mode de transmission.

Quant au second, l'infestation par l'eau, il est soutenu, au contraire, par un assez grand nombre d'observations qui peuvent facilement se résumer, car elles se ressemblent presque toutes, bien qu'elles aient été prises en des points très divers du globe. Il s'agit presque toujours d'individus ayant contracté la fièvre en buvant de l'eau de marais, alors que d'autres qui s'en abstenaient, ou filtraient leur eau de boisson, en étaient préservés, bien que se trouvant, par ailleurs, dans des conditions identiques.

Ces exemples, pas plus que l'assainissement de certaines localités palustres par le forage de nouveaux puits, ne sont des preuves péremptoires à l'appui de la théorie hydrique ; ce sont simplement des présomptions.

Tel est l'état de la question, passons désormais à l'étude des causes secondes qui semblent favoriser l'éclosion du paludisme.

En parlant de la géographie médicale du paludisme, nous avons déjà dit un mot de l'influence de la chaleur, en montrant que l'infestation était d'autant plus fréquente que l'on se

_____

(1) Grassi, Bastianelli, Bignami, *Centralblatt für Bakteriologie*, 1899, vol. XXV, p. 22.

rapprochait davantage de l'équateur; c'est d'ailleurs pendant la saison chaude que s'observent tous les cas nouveaux.

La chaleur ne suffit pas, il faut l'humidité; les inondations, les pluies abondantes, comme on l'a remarqué, favorisent l'éclosion du paludisme.

Quant aux marais, s'ils sont, en général, un terrain parfait pour l'affection à laquelle ils ont donné leur nom (marigots de la Sénégambie, kollas d'Abyssinie, marais à palétuviers de Madagascar, rizières et arroyos du Tonkin) (1), il faut savoir reconnaître, comme nous l'avons déjà dit, qu'il est de nombreuses exceptions; pour ne parler que des plus étranges, citons: les marais de Taïti, de la Nouvelle-Calédonie et de la Plata.

L'humidité constante que l'on trouve sur le littoral des côtes chaudes et tropicales, qui favorise les putréfactions, est également très favorable à l'endémie palustre.

Je n'insiste pas sur la question des vents, des changements brusques de température, qui ont peut-être bien aussi leur petite part, dans cette étiologie.

Le sol est indispensable au développement du paludisme. Les terres argileuses semblent être le terrain de prédilection pour la malaria. Rare et bénigne sur les plateaux, elle sévit surtout dans les plaines. Les travaux de défrichement ou de terrassement sont funestes pour les Européens sous les tropiques; nous l'avons éprouvé en Algérie et encore tout récemment à Madagascar. La culture intensive du sol paraît, au contraire, enrayer le danger dans une large mesure (2).

Par contre, les grandes forêts impénétrables, où l'air circule mal et où l'humidité est très grande, sont le plus souvent des foyers fébrigènes intenses (forêts africaines, forêts du Haut-Tonkin); la *fièvre des bois* est, en général, *très maligne*.

Restent les conditions prédisposantes individuelles.

L'âge et le sexe n'ont pas une grande influence; toutefois il faut reconnaître que les enfants et les jeunes gens sont atteints dans une plus forte proportion que les hommes dans les mêmes conditions. Les femmes ne possèdent pas la moindre immunité, mais elles s'exposent moins.

______

(1) La *fièvre des jungles* est également très pernicieuse.
(2) Dans ces derniers temps, on à fait remarquer l'immunité relative des localités où le sol est riche en calcaire.

Quant aux professions, elles sont dangereuses en raison directe du contact plus immédiat avec le sol (terrassiers, agriculteurs); enfin les soldats, les explorateurs, qui couchent à terre et bivouaquent fréquemment, paient le plus lourd tribut à la malaria.

Ici, comme ailleurs, toutes les causes qui contribuent à débiliter l'organisme peuvent entrer en ligne de compte : excès, fatigues.

Les races résistent d'une façon tout à fait inégale aux attaques du paludisme. Les Indiens, les créoles, les Arabes, les Kabyles sont sujets au paludisme comme à la dysenterie; les nègres seuls résistent mieux, quoi que l'on en ait dit. C'est pourquoi c'est avec eux que l'on doit « marcher » sous les tropiques, quand il s'agit surtout d'exploration ou d'occupation militaire ; il y a là une indication des plus nettes, nous ne saurions trop le répéter, pour le recrutement de notre armée coloniale, pour nous surtout qui possédons une si vaste étendue de territoires africains, grands foyers d'endémie palustre et de dysenterie.

I. — LE PALUDISME AIGU

L'incubation de l'infestation malarique est encore bien discutée ; néanmoins, d'après les données de l'observation clinique (Lind, Ferrus, Maillot, Dutroulau, etc.) et les données expérimentales (Mariotti, Marchiafava, Celli, etc.), on peut dire que la moyenne de cette période peut être évaluée à cinq ou six jours.

Il y aurait des incubations plus courtes et aussi de beaucoup plus longues.

Formes cliniques. — Le type intermittent domine dans le paludisme, ce type peut être *quotidien, tierce, quarte.*

Le *type quotidien* (fig. 46 à 48) n'a pas besoin d'être expliqué!

Le type *tierce* est *caractérisé par des accès se reproduisant tous les deux jours et le type quarte* (fig. 49) *par des accès revenant tous les trois jours.*

En outre, on a observé des *doubles quotidiennes* donnant deux accès en vingt-quatre heures, des *doubles tierces* avec

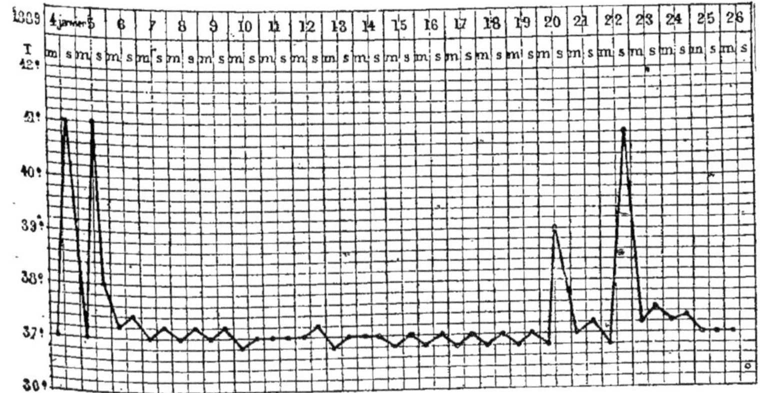

Fig. 46. — Fièvre quotidienne coupée une 1re fois avec la quinine, rechute avec le type tierce.

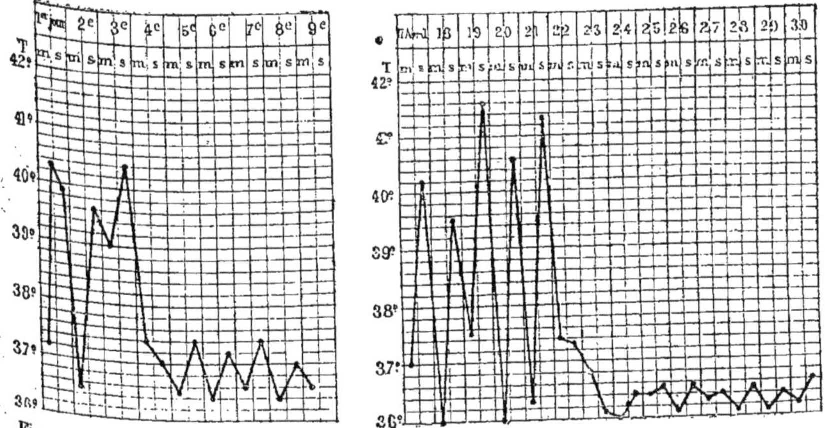

Fig. 47. — Fièvre intermittente quotidienne avec accès subintrants coupée par la quinine.

Fig. 48. — Fièvre intermittente quotidienne. A partir du 21 avril, le malade prend de la quinine.

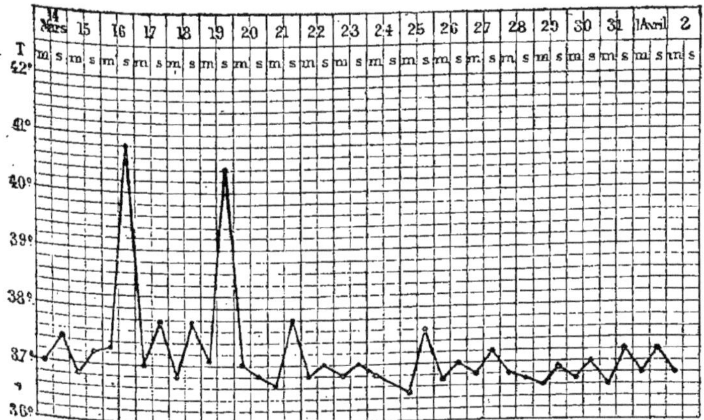

Fig. 49. — Fièvre quarte. A partir du 20 mars le malade prend de la quinine.

des accès quotidiens se répétant identiques tous les jours impairs, alors que ceux des jours pairs sont, au contraire, dissemblables ; des *doubles quartes* caractérisées par des accès qui vont deux par deux, séparés par un jour d'intervalle.

Il y a aussi les *tierces doublées*, les *quartes doublées*, c'est-à-dire des tierces et des quartes avec deux accès, dans le même jour de fièvre.

Quant aux autres types signalés : *quintane, sextane, septimane, octane* et même *nonane*, il ne faut y voir, d'après Laveran, que des types artificiels déterminés par la suppression d'un certain nombre d'accès, sous l'influence du traitement.

En outre, la fièvre peut être anticipante ou retardante. Chose curieuse et qui rappelle un peu ce qui se passe pour d'autres parasites (filaires), l'accès de fièvre intermittente s'observe presque toujours de minuit à midi, le maximum des accès survient vers dix heures du matin.

Symptômes. — Formes bénignes. — Après quelques prodromes, malaise, céphalée, courbature, l'accès de fièvre paludéenne se passe en trois actes : le stade de frisson, la période de chaleur et enfin les sueurs.

La première période, celle du frisson, est peut-être la plus pénible à supporter.

Le malade, qui a la chair de poule, éprouve une sensation de froid d'une grande intensité, ses dents claquent, son corps est secoué par des frissons violents, en même temps les extrémités sont exsangues ou cyanosées (signe de l'ongle) ; chez les très jeunes enfants, le frisson est peu marqué, il est remplacé par de la pâleur et parfois des convulsions (1).

Le pouls est petit et précipité ; en outre, il y a des douleurs frontales, lombaires dans l'hypocondre gauche (douleur splénique). La température, qui a commencé à monter un peu avant le frisson, est souvent de quarante degrés, jurant avec la sensation de froid éprouvée par le malade. De temps à autre, on note enfin des troubles digestifs : nausées, vomissements, diarrhée.

Mais bientôt, au bout d'une heure ou deux au plus, la

(1) C'est ce que j'ai constaté chez un petit bébé au premier accès duquel j'ai assisté ; le succès du traitement quinique confirma mon diagnostic.

scène change, le malade, qui s'était chargé de couvertures, les rejette ; la face congestionnée, il demande à boire, la peau est brûlante, même aux extrémités ; le thermomètre marque habituellement plus de quarante degrés dans l'aisselle ; le pouls devient vibrant, tout en restant précipité, la céphalée persiste et devient même plus intense qu'au début.

Ces phénomènes durent, en moyenne, trois ou quatre heures, quelquefois moins, quelquefois plus.

C'est alors que les sueurs s'établissent et ramènent une sorte de bien-être chez les patients ; la température et le pouls baissent ensemble pour arriver au taux normal, ou même un peu au-dessous. L'accès franc est dès lors terminé.

Je dis l'accès franc, car il n'est pas rare de constater des accès plus ou moins irréguliers, où l'un des stades manque ou avorte en quelque sorte, rendant le diagnostic moins aisé.

En outre des principaux signes que nous venons de donner, l'accès peut s'accompagner de toute une série de symptômes secondaires : herpès, urticaire, érythème noueux (enfants). On note aussi de la polyurie, ajoutons que l'excrétion de l'urée est plus forte, qu'on peut observer de l'albuminurie passagère et qu'enfin la toxicité urinaire est augmentée pendant et après l'accès.

La forme intermittente du paludisme aigu est infiniment la plus commune ; toutefois, il est une forme *rémittente* et une forme *continue*, dont nous devons dire quelques mots.

Les accès prolongés, qui finissent par chevaucher les uns sur les autres, sont comme une sorte de trait d'union entre les formes intermittente et continue.

Très rares dans les pays tempérés, les continues palustres se rencontrent, de temps à autre, dans les pays chauds et tropicaux, elles atteignent surtout les nouveaux venus dans les foyers d'endémie palustre et ne se voient qu'au début du paludisme aigü ; je n'en ai, pour mon compte, jamais rencontré chez les nombreux rapatriés de nos guerres coloniales africaines que j'ai pu observer (1).

Dans cette forme, le frisson du début est d'ordinaire très peu marqué, le malade présente la plupart des symptômes

____
(1) Plusieurs auteurs, Roux entre autres, nient cette forme.

d'une dothiénentérie (céphalée, épistaxis, abattement, insomnie, vertiges, bourdonnements d'oreilles).

Les principaux caractères différentiels sont: le début brusque, la douleur moindre dans la fosse iliaque et au contraire plus violente dans l'hypochondre gauche, la souplesse du ventre, le succès de la médication quinique, qui enraye la fièvre au bout de quelques jours, la convalescence rapide, mais par-dessus tout la présence de l'hématozoaire dans le sang.

Néanmoins, on peut le dire, surtout en dehors des épidémies de dothiénentérie, on sera souvent embarrassé dans les foyers palustres, quand il s'agira d'individus déjà imprégnés par la malaria. La diagnose est également délicate avec la fièvre méditerranéenne. Nous y reviendrons à propos du diagnostic différentiel.

Ce n'est pas tout, nous avons encore la *rémittente*.

D'après Navarre, Vincent, Burot et d'autres médecins de la marine, la rémittente palustre est souvent une forme de début dans les pays chauds, la chose a été constatée au Tonkin et plus récemment à Madagascar.

Comme la continue palustre (1), mais plus souvent qu'elle, la rémittente s'accompagne de vomissements bilieux et d'ictère plus ou moins accentué. Aussi les auteurs ont-ils l'habitude de décrire à part ce type particulier : la rémittente bilieuse, en somme peu différente de la forme ordinaire, sauf à ces quelques points de vue que nous venons d'envisager, elle ne tarde pas, d'ailleurs, comme la continue, à prendre, en général, le type intermittent. On la rencontre dans beaucoup de foyers palustres d'Amérique, d'Afrique et de l'Inde, et en général, surtout sous les tropiques, comme le dit Manson.

Nous verrons, un peu plus tard, qu'il n'existe pas seulement une rémittente bilieuse simple, mais encore une rémittente bilieuse hémoglobinurique, qui mérite alors une description tout à fait spéciale.

Accès pernicieux. — Les types que nous venons d'étudier constituent, pour ainsi dire, les formes bénignes de l'infestation paludéenne aiguë, il nous reste à présent à envisager les

_____

(1) Celle-ci est d'un pronostic plus sérieux.

formes malignes, les accès pernicieux, dont la gamme est assez variée.

Il nous semble bien inutile de suivre Torti et tous les auteurs qui l'ont imité dans sa division en fièvres solitaires et en fièvres comitées. Nous allons plus simplement nous contenter de décrire, les unes après les autres, les principales espèces d'accès pernicieux, qui se divisent en trois groupes principaux : les formes cérébrales, les formes rares et les formes algides.

A. *Formes cérébrales.* — a. *Accès avec phénomènes ataxiques.* — De temps à autre, alors que les fièvres palustres battent leur plein dans les pays chauds, on voit entrer des impaludés avec des symptômes typhoïdes un peu accentués; quelques-uns présentent de l'adynamie, mais plus souvent, au contraire, ils accusent un délire bruyant. En pareille circonstance, lorsque le traitement n'est pas administré à temps et d'une façon très énergique, le malade peut succomber.

b. *Accès comateux.*—La forme précédente, après une période de délire variable, peut se terminer par le coma, mais il est encore une autre variété d'accès pernicieux où le coma arrive avec une extrême rapidité. On trouve l'individu dans le sopor, la face congestionnée, les membres en résolution complète, privé de toute connaissance et présentant une diminution extrême de la sensibilité générale. Les sphincters sont relâchés. La température est, en général, très élevée, quarante degrés, le pouls est vite et fort.

Un premier accès n'est pas toujours mortel; lorsqu'on intervient énergiquement par la voie sous-cutanée, le malade reprend connaissance au bout d'un nombre d'heures variable et ne ressent plus qu'un peu de courbature. Il semble absolument guéri, mais la prudence exige que l'on continue quand même le traitement, parce que cette forme est très sujette à récidive et peut emporter le patient dans un nouvel accès.

A côté de l'accès comateux véritable, les auteurs ont l'habitude de décrire encore un accès soporeux, ce dernier n'est en somme qu'une forme atténuée du précédent.

c. *Autres formes cérébrales.*—Ces deux premières formes ne constituent pas toutes les variétés cérébrales de l'accès pernicieux; on a, en effet, décrit des accès : apoplectiformes ou encore épileptiformes.

Dans le premier cas, les signes qui autorisent une pareille dénomination sont surtout l'invasion brusque du coma et la constatation de paralysies diverses plus ou moins persistantes après que l'accès s'est dissipé (hémiplégie, monoplégie, aphasie intermittente, amaurose passagère).

Dans le second cas, les convulsions épileptiformes dominent la scène et caractérisent l'accès pernicieux. Elles sont intenses et généralisées un peu comme dans une attaque d'épilepsie. Les crises épileptiformes se succèdent par intervalles au cours de l'accès, elles alternent le plus souvent avec du coma ou du délire. Kelsch indique que l'on a noté, de temps à autre, des troubles psychiques à la suite d'accès semblables. D'autres ont rencontré des paralysies diverses.

L'accès épileptiforme est plus fréquent chez les enfants que chez l'adulte, il est aussi d'un pronostic moins sérieux chez les premiers. Quelques auteurs pensent que la production de cette variété nerveuse, chez l'adulte tout au moins, est sous la dépendance d'une prédisposition (alcoolisme, épilepsie plus ou moins larvée). Cette prédisposition rend très probablement la chose plus fréquente chez les gens qu'elle atteint, mais elle n'est peut-être pas nécessaire (1).

On a cherché à expliquer toutes ces formes cérébrales de l'infestation palustre, mais — il faut le reconnaître — nous ne sommes pas encore bien fixés sur leur pathogénie. Autrefois, on accusait volontiers l'accumulation des produits de la destruction globulaire de déterminer des obstructions plus ou moins passagères dans les capillaires de l'encéphale. — Frerichs attribuait très nettement les troubles relevés dans les accidents pernicieux que nous venons de passer en revue à l'obstruction des capillaires cérébraux par le pigment.

Malheureusement pour la théorie de Frerichs, on a trouvé du pigment dans les capillaires de l'encéphale en dehors de toute espèce d'accident cérébral. De plus, on ne s'explique pas bien ces thromboses passagères dues à des particules inertes réapparaissant et disparaissant avec une extrême rapidité.

(1) On sait, d'ailleurs, que dans le cours de la dothiénentérie, on observe des crises épileptiformes, chez des gens jusque-là indemnes et qui peuvent le rester après.

La chose va mieux aujourd'hui avec notre connaissance de l'hématozoaire. On conçoit, en effet, qu'une thrombose passagère peut se produire grâce à l'accumulation des parasites qui, par des mouvements actifs, peuvent se dégager ensuite, ou se désintégrer sous l'influence d'un médicament spécifique comme la quinine qui les tue. On peut aussi se demander si les parasites agissent bien seulement par leur masse même, ou plutôt par les toxines qu'ils peuvent émettre. Ce sont là des choses sur lesquelles nous ne saurions insister davantage dans l'état actuel de nos connaissances.

B. *Formes rares.*— Avant de passer à l'autre groupe important des accès pernicieux, les formes algides, j'ai à dire un mot de l'accès dyspnéique et de l'accès diaphorétique.

Ce sont des formes assez rares d'ailleurs et qui sont passées sous silence par beaucoup d'auteurs.

a) *Accès dyspnéique.*—La scène est saisissante : le malade est assis dans son lit, les inspirations sont saccadées, courtes, précipitées. Le malade, la voix entrecoupée, en proie à une angoisse extrême, répond à peine et accuse une sensation de striction des plus pénibles à la base du thorax, cependant l'auscultation n'indique absolument rien. Le pouls est petit, précipité, la peau est très chaude.

b) *Accès diaphorétique.* — La pernicieuse diaphorétique est caractérisée, comme son nom l'indique, par l'abondance extrême de la transpiration dans la troisième période de l'accès. C'est une des formes les plus insidieuses et les plus graves de l'accès pernicieux. Les deux premiers stades de la fièvre étant à peu près normaux, on ne se doute de rien, et c'est au moment même où le malade se sent mieux, qu'il est emporté.

C. FORMES ALGIDES. —Passons maintenant aux formes froides :

a) *Accès algide.* — L'accès algide est insidieux lui aussi, comme l'accès diaphorétique de tout à l'heure et il est tout aussi grave. C'est souvent au milieu d'un accès en apparence très *simple comme début,* que se révèlent tout à coup les symptômes de l'algidité. C'est au moment du stade de chaleur et non du frisson que débutent les accidents. Subitement, le malade blêmit, ses lèvres deviennent bleues, ses pupilles se dilatent et tout son corps se recouvre de sueurs froides. Les urines se suppriment, les membres, le tronc semblent glacés, l'air expiré lui-même donne une sensation de froid, la matité splénique est augmentée. Toutefois, le malade est calme, il ne souffre pas, et c'est l'intelligence nette, qu'il assiste à la scène. Cette scène peut se terminer par la mort, quelquefois par syncope, mais un peu moins souvent que dans le type précédent (1).

Dans le type algide, il est certaines variétés où l'on rencontre un symptôme ou un syndrome prédominant qui permet de les caractériser.

b) *Accès gastrique, gastralgique, cardialgique.* — Il s'agit d'une forme qui se rencontre assez rarement, mais qui n'en est pas moins typique. Ici, le malade, qui est généralement un ancien fébricitant, éprouve du côté de la région épigastrique une sensation de brûlure ou même de déchirure extrêmement pénible; la douleur et l'angoisse se reflètent sur le visage du patient, le malade se ploie en deux pour chercher du soulagement, tout comme le gastralgique, ou encore se roule dans son lit et se déplace continuellement.

Quelques rares vomissements accompagnent parfois les symptômes précédents. La mort peut se produire dans l'algidité, le plus souvent, au contraire, la guérison survient, après une réaction qui se termine par des sueurs plus ou moins profuses.

c) *Accès cholériforme,* — *accès dysentériforme* — Dans le premier cas, les accidents sont caractérisés surtout par des évacuations liquides très abondantes, mais non riziformes, et par des vomissements qui accompagnent le frisson initial ou même le deuxième stade. — Les analogies avec l'infection cholérique ne s'arrêtent pas là; on observe en même temps des crampes dans les mollets, du refroidissement des extrémités, de la cyanose, une altération très grande des traits du visage, et il est parfois très difficile, dans les pays où les deux affections coexistent, de fixer son diagnostic. La quinine et l'examen du sang sont les deux pierres de touche.

J'ai été très frappé, la première fois que j'ai été en présence de ce tableau dramatique chez un rapatrié du Tonkin, alors que j'étais encore stagiaire au Val-de-Grâce. Depuis, j'ai

(1) Certains auteurs ont voulu décrire un type syncopal; c'est plutôt là une terminaison commune à beaucoup d'accès pernicieux et à beaucoup de maladies infectieuses graves.

assisté de nouveau à deux ou trois accès analogues chez des rapatriés, dans mon service à l'hôpital du Dey.

L'accès cholérique est surtout fréquent dans nos colonies d'Extrême-Orient : Cochinchine, Tonkin. Il est très rare en Algérie.

Quant à l'accès appelé *dysentériforme*, nous avons dit ce que nous en pensions en parlant des fausses dysenteries ; nous renvoyons à ce chapitre, où nous nous sommes suffisamment expliqués à ce sujet.

Théories ayant cours à l'étranger. — Je viens de terminer l'étude clinique du paludisme aigu suivant la théorie classique qui a cours dans notre pays. Je dois dire maintenant quelques mots des théories qui règnent à l'étranger.

En effet, contrairement à ce que pense M. Laveran, qui proclame l'unité du paludisme, plusieurs observateurs italiens, très bien placés pour étudier la malaria, admettent, comme nous l'avons déjà laissé entrevoir plus haut, qu'il existe plusieurs variétés de plasmodies et qu'il est nécessaire de scinder la malaria en plusieurs groupes. C'est ainsi que Marchiafava et Bignami admettent quatre variétés de parasites et trois grands groupes de fièvres dans le paludisme.

Dans le premier groupe, ces auteurs rangent : les fièvres légères qui s'observent au printemps et en été; ces fièvres peuvent évoluer : soit avec le type quarte lié à l'évolution du parasite en trois jours, soit avec le type tierce, évolution en deux jours (fig. 50 et 51).

Dans un deuxième groupe, prendraient place les fièvres estivo-automnales (fig. 53) avec deux variétés encore : quotidienne et tierce malignes (fig. 52).

Resterait enfin un troisième groupe, comprenant : les pernicieuses et les sub-continues.

Golgi admet également la pluralité des germes correspondant aux diverses formes cliniques de la maladie. Babès est moins affirmatif (1).

Golgi a étudié d'une admirable façon l'évolution des parasites dans les diverses formes de malaria. Résumons ses importantes et intéressantes recherches.

En examinant l'évolution du parasite de la quarte, on

____

(1) Babès et Gheorghiu, *Archives de médecine expérimentale*, p. 186, 1893.

trouve le matin du premier jour de l'apyréxie des formes
pigmentées endo-globulaires granulées à la périphérie ; leur

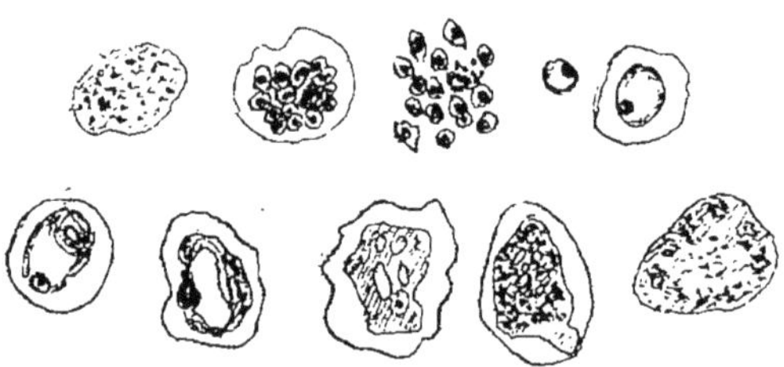

Fig. 50. — Evolution du parasite de la tierce bénigne (d'après Mannaberg).

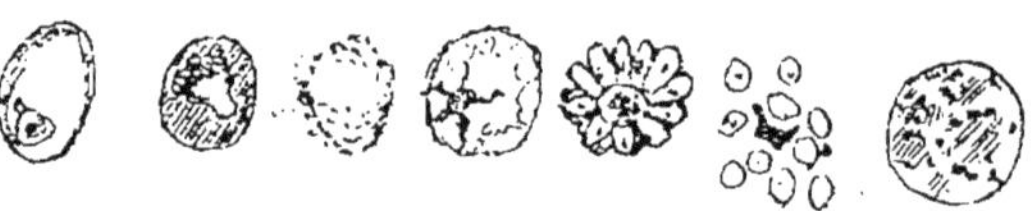

Fig. 51. — Parasite de la fièvre quarte (d'après Thayer et Hewetson).

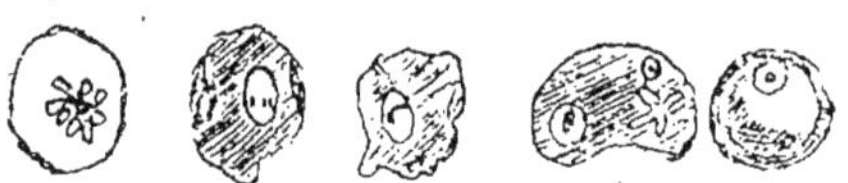

Fig. 52. — Parasites de la quotidienne maligue
(d'après Marchiafava et Bignami).

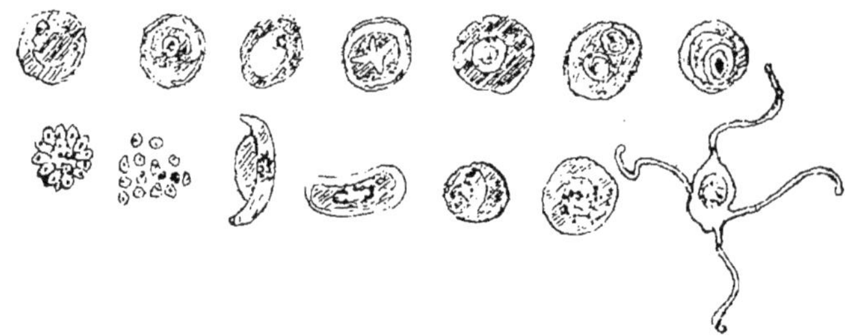

Fig.53.— Parasite de la fièvre estivo-automnale (d'après Thayer et Hewetson).

volume correspond à la cinquième partie d'un globule rouge.
Quelques heures seulement avant le nouvel accès, le parasite
se reproduit ; il occupe alors presque tout le globule rouge
qui le porte, et, à ce moment, son pigment est distribué très
irrégulièrement.

Bientôt le protoplasma du parasite se segmente dans une direction radiale, en même temps que le pigment se ramasse au centre; c'est la formation en rosette dont nous avons déjà parlé. La rosette finit par s'effeuiller et alors on constate déjà ces petites formes endo-globulaires pigmentées, que l'on trouve dans les premières heures d'apyrexie; le cycle est terminé.

Le développement pour le parasite de la fièvre tierce est très analogue; seulement les mouvements des petits corpuscules intra-globulaires sont plus énergiques. Après le premier accès, ces corps se sont considérablement agrandis; au moment du second accès, la segmentation en rosette se produit et se termine environ trois heures après (1).

Marchiafava, Antolisei, Golgi, etc..., ont tous signalé des fièvres estivo-automnales qui se distinguent nettement : par leur gravité, par leur durée (*jusqu'à 24 heures*) (2), par une certaine irrégularité du type, par des phénomènes cérébraux, des récidives fréquentes et une anémie profonde.

Dans cette variété, on trouve le plus souvent des formes amiboïdes à côté de formes semi-lunaires; d'après Canalis, il y aurait ici deux types : un type à développement lent et l'autre à développement rapide.

Dans les quotidiennes malignes, on considère deux formes de parasites, suivant que ce dernier est ou non pigmenté.

Nous avons dit tout à l'heure que les observateurs italiens faisaient une distinction entre la tierce bénigne du printemps et la tierce estivo-automnale. Il y aurait des différences assez tranchées entre les parasites de ces deux formes : le parasite de la forme légère est plus gros, il possède un pigment plus abondant et plus mobile, les segments sont plus grands et il n'y a pas de formation de croissants.

Pathogénie. — Comme nous l'avons vu en faisant l'étude clinique de la malaria, les accidents principaux que détermine le parasite de Laveran dans notre organisme peuvent

---

(1) Pour Barbacci, il y aurait encore d'autres caractères de différenciation entre la tierce et la quarte ; le parasite se contracterait dans la première, et se gonflerait dans la seconde. Le pigment est plus fin dans la tierce que dans la quarte ; enfin les corpuscules de segmentation sont plus nombreux dans le premier type que dans le second.

(2) La fièvre monte très bien le soir, pour ne descendre que le lendemain dans la soirée.

se résumer ainsi : fièvre à type plutôt intermittent, anémie paludéenne, hémorrhagies et paralysies, congestions et inflammations viscérales.

Voyons le mécanisme de ces diverses manifestations morbides.

1° Fièvre à type intermittent. Il faut reconnaître que le paludisme n'est pas la seule maladie où l'intermittence se manifeste; toutefois elle y prédomine d'une façon extrêmement marquée. Ici, nous devons tour à tour examiner différents facteurs : le parasite et peut-être ses sécrétions; la phagocytose et le rôle de la rate.

Déjà Sydenham indiquait que l'accès de fièvre était dû à la présence de la « matière morbifique » dans le sang. On peut en effet se demander si ce n'est pas l'abondance extrême des parasites dans le torrent circulatoire bien constatée au début de l'accès qui explique l'intermittence (1). C'est peu probable, car on trouve parfois encore des parasites à la fin et même après l'accès, en assez forte proportion. Quant aux sécrétions du parasite du paludisme, qui est un animal et non un microbe, elles sont encore à démontrer.

C'est ainsi que nous arrivons à l'explication qui fait entrer en ligne de compte la phagocytose. Voyons tout d'abord ce qui se passe à ce point de vue particulier pour les parasites de la malaria.

D'après les travaux de Kelsch, de Dionisi et de plusieurs autres, il y aurait diminution des leucocytes au moment de l'accès, du moins, peu après son début. Pour Bastianelli, il y aurait augmentation des globules à un seul noyau et diminution des cellules multinucléolées.

Comme ce sont les leucocytes à noyau unique qui paraissent agir comme phagocytes vis-à-vis des parasites de la malaria, on peut penser que l'intermittence tient à l'action de cette phagocytose.

En outre, pour Metchnikoff, les macrophages de la rate surtout englobent des quantités énormes de plasmodies. Quant au rôle de la rate d'une façon générale, on n'est pas encore bien fixé. On a souvent raisonné, ici encore, par analogie,

(1) On a comparé à tort la fièvre intermittente à la fièvre récurrente, le parasite de cette dernière secrète une substance qui le tue; il ne pullule de nouveau qu'après disparition de cette dernière.

mais ces raisonnements, à notre avis, ne portent pas, parce que l'on ne doit pas, encore une fois, assimiler la plasmodie malariaque aux bactéries. Toutefois, d'après les données cliniques et expérimentales, il semble que la rate n'a pas une grande action germicide dans le paludisme; les plasmodies englobées par les macrophages sont loin de mourir toutes; au contraire, beaucoup continuent à vivre et à se développer dans leur sein, au moins comme corps amiboïdes.

D'autre part, la splénectomie n'aggrave pas le pronostic de l'infestation palustre et ne met pas à l'abri de cette infestation.

Nous ne sommes donc pas encore bien éclairés sur la cause certaine de l'intermittence; nous ne le sommes pas davantage sur le mécanisme de la fièvre dans la malaria; on croit, le plus généralement, à l'action directe des parasites sur les centres cérébro-spinaux.

2° *Anémie palustre.* — L'anémie palustre s'explique le plus aisément du monde par la théorie parasitaire, puisque, comme nous l'avons vu, le parasite de Laveran vit aux dépens des hématies; les déchets, le pigment que l'on trouve en abondance dans le sang de tous les organes des personnes qui succombent à la malaria, sont là des témoins de cette destruction des plus actives.

3° *Congestions et inflammations viscérales.* — Ces dernières trouvent leur explication dans la présence des parasites; tout d'abord, il s'agit seulement d'irritations, de congestions actives, répétées; plus tard, les effets persistants de la cause amènent des congestions passives et donnent lieu à des accidents inflammatoires qui ont pour aboutissant la *cirrhose* et non *la suppuration*. Je ne crois pas, en effet, aux abcès spléniques et hépatiques dus au paludisme seul; il y a toujours, dans ces cas, des infections bactériennes surajoutées (1). La cirrhose, due aux attaques répétées du parasite du paludisme, porte surtout sur la rate, le foie et les reins; ces scléroses polyviscérales ne sont pas rares chez les anciens cachectiques palustres.

4° *Hémorrhagies, Paralysies.* — Les modifications du sang

____

(1) Comme nous l'avons dit au chapitre de la *dysenterie*, les gros abcès du foie dans les pays chauds sont sous la dépendance immédiate de cette dernière affection.

par suite de l'anémie palustre signalées ci-dessus, l'obstruction plus ou moins durable des capillaires par les parasites sont les principales explications des hémorrhagies que l'on rencontre chez les paludiques. — Quant aux paralysies, elles sont dues à des thromboses, plus ou moins persistantes, du côté des centres nerveux. Lorsque l'obstruction est passagère, la paralysie se dissipe également; pour peu, au contraire, que la thrombose dure un certain temps, elle donne naissance à un foyer de ramollissement et à une paralysie persistante.

Fièvres larvées. — Beaucoup de maladies se cachent sous un masque d'emprunt : fièvres éruptives, affections nerveuses diverses, etc. ; il en est de même du paludisme, soit dans ses formes bénignes, soit dans ses formes pernicieuses. Mais il faut savoir le dire, on a exagéré cette tendance du paludisme et, après l'avoir ignoré, on a voulu en voir partout, notamment dans nos colonies africaines du Nord. Nous devons immédiatement faire la part de l'exagération souvent due à l'amour-propre que l'on met à grossir tout ce qui est lointain et tout ce qui est nouveau, afin de leur assurer un meilleur succès.

Des hommes tels que Maillot, Dutroulau, Laveran, ont su déjà mettre les choses au point, et diminuer le cadre des fièvres larvées. Le paludisme n'est pas si fantaisiste qu'on a bien voulu le faire paraître.

Les névralgies intermittentes elles-mêmes, en particulier la sus-orbitaire (1), qui paraissent les plus véridiques, n'ont pas un cachet d'authenticité absolue du fait de leur intermittence et de leur cédation à la quinine.

C'est dire que tous les autres accidents considérés comme fièvres larvées sont très discutables : épistaxis intermittente, hémorrhagies diverses, présentant le même caractère : tic douloureux, contractures variées, accidents cardiaques et pulmonaires, accidents cutanés (urticaire, zona) (2), accidents gastro-intestinaux.

(1) J'ai été atteint autrefois d'une névralgie semblable fort douloureuse, qui commençait à 10 heures du matin pour finir à trois heures de l'après-midi et qui céda à la quinine. J'étais à cette époque en France, dans un pays absolument indemne de paludisme.

(2) L'urticaire, le plus souvent intermittente, est manifestement sous l'in-

De même que le calomel guérit, ou plutôt blanchit (1), bien des affections autres que la syphilis, de même la quinine peut agir sur des accidents non paludéens.

Nous ne nous arrêterons pas davantage sur ce chapitre des fièvres larvées, qui doit, pour nous, être refait sur des bases plus scientifiques, que l'avenir seul permettra d'arrêter d'une façon définitive.

Anatomie pathologique. — Je ne saurais revenir ici sur les altérations du sang qui ont déjà été décrites ici en détail. Je dirai simplement qu'à l'œil nu il semble peu altéré; sa masse paraît un peu diminuée, enfin il est parfois couleur sépia. On y constate du pigment noir qui donne une teinte brunâtre à la coupe des viscères : foie, rate, cerveau.

Comme nous l'avons déjà dit plus haut, ce pigment est produit par le parasite de la malaria; on le trouve non seulement dans les viscères que nous venons de désigner, mais encore dans les ganglions, la moëlle des os. On sait que ce pigment est libre ou inclus dans les *leucocytes mélanifères* ou dans les plasmodies; il est composé par des petites particules amorphes, *polyédriques*, à angles émoussés, qui ne contiennent pas trace de fer. En outre de ce pigment, on peut trouver dans les organes du pigment ocre, mais cela se voit plutôt dans le paludisme chronique. Nous y reviendrons donc en traitant de l'anatomie pathologique de la cachexie paludéenne.

Je dois ajouter que les plasmodies parasitaires se reconnaissent parfaitement dans le sang quelques heures après la mort, permettant ainsi un diagnostic rétrospectif. Il faut, au besoin, les chercher de préférence dans les réseaux capillaires de la rate, du foie, de la moëlle des os et surtout de l'intestin, lorsqu'il s'agit de pernicieuse algide cholériforme.

En général, on ne constate rien du côté de l'appareil pleuro-pulmonaire. Toutefois, dans certains accès pernicieux, dans le quart des cas (Laveran), on trouve du côté du poumon des lésions inflammatoires plus ou moins étendues (pneumonie lobaire et lobulaire).

Le cœur, et en général tous les muscles de l'économie,

fluence d'intoxications d'origine gastro-intestinale, dans la grande majorité des cas.

(1) J. Brault, *Soc. de dermatologie*, 11 juillet 1895 et 9 juillet 1896.

sont sains. On constate bien un peu de pâleur de la fibre cardiaque ; mais, d'après les auteurs compétents (Kelsch, Laveran), il s'agit d'anémie et non de dégénérescence.

Quant au système nerveux, à part un peu d'injection des méninges et parfois aussi des centres nerveux (cerveau, moëlle), on ne trouve aucune lésion nette, en dehors de la présence d'éléments pigmentés. Ces derniers, qui remplissent les capillaires, donnent une couleur foncée à la substance grise de l'écorce et des noyaux centraux, surtout lorsque l'individu a succombé à une forme délirante ou comateuse.

Le tube digestif en lui-même, sauf l'accumulation de parasites dans le système capillaire, dans certaines formes algides, comme nous le disions tout à l'heure, ne présente rien d'anormal ; à moins, bien entendu, qu'il n'existe une autre affection, à côté du paludisme aigu.

Il n'en est pas de même du foie, de la rate et des reins qui sont les organes de beaucoup les plus touchés.

Le foie est en général augmenté de volume, dans la proportion moyenne de 88 0/0 dans les fièvres pernicieuses, d'après L. Colin. Il est moins résistant, de couleur brunâtre ou même ardoisée. On y rencontre sur les coupes histologiques les capillaires bourrés : d'hématozoaires, de corps mélanifères, de macrophages chargés de pigment. Les cellules hépatiques elles-mêmes ne contiennent pas de pigment noir, mais parfois du pigment ocre. De temps à autre, au niveau des espaces de Kiernan, on rencontre des amas d'éléments embryonnaires qui témoignent d'une certaine tendance inflammatoire. La bile renfermée dans le vésicule est épaisse et de coloration très foncée.

La rate est beaucoup plus touchée que le foie, en général ; il faut que les accidents se soient déroulés avec une bien grande rapidité pour que l'on ne constate pas un certain degré d'hypersplénie. Le poids moyen de la rate normale est de cent quatre-vingt-quinze grammes, d'après Sappey ; chez les individus morts de paludisme aigu, il n'est pas rare de trouver des rates dépassant quatre cents grammes. D'après Laveran, sur douze cas examinés par lui, le poids moyen de la rate était de six cent quatre-vingt-six grammes. Kelsch

(1) On trouve aussi des macrophages chargés de gros grains de pigment.

donne un chiffre un peu inférieur, cinq cent cinquante grammes environ.

Ici, on trouve un organe dont la consistance est fortement diminuée ; la pulpe est réduite à l'état de bouillie, la coloration, que l'on a comparée à celle du chocolat à l'eau (Maillot), est brunâtre. L'organe splénique est en même temps un peu déformé, ses bords anguleux sont émoussés.

L'examen histologique révèle une congestion et une accumulation pigmentaire énorme ; en dehors des corpuscules de Malpighi et des tractus fibreux qui ne sont pas infiltrés par le pigment, on ne constate par ailleurs qu'un mélange d'hématies, de corpuscules lymphoïdes et d'éléments pigmentés (1).

Restent les reins. Ces derniers n'ont pas la coloration foncée du foie et de la rate ; ils renferment toutefois aussi du pigment que l'on constate bien par l'examen histologique. L'accumulation est surtout manifeste au niveau des glomérules de Malpighi. On observe en outre, en examinant les tubuli, des lésions de néphrite épithéliale manifeste.

2. — LE PALUDISME CHRONIQUE

Étude clinique. — De même que l'on ne s'habitue pas à la dysenterie, de même, on ne s'acclimate pas à la malaria ; nos deux grandes ennemies dans les pays chauds se ressemblent malheureusement à cet égard, et nous font une guerre implacable.

De même qu'il y a une dysenterie chronique, il y a un paludisme chronique.

Ce dernier, qui succède le plus souvent au paludisme aigu, d'une façon plus ou moins rapide, peut s'installer d'emblée sans qu'il y ait eu le cortège symptomatique tapageur de l'infestation ordinaire ; les grands foyers palustres sont ceux, précisément, où l'on rencontre le plus et le mieux ce type.

Les principaux caractères de l'impaludisme chronique, qui aboutit en somme à la cachexie paludéenne, sont les suivants : anémie, fièvre, troubles viscéraux (foie, reins, rate).

(1) J'ai pu voir la chose plusieurs fois chez des condamnés militaires travaillant dans les camps d'Algérie, en dehors du scorbut, assez fréquent, d'ailleurs, chez les détenus.

ANÉMIE. —Semblables à ces figures pâles affectionnées par certains maîtres de la peinture, les paludéens chroniques, qui n'ont pas le facies hâlé par le grand air et le soleil, se présentent à nous : le teint cireux, les lèvres décolorées, les sclérotiques d'un blanc bleuté. Chez ceux, au contraire, qui peinent dans les champs ou en cheminant sur les routes, comme beaucoup de nos indigènes algériens, la peau, est bistre, sèche, ridée, terreuse. En pareille occurrence, il n'est pas rare de constater de l'hydrémie, des œdèmes partiels, parfois même de l'anasarque ; ce n'est pas tout, les épistaxis sont fréquentes, de même, le purpura et les ecchymoses spontanées aux membres inférieurs.

Quant à l'examen hématologique, il montre une diminution énorme des hématies qui peuvent tomber à un million par millimètre cube. Le plus souvent, les leucocytes sont aussi diminués de nombre. Tantôt on ne trouve pas d'hématozoaires, tantôt, au contraire, on en rencontre quelques-uns. Ici, les croissants dominent, ce sont les seuls corps que nous ayons observés dans quelques examens du sang pratiqués chez des cachectiques palustres rapatriés de Madagascar et de la côte ouest d'Afrique.

FIÈVRE.—La fièvre est déformée chez le cachectique palustre, plutôt froid, entre les accès. Ceux-ci, mal dessinés, sans frissons, passent souvent inaperçus du malade lui-même.

D'autres fois, la réaction est peu vive et j'ai vu, en manœuvres, de vieux soldats de la légion marcher ferme, en faisant leur accès « *sac au dos* ». Un peu de pâleur, un léger frisson, puis le stade de chaleur se devinant à l'animation du visage étaient les seules manifestations de cet accès avorté. L'individu avait cependant senti venir la fièvre et se rendait parfaitement compte de l'évolution de son accès.

Les retours de la fièvre peuvent présenter une certaine régularité. Assez fréquemment, ils affectent par contre une marche très irrégulière. Ils résistent d'ailleurs à d'assez fortes doses de quinine.

TROUBLES VISCÉRAUX. — *Reins.* — Au cours de la cachexie palustre, les troubles rénaux, qui se sont révélés au début par une albuminurie passagère, s'affirment et s'accentuent de plus en plus ; les urines deviennent franchement albumineuses et on y trouve des cylindres.

Foie. — L'organe hépatique est augmenté de volume et déborde les fausses côtes ; cette hypertrophie est infiniment plus fréquente que le foie atrophique que nous n'avons jamais observé.

Rate. — La splénomégalie est la règle dans la cachexie paludéenne. Depuis sept années que j'habite l'Algérie, je me suis trouvé en face de ces énormes rates, soit dans les services de médecine, soit dans les services de chirurgie qui m'ont été confiés.

Ces rates, dont on apprécie très facilement le bord antérieur tranchant avec ses incisures, peuvent descendre jusque dans la fosse iliaque ; elles occupent toute la moitié gauche de l'abdomen, et empiètent, de temps à autre, même assez fortement, sur la moitié droite. Très dure, comme fibreuse, la rate hypertrophiée présente parfois une assez grande mobilité. Elle peut atteindre comme poids le chiffre respectable de quatre, cinq et même six kilogrammes.

A la palpation, on perçoit le « cri de l'étain », l'organe splénique par lui-même ne semble pas très douloureux ; mais il devient une cause de gêne extrême en raison de son volume même et de son poids. C'est ainsi qu'il refoule et comprime les organes qui voisinent avec lui et détermine des troubles cardiaques et digestifs variés ; il détermine des tiraillements douloureux, en particulier sur le diaphragme, et les malades, incapables de produire un effort soutenu, peuvent être considérés comme de véritables infirmes (1).

Les ruptures de la rate paludéenne seraient fréquentes, au dire de certains auteurs. Bellien de Charkow a fait, il y a quelques années, un très intéressant mémoire sur cette question au point de vue médico-légal. Dans le pays russe auquel appartient cet observateur, il y a beaucoup de paludéens ; en outre, il existe une certaine boxe fort en honneur dans ce pays : les adversaires essaient de se frapper justement dans l'hypochondre gauche. Aussi, l'auteur rapporte que, dans cinq pour cent des autopsies judiciaires, on trouve des ruptures de la rate.

C'est incontestable, le paludisme et la leucémie, plus en-

_____

(1) Quand l'hypertrophie est moins accentuée, le cachectique peut au contraire se livrer encore à des travaux même pénibles (Indigènes).

core que l'infestation paludéenne, prédisposent aux ruptures de l'organe. Mais il nous semble que l'on a un peu exagéré les choses. L. Colin recommande la plus grande circonspection dans l'examen clinique ; sans doute, le clinicien doit toujours examiner son malade avec précaution, ici comme ailleurs, et lui éviter des souffrances et des risques inutiles ; mais si la boxe, dont nous parle Bellien, nous semble engendrer des traumatismes suffisants pour rompre la rate des paludiques, le simple examen par la palpation paraît, à moins de maladresse rare, être parfaitement anodin, surtout lorsqu'il s'adresse à ces grosses rates des vieux paludiques.

Pour notre compte personnel, nous avons palpé pas mal de rates hypertrophiées, chez des cachectiques palustres ; des confrères, des élèves palpèrent ensuite, ces derniers quelquefois avec inexpérience ; nous en sommes encore à voir de ce chef une rupture de l'organe splénique. Les cachectiques palustres ne sont pas rares encore dans certains centres d'Algérie ; la rupture de la rate est une exception.

J'ai eu l'occasion de voir pas mal d'impaludés chroniques, rapatriés de nos colonies d'Extrême-Orient et de Madagascar, chez qui la rate était très souvent grosse, volumineuse parfois ; mais les rates à développement démesuré, auxquelles je faisais allusion tout à l'heure, nous ont surtout été fournies par des colons ou des indigènes, habitant en Algérie des localités palustres depuis leur enfance, le plus souvent, sans avoir suivi aucun traitement rationnel.

Ce ne sont pas seulement les adultes qui présentent ces hyperspléniés formidables. Il n'est pas rare d'en trouver de semblables chez nos enfants indigènes. Pendant que j'étais chargé de la clinique des enfants à l'hôpital de Mustapha, il m'est entré, à diverses reprises, des enfants de 8 à 12 ans, avec des rates véritablement énormes, occupant presque toute la moitié gauche de l'abdomen.

Les troubles de l'infestation paludéenne ne se bornent pas là. Les grandes fonctions sont, pour la plupart, troublées. Les troubles digestifs (anorexie, dyspepsie, gastralgie, vomissements, météorisme, alternative de constipation et de diarrhée) sont sous la dépendance de l'anémie et des altérations viscérales ci-dessus indiquées (foie, reins, rate).

Les troubles circulatoires sont assez fréquents (hypertrophie cardiaque, palpitations, endocardite (1), artérites, phlébites).

Les poumons présentent le plus souvent de la congestion dans le paludisme chronique. Parfois même on constate une véritable pneumonie chronique (Laveran). On sait en outre que certains auteurs (Grall, de Brun) ont décrit des accidents pulmonaires pouvant donner le change avec la tuberculose. De la matité et du souffle expiratoire, de la bronchophonie au sommet d'un des poumons sont les principaux signes du pneumo-paludisme; le malade présente en outre des accès fébriles, de la toux quinteuse et de l'amaigrissement; il n'y a pas d'expectoration. Cette manifestation du paludisme se remarque surtout chez les jeunes.

Du côté du système nerveux, on relève des troubles divers : tremblement, vertige, névrites.

Les phlegmons, les gangrènes que l'on constate au cours de la cachexie paludéenne sont l'œuvre d'infections bactériennes diverses; quant aux abcès froids sous-cutanés, malariaques, la découverte de Saboïa (1) (1888) n'a été, que je sache, confirmée par personne. Les abcès de la rate eux-mêmes, ne me paraissent pas sous l'influence du parasite de Laveran, qui n'est pas pyogène (2).

Mais je m'aperçois que j'entrerais facilement ici, dans ce que l'on peut appeler plutôt le chapitre des complications du paludisme qui méritent toute notre attention et qui seront traitées avec tous les détails qu'elles comportent, dans un chapitre particulier.

Anatomie pathologique. —L'anatomie pathologique du paludisme chronique répond, bien entendu, de point en point, à tous ces symptômes que nous venons d'énumérer. Ici, la signature est plus nette et pas mal de lésions sautent déjà à l'œil nu.

Pour ce qui a trait aux lésions du sang, elles se rapprochent beaucoup de ce qu'on voit dans le paludisme aigu. On retrouve : l'oligocythémie, la macro et la microcythémie; le chiffre des hématoblastes semble plus bas que dans n'importe quelle maladie infectieuse. Il y a hypoalbuminose et hydrémie. On trouve beaucoup moins de parasites que chez les

---

(1) Saboïa, *Soc. de chirurgie*. 1888.
(2) J'ai observé moi-même un abcès de la rate chez un cachectique palustre atteint d'ulcère phagédénique retour de Madagascar. Je n'ai malheureusement pas pu faire l'examen bactériologique.

individus morts d'accidents pernicieux; nous avons déjà dit que la forme la plus habituellement rencontrée est la forme en croissant.

Le foie est toujours augmenté; son poids varie entre deux et quatre kilogrammes; il a conservé sa forme, sa consistance est ferme, il est de coloration foncée, la coupe est sèche et granitée. La capsule de Glisson présente, de place en place, des épaississements.

A l'examen histologique on trouve de la congestion; on rencontre aussi des lésions de cirrhose périlobulaire; les cellules hépatiques se colorent mal, leur protoplasme est grenu et opaque.

Les reins, chez les cachectiques palustres, peuvent présenter toutes les variétés de néphrite : interstitielle, épithéliale, ou mixte. Cette dernière forme semble la plus fréquente.

La rate, comme nous l'avons dit en parlant des symptômes, est le plus souvent énorme ; elle présente fréquemment des adhérences, sa consistance est beaucoup plus ferme qu'à l'état normal, la capsule est enflammée et montre, de ci de là, des plaques laiteuses qui témoignent d'un certain degré de périsplénite. A la coupe, on voit des tractus blanchâtres qui sont le résultat de l'énorme épaississement du tissu conjonctif de l'organe. Les éléments nobles de la rate, au contraire, sont atrophiés et la pulpe splénique tient une place minime, au milieu des vaisseaux ectasiés et des faisceaux fibreux.

Le cœur est le plus souvent dilaté, les lésions valvulaires, les lésions péricardiques sont très rares.

Les poumons sont le siège de lésions inflammatoires aiguës ou chroniques. Ils sont souvent congestionnés, ou atteints de splénisation, lorsqu'il y a eu de la pneumonie aiguë. Les infarctus ne sont pas rares. Dans d'autres cas, on observe les lésions de la pneumonie chronique, le parenchyme pulmonaire présente une résistance fibreuse et crie sous le scalpel; il y a cirrhose péri et intralobulaire.

De temps à autre, les plèvres participent aux inflammations pulmonaires (pleurésie, adhérences, épanchements).

Les lésions du tube digestif et du système nerveux sont en général peu appréciables ; la question demanderait à être étudiée à nouveau, car les documents recueillis à cet égard sont contradictoires.

Contrairement à ce qui se passe pour le paludisme aigu, où la chose est rare, ici on rencontre une sorte de pigment qui a reçu le nom de pigment *ocre*, à cause de sa couleur. Ce pigment se trouve dans le sang et dans la plupart des viscères, surtout dans la rate, les reins et le foie. Il se rencontre au contraire moins souvent dans les poumons et le tube digestif. Ce pigment ocre, qui s'observe d'une façon constante dans le paludisme chronique, a été confondu, pendant un certain temps, avec le pigment produit par les hématozoaires. Il en est cependant tout à fait différent : il est constitué par des granulations à arêtes anguleuses et non pas mousses comme celles du pigment noir ; sa couleur est tantôt jaune clair, tantôt plus brune ; sa composition est variable suivant les organes, et on y décèle du fer ; il s'agit d'un dérivé de l'hémoglobine.

Diagnostic. — D'une façon générale, le diagnostic de la fièvre palustre s'appuie sur le trépied suivant : la périodicité des accès, l'efficacité de la quinine, l'examen du sang. Il nous semble que nous avons déjà dit autre part notre sentiment vis-à-vis des deux premiers termes de cette trilogie, nous les considérons sans doute comme des signes très sérieux de présomption, mais non comme des signes de certitude. Lorsque nous nous sommes expliqués sur les fièvres dites larvées, nous avons même dit qu'on avait abusé de ces preuves.

L'examen du sang, pourvu qu'il soit fait d'une façon méthodique et avec compétence, est au contraire un signe d'une bien plus grande valeur. Cet examen est surtout précieux dans les cas où le malade est apporté sans renseignements précis, dans le délire ou le coma, et que l'on hésite : entre une insolation, une intoxication aiguë alcoolique, et un accès pernicieux. Il faut avoir été aux prises avec ces difficultés dans les hôpitaux d'Algérie, comme je l'ai été, en temps de manœuvres ; pour se rendre un compte exact de l'importance de l'examen microscopique du sang.

Nous ne saurions insister ici, sur la technique de cet examen que nous avons décrite ailleurs ; nous rappellerons simplement, qu'il permet non seulement de faire le diagnostic du paludisme, mais encore de juger de la gravité de l'affection (abondance des parasites).

Certains auteurs même, en s'appuyant sur la présence des corps amiboïdes et des corps flagellés dans le sang d'individus atteints de paludisme et n'ayant pas eu d'accès, depuis quelque temps, ont pu prévoir avec certitude la réapparition de ces derniers ; il y a là une étude intéressante au point de vue du traitement préventif de l'affection.

En dehors de cette trilogie que nous venons de signaler, il est d'autres signes secondaires, qui ont bien aussi leur importance en l'espèce.

Les commémoratifs ne sont pas à négliger. Le lieu de résidence, ou de provenance, les occupations habituelles, les accès antérieurs, l'habitus extérieur, le gonflement de la rate, mesurée à la *percussion* (1), sont autant de signes dont il faut tenir un grand compte, parce qu'ils peuvent former un faisceau de probabilités pouvant conduire presque à la certitude le praticien avisé qui n'est pas toujours outillé pour faire la preuve histologique.

Ceci dit, occupons-nous des principales maladies qui peuvent être confondues avec l'infestation paludéenne.

La fièvre typhoïde, la fièvre de Malte, la fièvre dite éphémère sont les principales affections avec lesquelles on doit faire un diagnostic différentiel.

La fièvre typhoïde se distingue cliniquement de l'atteinte habituelle du paludisme aigu, par son invasion lente, par son type continu. Mais, ce qu'il est moins facile de dépister et de dissocier de la dothiénentérie, ce sont les continues palustres ; d'autant que, comme nous l'avons dit, le type de la fièvre typhoïde est un peu déformé sous les tropiques ; même, dans les pays chauds, son invasion est plus brusque et peut tromper, elle s'accompagne de sueurs profuses et certains de ses symptômes habituels, la diarrhée notamment, manquent parfois. Les taches rosées qui apparaissent malheureusement d'une façon un peu tardive, l'engorgement moindre de la rate, le gargouillement iliaque, la céphalée avec vertige, la convalescence beaucoup plus longue sont les principaux signes cliniques, d'ailleurs souvent en défaut, qui permettent de pencher plutôt vers la dothiénentérie. Nous avons

(1) Quant au signe de Boisson, la teinte ardoisée sous-unguéale, il a une valeur un peu secondaire, car il n'existe pas toujours et il peut se voir en dehors de la Malaria.

heureusement pour nous deux moyens scientifiques qui seront d'un grand secours dans des mains expérimentées : la recherche de l'hématozoaire d'une part, et le séro-diagnostic de l'autre (1).

La fièvre de Malte, où l'on voit aussi des sueurs profuses, se distingue du paludisme : par son évolution irrégulière assez longue, parfois soixante à soixante-dix jours, par l'impuissance de la médication quinique et aussi par ses douleurs articulaires. La ponction de la rate, qui permettrait de trouver le microcoque de Bruce, ne nous paraît pas à conseiller comme moyen de diagnostic usuel, on doit se borner, en cas de doute, à la recherche de l'hématozoaire dans le sang.

Quant à la fièvre éphémère, en dehors de l'examen du sang, elle est parfois et même souvent difficile à diagnostiquer d'emblée ; ce n'est que l'absence de récidive qui peut juger la question au point de vue clinique.

Il n'est pas jusqu'au typhus et à la fièvre récurrente, qui n'aient été confondus avec l'impaludisme aigu, à forme grave. L'examen du sang est encore ici la meilleure épreuve à faire, en cas de doute.

La fièvre des tuberculeux, la fièvre des néoplasmes peuvent parfois en imposer en pays palustre. La fièvre des tuberculeux est surtout vespérale (2) et non matutinale, comme la malaria, du moins dans la grande majorité des cas, elle ne cède pas à la quinine ; les lésions pulmonaires à marche rapide, l'état général du malade nous mettent immédiatement sur la voie du diagnostic. Dans les pays chauds, il est quelquefois difficile d'empêcher certains malades atteints de tuberculose de se bourrer de quinine, croyant avoir affaire à la malaria. Il n'y a pas très longtemps, j'ai été appelé par un colonel anglais qui revenait de la côte ouest d'Afrique et qui présentait de la tuberculose au troisième degré ; cet homme ne pensait qu'à la malaria, alors qu'il était en proie à la fièvre hectique.

Quant à la fièvre des néoplasmes, elle peut également donner lieu à des méprises. Cependant cette pseudo-intermittente a des caractères atténués, que l'on ne pourrait

---

(1) Le séro-diagnostic est malheureusement un peu tardif. Il faut tenir aussi compte de l'installation de la fièvre typhoïde à l'état épidémique.

(2) J'ai vu encore tout dernièrement, dans deux cas de tuberculose aiguë, l'accès se produire plutôt le matin ; dans les pays chauds, cette forme de tuberculose marche d'ailleurs, avec une extrême rapidité.

guère confondre, la cachexie aidant, qu'avec les accès un peu flous du paludisme chronique.

On a donc pour soi les commémoratifs; l'examen consciencieux du malade fera le plus souvent découvrir la tumeur maligne et le diagnostic s'imposera, sans même avoir recours à l'examen du sang.

Inversement, il ne faudrait pas prendre un cachectique palustre pour un cancéreux, alors qu'il est porteur d'une tumeur bénigne. A ce propos, j'ai cité ailleurs l'observation d'un individu atteint d'anémie, à la suite de fièvres palustres, qui était porteur d'un anévrisme diffus, avait été pris pour un sarcomateux (1).

Dans les chapitres que nous consacrons aux filarioses sanguines, on verra que ces dernières peuvent donner lieu à des accès très semblables à ceux du paludisme; l'examen du sang de jour et de nuit peut seul tirer quelquefois d'embarras, dans les pays où ces diverses infestations sont communes.

Depuis Charcot, on connaît bien la fièvre hépatalgique qui précède la colique hépatique; dans les pays à fièvre (1), le diagnostic ne laisse pas que d'être très embarrassant. La colique seule, quand elle vient promptement, et l'examen du sang peuvent guider; la quinine, la pierre de touche habituelle, peut être en défaut ici, d'après beaucoup d'auteurs.

Quant à l'hépatite suppurée, les accès sont franchement rémittents; la douleur et la déformation hépatiques, l'absence de gonflement de la rate sont les signes cliniques sur lesquels il faudra surtout tabler. Ce n'est pas tout, dans certains autres abcès profonds, on peut observer des accès pseudo-intermittents, ainsi que dans les diverses septico-pyohémies; la plupart du temps, la fièvre présente une certaine irrégularité qui met sur la voie; on trouve, dans les commémoratifs, les symptômes généraux ou locaux, des moyens de diagnose.

Inversement, on peut prendre pour une suppuration interne une affection non suppurée s'accompagnant de palu·

____

(1) J. Brault. Les infections localisées lentes et atténuées. *Archives générales de médecine.* Février 1899, page 173.
(2) J'ai été témoin d'hésitations dans des cas semblables même en France.

disme ; c'est ce qui m'est arrivé dans le cas suivant qui me
paraît valoir la peine d'être relaté.

L... Antoine entre à l'hôpital du Dey le 15 novembre 1893,
salle 5, lit 16, pour pleurésie aiguë. L'épanchement à gauche
est assez abondant; je le ponctionne le 19 ; le liquide qui
sort est légèrement hémorrhagique. Après une courte défervescence, la fièvre remonte et le liquide se reproduit. A la
suite d'une deuxième ponction le 25 novembre, la fièvre
baisse à nouveau, pour se relever ensuite et donner de grandes oscillations qui me firent craindre une pleurésie suppurée
malgré l'absence de tout autre signe d'épanchement purulent.
La courbe (fig. 54) rend d'ailleurs mieux compte de la chose

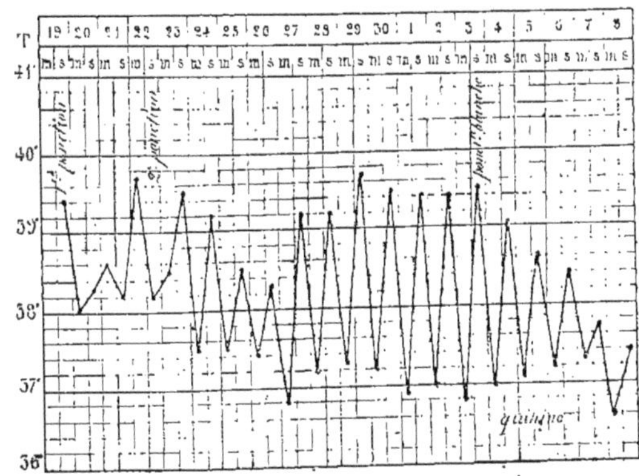

Figure 54. — Pleurésie et Paludisme.
Les températures ont été prises avant la visite du matin et l'après-midi
entre trois et quatre heures.

qu'une longue dissertation. Le malade n'avait pas de bacilles
dans ses crachats ; après la deuxième ponction, l'épanchement paraissait avoir complètement disparu. Pour en avoir
le cœur net, je fis une ponction exploratrice, rien ne vint.
C'est alors qu'interrogeant de plus près le malade j'appris
qu'il avait déjà eu des atteintes de malaria. L'examen du
sang, répété, me montra des corps en croissant. Je donnai
alors de la quinine à deux reprises, et dès le surlendemain,
la température baissa pour rester à la normale. Le malade,
traité d'une façon suivie, ne tarda pas à sortir de l'hôpital

très amélioré, le 18 décembre. Je ne saurais insister davantage ici sur cette intéressante observation.

Pour la différenciation, de l'impaludisme aigu, avec l'insolation, nous renvoyons à ce chapitre, afin d'éviter les redites. La diagnose avec l'alcoolisme aigu, l'urémie, l'ictère grave est basé le plus et le mieux encore sur l'examen du sang, les signes cliniques étant assez précaires chez les patients délirants ou comateux.

Reste le diagnostic de l'hypersplénie qui accompagne l'impaludisme chronique et des hypersplénies relevant d'autres causes.

La splénomégalie qui nous intéresse en ce moment, se différencie des autres splénomégalies à marche chronique, par le développement de l'organe dans le sens plutôt transversal et par l'absence de déformation. Il est vrai qu'il y a une autre hypersplénie, la splénomégalie leucémique qui présente un peu les mêmes caractères cliniques ; pour le diagnostic différentiel avec cette dernière, l'examen du sang est la seule ressource véritablement précieuse. Dans le cas de leucémie, on constatera aisément l'augmentation notable des globules blancs, ce qui n'a pas lieu dans la cachexie paludéenne, comme nous l'avons déjà dit à propos de l'anatomie pathologique.

Pronostic. — Dans les pays chauds, les seuls que nous ayons en vue dans cet ouvrage, on peut dire hardiment que le pronostic de la malaria est très sérieux. Il est grave non seulement pour l'individu, mais encore pour la race.

En effet, la fièvre paludéenne est très sévère pour les enfants, et dans les foyers palustres des contrées tropicales surtout, la cachexie palustre donne la main à la dysenterie, pour enlever rapidement les enfants des Européens. La cachexie palustre, en effet, marche beaucoup plus vite chez ces derniers que chez les enfants des indigènes qui en sont atteints. En outre, dans les mêmes conditions, l'impaludisme agit sur la mère, amène la stérilité, provoque des accouchements prématurés et même des avortements et cela dans une très forte proportion, presque dans la moitié des cas, dans certains pays (Inde). Enfin, ajoutons que le fœtus peut être infesté par sa mère. On voit donc combien la continuation de l'espèce est fortement compromise du fait de l'impaludisme dans ses foyers de la zone tropicale, où d'ailleurs la dysenterie vient achever l'œuvre de la malaria.

La mortalité et la morbidité du paludisme varient beaucoup avec les localités et leur assainissement; je n'en veux pour preuve que les chiffres suivants : lors de la conquête de l'Algérie, Maillot trouvait une mortalité de un sur neuf malades ; aujourd'hui que les conditions telluriques ont changé, et que l'on sait traiter la malaria d'une façon rationnelle, cette même mortalité est descendue au-dessous de deux pour mille. Il est incontestable que sur les côtes tropicales de l'Afrique, qu'aux Indes, en Indo-Chine, etc., le paludisme est encore plus sévère qu'en Algérie.

Au point de vue individuel, nous avons dit, tout à l'heure, que le jeune âge prédisposait aux atteintes graves du paludisme. Les hommes vigoureux, dans la force de l'âge, résistent mieux, pourvu cependant qu'ils ne soient pas astreints à des travaux trop pénibles, surtout à des travaux de terrassement, et qu'ils n'aient pas à endurer de trop grandes privations, ce qui est malheureusement habituel, au cours des explorations et des expéditions ; il faut se rappeler qu'en 1895 *le quart de notre effectif a fondu ainsi, à Madagascar* (1).

On a dit avec juste raison que le paludisme était d'autant plus grave qu'il était plus ancien; je ne voudrais pas insister outre mesure sur ce que j'ai déjà dit dans ce chapitre et à propos de la dysenterie : *on ne résiste pas, on ne s'acclimate pas au paludisme*. Autrement dit, la cachexie palustre tue plus de monde que les accès pernicieux.

Ces derniers ne se voient, heureusement, que pendant la saison où la malaria bat son plein; de plus, ils n'atteignent relativement que peu d'impaludés ; leur mortalité est élevée, la mort arrive dans le quart des cas, en moyenne. La forme algide, la plus grave, comporte une mortalité, de plus d'un pour deux.

Bien entendu, les maladies antérieures, les maladies proportionnées avec le paludisme, aggravent encore son pro-

---

(1) Cette proportion est peut-être un peu forte, étant donné le grand nombre de décès survenus à la suite des ulcères phagédéniques, chez nos convoyeurs.

nostic, en somme toujours sérieux, dans les contrées qui nous occupent.

3. — LES COMPLICATIONS DU PALUDISME

Je ne reviendrai pas ici sur les complications spléniques, hépatiques et rénales, qui font pour ainsi dire partie intégrante du paludisme chronique ; elles m'ont paru mieux placées à ce chapitre.

Je tiens simplement à rappeler ici que le parasite du paludisme n'est pas pyogène et que c'est à tort qu'on lui a attribué certains abcès de la rate et du foie ; pas plus que le tissu cellulaire, ces organes ne suppurent sous l'influence exclusive de la malaria.

J'ai dit que dans le paludisme chronique on pouvait, en dehors même des lésions rénales, rencontrer des hydropisies ; parfois l'ascite prend les caractères d'une véritable complication. Elle accompagne en général la sclérose polyviscérale, comme cela m'est arrivé pour deux de mes malades, dont je relaterai un peu plus loin l'observation, à propos du traitement. Habituellement, l'ascite n'est pas très volumineuse ; dans les deux cas auxquels je fais allusion elle était relativement abondante (1).

On a rangé l'hématurie dans les complications du paludisme ; en dehors de la fièvre bilieuse hémoglobinurique qui peut s'accompagner d'un peu d'hématurie et des hématuries dues à la quinine ; rien n'autorise à penser qu'il y ait là une complication que sa gravité ou sa fréquence rendent digne d'être relatée.

On a écrit des volumes sur l'orchite paludéenne. Beaucoup d'observations de cette complication sont suspectées, à juste titre, par M. Laveran qui pense que l'on a rangé volontiers sous l'étiquette paludisme beaucoup d'orchi-épididymites, appartenant à la blennorrhagie, aux oreillons, à la filariose, etc...

Il y a là, en somme, comme pour les fièvres larvées, un

---

(1) Dans beaucoup de cas où l'on trouve des rates énormes et des foies hypertrophiés, il n'y a pas trace d'ascite.

chapitre à revoir, en l'éclairant, à la lumière des nouvelles méthodes d'investigation.

Les complications pulmonaires : pneumonie aiguë, pneumonie chronique, sont assez fréquentes dans le paludisme surtout chronique ; nous en avons déjà suffisamment parlé. Ajoutons que la pneumonie aiguë n'est jamais sous l'influence du parasite de Laveran, mais que l'on trouve constamment des pneumocoques (Baccelli, Bignami, etc.).

La pleurésie est une complication très rare de l'impaludisme ; d'après certains auteurs, elle prédomine à gauche. Il est probable qu'il s'agit le plus souvent, comme pour la pneumonie, d'une infection surajoutée à la fièvre paludéenne.

On a décrit avec beaucoup de soins l'endocardite des palustres (Lancereaux, Durozier), sauf chez les cachectiques palustres, où on rencontre de temps à autre de la dilatation cardiaque ; il est rare d'observer des lésions cardiaques au cours du paludisme.

Les lésions des vaisseaux aortites (1), artérites, phlébites, restent encore à étayer sur des bases irréfutables.

La dyspepsie, de même que l'anémie, font partie intégrante de l'imprégnation paludique et ne peuvent guère être comprises comme complications.

Les accidents du côté du système nerveux, des organes des sens, ont une plus grande authenticité. Les manifestations nerveuses peuvent se présenter soit au milieu des accidents paludiques aigus, soit tardivement dans l'impaludisme chronique.

Dans le premier cas, la relation de cause à effet est nette ; de plus, la recherche des parasites vient confirmer ce diagnostic causal.

Dans le second, au contraire, l'incertitude est plus grande ; on ne trouve pas de parasites, ou on en rencontre très peu. Ce n'est que par une élimination très minutieuse que l'on peut arriver à conclure au paludisme nettement affirmé d'ailleurs par les antécédents et ses signatures cliniques (l'hypertrophie de la rate notamment).

Dans cette élimination, surtout quand il s'agit de névrites

(1) Tout dernièrement Lancereaux a décrit une aortite en plaques qu'il attribue au paludisme (Académie de médecine), Laveran nie cette manifestation paludéenne.

périphériques, il faut être très sévère. En effet, il m'est arrivé en Algérie d'observer à côté de polynévrites paludiques, des polynévrites ou des poliomyélites à forme ascendante, subaiguës et curables, à la suite de simples infections streptococciques atténuées (lymphangites, abcès lymphangitiques à la suite d'excoriations produites par la marche) (1).

Les troubles nerveux peuvent porter sur le système périphérique et donner lieu à des polynévrites (J. Brault, 1894; Catrin, Faivre, 1895, etc.). Dans le cas que j'ai publié (2), il y avait des troubles viscéraux, vomissements, palpitations, vertiges, irrégularités dans le rythme cardiaque; un peu comme dans le béribéri.

D'autres fois, on a affaire à des monoplégies, à des diplégies et même à des hémiplégies. Les unes sont transitoires, les autres persistantes.

Dans mon service à l'hôpital du Dey, j'ai observé un cas de monoplégie persistante du membre supérieur droit chez un jeune soldat indigène depuis longtemps impaludé (3).

Ce n'est pas tout; on a observé des cas d'aphasie plus ou moins persistants, de l'hystérie, de la neurasthénie; il n'est pas jusqu'aux psychoses, qui n'aient été cotées comme complications du paludisme.

A la suite des campagnes coloniales, comme celles de Madagascar, où le paludisme a régné en maître, il n'est pas très rare de constater chez les rapatriés une sorte d'*hébétude, d'affaiblissement général des facultés mentales;* nous avons observé la chose à diverses reprises, en 1895, lors du rapatriement en Algérie. Il est malheureusement difficile, en pareil cas, de faire la part de ce qui revient au paludisme et de ce qui est inhérent à d'autres causes d'affaiblissement mental.

Les troubles oculaires du paludisme ont été étudiés par de nombreux auteurs. Toutefois, comme le dit mon ancien collègue et ami le docteur Bassères, dans un mémoire très documenté sur la question, l'immense majorité des travaux ayant trait à ces complications ont été faits à l'étranger. Passons

(1) J. Brault, *Soc. de Dermat.*, 15 novembre 1894, et *Académie de Médecine,* 10 août 1897.
(2) J. Brault, *Archives de médecine militaire*, n° de mai 1894.
(3) La relation de cette observation intéressante a été publiée in-extenso dans le *Progrès médical*, 8 septembre 1894.

sur le gonflement des paupières et aussi sur la conjonctivite,
la kératite et l'iritis palustres qui sont encore à prouver. Quant
aux milieux et aux membranes profondes de l'œil, on peut
faire également bon marché des observations qui relatent
de la choroïdite ou des troubles du corps vitré; lorsqu'on
interroge les sujets avec attention, il s'agit la plupart du
temps de syphilis. Les complications du côté de la rétine
sont plus fréquentes et aussi plus authentiques. Certains cas
d'amblyopie intermittente constatés chez les paludiques sont
dus au spasme des artères rétiniennes. Le plus souvent on
trouve de l'hyperhémie, de la congestion veineuse; tantôt
les choses se bornent là, tantôt, au contraire, on observe des
hémorrhagies surtout placées le long du trajet des veines;
elles sont plus nombreuses à la périphérie que dans la zone
péri-papillaire. La plupart des malades présentent des lésions
binoculaires. Dans les hémorrhagies paracentrales, les troubles fonctionnels sont légers et le retour de la vision se fait
en quelques semaines. Les hémorrhagies maculaires sont
bien entendu plus sérieuses. Le retour à la fonction est très
lent; elles peuvent dans certains cas mener à l'amaurose.

En dehors des hémorrhagies, les paludiques peuvent présenter encore d'autres lésions du fond de l'œil. J'ai nommé
l'œdème rétinien et la neurorétinite palustre bien décrite par
Poncet, Pennoff, Salzer, Macnamara, etc. — Au cours de cette
neuro-rétinite, il y a des oscillations considérables de l'acuité
visuelle; le rétrécissement concentrique du champ visuel, la
dyschromatopsie ont été relevés. A l'examen ophtalmoscopi-
que, la pupille est gonflée, parfois grise ou même noirâtre,
d'après Poncet. Alors que les veines sont congestionnées et
tortueuses, les artères sont filiformes. Les lésions peuvent
aboutir à l'atrophie.

Dans presque tous les auteurs qui ont écrit sur le paludisme oculaire, on trouve un chapitre spécial sur l'amblyopie *sine materia;* on a signalé ainsi : l'hémiopie, la cyanop-
sie, l'amblyopie périodique et enfin l'héméralopie; tous ces
accidents ont paru céder à la quinine (1).

---

(1) En dehors du traitement spécifique : la quinine; on doit recourir aux
toniques, à la strychnine, aux courants continus. Pour la pathogénie nous
renvoyons à ce que nous avons dit de la pathogénie générale des accidents
paludéens.

En fin de compte je dois parler de la gangrène qu'on a relevée dans un certain nombre d'observations de paludisme aigu ou chronique. Toutefois, comme le fait très bien observer Verneuil, il faut défalquer les gangrènes associées ou secondaires, qui n'appartiennent pas directement au paludisme, mais simplement à la cachexie qu'il a engendrée.

De fait, les gangrènes véritablement d'origine palustre sont rares; les deux faits cités par Moty (1) sont très intéressants; il s'agissait de plaques gangréneuses cutanées (2). Dans ces cas, il est probable que le processus consiste dans des thromboses capillaires occasionnées par les parasites et les leucocytes mélanifères.

Le paludisme, dans les pays chauds, se combine fréquemment avec d'autres maladies intercurrentes; nous avons déjà étudié avec suffisamment de détails la dysenterie proportionnée avec la malaria, nous ne saurions y revenir ici.

Aujourd'hui, on sait qu'il n'y a aucun antagonisme entre la dothiénentérie et la malaria et qu'elles peuvent même se combiner pour donner lieu à une affection mixte (Osler, Thompson, Laveran, Vincent), dans les foyers où règnent les deux maladies à l'état endémique, ce qui est le cas pour beaucoup de pays chauds. La chose a été observée maintes fois pour nos colonies du Nord de l'Afrique (Algérie et Tunisie) et les Italiens ont fait des constatations analogues, lors de leur campagne d'Abyssinie. Toutefois, les médecins qui observent à Rome n'admettent pas la « typho-malarial fever » des Anglais. Pour Vincent, le problème serait même plus complexe; il y aurait à la fois des typho-malariennes et des coli-malariennes, suivant que le parasite du paludisme se combine au bacille d'Eberth, ou au bacillus coli-communis.

Dans le premier cas, on retrouve les lésions intestinales de la fièvre typhoïde, dans le second, elles manquent, ou s'arrêtent à la psorentérie.

Malgré la sanction donnée par les examens bactériologiques, on peut toujours se demander, avec M. Laveran, s'il s'agit là d'une maladie mixte ou proportionnée, ou simplement encore de dothiénentérie chez des paludiques, l'infec-

(1) Moty, *Gazette des hôpitaux*, 1879.
(2) Voir le cas d'Echeverria, thèse, Guatemala, 1895.

tion typhoïde étant simplement aggravée par l'état dans lequel se trouvent les sujets, sans qu'il y ait, en somme, évolution, sans qu'il y ait participation active de l'infestation malariaque, étouffée, en quelque sorte, par les infections bactériennes dont nous venons de parler (1). La pauvreté du sang périphérique en plasmodies, malgré les recherches répétées, la prédominance manifeste et avouée par tous les auteurs des symptômes typhoïdiques; semblent confirmer plutôt cette dernière hypothèse.

En dehors de la dysenterie et de la typhoïde, d'autres affections sont susceptibles de se combiner avec la malaria. Je ne ferai que citer des associations moins importantes et moins intéressantes : paludisme et tuberculose, paludisme et variole, paludisme et béribéri, paludisme et scorbut (2). — Dans toutes ces associations, il est parfois bien difficile de démêler exactement la part évolutive des deux maladies. Je dois dire, en fin de compte, que, suivant la remarque de Verneuil, le traumatisme rappelle le paludisme; en outre les plaies se réparent mal, les fractures se consolident difficilement chez les individus fortement imprégnés par l'infestation paludéenne. Ici, comme pour le diabète, à moins d'urgence absolue, il est préférable de préparer les malades et de n'opérer que quand la fièvre a été définitivement jugulée par la médication quinique.

4. — PROPHYLAXIE ET TRAITEMENT
DU PALUDISME

Prophylaxie. — L'assèchement des étangs et des marécages, l'endiguement de la mer sur les côtes basses, la canalisation des rivières, le drainage du sol, sa culture, les plantations de certains arbres et arbustes : eucalyptus, pins, filao, hélianthe; constituent les principaux moyens d'assainissement des foyers d'endémie palustre ; en les employant, on a déjà réussi

(1) Ceci va bien également avec ce que l'on sait de la microbiologie générale, les parasites plus élevés en grade sont le plus souvent détruits par les espèces inférieures.

(2) Chargé pendant un certain temps du service des détenus à l'hôpital du Dey, j'ai eu l'occasion d'observer à diverses reprises le scorbut chez les impaludés chroniques.

à éloigner la fièvre d'un grand nombre de localités, même dans les pays chauds; il serait fastidieux de rappeler tous ces exemples qui se trouvent longuement énumérés dans les ouvrages où l'on traite exclusivement du paludisme (1).

La prophylaxie de l'individu comporte, elle aussi, toute une série de mesures hygiéniques.

Quand on a le choix, la saison fraîche est le moment propice pour gagner les pays chauds. C'est cette même saison qui doit être préférée pour les voyages, pour la visite des comptoirs et pour les expéditions militaires.

Les colons ont souvent la fâcheuse habitude de placer leur habitation près des cours d'eau; il faut au contraire, en dépit des commodités, placer cette dernière dans un lieu élevé, et sur un sol bien drainé. La maison sera surélevée en outre, grâce à un rez-de-chaussée qui servira simplement de cave.

Lors des voyages, au campement, soit sous la tente, soit dans les gourbis, on doit avoir plus que jamais la préoccupation constante de s'isoler du sol, le lit de camp sera élevé sur des supports démontables ou improvisés.

Livingstone lui-même a insisté sur ces précautions.

Pour le bivouac surtout, on choisira de préférence un endroit un peu surélevé (tertre, monticule) et, quand on ne pourra pas faire mieux, on s'isolera du sol au moyen d'une toile en caoutchouc.

Il ne faut, autant que possible, boire que de l'eau bouillie ou filtrée; à cet égard, le thé, le café, qui nécessitent l'ébullition, sont les boissons les plus recommandables.

Sous les tropiques, la chasse est un plaisir dont il faut savoir se passer; la plupart du temps, il mène en forêt ou aux alentours des marécages, c'est-à-dire aux foyers mêmes du paludisme.

Les sorties nocturnes doivent être également considérées comme de funestes imprudences, dans les pays chauds à endémie paludéenne.

A moins d'avoir garni les fenêtres de toile grillagée fine, on n'éclairera le soir les appartements qu'après avoir fermé les issues.

Dans ces mêmes contrées, l'assainissement du sol (défri-

(1) Voir Laveran, *le Paludisme*, 1898.

chement, asséchement, plantations, drainage, culture) dont nous avons parlé tout à l'heure et qui est si important dans la prophylaxie du paludisme, doit être entièrement confié aux aborigènes, l'Européen doit simplement se borner à un rôle de surveillant.

On ne s'acclimate pas au paludisme. Ce n'est qu'après plusieurs générations, une fois que le sol est assaini, que les colons peuvent enfin jouir de l'acclimatement complet et se livrer à leur tour au travail de la terre. Bien entendu, toutes les infractions aux règles générales de l'hygiène, en affaiblissant l'organisme, prédisposent aux atteintes du paludisme; on doit donc redoubler de sévérité à cet égard.

La prophylaxie du paludisme comporte en outre la destruction des moustiques. Il est préférable de s'attaquer aux larves aquatiques. Divers moyens ont été préconisés dans ces derniers temps : Kéronèse, Gallol, Vert Malachite, larycithe. Le pétrole à la dose de 100 litres à l'hectare (coût une soixantaine de francs) semble un des moyens les plus simples et les plus efficaces. Le peuplage en poissons, quand la chose est possible, est également une bonne mesure. Pour les moustiques ailés, en brûlant la larycithe, on arrive à les détruire; les fumigations de poudre de pyrèthre, de papier d'Arménie, les engourdissent seulement pour quelques heures.

Il me reste à parler de l'usage préventif de médicaments vis-à-vis de la malaria.

Malgré toutes les controverses qu'a suscitées l'administration préventive de la quinine, les inconvénients que présente la méthode semblent être largement compensés par les bienfaits qu'elle a produits. Mais, pour que la méthode soit efficace, comme le fait très bien ressortir M. Laveran, il ne faut pas donner la quinine à doses par trop faibles, 0,05 à 0,10 par jour. Les doses quotidiennes devront varier, à notre avis, entre vingt et quarante centigrammes, dans du vin, ou, à la rigueur, dans un peu d'alcool.

Rien *ne peut ici remplacer la quinine;* ni la *cinchonine,* ni surtout l'*acide arsénieux et les sulfites alcalins,* qui *n'ont donné aucun résultat.*

Traitement. — On connaît l'origine de la médication

spécifique de la fièvre intermittente par le quinquina et il est inutile d'en faire l'historique depuis la comtesse El. Cinchon (1640) jusqu'à nos jours ; rappelons simplement que ce fut en 1820 que Pelletier et Caventou rendirent un signalé service à la thérapeutique, en découvrant la quinine, le plus puissant des alcaloïdes du quinquina.

La quinine, peu soluble, n'est pas employée ; on a recours à ses sels. Aujourd'hui, on préfère le chlorhydrate, qui contient quatre-vingt-un pour cent de quinine, alors que le sulfate neutre n'en renferme que cinquante-neuf pour cent ; il est en outre plus stable et plus soluble. Plus cher, il est vrai, mais plus actif, il n'a pas besoin d'être prescrit à aussi forte dose, de sorte que la question d'économie ne peut guère entrer en jeu.

Les sels les plus employés en dehors du sulfate et du chlorhydrate sont : le lactate, le valérianate, le tartrate et le bromhydrate.

L'administration du médicament sous forme pilulaire est défectueuse. En effet, dès que les pilules sont un peu anciennes, elles peuvent traverser le tube digestif, sans être absorbées.

Les sels de quinine en nature, dans des cachets, ne sont pas pratiques pour les enfants ; il est préférable de donner le médicament dans de la confiture ou dans une potion avec de l'extrait de réglisse qui masque très bien l'amertume de la quinine. Pour les grandes personnes, au contraire, les cachets constituent une bonne préparation, pourvu que l'on prenne soin de diluer ensuite la quinine qui pourrait irriter la muqueuse gastrique, en faisant avaler aussitôt après une limonade acide quelconque. La dose moyenne par la bouche est de 0,70 à un gramme pour l'adulte et de dix à quarante centigrammes suivant l'âge, pour l'enfant.

Je n'insiste pas sur les autres moyens employés comme véhicules : café, alcool, etc..., qui peuvent avoir quelques inconvénients.

L'antipyrine associée à la quinine empêche la céphalée, les bourdonnements d'oreille (1).

---

(1) Il ne faut pas mélanger les deux médicaments dans les cachets lorsqu'ils ne doivent pas être absorbés de suite, car il se forme alors une véritable pâte déliquescente.

Dans certaines circonstances, en particulier chez les jeunes, on peut être amené à se servir du lavement ou des suppositoires à la quinine; sauf chez les enfants, on ajoute, en général, quelques gouttes d'opium pour mieux faire tolérer le lavement. Dose moyenne, un à deux grammes, chez l'adulte, et dix à vingt centigrammes chez les très jeunes enfants (J. Simon). L'absorption par cette voie, il faut le savoir, est moins sûre et moins rapide. L'absorption obtenue par les frictions de quinine en pommade est encore moindre.

Reste la méthode des injections, la plus énergique, la plus active, qui doit être réservée pour les cas pressants et graves, où de fortes doses sont nécessaires à bref délai. Ces injections peuvent être hypodermiques ou intra-veineuses. Une des meilleures solutions pour les injections hypodermiques est la suivante, recommandée dans les hôpitaux militaires: chlorhydrate de quinine trois grammes, antipyrine deux grammes, eau distillée six grammes. Chaque seringue de Pravaz contient trente centigrammes du sel. En cas d'accès pernicieux chez un adulte, on peut injecter un gramme de quinine d'abord, puis renouveler la dose au bout de quelques heures, si les accidents persistent. On ne peut conseiller des doses supérieures à trois grammes en 24 heures (Laveran). On injecte environ dix centigrammes par année d'âge chez l'enfant.

Les injections ont été accusées de nombreux méfaits: abcès, plaques de sphacèle, etc.; elles sont très douloureuses. Nous nous sommes servis maintes fois de la solution ci-dessus indiquée qui est la moins douloureuse; nous avons pris toutes les précautions antiseptiques de rigueur, et nous n'avons jamais eu le moindre incident (1).

Nous croyons fermement qu'avec l'asepsie et l'antisepsie régulières, on ne doit pas avoir d'accidents. Ces derniers ne sont pas négligeables; nous avons vu, notamment sur des rapatriés de nos colonies, des abcès chroniques et des eschares très lentes à se détacher. Nous savons aussi qu'aux Indes comme à Madagascar, on a dû reculer en pareil cas devant le tétanos; il ne devrait plus en être question, pour des choses semblables.

(1) Nous avons également fait, dans la syphilis, des centaines d'injections mercurielles, sans le moindre abcès.

J. Brault. Traité des maladies des pays chauds.   24

Quant aux injections intra-veineuses de Baccelli, leur efficacité ne semble pas compenser leur danger, bien que l'auteur prétende n'avoir jamais eu d'accident grave.

De nombreuses discussions se sont élevées et s'élèvent encore, à propos du moment opportun pour administrer la quinine.

La méthode italienne de Torti et la méthode anglaise de Sydenham, qui consistent à donner la quinine immédiatement après l'accès, ou le plus loin possible de l'accès à venir, ne sont pas les meilleures.

On doit, autant que possible, donner la quinine dans une période d'apyrexie de cinq à sept heures, avant l'accès à venir. Nous ne nous basons pas ici sur des données plus ou moins théoriques, mais sur la comparaison que nous avons pu faire des deux méthodes.

Nous sommes en outre partisans convaincus des doses successives ; nous donnons toujours de 0,80 à un gramme de chlorhydrate, pendant les trois premiers jours, puis à la dose de 50 centigrammes dans les mêmes conditions pendant huit jours, puis de quarante centigrammes pendant huit jours encore ; en prescrivant ensuite le vin de quinquina, l'arsenic et le fer, on arrive assez facilement à bout des accès et on prévient les récidives. J'ai pu en faire encore tout dernièrement l'expérience sur une famille habitant les bords du Hamis, petit cours d'eau ensablé qui se jette dans la baie d'Alger.

La formule des traitements successifs de Laveran est un peu plus compliquée. Elle peut être résumée dans le petit tableau suivant.

Les trois premiers jours, 0,80 à un gramme de quinine.

Du quatrième au septième jour, repos.

Les huitième, neuvième et dixième jours, 0,60 à 0,80 de quinine.

Du onzième au quatorzième jour, repos.

Les quinzième et seizième jours, 0,60 à 0,80 de quinine.

Du dix-septième au vingtième jour, repos.

Enfin, les vingt et un et vingt-deuxième jours, 0,60 à 0,80 de quinine.

Ceci est le traitement ordinaire de la fièvre intermittente, expression la plus habituelle du paludisme aigu ; cette thérapeutique par les doses successives a l'avantage de s'appliquer à tous les types intermittents : quotidienne, tierce, quarte, etc. Dans la convalescence, on doit recourir à l'arsenic, au fer, à l'hydrothérapie (1).

Pour ce qui est de la continue palustre, le grand mérite de Maillot, à l'hôpital de Bône, c'est d'avoir le premier montré qu'il fallait l'attaquer vigoureusement par des doses répétées de quinine. On pourra donc suivre vis-à-vis d'elle le traitement précédent, en augmentant un peu les doses des premiers jours.

Pour les accès pernicieux, il ne peut y avoir aucune règle précise; il faut simplement se presser et recourir au moyen le plus efficace, les injections à doses suffisantes. On fera en outre le traitement symptomatique approprié des divers accidents rencontrés : algidité (2), adynamie, etc.

La quinine, employée tout d'abord d'une façon empirique, agit comme un parasiticide, en attaquant directement les plasmodies. Ceci est aujourd'hui démontré par les expériences faites avec du sang palustre et aussi par l'examen du sang des paludiques soumis à la médication quinique ; les formes en croissant sont celles qui résistent le plus.

Quant aux accidents dus à la quinine, ils sont assez nombreux, mais légers, si on a soin de ne pas dépasser des doses raisonnables ; ils se bornent alors à des vertiges, des bourdonnements, des troubles sensoriels passagers, des éruptions diverses (3), des vomissements, de l'ivresse quinique. Bien que l'on cite, dans les auteurs, des malades qui ont guéri tout en ayant absorbé des doses de huit, dix et même douze grammes de quinine en vingt-quatre heures, il ne faut jamais aller à ces doses, parce qu'il est prouvé par d'autres observations que la mort peut survenir dans de telles conditions (4).

Les succédanés de la quinine employés dans le traitement du paludisme sont légion; nous ne citerons que les principaux.

Les autres alcaloïdes tirés du quinquina peuvent à la ri-

(1) Voir *Paludisme chronique*.
(2) Voir *Choléra*.
(3) Exanthème, urticaire, érythème scarlatiniforme.
(4) Nous nous expliquerons sur l'hémoglobinurie quinique, à propos de la fièvre hémoglobinurique.

gueur être employés, mais ils ont beaucoup moins de valeur que la quinine (cinchonidine, quinidine, quinoïdine, etc.) ; seul, le sulfate de cinchonidine a une action bien marquée.

On a préconisé une foule de plantes ou de produits végétaux : le Tannin, l'écorce de Géorgie (*Pinckneya pubens*), le *Gelsemium sempervirens*, le *Magnolia glauca*, etc... Citons encore l'Eucalyptus, l'Hélianthe, le Niaouli, le Pambotano, etc...

En dehors de ces médicaments végétaux, la chimie a fourni un grand nombre de succédanés de la quinine.

L'arsenic, qui est le meilleur, fait plutôt partie du traitement de la convalescence ; le soufre et l'iode agissent comme l'arsenic et doivent être réservés pour la même époque.

Le chlorhydrate de phénocolle, dont les médecins italiens disent le plus grand bien, a besoin encore de faire ses preuves ; dans le paludisme, on le prescrit à la dose de un à deux grammes, en vingt-quatre heures.

Le bleu de méthylène, qui demande à être employé pendant un mois, colore fortement les urines et peut provoquer de la dysurie ; on l'administre à la dose de 0,50 à 0,60 centigrammes par jour ; il a été employé avec des succès divers (1).

Dans ces derniers temps, enfin, la sérothérapie et l'organothérapie ont été mises à contribution, pour le traitement des paludiques. Citons simplement les injections de sérum de chèvre, conseillées par Gros, et l'administration de moëlle osseuse et de pulpe de rate hachée. Je n'ai pas essayé la pulpe de rate, mais je me suis bien trouvé de la moëlle osseuse (quatre-vingts grammes par jour), dans le traitement de l'anémie palustre.

Dans le traitement du paludisme chronique et de la cachexie palustre, le quinquina prend le pas sur la quinine. Le fer peut être administré concurremment avec le quinquina (2). La quinine doit être néanmoins employée avec énergie, lors des accès qui surviennent dans l'impaludisme chronique.

Les toniques à conseiller en outre du quinquina et du fer

(1) Tout dernièrement, M. Mousseos (de Macri) a cité à l'Académie de médecine une série de 60 cas de paludisme traités par le bleu de méthylène pris à l'intérieur, ou en injections sous-cutanées à la dose quotidienne de 0,50 à 1 gr. Ce traitement aurait été efficace, non seulement dans les cas simples, mais encore dans les formes pernicieuses et la bilieuse hémoglobinurique. Rapport de M. Laveran. (*Acad. de méd.*, 10 oct. 1899.)

(2) Bien entendu dans les formes appropriées, ou séparément.

sont : l'arsenic, la strychine ; cette dernière agit en même temps contre l'anorexie. L'hydrothérapie n'est à employer que tardivement, dans la convalescence.

L'hygiène la plus élémentaire veut en outre que le malade soit envoyé en dehors du foyer d'endémie où il a contracté la malaria ; il doit aller habiter un pays sec, et bien ventilé ; les sanatoria d'altitude situés dans les pays chauds répondent bien à ces desiderata ; encore vaut-il mieux, pour le cachectique palustre, le rapatriement dès que son état le met à même de faire la traversée dans de bonnes conditions. Les eaux de Vichy conviennent à ceux qui présentent des hypertrophies viscérales ; la Bourboule est au contraire indiquée pour les anémiques.

Voilà pour le traitement général de la cachexie palustre. Voyons encore le traitement spécial à certains accidents rencontrés au cours de l'infestation chronique.

Le traitement de la dyspepsie est surtout une affaire d'alimentation. Cette dernière doit être surveillée de très près ; le régime lacté est parfois indiqué ; il faut donner des mets nourrissants et de digestion facile : œufs, poissons, viandes grillées ou rôties, légumes très cuits et en purée (1).

L'hypersplénie a été attaquée par des moyens fort divers, mais en général peu efficaces ; on a usé et abusé des révulsifs : iode, ventouses sèches et scarifiées, pointes de feu, on a donné de la quinine, soit par la bouche, soit en injections et on a combiné avec son administration la réfrigération à l'aide d'applications locales de glace. On a fait : des injections intraspléniques de Fowler, d'acide phénique, d'eau stérilisée.

L'hydrothérapie, la douche en jet a été employée sur la région splénique. Dans ces derniers temps, on a préconisé les pulvérisations d'éther à l'aide de l'appareil de Richardson ; j'ai essayé de ce moyen sur deux individus rapatriés de Madagascar pour lesquels la splénectomie m'avait été refusée ; je n'ai obtenu qu'une légère diminution qui ne s'est très probablement pas maintenue (2).

L'électricité a été également mise en jeu et a donné égale-

---

(1) Suivant le cas, les poudres absorbantes, les amers, les désinfectants du tube digestif, la pepsine peuvent être indiqués.

(2) Les patients qui se plaignaient de douleurs assez vives dans l'hypochondre ont également été améliorés à ce point de vue ; il s'agissait d'indigènes.

ment quelques améliorations. Chose curieuse, la seule laparotomie arrive parfois à faire diminuer ces énormes hypertrophies paludéennes. Par deux fois, j'ai pu observer la chose par moi-même. Il s'agissait, dans les deux cas, de moribonds arrivés à la dernière période de la cachexie paludéenne : l'un était un détenu indigène, l'autre un convoyeur de Madagascar rapatrié. Les antécédents étaient très nets ; tous deux étaient atteints de sclérose polyviscérale et présentaient de l'hypertrophie hépatique et splénique ; les urines ne contenaient que de légères traces d'albumine et encore d'une façon intermittente ; l'œdème des membres inférieurs était peu marqué ; ils avaient par contre tous les deux une ascite volumineuse pour des malariaques.

Chez le premier de mes deux malades, ce fut l'ascite et les hypertrophies viscérales qui me firent intervenir seules ; chez le second il y avait en outre ptose du colon qui simulait une tumeur solide que plusieurs de mes collègues prétendaient avoir sentie, par intermittences, sans que j'aie pu moi-même rien constater (1). Encouragé par mon premier cas, je n'hésitai pas, même en dehors de l'indication fournie par la tumeur supposée, à intervenir. Dans ces deux cas, ma laparotomie sus-ombilicale (2) a produit les meilleurs effets ; l'ascite n'a pas reparu ; la rate, qui était très grosse chez nos deux observés, a diminué d'une façon vraiment surprenante ; le foie lui-même, largement débordant, a subi une régression notable. Au bout de quelques semaines nos patients, soumis au traitement ordinaire de la cachexie palustre et en outre à la moëlle osseuse à la dose moyenne de 80 grammes par jour, étaient sur pied, alors qu'ils étaient depuis longtemps incapables de se lever. — Malheureusement, je n'ai pu les suivre que pendant leur convalescence à l'hôpital ; l'un est sorti au bout de deux mois et quelques jours, l'autre au bout de trois mois ; au moment de leur sortie, l'amélioration locale et générale avait persisté ; les malades étaient dans un état relativement très satisfaisant.

En somme, encouragé par ces deux cas, et par les autres améliorations semblables qui sont survenues à la suite d'er-

____

(1) Voir J. Brault et J. Rouget. Fausses tumeurs de l'abdomen. *Presse médicale*, décembre 1897, et J. Brault, *Soc. de Biologie*, 9 janvier 1897.

(2) Je préfère celle-ci quand le siège de la laparotomie est indifférent ; voir J. Brault, *Gazette des hôpitaux*, 1898, 16 juillet.

reurs de diagnostic, je n'hésiterais pas, si l'on me confiait à nouveau des services de chirurgie, à reprendre la chose d'une façon suivie dans le traitement de la splénomégalie palustre. Si l'expérience longuement répétée montrait qu'il y a là un moyen sûr et efficace dans la plupart des cas, il y aurait lieu de préférer cette opération si simple à celles plus compliquées dont nous allons nous occuper maintenant.

Ce n'est pas d'aujourd'hui que la splénectomie pour rate paludique a été conseillée : c'est ainsi que, dès 1855, Kuchler la préconisait ; après pas mal de revers et un certain oubli, elle s'est affirmée à nouveau comme méthode très rationnelle. En 1897, au congrès de Moscou, Jonnesco publiait huit succès sur onze interventions. Vanverts (1), la même année, a relaté soixante-dix-neuf cas concernant la splénomégalie qui nous occupe. Défalcation faite de huit rates à pédicule tordu et d'une rate nageant dans un foyer purulent péri-splénique, il nous reste soixante-dix cas valables avec vingt morts seulement et cinquante guérisons (2), soit 28, 5 0/0 ; encore faut-il remarquer que si l'on ne tient compte que des interventions pratiquées dans ces dernières années, le pronostic s'éclaircit encore.

Il y a enfin une méthode nouvelle, l'*exosplénopexie* de Jaboulay, qui peut être utilisée, dans le cas où la splénectomie, surtout par suite d'adhérences, présente des difficultés par trop considérables.

J'aurai terminé, lorsque j'aurai dit un mot du traitement des ruptures de la rate paludéenne.

L'arsenal chirurgical nous donne le choix entre divers moyens. Le tamponnement simple peut suffire quelquefois ; la suture n'est pas très pratique à cause de la friabilité de l'organe ; restent la splénectomie et la ligature. D'après Vanverts, la splénectomie a donné huit guérisons et dix morts sur dix-huit cas ; dans le cas où elle est par trop aléatoire, on peut recourir aux ligatures des vaisseaux qui donnent, ou encore à la ligature des vaisseaux spléniques (3).

---

(1) Vanverts. De la splénectomie. *Thèse de Paris*, 1897.
(2) D'après les recherches de Vaquez et de Hartmann, les modifications du sang constatées à la suite de la splénectomie n'assombrissent pas son pronostic.
(3) Tout dernièrement, un médecin grec, Typaldo Lascarato, a préconisé, dans l'hypertrophie splénique paludéenne, la berbérine à la dose de un gramme par jour.

CHAPITRE II

LA FIÈVRE BILIEUSE HÉMOGLOBINURIQUE

Tout de suite après, mais en dehors du paludisme, je place
la fièvre dite bilieuse hémoglobinurique. Cette façon de faire
jure avec ce que l'on voit d'habitude dans les traités de pathologie exotique, mais j'ai tenu ainsi à marquer les hésitations qui se font jour de plus en plus à l'heure actuelle et qui
tendent à séparer cette fièvre de la malaria et à en faire une
entité morbide spéciale ou encore une affection capable
d'être rattachée à d'autres maladies communes sous les tropiques.

La fièvre bilieuse hémoglobinurique est assez répandue,
elle se rencontre en maints endroits dans l'Afrique tropicale;
les noirs semblent présenter vis-à-vis d'elle une grande immunité. Certains individus, qui résistent très bien au paludisme, sont au contraire atteints par la bilieuse. On l'a signalée :
à Nossi-Bé, à Madagascar, mais surtout dans nos colonies de
la côte ouest d'Afrique, aux Indes, dans l'Annam et d'autres
districts Indo-Chinois, dans le sud de la Chine, dans les
Antilles et en Amérique; on affirme même qu'elle existe dans
le sud de l'Europe, en Grèce et en Italie; elle aurait été observée notamment lors du percement de l'isthme de Corinthe (1).

Autrefois on était habitué à la regarder comme une forme
pernicieuse du paludisme; mais depuis quelques années, il
n'en est plus de même. Les uns se sont demandé si cette
fièvre, avec son cortège symptomatique bien spécial (vomissements bilieux, ictère, symptômes généraux graves), ne devait pas être rapprochée du vomito-négro. D'autres, comme
Tomaselli, Moscato, et tout dernièrement Koch, ont voulu y
voir simplement des accidents quiniques. Enfin quelques au-

(1) Rendu. *Société médicale des Hôpitaux*, 1898.

tres encore en ont fait une maladie parasitaire. On voit que l'on est loin de s'entendre. Nous allons faire la critique de ces diverses opinions (1).

Dans les observations bien suivies qui ont pour la plupart été prises après le rapatriement des malades, la présence des hématozoaires de Laveran ne prouve pas grand'chose. Presque tous les rapatriés de nos colonies africaines ou de l'Extrême-Orient sont peu ou prou atteints de dysenterie ou d'impaludisme chronique. Il n'est donc pas extraordinaire de rencontrer chez eux, de temps à autre, quelques rares plasmodies. On ne les trouve jamais, d'ailleurs, en grand nombre; elles manquent même parfois. De plus, les lésions anatomopathologiques notées lors des autopsies ne sont pas toujours bien semblables à celles que l'on observe dans le paludisme. L'échec et quelquefois même la nocuité de la quinine semblent écarter l'hypothèse d'une infestation malarique. Enfin la distribution géographique des deux maladies n'est pas la même (2).

La bilieuse hémoglobinurique se différencie du vomito par bien des caractères; elle ne prend pas les néo-arrivés, mais plutôt les vieux impaludés, les douleurs lombaires et épigastriques sont moins fortes, les hémorrhagies sont moins fréquentes, elles sont légères : épistaxis, hématurie accompagnant l'hémoglobinurie; l'ictère est précoce, le volume du foie et de la rate est augmenté, la marche thermométrique est irrégulière; la maladie n'est ni franchement épidémique, ni contagieuse : une première atteinte ne confère pas d'immunité relative, au contraire.

On sait que les sels de quinine absorbés à dose toxique ou même à dose normale chez des personnes présentant une idiosyncrasie particulière peuvent amener des accidents très comparables à la bilieuse hémoglobinurique; les médecins grecs ont surtout insisté sur ces phénomènes d'intoxication. Toutefois, il faut reconnaître que la marche clinique des accidents, n'est pas absolument identique. En outre, il faut considérer que chez les individus qui ont pris beaucoup de quinine, ce n'est pas au moment de ces administrations à

(1) Bastianelli, Bignami, Celli, Marchiafava, Coglitore sont éclectiques.
(2) La fièvre hémoglobinurique a été constatée en dehors des foyers palustres.

doses élevées que les accidents se sont produits, mais beaucoup plus tard, alors qu'ils ne prenaient presque pas, ou même ne prenaient plus de quinine. Il y a des pays où l'on use et l'on abuse de la médication quinique ; l'Algérie pourrait être citée comme exemple, et pourtant il n'y a pas de fièvre hémoglobinurique dans ce pays ; on n'en a jamais rencontré (1) ; les rares cas de bilieuse hémoglobinurique que j'ai pu voir appartenaient à des rapatriés du Tonkin et de nos colonies tropicales africaines.

S'agit-il d'une affection spécifique avec un micro-organisme bien déterminé ? Dans l'état actuel de la science, on peut conserver de forts doutes ; les nombreux microbes rencontrés dans les urines des hémoglobinuriques n'ont pas encore droit de cité.

Tel est l'état de la question. Les quelques cas que nous avons vus ne nous permettent pas de prendre parti.

On a beaucoup discuté sur la pathogénie de l'hémoglobinurie. Certains pensent qu'il se produit une apoplexie du rein et que la destruction globulaire se fait dans cet organe ; d'après d'autres, il est très probable qu'il existe ici une hémoglobinhémie préalable ; resterait à connaître le principe toxique vraisemblablement d'origine parasitaire (2) qui préside à l'attaque et à la dissolution des globules.

Même incertitude, malgré les plaidoyers pour ou contre qu'il serait trop long de répéter ici, même incertitude, dis-je, à propos de l'origine de l'ictère ; les uns prétendent qu'il est hématique, d'autres veulent qu'il soit exclusivement biliaire.

Symptômes. — Dans la fièvre hémoglobinurique, l'accès est très brutal (3), il arrive d'une façon brusque, comme dans la fièvre intermittente. Mais disons de suite que l'état fébrile peut durer, sans intermissions, pendant une période de quatre ou cinq jours. Le malade qui a ressenti parfois quelques malaises prodromiques est profondément accablé, comme dans le vomito. Il ressent une lumbalgie assez forte, l'ictère survient rapidement et s'accompagne : de rachialgie, de douleurs épigastriques, de nausées et de vomissements bilieux où l'on décèle la présence de pigments biliaires. Il y a fréquemment

(1) Voir J. Brault *in* Mense, *Arch. für Schiffs und Tropen Hygiène.*
(2) Microbe de Yersin, etc...
(3) Nous n'avons pas besoin de le dire, cette affection est toute différente de l'hémoglobinurie paroxystique à frigore.

polyurie et pollakiurie; les urines, fortement colorées en rouge vif tout d'abord, se foncent ensuite, et prennent la couleur de vin de Malaga; ce n'est que tout à fait vers la fin de l'accès qu'elles s'éclaircissent à nouveau. De temps à autre, on y rencontre quelques rares globules rouges; mais il faut bien le dire, elles sont surtout colorées par l'hémoglobine; il y a très rarement hématu= rie, l'hémoglobinurie domine de beaucoup.

La bilieuse hémoglobinurique, une fois l'orage passé, laisse le patient dans un acca- blement profond, elle peut se terminer par le coma et la mort.

Les urines albumineuses, examinées au microscope, renferment en général très peu de globules sanguins; soumises à l'examen spectroscopique, elles donnent le spectre de l'oxyhémoglobine; les raies de réduction, de la méthémoglobine et de l'urobiline.

L'analyse chimique donne rarement la réaction des pigments biliaires qui se trouve au contraire dans les vomissements. Enfin l'analyse du sérum sanguin recueilli dans des ventouses scarifiées donne un spectre analogue à celui des urines.

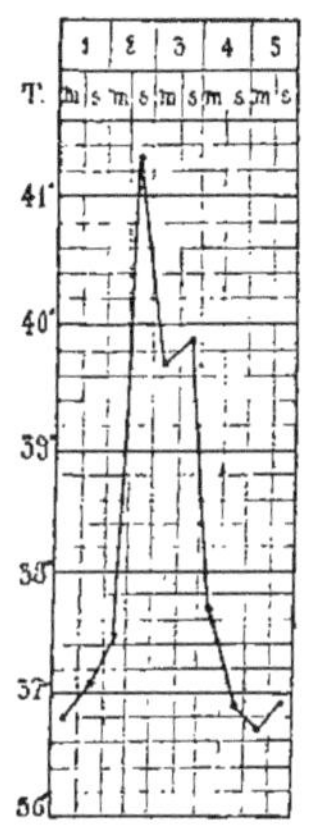

Fig. 55. — Courbe de bilieuse hémo- globinurique.

Pronostic. — Comme on peut en juger par ce que nous avons dit plus haut, la bilieuse hémoglobinurique comporte un pronostic très sérieux, d'autant que son traitement est des plus délicats.

Traitement. — Tout d'abord, il est incontestable qu'il faut user de la quinine avec la plus grande prudence; quelques auteurs prétendent s'être bien trouvés de doses moyennes, soixante-dix à quatre-vingts centigrammes. Comme nous ne sommes pas entièrement sûrs que la fièvre hémoglobinurique ne soit pas d'origine paludéenne, nous ne pouvons en somme critiquer cette thérapeutique assagie. Quennec (1) recommande le traitement par le chloroforme, la potion gommeuse indi- quée par lui est la suivante :

(1) Quennec, *Archiv für Schiffs und Tropen Hygiene*. Band III. 1899.

Chloroforme......... 4 à 6 grammes.
Gomme pulvérisée.... q. s.
Eau sucrée........... 250 grammes.

On donne cette potion par gorgées de dix en dix minutes. Elle agit très bien sur le hoquet, sur les vomissements et l'hémoglobinurie s'arrête.

Quennec a soumis vingt-deux malades à ce traitement ; il y eut vingt et un succès ; un seul malade, un alcoolique, ne s'est pas bien trouvé de ce traitement. Lorsque la crise est à sa fin, et que les urines redeviennent claires et abondantes, Quennec donne du chloral (1).

Berthier (2), qui a écrit un long mémoire sur le traitement de la bilieuse hémoglobinurique, préconise le traitement par l'ergotine.

L'auteur pense que l'hémoglobinurie de la fièvre qui nous occupe en ce moment est due à une vaso-dilatation rénale. Pour lui, l'ergotine est un excellent moyen de la faire disparaître. Il cite une observation où le médicament a paru agir favorablement. Dans ce cas, il a injecté un milligramme d'ergotine dans la région lombaire au cours de l'accès. Ce médicament a été encore trop peu essayé, pour que l'on sache au juste s'il a une action manifeste.

En dehors des médications que nous venons de passer en revue, suivant les besoins de la cause, on puisera dans l'arsenal de la thérapeutique symptomatique (3).

(1) Koch et Mosséos préconisent le bleu de méthylène à la dose de 0,50 à 1 gramme, pro die.
(2) Berthier, *Arch. de méd. exp.*, 1896.
(3) Consulter la vaste enquête faite par Mense, sur la bilieuse hémoglobinurique, in *Archiv für Schiff's und Tropen Hygiene*, 1899. — Voir également Boisson, *Rev. de médecine*, 1896, page 363.

CHAPITRE III

LA BILHARZIOSE

I. — LA BILHARZIE

Avant d'étudier la maladie, il est bon de jeter un coup d'œil sur ce que nous savons du parasite, d'autant qu'il existe là une des questions les plus passionnantes de l'histoire naturelle médicale africaine.

Historique. — En 1851, Bilharz découvrit la cause de l'hématurie d'Égypte et reconnut qu'il s'agissait d'un trématode qu'il appela le *Distomum hæmatobium*. En raison de cette découverte, en raison du service rendu à la science par cet auteur, son nom est resté au parasite et à la maladie; ce n'est que justice.

Toutefois, on doit être plus exact lorsqu'il s'agit d'une classification; le nom de *Distomum* n'a pas sa raison d'être au point de vue de l'histoire naturelle, le parasite, comme nous le verrons bientôt, ayant des caractères qui nous obligent à le ranger dans un genre spécial. La difficulté, par exemple, est grande pour choisir parmi les nombreux vocables qui lui ont été donnés : *Schistosomum hæmatobium* (Weinland), *Gynæcophorus hæmatobius* (Diesing), *Bilharzia hæmatobia* (Cobbold), *Thecosoma hæmatobia* (Moquin-Tandon), etc. (1).

Si l'on veut s'en tenir aux dates, c'est le nom de *Schistosomum hæmatobium* qui a la priorité; c'est ainsi que M. le prof. R. Blanchard intitule d'ailleurs son chapitre sur la bilharzie.

Nous qui faisons avant tout de la médecine, nous ne nous

(1) R. Blanchard, les Vers du sang, page 40.

piquerons pas d'être aussi rigoureux, et nous nous servirons surtout des termes : *bilharzie*, *bilharziose*, consacrés par l'usage.

Forme générale. — La bilharzie, qui appartient à la classe des distomides, forme un groupe à part, à cause de la diœcie qui s'observe chez elle.

Bilharz a découvert le parasite adulte dans la veine porte; le moyen le plus commode pour se le procurer, lors d'une autopsie, consiste à ouvrir longitudinalement ce dernier vaisseau et à recueillir le sang à l'aide d'une cuillère. Le sang ainsi obtenu devra être versé dans un vase (cristallisoir, cuvette de porcelaine) où l'on puisse voir très clair; en effet, si les mâles s'aperçoivent assez bien, les femelles, beaucoup plus fines, demandent une plus grande attention. Si on veut pousser davantage ses investigations, on coupe le foie en morceaux et on l'exprime dans l'eau, les vers sont ensuite cherchés et retrouvés dans l'eau de lavage (Kauffmann).

Le nombre des parasites est souvent très considérable; toutefois les vers femelles sont assez rares. Lorsque l'autopsie se fait de bonne heure, les vers recueillis sont encore vivants. On peut étudier le parasite sans le secours d'aucun réactif; chez les femelles moins épaisses, il est assez facile de distinguer les détails de structure. Les liquides fixateurs les plus classiques conviennent ici. Vialleton conseille de colorer au carmin boriqué.

Le parasite a plutôt l'aspect d'un nématode (fig. 56), il est rond; le mâle mesure de 6 à 16 millimètres; les femelles, environ deux fois moins grosses, peuvent en revanche atteindre jusqu'à 20 millimètres.

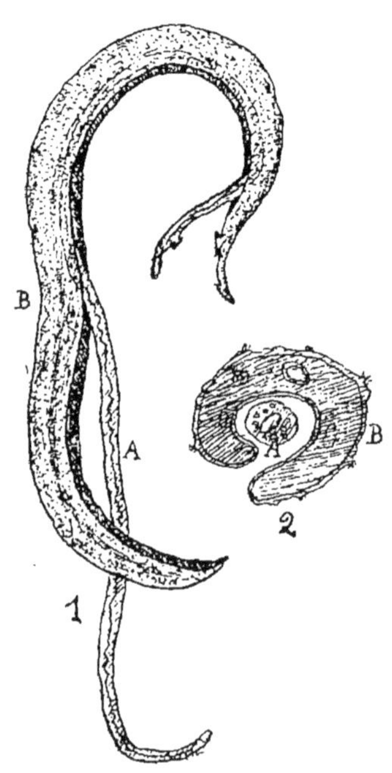

Fig. 56. — Bilharzia Haematobia, d'après Leuckart.
1. — A femelle. — B mâle.
2. — A femelle. — B mâle.

Malgré cette apparence, on voit tout de suite qu'il s'agit bien quand même de trématodes ; en effet, il y a deux ventouses, l'une orale et l'autre ventrale. Entre ces deux ventouses, la partie antérieure du corps de l'animal est cylindrique ; en arrière, la forme varie pour les deux sexes. La partie postérieure est à peu près cylindrique chez la femelle, mais avec quelques irrégularités déterminées par la saillie des organes internes. Chez le mâle, cette même portion est toute différente, elle présente ce que l'on est convenu d'appeler le canal gynécophore ; ici l'apparence cylindrique ne tient qu'à une sorte d'enroulement longitudinal jusqu'à chevauchement des deux bords de la gouttière ventrale (fig. 56). La femelle est maintenue embrassée par le mâle dans ce conduit où il la porte ; quand cette dernière grossit, après fécondation, elle s'échappe en grande partie du canal gynécophore, mais jamais complètement.

Telle est la forme générale des bilharzies, voyons maintenant quelques-uns des détails de leur structure.

Mâle. — Le mâle, blanc, opalescent, long, avons-nous dit, d'un centimètre et demi à peine, est gros comme un oxyure. La partie antérieure de son corps est lisse, le reste est au contraire hérissé de papilles coniques, recouvertes de petites épines cylindriques ; plus on avance vers la partie caudale et plus ces saillies sont élevées. Le canal gynécophore, sauf en son milieu, en est également tapissé, et les ventouses orale et ventrale sont comme chagrinées.

Au-dessous de la cuticule, du tégument externe du ver, on rencontre une double assise musculaire, il y a une couche longitudinale et une couche diagonale.

Empressons-nous de le dire, ces muscles n'ont rien à voir avec l'enroulement signalé sur la partie postérieure, du côté de la face ventrale.

Le système nerveux est représenté, d'après Vialleton, par un croissant sus-œsophagien. Quant à l'appareil excréteur, il est constitué par deux canaux situés dans les parties latérales du corps ; ces deux canaux se réunissent bientôt en un conduit unique qui se termine vers l'extrémité postérieure du parasite. Le tube digestif commence à la ventouse antérieure, il se renfle d'abord en un court pharynx ; l'œsophage se continue avec l'intestin constitué par deux branches qui se terminent assez loin par un seul cul-de-sac, un seul cœcum terminal.

Contrairement à ce que l'on trouve en général dans ces espèces, où la complexité des organes génitaux est extrême, la chose est ici des plus simples. Un peu en arrière de la ventouse postérieure, il y a cinq ou six vésicules testiculaires arrondies. Ces vésicules aboutissent à un canal déférent, ce dernier s'ouvre dans le canal gynécophore, l'orifice est circonscrit par un *petit bourrelet*, mais en somme *il n'y a pas d'organe copulateur.*

Femelle. — La femelle, avons-nous dit, est plus longue que le mâle (2 centimètres), elle est aussi fine qu'un fil de soie

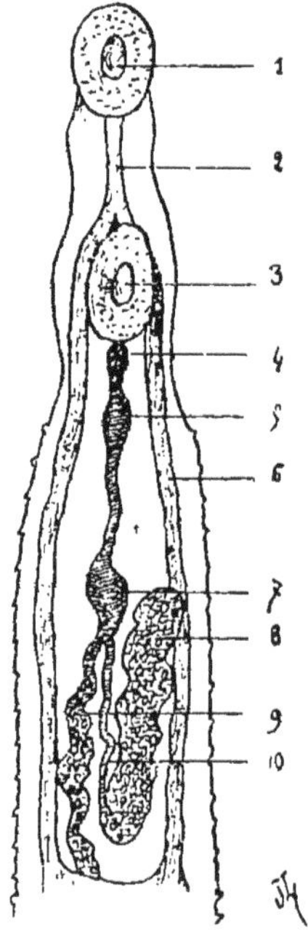

Fig. 57. — Bilharzia Haematobia (femelle), d'après L. Looss.
1 ventouse orale — 2 œsophage — 3 ventouse ventrale — 4 vulve — 5 utérus — 6 tube digestif — 7 glande coquillière — 8 germigène — 9 oviducte — 10 conduit vitellin.

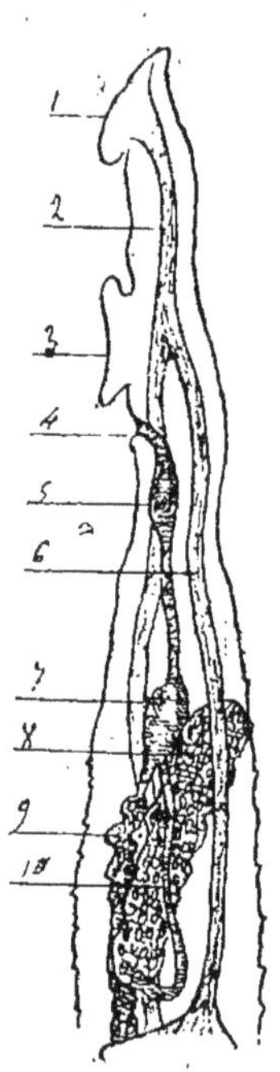

Fig. 58.— Bilharzia Haematobia (femelle), d'après Looss.
1 ventouse orale — 2 œsophage — 3 ventouse ventrale — 4 vulve — 5 utérus — 6 tube digestif — 7 glande coquillière — 8 germigène — 9 oviducte — 10 conduit vitellin.

et passe aisément inaperçue dans le sang de la veine porte;

elle est blanche, quand l'intestin est vide; de couleur foncée,
dans le cas contraire. Le corps va un peu en s'épaississant
d'avant en arrière; la cuticule, comme chez le mâle, est
revêtue d'épines cylindriques, toujours plus développées
dans la région caudale. Ces épines sont dirigées en avant et
empêchent le glissement de la femelle dans le canal gynécophore; elles sont caduques et bien moins fortes que chez le
mâle. Les ventouses sont également beaucoup plus faibles
que dans le sexe fort (fig. 57).

Le tube digestif, avec quelques variantes, ressemble à
celui que nous venons de décrire chez le mâle. Les autres
appareils sont aussi très semblables; toutefois, l'appareil
excréteur est relativement très développé (fig. 58).

Quant aux organes génitaux, ils ont la même structure que
chez les autres distomes, mais ils sont beaucoup plus dis-
sociés en raison de l'allongement considérable du corps du
parasite en question.

L'ovaire ou germigène est ovale et se trouve entre les deux
branches intestinales, au moment, où elles se réunissent pour
former un canal unique. De l'ovaire part un canal, l'oviducte,
qui finit par s'anastomoser avec un autre canal, le conduit
vitellin, venant des organes glandulaires vitellogènes. Le
canal unique ainsi formé par le confluent des deux autres dé-
bouche ensuite dans la glande coquillière. Cette glande ressemble à une poire, à un fruit effilé à sa partie supérieure.
Elle est revêtue à l'intérieur par un épithélium spécial, chargé
de sécréter la coquille de l'œuf, la portion effilée fournit l'é-
peron. A la suite de la glande coquillière se trouvent l'utérus et
la vulve, qui s'ouvre en arrière de la ventouse dite ventrale.

La femelle, plus longue que le mâle, n'est pas tout entière
contenue dans le canal gynécophore; elle le dépasse beaucoup
surtout en arrière; les deux animaux sont ventre à ventre;
par suite de l'absence de tout organe d'accouplement, le
sperme s'écoule le long du canal gynécophore, glisse dans le
sillon ventral de la femelle et arrive à l'orifice vaginal où il
est pompé par capillarité. Il n'y a pas de canal de Laurer, c'est-
à-dire de canal faisant communiquer directement avec l'extérieur le point où s'abouche l'oviducte avec le canal vitellin.

Il semble que la saison ait une certaine influence sur la
ponte des femelles; c'est dans les mois de juin, juillet et

août que les œufs se rencontrent en plus grande abondance
dans les urines et dans les féces.

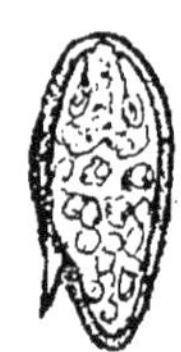
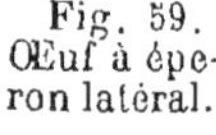
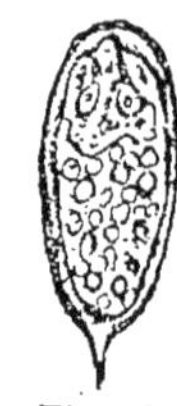

Fig. 59.
Œuf à épe-
ron latéral.

Fig. 60.
Œuf à épe-
ron polaire.

Œufs et Embryons. — C'est surtout
dans les urines de l'hôte qu'il faut
pratiquer la recherche des œufs (fig.
59 et 60). On peut les rencontrer dans
les caillots sanguins émis, mais on
les trouve en bien plus grand nombre dans les concrétions calcaires
qui se déposent au fond du vase contenant l'urine. Ces sortes de concré-
tions sont en effet presque entièrement constituées par des œufs.
On filtre et on recueille. Pour avoir des embryons en bon
état, il est préférable d'opérer dans les périodes de rémission
de la maladie; lorsque l'urine est trouble et qu'il y a de fortes
hématuries, les œufs sont en général altérés.

Si l'on veut examiner les œufs tout à loisir, ainsi que les
embryons qu'ils contiennent, le meilleur milieu est encore
l'urine, car dans ce liquide, à moins d'une pression trop forte
du couvre-objet, l'œuf n'éclot pas et l'embryon immobile
dans sa coque ne peut échapper à l'observation par des mouvements intempestifs (fig. 61).

Quant à la fixation dans la forme, il est très difficile d'y
arriver pour les embryons encore renfermés dans l'œuf. La
coquille schitineuse se laisse très difficilement pénétrer. Pour Vialleton, le meilleur
mode de préparation est le suivant. Accouchement de l'œuf dans une goutte d'eau,
fixation à l'acide osmique à 1 0/0, transport
sur une lame munie d'une couche d'albumine,
asséchement et passage à l'alcool à 90°, coloration et montage au baume.

Œuf. — Les œufs se rangent en deux catégories: les œufs à éperon polaire ou terminal et les œufs à éperon latéral (fig. 59 et 60).

Les œufs à éperon terminal sont ceux
que l'on rencontre communément dans les
urines. Leur volume est un peu variable, la
longueur varie de 130 à 210 μ, la largeur
entre 45 et 60 μ; l'éperon, terminé par une

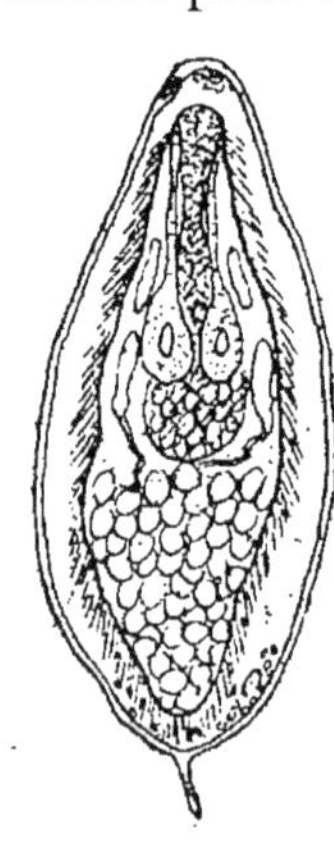

Fig. 61. — Œuf de
Bilharzia conte-
nant un embryon,
d'après Looss.

pointe acérée, mesure en moyenne 20 µ, d'après les mensurations que j'ai pu faire sur les produits rendus par mon malade en 1891 (1). La forme est celle d'un ovoïde légèrement aplati ; l'une des extrémités, la moins grosse, est surmontée par l'éperon plein. L'enveloppe de l'œuf est par ailleurs uniformément lisse et l'on ne trouve nulle part de clapet, comme dans les œufs des distomes hermaphrodites. Il n'y a pas davantage de fissure quelconque. Assez mince, la coquille est doublée d'une seconde enveloppe ovulaire.

Quant aux œufs à éperon latéral, ils se présenteraient de préférence dans les féces, dans la dysenterie bilharzienne. Il faut savoir que l'éperon peut même manquer totalement.

Il ne s'agit pas pour cela de variétés de la bilharzie (*Capensis*, d'Égypte, etc.), comme certains l'ont voulu, car on peut trouver et suivre tous les intermédiaires entre l'œuf à éperon polaire et l'œuf à éperon latéral, entre l'œuf armé et l'œuf inerme.

Embryon. — L'embryon (fig. 62) renfermé dans la coquille a été étudié autrefois par Cobbold, Joannès Chatin, Sonsino, et à nouveau dans ces derniers temps par Looss (2), Lortet, Vialleton, Railliet (3), Brock, etc. (4).

Les dimensions de l'embryon sont assez variables ; cela tient à ce qu'il se laisse déformer par la lamelle couvre-objet ; il semble alors s'étaler et avoir des dimensions supérieures à l'œuf (170 µ de long sur 75 µ de large, en moyenne, d'après nos calculs).

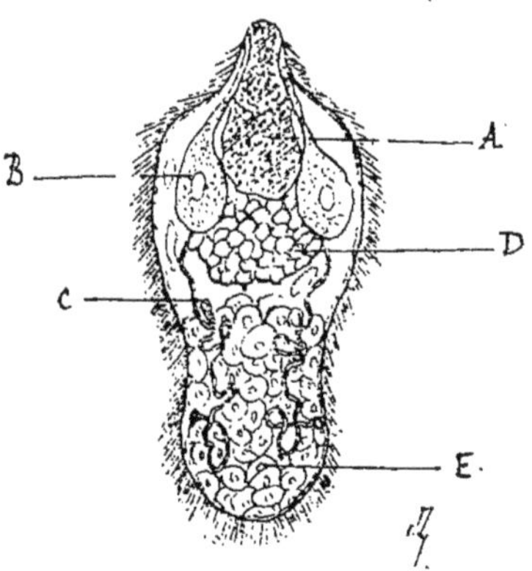

Fig. 62. — Embryon de Bilharzia, d'après Looss.
A, Tube digestif.—B, glande.—C, tubes excréteurs. — D, système nerveux. — E, cellules germinales.

(1) J. Brault, *Gazette hebdomadaire de médecine et de chirurgie.* Paris, 8 août 1891.

(2) Looss, *in* Leuckart, Die parasiten des Menschen, 1er volume, pages 519 à 528.

(3) A. Railliet, Observations sur l'embryon du Gynaecophorus hæmatobius. *Bulletin de la Soc. zool. de France,* page 161, 1892.

(4) Brock, Anatomy and physiol. of the Bilharzia ovum (*The Lancet*, II, page 622, 1893) ; On the bilharzia hæmatobia (*Journ. of Path. and Bact.,* page 52, 1893).

Sa situation dans l'œuf n'est pas toujours la même; l'extrémité céphalique munie d'un rostre correspond en général au gros bout de l'œuf, c'est-à-dire à l'extrémité opposée à la pointe, mais la disposition inverse peut s'observer de temps à autre.

L'embryon, dans la coquille, est ovoïde; il s'étrangle au contraire lorsqu'il vient à sortir par la déchirure de l'œuf qui lui livre passage : enfin il s'allonge et devient un peu cylindrique, une fois libre.

Les téguments sont représentés par une enveloppe épithéliale recouvrant une couche musculaire longitudinale et transverse comme chez l'embryon de la douve. La surface en est recouverte de cils et de petites pointes (Looss). Les cils sont touffus et serrés, ils manquent au niveau du rostre. Les pointes se disposent en deux couronnes, l'une à la base du rostre et l'autre vers l'équateur de l'embryon.

Le tube stomacal est constitué par une sorte de sac ouvert en haut et rempli d'une matière granuleuse. Deux glandes flanquent de chaque côté ce rudiment de tube digestif, ce sont des glandes unicellulaires avec un gros noyau très apparent. Elles s'ouvrent à l'extérieur de chaque côté de l'extrémité céphalique, mais non dans le tube stomacal lui-même (Looss).

Le système nerveux est représenté par un amas de cellules sphériques placées au-dessous du tube stomacal sous forme d'un bloc de substance granuleuse finement ponctuée (Looss).

La partie postérieure de l'embryon est occupée par de grosses cellules à protoplasma réfringent avec de gros noyaux, ce sont là probablement les futures rédies de la *Bilharzia*.

Pour ce qui est du système excréteur, il a été très bien décrit par Looss et Railliet. Il est représenté par une paire de canaux fins, entortillés sur eux-mêmes et qui s'ouvrent d'une part dans la cavité générale, d'autre part à l'extérieur (Lortet, Vialleton). Ces tubes sont terminés par quatre entonnoirs munis de flammes ondulantes entrevues par Cahier. Les pavillons postérieurs communiquent au dehors, du côté de la face ventrale, vers le tiers postérieur de l'embryon.

Le stade embryonnaire de la Bilharzie. — Le développement et les migrations de l'embryon que nous venons de décrire sont loin d'être connus, nous touchons là au point capital de l'histoire de la bilharzie, au problème qui passionne encore les parasitologistes; malgré les plus nombreuses et les plus patientes recherches, les premières phases du développement des bilharzies, qui se passent dans les voies génitales de la femelle, nous sont inconnues. *Il y aurait lieu d'établir là de nouvelles recherches et d'examiner de plus près les œufs encore contenus dans l'appareil génital.*

Nous ne voudrions pas trop insister sur une hypothèse qui s'est présentée à notre esprit en face des trop nombreux résultats négatifs concernant la culture des embryons; nous l'énoncerons simplement en quelques mots. On peut se demander un instant si les œufs que l'homme émet, et sur lesquels ont porté les expériences, *n'ont pas passé leur limite de conservation et ne sont pas trop mûrs pour produire aucune infestation.* Il se pourrait qu'il y eût d'autres hôtes, d'autres conditions de vie en dehors du milieu humain pour les bilharzia, qui se trouveraient en quelque sorte *fourvoyés* chez nous.

Nous avons dit que le milieu favorable pour observer les œufs et leur contenu était l'urine; c'est l'eau qui est au contraire le milieu propice pour observer l'évolution de l'embryon (1).

Ce n'est pas à dire que l'on ne puisse jamais voir d'embryon libre dans l'urine; j'ai signalé en passant la chose dans mon observation en 1891; mais il s'agit ici d'un artifice de préparation, l'accouchement de l'œuf a été obtenu par la pression de la lamelle couvre-objet. Dans ces conditions, l'embryon ne peut être observé que très peu de temps, parce qu'il se dissout.

Il en est différemment pour l'œuf placé dans l'eau. Immédiatement après immersion dans ce liquide, l'éclosion spontanée ou plutôt naturelle se produit. L'embryon s'agite et se retourne dans sa coquille, donnant de forts « coups de bélier ». Bientôt l'enveloppe ovulaire cède et une déchirure, variable

____

(1) J. Brault, *loco citato.*

comme siège et comme dimensions, livre passage à l'embryon qui engage son extrémité céphalique à la portière; il lui faut toujours s'engager tête première, sous peine de ne pouvoir sortir.

Quelques nouveaux efforts et il est enfin libre. Que va-t-il devenir? Comme l'embryon de la douve, sitôt libre, il se met à nager, mais il ne vit pas ainsi au delà de quelques heures. Au bout de ce laps de temps, il meurt, reprend la forme ovalaire et se dissout. Pour les uns, avant de mourir, il émet les globules réfringents qui remplissent la partie postérieure de son corps; pour d'autres, il en émettrait fort peu.

D'après les hypothèses les plus répandues et les plus récentes, l'embryon, qui vit peu de temps dans l'eau, n'y émettrait pas de rédies, mais passerait, comme cela arrive pour la douve du foie, dans un hôte particulier.

Malheureusement, cet hôte ne nous est pas du tout connu, c'est là dessus que s'épuisent jusqu'à présent les recherches des zoologistes les plus compétents, et c'est là le point capital qui viendrait mettre au complet l'histoire de la bilharzie. De nombreuses expériences ont été instituées. On a ensemencé une multitude d'aquariums de diverses grandeurs, avec toutes les précautions désirables, en les garnissant même de la faune aquatique des pays où se rencontrent le plus et le mieux les bilharzies, ces expériences ont été vaines. Nous connaissons l'embryon infusoriforme bien fait pour la vie aquatique, nous connaïssons la phase adulte, mais les deux termes qui les séparent, apparemment comme chez les douves, rédies et cercaires, échappent totalement à la science.

On a essayé de cultiver les embryons dans du lait, du sang; mais dans ces conditions les œufs n'éclosent pas. En somme, c'est dans l'eau seulement que l'éclosion se produit normalement, et encore l'embryon ne tarde-t-il pas à y mourir, à moins de rencontrer l'individu rêvé.

Ni les mollusques de nos pays, ni les mollusques recueillis en Égypte, ne se sont montrés des sujets complaisants. On a essayé également d'infester de gros animaux en leur faisant ingérer des œufs, en leur en injectant dans le sang; des cobayes, des lapins, n'ont rien pris. Il en a été de même pour le singe, ainsi que pour un bovillon à qui on avait fait avaler un nombre considérable d'œufs, soit dans du son mouillé, soit dans son eau d'abreuvage (1) (Lortet, Vialleton). Il ressort naturellement de tout cela que la démonstration rigoureuse de l'évolution des bilharzia entre leur stade embryonnaire et leur phase adulte reste entièrement à faire.

Quelques auteurs, en particulier Chevreau et de Chazal(2), pensent que la bilharzie peut accomplir son cycle tout entier chez nous. Ces derniers se basent sur ce qu'ils ont trouvé jusqu'à huit vers adultes dans une même tumeur vaginale. « Nous ne sommes pas éloignés d'admettre la reproduction sur place, disent ces auteurs, puisque nous trouvons jusqu'à huit vers adultes dans une même petite tumeur vaginale, cela donne à penser qu'une même vessie ou un même vagin peut contenir un grand nombre d'adultes. »

Mais d'après ce que l'on sait de l'histoire naturelle et des expériences qui ont été instituées, cette hypothèse paraît très peu vraisemblable.

2. — LA BILHARZIOSE

J'ai terminé l'histoire de la bilharzie, j'arrive à l'étude de la bilharziose, c'est-à-dire de l'infestation humaine.

Étiologie. — Comme nous l'avons vu dans cette histoire, nous ne connaissons que le commencement et la fin, c'est à dire que nous ignorons complètement, sous quelle forme et comment nous absorbons le parasite.

Pour la plupart des auteurs, l'infestation se ferait par l'eau de boisson. En Égypte, où la bilharziose est plus fréquente que partout ailleurs, on a essayé à maintes reprises, soit sur place, soit à l'aide de missions, de connaître la façon dont la chose pouvait se produire. On accuse surtout les eaux du Nil Blanc qui viennent des plateaux boisés qui séparent le bassin du Congo de celui du Nil. Sans conteste, la population éclairée des villes qui filtre son eau est beaucoup moins atteinte que les populations rurales.

Les Fellahs boivent l'eau des *birkets;* ces sortes de mares, dues au mode particulier de construction du pays, sont souil-

____

(1) Voir Lortet et Vialleton, Etude sur la Bilharzia haematobia (*Ann. de l'Université de Lyon*, 1894).
(2) Chevreau et de Chazal. *Soc. méd. de l'île Maurice.* 1890.

lées de toutes façons par la population indigène totalement ignorante des règles de l'hygiène la plus élémentaire. Les détritus, les excréments sont déposés sur les bords, on s'y baigne, on s'y lave de toutes façons, c'est un cloaque; de sorte que l'on peut voir d'ici ce que peut être cette eau potable, portée ensuite dans la cruche des femmes jusqu'au *zir* (1) puant et non filtrant de la maison. Mais, ni dans l'eau du Nil, ni dans les birkets, on n'a pu retrouver la bilharzie ou des animaux contenant ses intermédiaires, malgré une foule d'analyses portant sur les crustacés, les mollusques, les infusoires qui fourmillent dans ces eaux. Néanmoins, étant donné ce que nous connaissons des embryons des autres trématodes, étant donné ce que nous connaissons de l'embryon cilié du Bilharzia, véritable animal aquatique qui semble attendre l'eau pour éclore, étant données aussi les observations qui prouvent que ceux qui se servent d'eau filtrée sont moins atteints que les autres, on peut penser, avec la majorité des auteurs, que c'est par l'eau de boisson que nous nous trouvons infestés.

Certains auteurs (2) ont supposé que le parasite pénétrait à travers la peau; Bilharz lui-même admet ce mode d'infestation pour un porteur d'eau qui avait habituellement une outre sur le dos.

Au Cap et à Natal, d'après Harley, les indigènes s'imaginent que le parasite s'introduit par l'urètre au moment du bain, aussi beaucoup se lient-ils ou se coiffent-ils la verge au moment d'entrer dans l'eau.

Dans ces pays, les hommes et les jeunes gens qui se baignent journellement seraient plus atteints que les jeunes filles et les femmes qui s'abstiennent des bains de rivières.

Ce n'est pas tout, quelques-uns ont pensé (et je dirai même que Cahier (3) m'a prêté à tort cette opinion que *je rapportais simplement d'une façon tout à fait dubitative*), quelques-uns ont pensé, dis-je, que la bilharziose pouvait passer de l'homme à la femme, et réciproquement, dans les rapprochements sexuels; c'est là une hypothèse toute gra-

---

(1) Zir, vase en terre où l'on conserve la provision d'eau.
(2) Harley, Kartulis, etc.
(3) Cahier, la Bilharzia haematobia en Tunisie. (*Arch. de méd. et de pharm. mil.* 1893, page 101).

tuite et peu vraisemblable ; sans qu'il y ait rien cependant qui puisse la contredire d'une façon absolue.

En résumé, la porte d'entrée doit être le tube digestif, et le parasite nous est très probablement apporté par les ingesta, l'eau de boisson, en particulier. C'est de ce côté qu'il faut indubitablement chercher et se défendre, comme nous le verrons plus loin en parlant du traitement et de la prophylaxie.

Distribution Géographique. — La bilharziose humaine n'a encore été observée qu'en Afrique et dans certains points de la côte d'Asie qui se trouve en face (fig. 63).

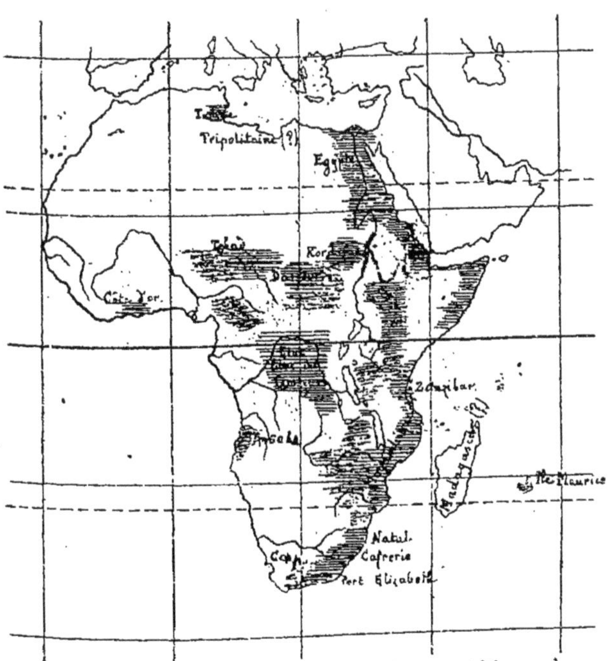

Fig. 63. — Répartition de la bilharziose en Afrique.

C'est en Égypte que le parasite a été découvert, et c'est dans ce pays que la maladie est surtout répandue. Le ver a été retrouvé 117 fois sur 363 cadavres (Griesinger), 30 fois sur 54 autopsies de sujets *arabes* (1) (Sonsino); Koch a cons-

(1) Le même auteur, sur 308 enfants de l'école de Tantah, a trouvé la bilharziose sur 1/3 des sujets soumis à son observation.

taté l'hématurie bilharzienne 9 fois sur 10 chez les indigènes égyptiens.

La maladie s'étend dans l'Afrique septentrionale ; nous ne savons rien pour les pays très en retard comme la Tripolitaine et le Maroc, mais il est plus que probable que la maladie s'y rencontre (1).

Quant à la zone intermédiaire, Algérie et Tunisie, voici ce que nous connaissons :

Au mois de juin 1891 (2), j'ai donné la *première démonstration irréfutable de la présence de la maladie dans notre colonie de la Régence*. J'ai eu à ce propos une discussion de priorité avec M. Villeneuve, de Marseille. Je ne saurais entrer ici dans le fond du débat, ni soulever une question personnelle ; je citerai simplement ce que dit à ce sujet M. le professeur R. Blanchard (3).

L'auteur, après avoir rappelé les réserves et les critiques qu'il dut faire, le 18 juillet 1891, à la Société de biologie (4), touchant la première observation de M. Villeneuve, trop imparfaite pour avoir la moindre valeur démonstrative, continue ainsi : « La note dans laquelle Villeneuve annonce sa découverte a été publiée à Marseille, le 30 juin 1891. *Ce même jour*, Brault adressait de Lyon à la *Gazette hebdomadaire de Médecine et de Chirurgie* une note détaillée dans laquelle il faisait connaître une observation d'hématurie bilharzienne durant déjà depuis trois ans et demi et devenue manifeste après *huit mois de séjour à Gafsa*. Le malade était alors soldat dans l'un des régiments du corps d'occupation de Tunisie ; il n'a jamais habité aucun autre pays étranger. Le 29 juin, Brault avait eu l'occasion de montrer à plusieurs de ses collègues de l'école du service de santé militaire les préparations obtenues avec l'urine de son malade et renfermant soit des œufs, soit des embryons libres (5) ; par la suite, il m'a envoyé à moi-même plusieurs prépara-

(1) Pour le Maroc, pays montagneux, je ne parle que du Sud.
(2) J. Brault, *Gazette hebdomadaire de médecine et de chirurgie*, 8 août 1891. Voir la note de la Rédaction), page 282. — Voir également pages 398 et 409, et J. Brault, *Lyon médical*, 2 août 1891.
(3) R. Blanchard, les Vers du sang, p. 93. — Laveran et R. Blanchard, les Hématozoaires de l'homme et des animaux.
(4) *Séances et Mém. de la Société de Biologie*, 1891, page 612.
(5) Nous nous sommes expliqué plus haut à ce sujet.

tions microscopiques (1), dans lesquelles j'ai effectivement reconnu les œufs du schistosomum hæmatobium.

« La netteté de ces constatations augmentait l'intérêt de l'observation de Villeneuve et faisait tomber les objections, ou tout au moins les réserves que celle-ci avait suscitées.

« Je crois donc résumer impartialement le débat qui s'est élevé entre Villeneuve et Brault, en disant que ces deux observateurs ont fait connaître simultanément et indépendamment l'un de l'autre l'endémicité de la bilharziose en Tunisie, tout au moins dans le Sud de ce pays. *Toutefois, ce fait capital n'a été démontré avec une certitude absolue qu'à la suite de la publication du travail de Brault.* »

L'observation de Cahier, publiée l'année suivante, porte à trois les cas observés dans le sud de la Tunisie, soit à Gabès, soit à Gafsa. Il est bien probable que d'autres soldats du corps d'occupation ont été atteints par l'hématurie bilharzienne, mais le diagnostic n'a pas été posé, ou les observations sont restées inédites. Suivant Cahier, l'endémie existe surtout chez les Arabes et les nègres habitant l'oasis, c'est aussi ce que m'a répondu à l'époque M. le D\u02b3 Simon (2) ; mais, je le répète, on ne peut savoir le nombre de blancs de la garnison qui ont été pris, soit parce que, ne souffrant pas, ils ne se sont pas présentés à la visite, soit parce que l'affection un peu inattendue n'a pas été diagnostiquée (3).

Sonsino, qui est allé un peu plus tard faire tout exprès un voyage en Tunisie, n'a pas observé la maladie dans le nord de la Régence (4), mais il en a rencontré plusieurs cas à Gabès, dont quatre cas sur des individus venant de Kebilli, sur les bords du Chott-el-Djérid. C'est dans le centre de Gafsa, que j'ai signalé, que l'affection se montre la plus fréquente et la plus grave ; la maladie y est endémique et parfois aussi sévère qu'en Égypte.

---

(1) Et des urines.
(2) Après ma constatation, j'ai fait rechercher par ce collègue et ami s'il existait d'autres cas à Gafsa.
(3) Au dire de mon malade, dans le détachement de Gafsa, alors qu'il s'y trouvait, il y avait *14 autres soldats*, ses camarades, qui présentaient comme lui des urines sanglantes.
(4) Un de mes distingués camarades de l'armée, le D\u02b3 Remlinger, m'a écrit que, malgré ses patientes recherches, il n'avait jamais rencontré un seul cas de bilharziose dans la Tunisie septentrionale.

Comme le dit M. R. Blanchard, j'ai émis l'opinion que l'Algérie n'était pas absolument indemne (1).

Dans une lettre publiée en 1891 (2), j'ai en effet avancé que le sud de la province de Constantine, sur les confins de la Tunisie, était probablement infesté par le parasite. Je me basais sur la configuration géographique du pays et aussi sur une observation malheureusement trop vieille. Il s'agissait d'un officier qui n'avait jamais quitté la France que pour faire campagne quinze ans auparavant dans le sud constantinois, assez près de la frontière tunisienne. Ce malade, sans cause appréciable (blennorragie, lithiase, tuberculose, etc.), présentait depuis cette époque des troubles urinaires accompagnés de temps à autre de légères hématuries. Depuis quelque temps déjà, il avait tous les signes d'une pyélo-néphrite. Malgré de très nombreuses recherches, je n'ai pu retrouver d'œufs, mais il se peut faire que l'animal fût mort après tant d'années et que je ne fusse plus en présence que de lésions consécutives à son passage.

Je le répète, les régions des Chotts, dans le sud constantinois et le sud oranais, me paraissent des pays propices pour le développement de l'endémie bilharzienne.

Je n'ignore pas que, depuis quelque temps, on parle de cas observés dans le sud de l'Algérie, mais bien que ces constatations soient la confirmation de mes prévisions, je me vois obligé de faire quelques réserves sur l'origine autochtone de ces observations, parce qu'il s'agit de nègres soudanais qui ont pu être tout simplement atteints dans leur pays d'origine.

Le Tell me paraît déjà une région un *peu froide* pour la culture de la bilharzie (3). Quant à la région des Hauts-Plateaux, nous savons, comme le dit de Brun, *que les hautes altitudes semblent opposer au parasite une barrière infranchissable* (4).

Grâce aux rapports que nous aurons de plus en plus avec le Sénégal et le Soudan par le sud, la maladie nous viendra peut-être de ce côté (5) ; il est même bien probable qu'il en

(1) Laveran et Blanchard, les Hématozoaires de l'homme et des animaux, tome II, page 97.
(2) *Gazette hebdomadaire de méd. et de chir.*, 1891, page 409.
(3) Rappelons-nous ce qui vient d'être dit pour la Tunisie septentrionale.
(4) De Brun, Maladies des pays chauds, page 132.
(5) Je le répète, nous serons toujours protégés par la barrière des Hauts-Pla-

existe déjà des cas chez les indigènes des oasis du Grand Sud.

Nous ne connaissons pas depuis assez longtemps la bilharziose, pour savoir exactement si c'est une maladie en voie d'extension ou de régression ; dans le doute, nous devons nous méfier et prendre nos précautions.

C'est peut-être parler avec trop d'insistance de la Tunisie et de l'Algérie, mais le danger nous touche de si près que j'ai cru devoir entrer dans quelques développements.

Dans l'Afrique occidentale, si riche en parasites de toutes sortes, la bilharziose ne pouvait faire défaut. Elle existe à n'en point douter sur la Côte d'Or, au Cameroon et aussi dans l'Angola ; récemment Leâo a constaté sa présence à Caleinda et à Mossamedes (1).

Sur la côte orientale, le parasite se retrouve depuis l'Égypte jusqu'au cap de Bonne-Espérance, où il a été signalé en 1864 par Harley. On l'a observé en tant de places que l'on est pour ainsi dire autorisé à regarder son domaine comme continu. Les troupes italiennes qui ont opéré sur les bords de la mer Rouge ont été atteintes dans une assez forte proportion. A Zanzibar, la bilharziose est commune ; je l'ai cherchée chez un Zanzibarite que j'ai eu dans mon service au Dey, mais il n'en était pas porteur (2).

Sur la côte du Mozambique et dans tout le cours inférieur du Zambèze, la maladie se rencontre également ; les indigènes lui donnent le nom typique de *passage du sang*.

En descendant toujours, on continue à trouver la bilharziose : à Port-Natal (Cobbold, Fritsh), dans la baie de Sainte-Lucie et de Delagoa (Lyle), à Port-Elisabeth, etc.

Dans l'Afrique centrale, l'affection est presque partout répandue du nord au sud : le Tibbu, le Tchad, le Darfour, le Kordofan (Nachtigall), l'état indépendant du Congo, le Transvaal, la Cafrerie anglaise, font en effet aussi partie du domaine géographique de la bilharzie.

Quant aux îles africaines de l'océan Indien, la bilharziose aurait été observée, mais d'une façon très vague, sans détails précis à : Nossi-Bé, la Réunion, Madagascar. La chose est au

eaux, et la bilharziose n'envahira probablement jamais que le sud de l'Algérie.

(1) Leâo, *Archivos de medicina*, I, pp. 337-366, 1897.
(2) Cet homme avait été rapatrié par erreur avec les convoyeurs Kabyles à la fin de la campagne de Madagascar. 1895.

contraire tout à fait sûre pour Maurice, où Chevreau et de Chazal ont pu réunir plus de 30 observations.

Lors des rapatriements, à la suite de la campagne de Madagascar, j'ai été à même de faire à cet égard de très nombreux examens; tous mes efforts ont été vains.

J'ai dit en débutant que la bilharziose se rencontre en certains points de la côte d'Asie qui nous regarde. On l'a en effet observée en Arabie, à la Mecque et sur la côte occidentale de l'Hindoustan ; Hatch, qui en a vu 12 cas à Bombay, assure que ce sont surtout les musulmans *retour des pèlerinages* qui sont atteints par l'affection (1).

En face de cet immense domaine géographique, de cette immense diffusion dans toutes les contrées du continent Africain, on ne peut s'empêcher de reconnaître que la bilharziose a bien un des premiers rôles dans la pathologie africaine proprement dite, et l'on peut se demander si, sur cette étendue considérable de territoires, il n'y a pas des millions de gens atteints par cette maladie encore trop souvent sérieuse et parfois mortelle en raison de ses complications.

Etude clinique et anatomo-pathologique. — Dans tous ces pays où elle se rencontre, la bilharziose ne frappe pas indifféremment, sans distinction d'âge et de sexe. Elle s'observe de préférence, à n'en pas douter, chez les hommes jeunes et les jeunes gens. La femme et la jeune fille sont moins atteintes, ainsi que les vieux. C'est une remarque générale qui ressort de toutes les statistiques produites par divers auteurs et recueillies dans les pays où la bilharziose règne avec le plus de violence. Rappelons ici quelques chiffres : en Egypte, d'après le professeur Kauffmann, la présence du parasite s'observe chez l'homme dans la proportion de 40 à 50 0/0 et chez la femme dans la proportion de 13 0/0 seulement. Sonsino, sur les enfants des écoles de Tantah, l'a rencontré chez 1/3 des petits sujets soumis à son examen. Brock, qui a observé chez les Boërs, dit qu'en trois ans il n'a vu la bil-

---

(1) J'ai à maintes reprises examiné les urines des légionnaires retour du Tonkin; au moindre trouble urinaire, et surtout à la moindre hématurie, j'ai fait les recherches nécessaires ; néanmoins, je n'ai jamais rien trouvé. Tout dernièrement, M. Railliet annonçait par contre, à la Société de Biologie (20 oct. 1899) que la Bilharzie du bœuf se rencontre même en Annam.

Il est bien difficile d'ajouter foi à la relation de Berkeley-Hill, qui soutient qu'il a observé deux cas de bilharziose autochtone en Angleterre.

harzie que chez les garçons. La race n'est peut-être pas sans influence dans l'espèce; mais, ici, il faut beaucoup se méfier des circonstances de milieu. En Égypte, les Fellahs et les Coptes sont plus atteints, d'après Bilharz; les Nubiens et les Nègres viennent ensuite, mais il faut surtout remarquer que ce sont les populations rurales, qui ne savent pas filtrer leur eau, qui paient de beaucoup le plus lourd tribut à l'affection. A la ville, les classes pauvres sont plus spécialement contaminées (1).

La bilharzie se rencontre à l'état adulte : dans la veineporte de l'homme et dans ses branches, dans la veine cave et ses affluents, dans la veine rénale et dans les plexus de la vessie et du rectum. L'absence de valvules dans le système porte permet d'expliquer très simplement la descente de la bilharzie par la veine mésaraïque jusque dans les veines rectales. Arrivée dans ces dernières, elle peut passer également, en raison de nombreuses anastomoses, dans les veines honteuses internes et les veines vésicales. Je dois ajouter que Kartulis a rencontré une fois le Distomum dans la veine iliaque.

Il est une chose sur laquelle je ne saurais trop insister ici, c'est l'inégale répartition du parasite dans les ramifications tributaires de la veine porte. Le fait déjà signalé par Bilharz a été de nouveau remis en lumière par Lortet et Vialleton ; on ne trouve jamais que des mâles dans la veine splénique, les femelles ne s'y rencontrent pas. Tous les organes desservis par cette veine : rate, pancréas, estomac, ne contiennent jamais d'œufs (2).

Pourquoi ce singulier ostracisme des femelles? Sans doute, le sang de la veine splénique a une composition tout autre que celui des veines mésaraïques, mais est-ce bien là que se trouve la véritable raison? Jusqu'à présent, pour expliquer cette répulsion des femelles, on en est réduit à de pures hypothèses; cette anomalie est d'autant plus extraordinaire que la veine mésentérique, où colonise le plus et le mieux la bilharzie, s'abouche largement avec la splénique. Certains

(1) Nous ne voulons pas revenir sur ce que nous avons rapporté à propos des « Birkets » et des « Zirs » égyptiens.

(2) Dernièrement Kartulis revient sur ce fait; il pense d'autre part que les œufs ne sont pas entraînés par le courant sanguin, mais déposés directement là où on les trouve. Contrairement à Griesinger, il n'a jamais rencontré les œufs du parasite dans le sang du cœur.

auteurs ont voulu voir là une sorte d'instinct, permettant aux femelles de se diriger au plus court vers les muqueuses où les œufs ont le plus de chance d'arriver rapidement à l'extérieur; l'adaptation du parasite à un milieu où ses conditions de vie sont meilleures paraît plus vraisemblable; mais tout cela bien entendu se tient toujours dans le pur domaine des hypothèses et ne donne pas une explication satisfaisante de cette sélection au point de vue de l'habitat.

Le parasite se nourrit de sang; pour Kuchenmeister, il puise son liquide nourricier dans les vasa vasorum plutôt que dans le torrent circulatoire au milieu duquel il est plongé, mais c'est là une opinion qui n'a encore rien de démontré.

L'animal pond ses œufs en quantité, par amas, dans les vaisseaux sanguins; le cours du sang les entraîne dans les capillaires de divers organes en général creux, où ils s'accumulent et déterminent des lésions variables que nous envisagerons dans un instant, en traitant de l'anatomie pathologique.

Symptômes. — Le début de la maladie n'est pas toujours facile à préciser, car il est forcément très insidieux. Toutefois il existe une observation qui prouve que les choses se développent, se déroulent assez rapidement. On rapporte qu'un individu, resté quatorze jours à Suez, souffrait déjà d'hématurie bilharzienne, un mois plus tard à Bombay. Par lui-même, le parasite adulte paraît assez inoffensif; mais l'œuf, muni d'une pointe acérée, de l'éperon décrit plus haut, chemine à travers les tissus, les irrite et les déchire.

Suivant le lieu de résidence du parasite, on peut assister à deux types cliniques bien distincts. Lorsque les bilharzia habitent de préférence le système veineux intestinal, on observe une espèce de pseudo-dysenterie; lorsque le parasite loge au contraire dans les plexus vésicaux, c'est l'hématurie bilharzienne qui est le symptôme précoce et prédominant. Dans un certain nombre de cas, les signes se manifestent des deux côtés à la fois.

Bilharziose urinaire. — Quand le parasite habite les plexus vésico-prostatiques, venons-nous de dire, le symptôme initial est presque toujours l'hématurie. Il y a en effet des cas, comme ceux qui ont été signalés par Chevreau et de Chazal, Colloridi, etc., où l'urine n'a pas présenté la moindre trace de

sang. L'hématurie de la bilharziose est produite par les œufs
éperonnés. Ces derniers s'accumulent dans les capillaires,
transpercent la muqueuse et tombent dans la vessie; ce sont
ces milliers de petites effractions qui donnent lieu à l'écoulement sanguin.

Parfois l'urine est très sanguinolente, mais, la plupart du
temps, les choses se présentent ainsi : l'urine, assez claire dans
le début de la miction, devient seulement un peu trouble
et chargée dans la fin de cette dernière.

Voici quelques remarques personnelles que j'ai pu faire
autrefois sur le sujet que j'ai été à même d'observer. Les
urines étaient un peu rares, brunes; par le repos, elles se
séparaient en deux couches : l'une supérieure, claire, l'autre
inférieure, trouble, où l'on rencontrait : caillots et concrétions. En faisant l'expérience de Thompson, j'ai trouvé en
général dans le premier verre quelques caillots rouge groseille, dans le deuxième quelques concrétions et du mucus,
dans le troisième enfin, les mêmes éléments, mais une urine
plus teintée, plus rosée. L'analyse chimique, faite avec le plus
grand soin, n'a pas révélé de particularités importantes à
signaler.

L'analyse histologique est au contraire des plus sugges-
tives, puisqu'elle permet de faire le diagnostic d'une façon
irréfutable, puisqu'elle nous montre les œufs caractéristiques,
sur lesquels nous n'avons plus à revenir.

En même temps, et toujours d'une façon précoce, on rencontre des douleurs assez vagues comme siège. Ces douleurs
sont intermittentes et simulent des sortes de névralgies erratiques. Elles se manifestent : tantôt du côté de la fosse iliaque,
tantôt du côté des organes génitaux ou à la cuisse ; elles
sont spontanées ou accompagnent la miction. L'homme soumis à mon observation avait des lancées dans la sphère du
crural gauche, celui de Cahier, dans les saphènes des deux
côtés, jusqu'au genou.

Bien entendu, la miction est par elle-même souvent douloureuse, surtout vers la fin. Hatch, qui a voulu donner l'explication de ces sensations douloureuses, pense qu'elles
tiennent à l'irritation produite par la pointe offensive des
œufs du distome.

Bientôt le passage des œufs irrite la vessie, la cystite apparaît, l'urine fermente, enfin la purulence peut survenir à la moindre cause d'infection surajoutée.

Les fatigues, les efforts, les excès alcooliques ou vénériens ne sont pas sans influence sur les hématuries et les divers troubles urinaires. Il peut y avoir production de caillots sanguins, amenant lors de leur expulsion des douleurs fort vives.

L'obstruction de l'urètre, que l'on constate quelquefois, lorsqu'il lui arrive d'être chroniquement enflammé, s'explique par suite de l'accumulation des œufs et aussi par son boursoufflement ; le cathétérisme est très douloureux et la muqueuse saigne au moindre contact.

Il est une autre conséquence de la présence des œufs du bilharzia dans la vessie, c'est la lithiase vésicale, cette dernière est la complication habituelle de l'hématurie d'Égypte. Colloridi rapporte qu'à l'hôpital allemand d'Alexandrie elle coïncide, *80 fois* sur *100*, avec la bilharziose. Cela se comprend très aisément, étant donnés les lésions vésicales et les amas d'œufs qui servent de noyaux aux calculs.

Ce n'est pas tout, nous verrons plus loin, en traitant de l'anatomie pathologique, que la prostate et les vésicules séminales peuvent être trouvées farcies d'œufs dans les cas avancés ; dans ces circonstances, le sperme renferme des ovules et l'on pourrait observer de temps à autre des *éjaculations sanglantes*.

Pas mal de porteurs de bilharzia présentent des fistules urinaires : périnéales ou scrotales ; c'est là un fait qui avait frappé M. Vialleton, lors de son voyage au Caire, et qu'il me rappelait tout récemment. Les fistules peuvent également aboutir au rectum. C'est dans les cas graves que l'on observe de préférence ces trajets fistuleux ; lorsqu'il y a des infiltrations profondes des diverses couches de la vessie et de l'urètre avec abcès consécutifs s'ouvrant à l'extérieur.

Chez la femme, Chevreau et de Chazal ont signalé des lésions très caractéristiques. On observe d'abord de la vaginite chronique, puis un écoulement sanguinolent et fétide s'établit bientôt ; enfin, le toucher digital, assez douloureux, révèle sur les parois vaginales toute une série d'élevures, de nodosités plus ou moins rugueuses. Ce sont des tumeurs vermineuses, elles sont tantôt sessiles et tantôt pédiculées ; parfois très petites, elles peuvent atteindre le

volume d'une grosse noisette ; même dans ce cas, elles sont
surmontées de petites saillies verruqueuses ; assez vasculaires, un peu spongieuses, elles montrent à l'examen histologique une infinité d'œufs, on y trouve même des vers
adultes. En certains endroits la muqueuse est ulcérée et
suintante, en d'autres points, on rencontre des plaques
surélevées qui sont de même nature que les saillies décrites
il y a un instant. Nous ajouterons que l'on voit également
des incrustations calcaires et des productions vermineuses
polypoïdes sur le col de l'utérus.

Dans la bilharziose urinaire, ou plus exactement génito-
urinaire, il existe des lésions ascendantes qui peuvent monter jusqu'au rein, et on constate de l'urétérite et de la
néphrite ; mais il s'agit surtout là de lésions infectieuses,
de dilatations mécaniques bien plus que de lésions imputables au parasite lui-même. Ces accidents d'hydronéphrose,
de pyélite et de pyélo-néphrite, sont d'une extrême gravité,
et peuvent amener une terminaison fatale.

Bilharziose intestinale. — Passons au deuxième type,
le parasite se tient dans les veines mésaraïques et les
manifestations ont lieu du côté de l'intestin. C'est la fin
du gros intestin et surtout le rectum qui présentent le
maximum des lésions. Nous retrouvons là sur la muqueuse
intestinale les mêmes saillies que nous rencontrions tout
à l'heure sur le vagin. Il existe des hémorragies intestinales fréquentes, plus ou moins mélangées aux selles ;
les tubérosités polypiformes (1) font parfois issue jusqu'en
dehors de l'anus, simulant un peu des hémorroïdes.

On ne peut pas le nier, il y a dans cet ensemble un certain nombre de symptômes dysentériformes et on a parlé
assez justement de dysenterie bilharzienne ; mais il faut
savoir reconnaître qu'il n'y a jamais là de signes aussi nets,
aussi accusés, que dans le flux dysentérique aigu : ténesme,
épreintes, coliques, tout est atténué ; les selles ne sont pas
non plus aussi fréquentes ; ce qui fait penser le plus à la
dysenterie, c'est le sang mélangé aux matières alvines *souvent un peu diarrhéiques,* lorsque l'intestin se trouve par

____

(1) Ces polypes villeux à leur surface hérissent la muqueuse, qui peut être
saine, ou au contraire cicatricielle, dans leur intervalle.

trop irrité (1). La maladie en somme ressemble principalement à la dysenterie chronique, mais sans en avoir les signes généraux et les intermittences. Les œufs, surtout à éperon latéral, se rencontrent en grand nombre dans les selles.

Indépendamment de ces deux types cliniques, il existe quelques autres manifestations de la bilharziose du côté du foie, du cœur et des poumons, lorsque ces organes se trouvent envahis à leur tour par le parasite. Du côté du foie, on peut constater quelques douleurs vagues avec augmentation de volume, on *n'a jamais signalé d'abcès*. La bilharziose, tout particulièrement dans son pays de prédilection, en Égypte, se combine assez souvent avec la tuberculose, on retrouve alors les œufs dans l'expectoration. Quelques auteurs, et ceci est signalé dans le livre de Chevreau et de Chazal, quelques auteurs, dis-je, ont observé l'hypertrophie des ganglions lymphatiques de l'aine ; on a noté également l'hypertrophie des ganglions mésentériques. On ne peut, d'après les auteurs les plus compétents, voir autre chose qu'une coïncidence entre l'ulcère de Natal et les hématuries bilharziennes qui peuvent atteindre à la fois un même sujet. Il en est de même pour d'autres plaies plus ou moins insolites rencontrées également sur des porteurs de la bilharzie ; les œufs n'y ont pas été retrouvés.

Diagnostic. — Assez facile dans les pays où la maladie est endémique, il présente au contraire une certaine difficulté lorsqu'il s'agit de cas erratiques observés en dehors des contrées sciemment contaminées. Dans ces cas, c'est le plus souvent par pure élimination que l'on peut arriver au diagnostic, les commémoratifs sont de la plus haute importance, il faut insister longuement sur les différents pays habités par le sujet.

Lorsqu'il s'agit des voies urinaires, on doit éliminer successivement : la blennorragie, la tuberculose, les tumeurs et la lithiase pure.

---

(1) En outre, les complications classiques de la dysenterie : le pseudo-rhumatisme et l'abcès hépatiques ne se rencontrent pas dans la bilharziose intestinale.— (Voir J. Brault, les « Pseudo-dysenteries » dans les pays chauds. Janus, Amsterdam, n° novembre-décembre 1898 page, 243.) — Les « fausses dysenteries » ne sont d'ailleurs pas rares dans les pays chauds et tropicaux ; en dehors de la bilharziose, signalons, comme pouvant donner naissance à des flux dysentériformes : l'ankylostomiase, si fréquente en Afrique, les amibes, la verruga des Andes, le paludisme, la dengue, le béribéri, etc...

Il n'y a jamais le début aigu de la blennorragie; l'écoulement sanguin est rarement aussi abondant que dans les néoplasmes; contrairement à ce qui se passe pour les varices du col, l'hématurie n'est pas spontanée, mais accompagne la miction.

L'absence de signes dans les organes habituellement touchés par le bacille tuberculeux, l'état général; peuvent, dans la plupart des cas, faire éliminer la tuberculose.

La formation de calculs, avons-nous dit, accompagne très souvent la bilharziose, il est donc parfois difficile de la reconnaître de la lithiase avec pierres vésicales; toutefois l'examen histologique lèvera facilement tous les doutes. Cet examen doit être pratiqué toutes les fois que l'on se méfie, toutes les fois surtout que le sujet en question aura habité les colonies, ou d'une façon plus générale les pays chauds (1).

Il est une autre affection qui a été souvent confondue avec la bilharziose dans la zone intertropicale : c'est l'*hématurie filarienne*. Ici encore, l'examen microscopique a le pas sur tous les autres moyens de diagnose, bien que l'on sache que la filaire nocturne donne de l'hémato-chylurie bien plus qu'une hématurie pure ; Sonsino a su insister à juste titre sur cette marque de différenciation.

La bilharziose intestinale, nous l'avons déjà fait entrevoir à propos des symptômes, peut être rangée dans les *pseudo-dysenteries*. Dans les pays intertropicaux, où la dysenterie règne côte à côte avec la bilharziose, le diagnostic peut donc devenir délicat. La marche lente de l'affection, à réaction intestinale faible, permet d'éliminer sans doute assez facilement le flux dysentérique aigu, mais il n'en est plus de même pour la dysenterie chronique. Ici, heureusement, la coïncidence presque constante de phénomènes vésicaux, d'hématuries bilharziennes (2) peut mettre le clinicien en éveil. Le diagnostic sera complété par la recherche des œufs qui sont rendus par véritables paquets dans les selles et farcissent les végétations ano-rectales que l'on rencontre en pareil cas.

Cliniquement, ces dernières, hautes de 10 à 15 millimètres, villeuses et fermes, se différencient assez facilement des hémor-

(1) L'Afrique surtout, bien entendu.
(2) On observe bien, exceptionnellement, des hématuries dans la dysenterie vraie, mais c'est au fort des dysenteries aiguës très graves.

roïdes ; la présence des ovules permet immédiatement de les distinguer des productions analogues dues au cancer, à la syphilis ou à la dysenterie.

Anatomie pathologique. — Elle est fort intéressante, elle correspond, pour ainsi-dire, de point en point, à ce que nous avons dit précédemment des symptômes et de l'habitat du parasite.

C'est, bien entendu, vers les organes génito-urinaires qu'il faut, ici surtout, porter son attention ; les lésions que l'on y rencontre ont été fort bien décrites par Bilharz, Griesinger, Sonsino, Zancarol et surtout Damaschino.

A l'ouverture du ventre, on constate que la vessie est fort réduite comme volume (1), elle est en général très hypertrophiée. Afin de mieux étudier la muqueuse vésicale, Vialleton l'a isolée de la tunique musculaire et a fait des coupes après fixation dans le liquide de Muller. La muqueuse est farcie d'œufs : les uns sont contenus dans les capillaires, d'autres, déjà extravasés, occupent les mailles du réseau vasculaire. L'infiltration ovulaire, très capricieuse, se fait en verrue, en plaque, etc.

Il est ici un fait curieux et qui intéresse la pathologie générale, je dois le signaler en passant. Harrisson, en étudiant les lésions de la bilharziose urinaire, avait été déjà frappé de leurs relations avec le carcinome (4 observations) ; plus récemment Albarran (2) a montré dans une étude très détaillée la similitude de certaines productions bilharziennes avec l'épithélioma (3). *Un parasite peut donc faire des tumeurs semblables ou du moins très analogues aux tumeurs malignes* (4).

Les lésions, en tout point comparables à celles que nous venons de voir dans la vessie, se rencontrent dans le 1/3 inférieur des uretères. Ici cependant les œufs sont beaucoup moins nombreux, l'uretère est élargi, tortueux, étranglé à certains endroits, parfois incrusté de sels calcaires ; son épaisseur a

(1) Dans certains cas la cavité vésicale aurait de la peine à contenir une grosse noix (R. Blanchard).

(2) Albarran, *Archives de médecine expérimentale*, novembre 1897.

(3) Stephan Kartulis cite aussi un fellah de 30 ans atteint d'épithélioma du pied, l'auteur trouva des œufs calcifiés ou des débris d'œufs dans les papilles hypertrophiées, dans le chorion et dans le tissu cellulaire sous-cutané.

(4) Je dois ajouter que Fabre-Domergue s'inscrit absolument contre cette interprétation.

doublé ou même triplé de volume et les veines urétérales en
communication plus ou moins avec les sinus du plexus pelvi-
vésical sont envahies par les œufs.

Il y a de la néphrite, de la pyélite, de la pyélo-néphrite
dans les cas anciens ; nous avons déjà signalé la chose à propos des symptômes. Cela n'a d'ailleurs rien d'étrange après
ce que nous venons de dire au sujet de la vessie et des uretères ; *il s'agit surtout d'infections ascendantes surajoutées
et de distensions mécaniques*, pouvant aller jusqu'à l'hydronéphrose et l'atrophie du parenchyme rénal. Les œufs se
trouvent bien parfois jusque dans les reins, mais ils sont toujours en très petite quantité et ne donnent pas la clef des
accidents et des lésions rencontrés.

Je ne reviens que pour mémoire sur les lésions constatées
du côté du vagin, et du col utérin ; elles sont directement
appréciables pendant la vie du sujet et ressortissent bien plutôt à la symptomatologie qu'à l'anatomie pathologique. J'ajouterai simplement que chez l'homme la prostate et les vésicules séminales peuvent être infiltrées par le parasite ou
plutôt par ses produits ovulaires. Il y a ici un point particulier, les choses ne se passent pas comme pour la vessie ; alors
que c'est la muqueuse de cette dernière qui est surtout farcie
d'œufs, c'est surtout la couche musculaire des vésicules séminales qui est le siège de l'infiltration.

Du côté de l'intestin, les œufs ne forment jamais non plus
d'amas aussi considérables que dans la vessie ; ils transsu-
dent probablement avec plus de facilité, grâce à la mollesse
de la muqueuse intestinale qui se laisse mieux perforer. Rappelons cependant les tumeurs recto-anales plus ou moins
procidentes (1). Ces saillies peuvent être parfois très volumineuses, hautes le plus souvent de 10 à 15 millimètres ; elles
ressemblent à de véritables petits polypes, leur surface est
villeuse ; dans l'intervalle des saillies, la muqueuse est normale ou présente des cicatrices. La tumeur est surtout formée par la muqueuse, la partie axile seule est constituée par
un peu de tissu conjonctif sous-muqueux. Les œufs, couchés
parallèlement à la surface intestinale, occupent principale-

_____

(1) Belleli compare une de ces tumeurs, dont il a fait l'examen histologique,
à un fibro-adénome (*Progrès médical*, 1885).

ment la muqueuse, toutes les tuniques intestinales sont épaissies.

A côté des organes qui reçoivent directement les œufs apportés dans leur intérieur par les femelles qui viennent y pondre, il en est d'autres qui les reçoivent par l'intermédiaire du torrent circulatoire, tels sont : le poumon, le foie et peut-être d'autres organes encore. Pour le foie, on reste étonné que l'infestation ne soit pas plus grande et plus fréquente; en effet, si cet organe renferme des œufs de temps à autre, ils sont toujours en petit nombre et rendus inoffensifs par une sorte d'enkystement dans une coque conjonctive. Si quelques cas d'hépatites égyptiennes peuvent ressortir à la bilharzie, la plupart du temps, il n'est pas question de cet hôte qui n'a jamais, en tout cas, je le répète, amené d'hépatite suppurée. C'est là encore une dissemblance de la dysenterie bilharzienne avec le flux dysentérique vrai.

Nous avons dit que l'on ne rencontrait pas les œufs dans les organes tels que : pancréas, rate, estomac; en revanche, l'infestation du poumon est fréquente. Les ovules peuvent y arriver par deux chemins, soit par les veines hypogastriques, la veine cave, le cœur droit et l'artère pulmonaire; soit encore par le système porte, les veines sus-hépatiques, et les mêmes voies finales. Voici comment les choses ont lieu au niveau du filtre hépatique : tantôt les œufs passent du système porte dans les veines sus-hépatiques par les larges anastomoses aujourd'hui admises, tantôt ils suivent la voie capillaire, puis en sortent et voyagent à travers les espaces de Kiernan pour regagner la voie sus-hépatique. Leur éperon leur sert terriblement dans ces migrations que je ne puis mieux comparer qu'à celles des anguilles voyageant par terre entre deux marais (1).

D'après un auteur consciencieux, Griesinger, on peut rencontrer les œufs même dans le cœur gauche; il s'agit là encore d'un voyage de l'œuf de la bilharzie à travers les parenchymes. Les ovules sont beaucoup trop gros pour cheminer le long des capillaires pulmonaires; ils en sortent donc, et après un trajet plus ou moins long, comme les amphibies dont nous parlions tout à l'heure, ils vont ensuite retrouver

____

(1) Les œufs progressent surtout par le « vis a tergo ».

leur demeure liquide, c'est-à-dire les veines pulmonaires, qui les ramène au cœur gauche : c'est en somme la répétition exacte de ce que nous avons déjà vu pour le foie.

Les tubercules et la bilharziose marchent souvent de pair. M. Vialleton m'a rapporté que, chez les Egyptiens morts de phtisie, il a constaté maintes fois des poumons farcis d'œufs de bilharzia. Chez un homme mort d'infection purulente à la suite d'une cystite suppurée, Mackie a rencontré également ment le parasite dans les abcès pulmonaires métastatiques et dans leurs environs.

Marche, Durée, Terminaison. — La maladie est plus grave dans les pays où elle est endémique, en raison surtout des réinfections. En Égypte, pays auquel il faut toujours revenir, quand il s'agit de bilharziose, on a trouvé parfois un nombre considérable de parasites adultes accouplés. Kartulis parle du chiffre de 500 dans une même veine-porte ; on cite des cas où le nombre était plus considérable encore ; des milliards d'œufs peuvent être ainsi pondus.

Le malade que j'ai observé, qui avait quitté depuis longtemps la Tunisie, en rendait encore des milliers par 24 heures.

Lorsque l'affection est limitée à une cystite ou à une entérite peu intenses, lorsqu'il n'y a pas de lésions ascendantes de l'arbre génito-urinaire, elle ne comporte pas un pronostic très grave. Le malade peut parfaitement vivre de longues années avec la bilharziose. Toutefois il faut se demander si la maladie ne sert pas de porte d'entrée à diverses autres infections, la tuberculose entre autres ; rappelons-nous les constatations nécropsiques faites chez les bilharziques égyptiens.

Quoi qu'il en soit, les complications urinaires de la bilharziose peuvent parfaitement tuer leur individu et il faut en somme voir là une affection d'un pronostic plutôt sérieux.

La maladie peut durer très longtemps sans nouvelle infestation. On peut très bien la voir persister dix et même quinze ans, dans ces conditions ; c'est ce qui est arrivé pour notre malade et pour ceux de Cahier, Moty, etc.

Prophylaxie. — Si l'on connaissait exactement toutes les transformations de la bilharzie, on pourrait instituer en toute connaissance de cause la prophylaxie de l'affection ; malheureusement, il n'en est rien, et l'on en est simplement réduit à prescrire l'usage d'eau bouillie ou filtrée et la stérilisation des urines par des désinfectants énergiques. Que faut-il penser de l'interdiction des bains de rivière et de la circoncision préconisée par certains auteurs? Rien n'autorise à conseiller ou à rejeter ces précautions, il faut se rappeler qu'en dehors de l'opinion des aborigènes nous devons tenir compte des observations d'auteurs très compétents et très sérieux : Harley, Chevreau et de Chazal, Kartulis, etc. Il est d'ailleurs préférable de veiller intus et extra, deux précautions valent mieux qu'une.

Traitement curatif. — Il y a très peu de chose à dire. J'ai employé, après beaucoup d'autres, les anthelminthiques, et je n'ai obtenu aucun succès. La fougère mâle, la térébenthine ont été tour à tour employées (1).

Les injections intra-vésicales antiseptiques avec l'acide borique, le bichlorure au 5000e peuvent rendre quelques services au point de vue de la médecine des symptômes. J'ai fait des instillations argentiques à mon patient et j'ai ainsi diminué les ardeurs assez vives qu'il ressentait au fond du canal et son ténesme vésical, mais c'est tout ; je ne me suis d'ailleurs jamais fait d'illusion sur de semblables moyens.

On a fait des injections intra-vésicales d'extrait éthéré de fougère mâle, d'autres ont donné du salicylate de soude, mais toute cette médication n'a rien de spécifique; les entozoaires sont dans le sang, la pratique des injections, surtout par voie intra-veineuse, pourrait peut-être nous en débarrasser, c'est dans ce sens qu'il faut organiser les recherches.

Dans certains cas enfin, la chirurgie peut être de mise; on enlève les tumeurs rectales, on pratique la cystotomie pour les phénomènes de cystite douloureuse et pour extraire les calculs, etc.

En résumé, la médecine comme la chirurgie, à l'heure actuelle, ne nous fournissent que des palliatifs, le traitement de la bilharziose est encore à trouver.

Telle est, en raccourci, l'histoire de cette affection si intéressante pour nous, médecins d'Afrique.

Deux points surtout doivent être l'objet constant de nos recherches :

(1) Je n'accepte que sous le bénéfice d'inventaire les succès obtenus par Harley à l'aide des pilules de Blaud (sulfure de fer et carbonate de potasse).

1° L'évolution, jusqu'ici inconnue, de l'embryon de la bilharzie, qui nous mènera peut-être à une prophylaxie plus rigoureuse de l'affection ;

2° Le traitement spécifique de la maladie constituée.

Il est pour nous en l'espèce une circonstance heureuse, il existe une infestation analogue chez les animaux. Le schistosomum bovis (Sonsino)(1), extrêmement voisin de la bilharzie humaine et donnant des lésions tout à fait semblables, se rencontre chez le singe et le bœuf en Afrique. Les moutons de Sicile, d'après Grassi et Rovelli (2), en sont atteints dans une proportion effrayante (75 p. 100) (3). L'étude de cette bilharziose, plus facile au point de vue expérimental, pourra peut-être nous conduire un jour à mieux connaître celle qui nous attaque (4).

(1) P. Sonsino. Nouvelles recherches sur les hématozoaires de l'homme en Egypte. *Compte-rendu du Congrès périodique internat. des sc. méd.* 3ᵉ session. Genève, 1877, p. 651.

(2) B. Grassi, G. Rovelli. La Bilharzia in Sicilia. *Rendiconti d'Ac. dei Lincei* (1888).

(3) Pour Barbagallo, ce chiffre serait exagéré; d'après cet auteur, le siège normal du schistosomum bovis serait: les veines duodénales et vésicales; on le trouverait exceptionnellement dans le foie où il habite les ramifications de la veine porte voisines des gros canaux biliaires. (*Arch. de Parasitologie,* avril 1899).

(4) J'ai déjà fait des recherches, ici en Algérie, pour me procurer cet hématozoaire, mais je n'ai pu encore le rencontrer.

CHAPITRE IV

LES FILARIOSES SANGUINES

La filaire du sang n'appartient plus au même ordre que la bilharzie ; il s'agit d'un ver nématode, c'est-à-dire cylindrique non cilié et non segmenté. Ce nom de *Filaire du sang* remonte à Lewis qui crut d'une façon générale qu'il n'y avait qu'une seule filaire du sang. Comme l'a démontré le savant helminthologiste anglais Manson, à qui l'on doit surtout de mieux connaître la filariose, il faut savoir qu'il n'existe pas une seule filaire du sang, mais plusieurs. Actuellement on en reconnaît chez l'homme six espèces qui sont :

1° La filaire nocturne, appelée encore *Filaire de Bancroft* ;

2° La filaire diurne (Manson), appelée encore *Filaria loa*, *Filaria sanguinis major* ;

3° La filaire persistante (Manson), *Filaria sanguinis minor·*

Enfin trois autres encore de moindre importance, qui constituent des exceptions et qui sont assez mal connues, ce sont : la *Filaria Demarquayi*, la *Filaria Ozzardi*, la *Filaria Magalhaesi*.

Nous étudierons surtout les trois premières espèces, qui occupent une grande place dans la pathologie exotique.

I. — LA FILAIRE NOCTURNE

La filaire nocturne est la plus répandue, la plus anciennement et la mieux connue. C'est elle qui correspond certainement à la filaire du sang de Lewis. Le ver à l'état adulte vit dans les vaisseaux lymphatiques et dans le ventricule gauche du cœur, on peut donc admettre qu'il habite aussi les vaisseaux sanguins.

Le mâle, incolore, ressemble à un cheveu, il mesure quatre-vingt-trois millimètres de long, son diamètre transverse diminue insensiblement de la tête à la queue, la plus grande largeur du corps est de 100 µ (fig. 52).

La femelle (fig. 64) est brune et un peu plus grosse que le mâle, puisqu'elle peut, d'après R. Blanchard, atteindre une largeur de cent quatre-vingt-cinq µ., sa longueur est de quatre-vingt-huit millimètres en moyenne.

Le mâle n'est pas contourné en tire-bouchon, mais simplement incurvé, il présente trois paires de papilles post-anales, les papilles préanales sont moins nettes. Il porte une fente cloacale avec des lèvres épaisses, enfin à cent trente µ de l'extrémité caudale, on rencontre deux spicules inégaux.

La vulve de la femelle s'ouvre à un millimètre deux dixièmes de millimètre de la bouche, le vagin est dirigé d'avant en arrière, il y a deux tubes utérins qui occupent la plus grande partie du corps et qui sont bourrés de myriades d'embryons à tous les stades de leur développement.

Dans les deux sexes, la bouche est circulaire, le tube digestif est assez complet, il présente un petit étranglement entre l'œsophage et l'intestin, mais à part cela il est sensiblement rectiligne. Alors que la vulve est très près de la bouche chez la femelle, l'anus est au contraire assez près de l'extrémité caudale, qui se termine d'ailleurs en pointe mousse (fig. 65).

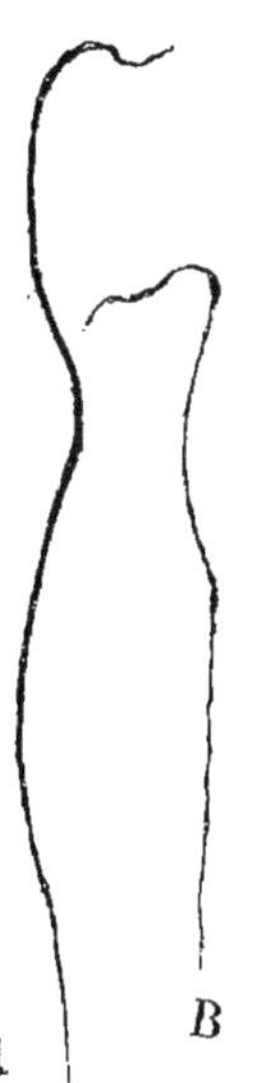

Fig. 64. — A Filaire nocturne adulte femelle un peu grossie; B, mâle.

On rencontre sur les côtés du parasite des lignes latérales larges de cent vingt-sept µ ; c'est là probablement une sorte d'appareil excréteur. Le système musculaire est représenté par des fibres longitudinales, le système nerveux n'est pas, que je sache, bien connu.

Les œufs mesurent de dix-huit à vingt-cinq µ de long, sur douze µ de large; au moment de la ponte l'embryon s'y reconnaît très bien, les œufs mesurent alors quarante µ de long sur trente de large. Ces œufs sont d'ailleurs pondus d'une façon exceptionnelle, la femelle est plutôt vivipare, les

œufs sont dépourvus de coque et entourés d'un simple chorion.
Les œufs pondus par hasard dans le système lymphatique y
poursuivent leur développe-
ment et ce ne sont plus que
des embryons, qui arrivent
dans la veine cave ; soit
qu'il y ait eu ponte véritable,
soit que les embryons aient
été émis directement par la
femelle.

Les embryons de la filaire
nocturne sont bien connus,
bien caractéristiques ; il
s'agit de vermisseaux long
de 125 à trois cents µ, larges
de sept à onze µ, ils sont
dépourvus de tube digestif
et d'organes reproducteurs.
On remarque de suite qu'ils
sont entourés d'une gaîne
transparente. Manson voit là
une enveloppe protectrice
véritable transformation du

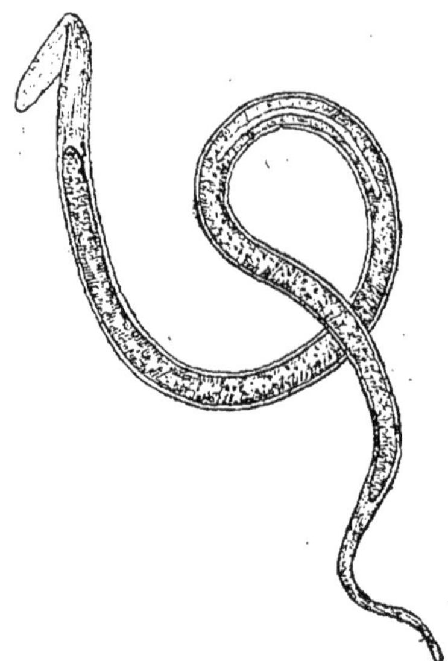

Fig. 65. — Détails anatomiques de
l'embryon de la filaire nocturne.

chorion ovulaire. Passons aux observations si ingénieuses
de cet auteur.

Chez un filarien, lorsqu'on étudie une goutte de sang en
chambre humide, on voit bientôt le plasma devenir épais,
visqueux ; à ce moment, grâce à la dissolution de l'hémoglobine de l'hématie, les embryons de filaire opèrent un changement à vue, ils quittent leurs gaînes, ils la percent et la
traînent quelque temps derrière eux, comme une véritable
défroque. Alors que l'embryon est ainsi dégagé, il est plus
facile de l'étudier ; on constate, à ce moment, que l'extrémité antérieure est constituée par une expansion corolliforme
à six lèvres, au milieu se trouve un rostre conoïde, mousse,
épais, ayant des mouvements de va et vient, de protraction
et de rétraction. Le sommet du rostre est surmonté d'un
court filament, qui présente les mêmes mouvements que le
rostre lui-même ; le filament est un organe sensoriel qui
palpe, le rostre perfore, et la collerette élargit la voie et

sert en outre à la fixation de l'animal; tout cela, tout cet appareil, est le siège de mouvements très actifs, le vermisseau est alors agressif et très dangereux. Si l'embryon était ainsi dans nos vaisseaux, il commettrait une série de dégâts et il ne pourrait pas accomplir son cycle. La gaîne, qui le protège dans le courant sanguin normal et le force à attendre une délivrance artificielle, joue donc un rôle des plus intéressants dans l'espèce.

Les embryons, on le sait, ne sont visibles dans le sang que la nuit, d'où le nom de filaire nocturne.

A ce moment, on les trouve partout dans le système périphérique, soit en piquant un doigt, un orteil, le lobule de oreille, etc.; le jour ils se retirent dans les gros vaisseaux du thorax et de l'abdomen. Du sang, les embryons passent dans les urines, dans les larmes, dans la sécrétion des glandes de Meïbomius et dans certains épanchements séreux ou chyleux. On pourrait croire, tout d'abord, que c'est par les urines que l'embryon émis à l'extérieur va infecter les eaux, pas du tout; M. Manson a démontré d'une façon absolument péremptoire, par de très remarquables et très ingénieuses expériences, que l'embryon allait habiter un animal, où il devait passer sa période larvaire, cet *animal est le moustique*. Ce dernier nous pique surtout la nuit, c'est-à-dire au moment même où les embryons se trouvent à voyager dans notre réseau sanguin périphérique. Le moustique mâle ne saurait rendre aucun service à l'embryon de la filaire, il ne peut percer la peau humaine, il est trop mal armé pour cela; d'autre part tous les embryons qui pourraient pénétrer dans son estomac seraient infailliblement tués. Il n'en est plus de même pour la femelle du moustique, beaucoup mieux armée; cette dernière possède un appareil buccal très puissant et, tout en se gorgeant de sang, elle avale un certain nombre d'embryons.

Après ce repas copieux, alourdie par le poids de son abdomen surdistendu, elle est incapable de voler longtemps, elle se fixe près de l'eau dormante et reste comme assoupie, elle digère. Cependant, dans son estomac, les sucs digestifs ont fait, ce que nous signalions tout à l'heure, à propos de l'observation du sang dans la cloche humide; le liquide sanguin est devenu visqueux, et l'hémoglobine est dissoute, les embryons qui ont résisté (il en meurt heureusement un grand nombre dans les premières heures), les embryons qui ont résisté, dis-je, quittent alors leurs gaînes comme ceux de l'expérience et à l'aide de leur appareil perforateur s'attaquent aux parois de leur demeure, les tuniques intestinales de leur hôte. Lorsqu'ils sentent un point qui leur convient, ils l'attaquent avec vigueur, passent au travers et vont se loger en fin de compte dans les muscles thoraciques. C'est là leur lieu d'élection, leur vrai terrain de développement. Ils y subissent une série de modifications, et ils passent à l'état de larves. Du sixième au septième jour après leur passage chez le moustique, les jeunes vers sont déjà longs de un millimètre et demi et larges de vingt-cinq dixièmes de millimètre.

A ce moment, le moustique pond, tombe dans l'eau et y meurt. La larve filarienne se dégage alors en rongeant les organes thoraciques de son hôte défunt, puis bientôt elle abandonne le cadavre et elle continue à vivre dans l'eau qui lui est un milieu favorable; que l'homme ou les animaux viennent boire de l'eau, et alors le cycle sera complet, la larve avalée deviendra un ver adulte; c'est en buvant l'eau contaminée que nous nous infestons.

J'insiste sur ce cycle tout à fait curieux; il faut en effet que l'on retienne bien la chose, parce que c'est là toute l'histoire de la filaire nocturne que nous étudions en ce moment; résumons donc ce que nous venons de dire :

Les embryons de filaire sont pompés par le moustique femelle; délivrés de leur enveloppe dans son tube digestif, ils perforent leur prison et vont se loger dans les muscles thoraciques de l'animal; puis alors que le moustique meurt dans l'eau après sa ponte, ils en sortent sexués; ils sont ensuite avalés par l'homme et les animaux.

L'habitat précis des vers adultes donne lieu encore à certaines discussions, c'est ainsi que Manson prétend qu'ils habitent l'œsophage. Ils se groupent deux à deux et vivent plus de dix ans dans notre organisme.

Les embryons qui ne subissent pas l'exode sont probablement rejetés dans le tissu cellulaire, où ils se trouvent résorbés.

Voici un schéma (fig. 66) qui résumera la chaîne ininterrompue de la reproduction de la filariose pour ceux qui se servent d'eaux contaminées.

Filariose nocturne. — Je viens d'étudier grosso modo l'his-

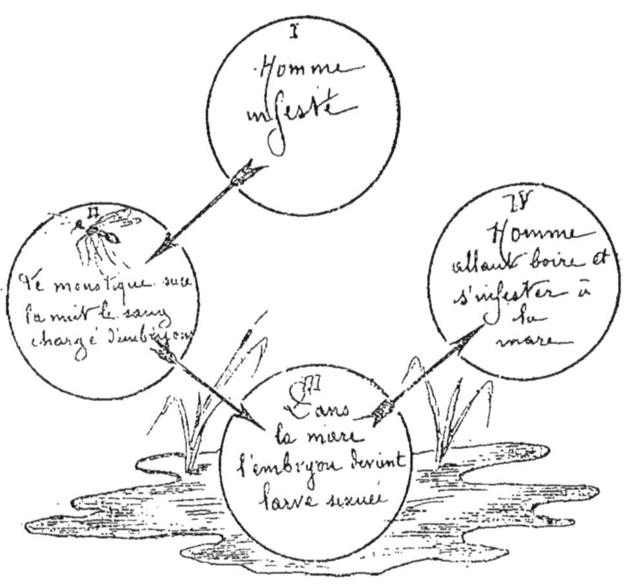

Fig. 66. — Cycle de la Filaire nocturne.

toire de la filaire nocturne, voyons maintenant, comme nous l'avons fait pour le parasite précédent, ce que nous donne cette infestation.

La filaire nocturne est pour nous, disons-le de suite, un cruel et redoutable ennemi, puisqu'elle peut produire : l'élé-phantiasis, le lympho-scrotum, des abcès lymphatiques des membres, l'hématurie intertropicale et surtout l'hématochy-lurie, les hydrocèles et l'ascite chyleuses ; nous allons pas-ser tout ceci en revue.

La filariose est une maladie très ancienne fort probable-ment, mais elle n'est connue que depuis quelques années.

Dans une première période, 1863-65, Demarquay, Gubler, Petit, Verneuil et Trélat, apportent les premiers éléments. Ces auteurs établissent que les hydrocèles laiteuses ont une cause spéciale.

Dans une seconde période, Wucherer au Brésil, Lewis

aux Indes, démontrent que les urines chyleuses sont dues à la présence de l'embryon d'un nématode qui s'élimine parfois par les urines.

Dans la troisième étape, Manson, médecin d'Amoy, montre les connexions qui existent entre l'hémato-chylurie et le lympho-scrotum et les rapporte à la filaire du sang en même temps que Bancroft trouve la filaire adulte chez l'homme.

Dans la quatrième et dernière période, Manson, Mackenzie, Lancereaux (1), etc..., étudient l'évolution complète de la filaire.

Nous avons vu tout à l'heure cette évolution et dit que le principal mérite en revenait à Patrick Manson. Ce dernier fit coucher dans une pagode infestée de moustiques : un indigène d'Amoy atteint de filariose; après piqûres, il recueillit les femelles et les trouva remplies d'embryons; Lewis montra un peu plus tard que 14 p. 100 des moustiques femelles volant à l'état libre contenaient des embryons de filaire. C'est donc bien là leur moyen d'émigration habituel.

La filariose est beaucoup plus répandue que la bilharziose; toute la zone intertropicale est contaminée, sa fréquence aux Indes, en Egypte, en Chine, au Japon, à Formose, en Australie, à Taïti, aux Antilles est désormais bien connue, je ne l'ai toutefois jamais rencontrée sur les rapatriés d'Indo-Chine. Elle existe également dans le sud des Etats-Unis et en Algérie, j'ai dit que dernièrement j'en avais vu un cas typique sur un individu venant de Tiaret.

Les deux animaux principalement affectionnés par les filaires sont : le chien et l'homme. Pour Manson, la moitié des chiens d'Amoy en est atteinte. On a décrit chez le chien : l'immitis et la sanguinolenta, la première ressemble beaucoup à celle de l'homme; mais toutefois, d'après les auteurs compétents, il faut l'en distinguer, il n'est donc pas prouvé que la filariose du chien et celle de l'homme aient aucun rapport.

Moty raconte que sur vingt-six officiers ou fonctionnaires coloniaux entrés au Val-de-Grâce, du 1er mai 1890 au 1er février 1891, quatre avaient de la filariose soit, 15, 6. p 100 (2).

(1) Lancereaux, article *Filariose* in *Traité de médecine et de thérapeutique* de Brouardel et Gilbert.
(2) On voit donc que cette maladie doit intéresser même les médecins de la mère patrie.

Dans l'histoire évolutive de la filaire, il y a encore bien des points obscurs ; on présume, ai-je dit, qu'elle entre chez nous grâce à l'ingestion d'eau contaminée. Pour Manson, les parasites sexués se fixeraient d'abord dans l'œsophage ; on en a trouvé dans les varices lymphatiques, dans une tumeur scrotale, on en a trouvé aussi dans le cœur gauche, mais une seule fois chez un enfant, encore ne s'agit-il pas probablement de la filaire nocturne que nous avons seule en vue en ce moment.

La diversité des points où l'on a trouvé les filaires doit les faire considérer comme nomades, et c'est là ce qui fait que, selon les endroits où elles siègent, on peut constater des symptômes plus ou moins graves, ou même ne rien constater du tout, comme dans les filarioses latentes, observées en Chine par Manson.

Symptômes. — Les symptômes sont donc très variables tout en appartenant à une seule et même cause ; il s'agit d'une affection tout à fait protéique.

Dans une première période, que l'on me permettra par analogie d'appeler période d'incubation et qui est de deux ans en moyenne, le malade n'éprouve rien ; sur quatre-vingt-cinq malades adultes porteurs d'embryons de filaire, Manson en a trouvé neuf qui semblaient bien portants, l'examen microscopique seul révélait l'affection.

Dans une deuxième phase, surviennent les tuméfactions, lymphatiques, ou même cellulaires dans des points extrêmement variés. La tumeur la plus fréquente occupe, soit le testicule droit, soit le cordon du même côté ; la totalité de l'appareil testiculaire est prise ; on ne distingue plus rien de l'épididyme et du testicule, tout cela est ferme, mais sans induration, sans nodosité ; le cordon, un peu augmenté de volume, fait suite insensiblement au testicule ; il y a en outre : quelques signes généraux, quelques mouvements fébriles, qui accompagnent les poussées successives du gonflement, qui se fait plutôt par bonds. Bientôt quelques petites tumeurs kystiques, plus molles que le reste, apparaissent et sont senties à la surface de la tumeur. En même temps, le cordon se prend de plus en plus et si l'on n'y regardait pas de très près, en raison des poussées successives et de l'énorme volume de l'appareil funiculaire, on pourrait penser à une hernie inguinale plus ou moins étranglée, c'est ce qui est arrivé d'ailleurs à Moty.

Dans cette même période de la maladie, on peut constater des adénites inguinales ; la tuméfaction commence généralement par le ganglion sous-inguinal, au milieu du triangle de Scarpa, elle peut simuler une hernie crurale, mais elle présente une consistance plus ferme, elle se distingue aussi des adénites ordinaires par son indolence et sa réductibilité partielle.

En Chine, l'adénite filarienne se rencontre vingt-sept fois sur quatre-vingt-cinq individus atteints de filariose ; viennent en outre d'autres manifestations plus rares : l'éléphantiasis des membres inférieurs (deux cas sur quatre-vingt-cinq), l'ulcère de jambe (quatre cas), les varices lymphatiques, les inflammations cutanées, l'éléphantiasis du scrotum, les lésions oculaires, l'hématurie et les pseudo-accès intermittents dans des proportions variées.

Dans la troisième période de la maladie apparaissent des phlegmons (1) et diverses inflammations suppuratives ou non dans les séreuses : hydrocèles, ascite ; il y a enfin de la chylurie. La chylurie n'est pas extrêmement fréquente dans la filariose. Manson, toujours dans sa statistique de quatre-vingt-cinq cas, ne la signale qu'une seule fois. Les urines chyleuses ne contiennent pas pour cela des filaires, à moins qu'elles ne renferment du sang, ce sont seulement les urines du matin qui sont troubles, laiteuses, celles du reste de la journée sont claires. La chylurie ne se voit que chez d'anciens filariens déjà porteurs de tumeurs lymphatiques du scrotum ou des aines.

Les dilatations lymphatiques dont nous venons de parler en faisant la symptomatologie de la filariose sont assez difficiles à expliquer au point de vue pathogénique ; nous ne savons pas au juste si ce sont les filaires adultes, où les embryons qui les produisent ; on n'est pas du tout fixé à cet égard. Les abcès qui existent parfois, avons-nous dit, sont souvent dus à des filaires adultes mortes (2), il y a là quelque chose qui ressemble aux abcès déterminés par les douves erratiques.

(1) Ces derniers sont parfois très graves et multiples, il en était ainsi chez un filarien indigène que j'ai pu observer.
(2) J'ai enlevé un de ces abcès qui siégeait au niveau du grand trochanter droit chez un homme qui était de retour de l'isthme de Panama, j'ai pu disséquer la poche très épaissie comme une tumeur.

Quant à l'éléphantiasis, bien entendu dans les pays chauds, comme dans les pays tempérés, il en est de plusieurs sortes.

Dans les contrées chaudes et tropicales, on rencontre assez souvent des lymphangites et des lymphites chroniques à la suite de lymphangites aiguës et d'érysipèles, il y a aussi des pseudo-éléphantiasis opératoires, syphilitiques (1), etc.; mais il faut savoir le reconnaître bien que l'on ait voulu le nier tout récemment, dans un certain nombre de cas d'éléphantiasis dit des Arabes, il s'agit de filariose.

Manson, très compétent en la matière, a très habilement soutenu cette opinion contre ceux qui objectent que l'on ne trouve pas de filaires. Voici ses principaux arguments :

La forme de la filariose, au point de vue lymphatique, dépend de la situation du parasite. Si ce dernier détermine seulement une oblitération partielle, il ne se produit pas de varices lymphatiques, et les embryons peuvent passer dans le sang, grâce aux anastomoses; il y a : lympho-scrotum, chylurie ou engorgements ganglionnaires.

Au contraire, lorsque l'obstruction est complète, il peut se produire deux choses :

1° La lymphe accumulée dilate tellement les vaisseaux qu'il en résulte des lymphorrhagies du scrotum et des membres. On trouve des embryons dans la lymphe, on n'en trouve pas dans le sang.

2° Les lymphatiques distendus ne se rompent pas, la lymphe stagne, les ganglions s'indurent et l'éléphantiasis apparaît. On ne trouve pas d'embryons dans le sang, et la filaire adulte finit même par périr étouffée par ses jeunes et par la lymphe qui s'organise, c'est ce qui rend le diagnostic très difficile pour peu que l'on n'aie pas suivi le malade dès le début, non seulement les filaires adultes, mais encore les œufs et les embryons peuvent fermer la circulation lymphatique en constituant des sortes d'embolies vermineuses.

Je viens de dire que le diagnostic causal était en somme très obscur, lorsque les filaires avaient succombé.

Il faudrait pouvoir suivre d'une façon complète un filarien, chez qui l'on aurait tout d'abord constaté la filaria sanguinis nocturna, et chez lequel on pourrait éliminer les

(1) Dans ces mêmes pays, les lymphangites aiguës de toute nature sont très fréquentes. Voir J. Brault. *Soc. de Dermat. et de Syph.* 10 janvier 1895.

autres causes d'éléphantiasis. La chose, répétée sur plusieurs malades, lèverait tous les doutes vis-à-vis de la doctrine de Manson, à savoir qu'il est des éléphantiasis filariens, sans filaires (1). C'est de ce côté qu'il y a lieu d'organiser des recherches dans les pays où il existe de la filaire nocturne.

Je ne saurais insister longuement sur la symptomatologie et l'anatomie pathologique de l'éléphantiasis qui sont à peu de choses près semblables à celles des cas sporadiques que nous rencontrons dans nos pays. Avant l'apparition de l'éléphantiasis, on observe assez fréquemment des accès fébriles qui ont été parfois [confondus, dans les colonies, avec les accès malariques; bientôt on assiste à une lymphangite intense, avec un gonflement énorme et une peau dont l'aspect rappelle celui de l'érysipèle; lorsque ces phénomènes aigus sont passés, il est rare qu'il ne reste pas un certain degré de gonflement. Les poussées se succèdent ainsi, l'empâtement qui en résulte augmente à chaque nouvelle crise et l'éléphantiasis se trouve constitué.

Au début, la peau n'a pas changé de couleur et reste lisse, mais bientôt de glabre l'éléphantiasis devient verru

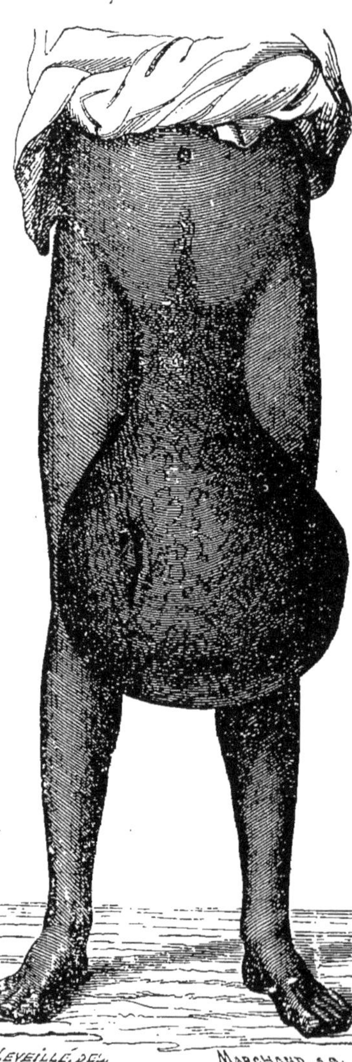

Fig. 67. — Eléphantiasis du scrotum.

queux, parfois aussi la peau finit par se bronzer. Les ganglions

(1) Parce qu'elles ont disparu.

qui correspondent à la région atteinte sont le siège d'un gonflement marqué et sont assez sensibles.

Dans ces régions mal nourries où la sensibilité est émoussée les pires complications sont à craindre (abcès, phlegmons, etc.), surtout chez les gens sales et insouciants, comme le sont la plupart du temps les indigènes atteints dans les pays chauds et tropicaux. Il n'y a pas longtemps, j'ai rencontré un Arabe venu de Tiaret, dans la province d'Oran, qui présentait de nombreux abcès au milieu d'une flore microbienne très riche contenant une grande quantité de tétragènes.

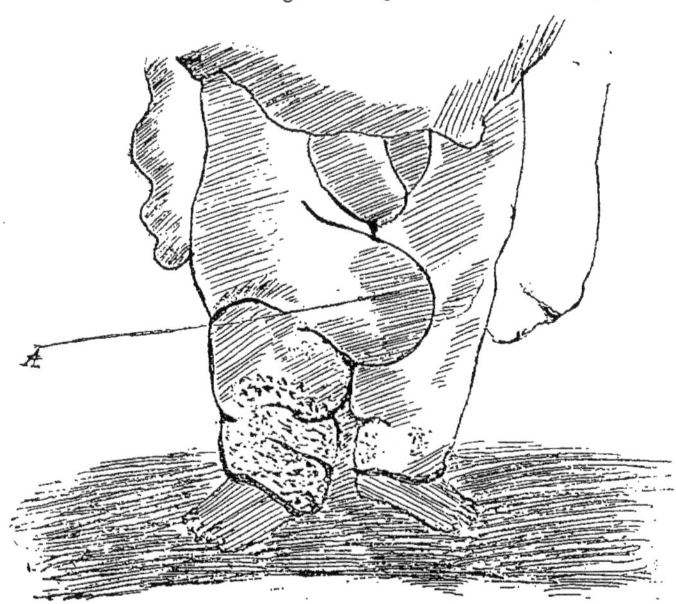

Fig. 68. — Eléphantiasis des Arabes, croquis d'après nature.
Cette femme, que j'ai soignée dernièrement, est atteinte d'éléphantiasis des membres inférieurs et des organes génitaux externes, elle présentait en outre à droite A une énorme adéno-lymphocèle que je lui ai conseillé de faire opérer.

L'éléphantiasis atteint de préférence les membres inférieurs et les organes génitaux externes, 95 p. 100 (fig. 67, 68 et 69). La localisation à la mamelle, ou encore aux membres supérieurs, est beaucoup plus rare ; néanmoins, Manson en figure de beaux exemples dans son livre sur les maladies tropicales (1).

(1) L'éléphantiasis peut même être limité à des aires restreintes de la peau.

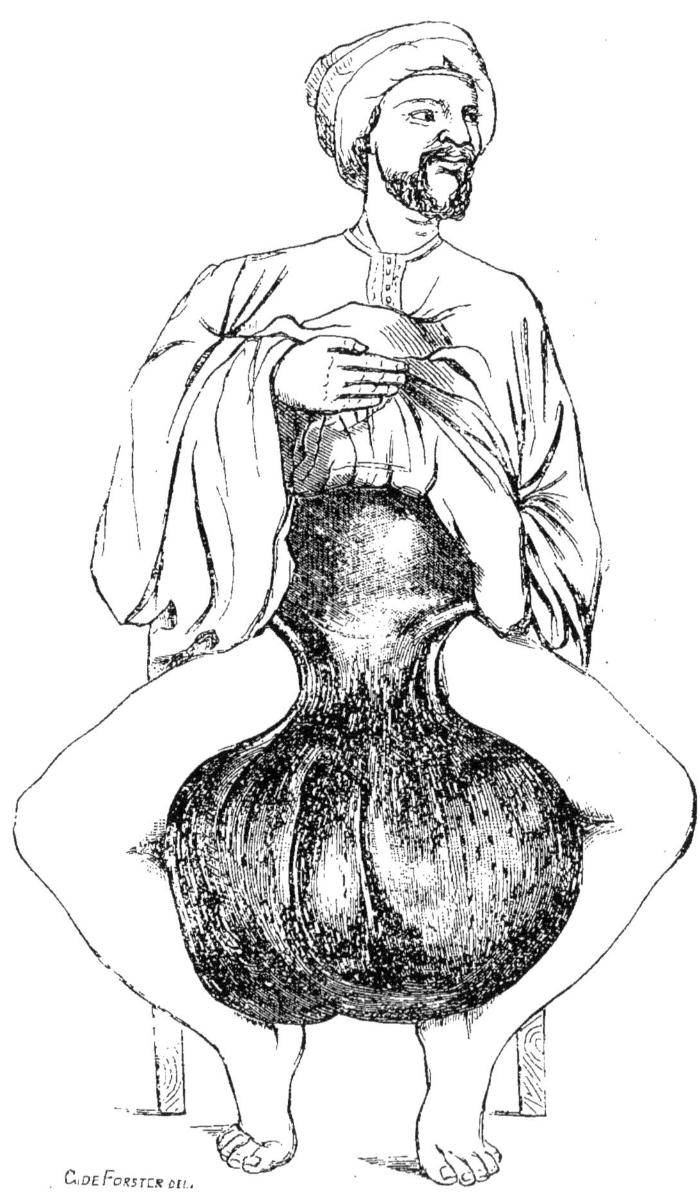

Fig. 69. — Eléphantiasis du scrotum.

L'éléphantiasis est surtout une maladie de l'adulte, les hommes sont un peu plus pris que les femmes.Les gens des basses classes sont plus atteints que les riches. Les Européens, d'après certains auteurs, résisteraient plus que les créoles,les métis et les races colorées.

Dans les pays chauds, le domaine de l'éléphantiasis s'étend à toute la zone pré et intertropicale des deux hémisphères et cela dans toutes les parties du monde; cette topographie, on le voit, est un peu calquée sur le domaine géographique, de la filariose nocturne et vient à l'appui de la thèse de Manson.

L'œdème dur éléphantiaque consiste essentiellement en un œdème qui ressortit à l'oblitération des voies lymphatiques. L'épiderme est épais, tantôt il présente un certain degré de kératose, tantôt, au contraire, il est ramolli et comme macéré. Quant au derme, d'une façon générale, il est épaissi également et parcouru par des faisceaux fibreux multipliés et hypertrophiés; la couche des papilles est énorme et donne lieu aux végétations, aux villosités, qui se détachent à la surface des membres éléphantiasiques. Les lymphatiques sont surdistendus ou variqueux, les artérioles sont élargies, sinueuses; les veinules enflammées, et plus ou moins oblitérées présentent tous les signes de la phlébite. Le tissu cellulaire est dur et lardacé, il fait corps avec le derme et a perdu ses caractères de tissu cellulo-graisseux. En somme, toute la peau est le siège d'une dermite fibreuse, hypertrophique démesurée.

Je dois ajouter que, sous ces téguments, les autres organes sont fortement touchés :

Les muscles sont décolorés, atrophiés et dégénérés.

Les vaisseaux et les nerfs eux-mêmes sont souvent altérés.

Je ne reviens pas sur l'engorgement des ganglions qui sont parfois énormes (1).

Suivant le cas, à l'examen histologique et bactériologique, on peut retrouver : soit des streptocoques, soit des embryons.

Il existe en somme trois périodes dans la filariose : 1° une période latente; 2° une période caractérisée par le lympho-scrotum,par les dilatations lymphatiques,par les diverses adé-

(1) L'éléphantiasis du scrotum est presque toujours accompagné d'hydrocèle.

nites, les varices lymphatiques, l'éléphantiasis et les lymphor-
ragies ; 3° une dernière période qui comporte : les inflammations des séreuses, les phlegmons plus ou moins disséminés des membres, la chylurie, et une sorte de cachexie
avec accès intermittents.

Malheureusement, tout cela n'est pas aussi schématique
dans l'observation courante, tout cela peut s'amalgamer et
tel symptôme de la troisième période peut venir exceptionnellement dans la seconde, ou réciproquement ; il n'y a rien
d'absolu.

Je ne puis m'empêcher, avant de passer au diagnostic, de
faire remarquer combien tout cela est flou et aurait besoin
d'être repris d'un bout à l'autre sur plusieurs sujets minutieusement observés. La pathogénie exacte des dilatations
lymphatiques, la question de l'éléphantiasis sont des choses
qui demanderaient à être tirées au clair.

Diagnostic. — Le diagnostic de la filariose n'est pas toujours des plus faciles, il demande une certaine sagacité, dans
bien des cas. D'abord, d'une façon générale, nous savons qu'il
y a des périodes latentes ; d'autre part nous avons vu avec
Manson que l'on pouvait ne plus observer que les suites de
l'affection parasitaire qui se coupe la vie elle-même, comme
par exemple dans l'éléphantiasis des Arabes. En parlant de
la Bilharziose, j'ai exposé le diagnostic différentiel avec cette
dernière affection, j'y reviens très rapidement, en deux mots.
La Bilharziose donne des hématuries dès le début, elle vient
surtout chez les jeunes, elle s'accompagne de phénomènes de
cystite ou de dysenterie, enfin il existe des sédiments urinaires caractéristiques où l'on retrouve les œufs à pointe ; il
n'y a jamais hémato-chylurie.

En tout cas, dans l'immense majorité de ces observations,
pour faire un diagnostic exact, c'est le sang ou la lymphe
contenue dans les diverses lymphangiectasies que l'on doit
scruter avec le plus grand soin. C'est là que se trouve le
seul signe certain, le reste n'est constitué que par des signes
de probabilité. Il faut tenir évidemment un grand compte des
commémoratifs, lorsqu'il s'agit d'individus ayant séjourné aux
colonies, mais il faut en somme toujours en revenir à l'examen
du sang.

Il est important de s'appesantir un peu sur cette recherche.

Le plus et le mieux, après avoir fait une petite ligature circulaire, on se contente de piquer la partie dorsale d'un doigt, sur la région de la phalangette ; on règle le débit en pressant, en élevant, ou abaissant la main. Pour faire les préparations, il suffit de toucher vivement la gouttelette de sang qui vient sourdre et de recouvrir d'une lamelle. La difficulté des recherches vient de ce qu'il existe quelquefois très peu d'embryons ; dans ce cas, Manson a conseillé de se servir de grosses quantités de sang, entre deux lames, et non plus entre une lame et lamelle. Malheureusement, ce mode d'investigation un peu plus grossier ne permet pas d'analyser tous les détails. Il faut au point de vue des recherches se souvenir ici que le nombre des embryons circulant *croît de huit heures du soir à minuit* et que, vers le matin, leur nombre diminue au contraire très rapidement, en même temps qu'ils perdent de leur agilité.

La lymphe peut être examinée, au contraire, dans les diverses tumeurs, de jour et de nuit. Les embryons ne résistent malheureusement pas à la dessiccation lente des préparations microscopiques, on les retrouve difficilement après huit ou dix heures, l'examen doit donc être fait de suite. Toutefois, mon collègue Rouget, qui a pu conserver des embryons assez longtemps, m'a dit les avoir parfaitement gardés deux mois et plus.

On ne doit pas seulement, lors d'un examen du sang et de la lymphe, se contenter de faire plus ou moins la constatation d'embryons de filarides, il faut s'appesantir d'avantage, il est nécessaire de mesurer exactement les vermisseaux rencontrés et de bien noter tous les détails ; j'ai déjà dit qu'il y avait plusieurs sortes de filaires ; il y a donc grand intérêt à préciser, si l'on veut mieux connaître la filariose en général, avec toutes ses variétés.

Il est d'ailleurs rare qu'une seule localisation existe, et c'est plutôt sur l'ensemble que sur un seul point que l'on est appelé à formuler un diagnostic.

Le diagnostic de chacune des localisations, ou plutôt des manifestations de la filariose, est intéressant à faire avec les affections régionales qui peuvent être confondues avec elles.

Dans la région scrotale, la prise en masse de tous les organes et la conservation des fonctions testiculaires éliminent la tuberculose qui s'attaque de préférence à l'épididyme; toutefois, dans certains phlegmons profonds des bourses, que j'ai eu l'occasion de signaler (1), on pourrait avoir quelques hésitations au moins au début, si l'on s'en tenait à un examen purement local.

La dilatation du cordon se distingue de l'hydrocèle enkystée et des kystes de la même région, par sa réductibilité partielle, par sa forme moins régulière; il serait peut-être plus difficile encore de faire le diagnostic avec les hématocèles enkystées ou diffuses du cordon.

Deux fois, au Val-de-Grâce, on a confondu la tumeur avec des hernies épiploïques; ici, sans l'examen du sang, dans les cas vraiment un peu douteux, il est certainement très difficile de se prononcer en toute connaissance de cause.

Dans la région inguino-crurale, les mêmes hésitations sont souvent permises, nous l'avons déjà fait entrevoir en parlant des symptômes, nous n'y revenons pas; nous avons dit que la tumeur se distinguait de la hernie crurale soit libre, soit étranglée, par sa consistance dure élastique, et l'absence de phénomènes intestinaux. L'indolence de la tumeur, sa marche plus lente encore que celle de la tuberculose, l'absence d'antécédents tuberculeux ou de localisations dans d'autres organes font penser de préférence à la filariose, bien entendu quand il s'agit de coloniaux. L'absence de poussées aiguës ou subaiguës fait également éliminer les adénites infectieuses banales et plus ou moins torpides de l'aîne.

Anatomie pathologique. — L'anatomie pathologique proprement dite de la filariose est encore à faire; les autopsies manquent vraiment un peu trop; nous n'avons guère que celles qui sont rapportées par Mackenzie et par Manson; cette dernière, faite au milieu des clameurs de la famille, d'ailleurs très hostile, alors que la veuve s'opposa formellement à l'enlèvement d'aucun organe, ne put être forcément que très incomplète, malgré l'énergie déployée par Manson en cette circonstance.

Traitement. — Le traitement de la filariose est des plus

---

(1) D'après Tillaux, il n'existe qu'un phlegmon superficiel des bourses; il en est un profond dans le tissu cellulaire sous-fibreux entre les crémaster moyen et profond. —J. Brault, *Lyon médical*, 2 avril 1893, et 6 décembre 1896. — *Archives provinciales*, mai 1899.

difficiles, nous ne connaissons pas le moyen de tuer la filaire et l'eussions-nous, qu'il faudrait regarder à deux fois, avant de s'en servir, de peur de déterminer avec les cadavres des parasites des embolies mortelles; avec la Bilharzie, on pourrait au contraire y aller plus carrément, à cause de sa localisation dans un système veineux assez bien fermé.

En pareille occurrence, on s'est borné jusqu'ici à faire de la médecine des symptômes, on s'est attaqué à l'hématochylurie, aux lymphangiectasies et surtout, aux abcès, aux phlegmons et à l'hydrocèle chyleuse.

Lawrie a vu les urines s'éclaircir et les embryons disparaître du sang à la suite d'un traitement par le thymol; il a donné tout d'abord cinq centigrammes, toutes les quatre heures, puis vingt-cinq centigrammes, trois fois le jour. Roy, dans le même but, a employé l'acide benzoïque à cinquante centigrammes, trois fois par jour; il aurait également réussi, mais il faut prendre garde à ceci, c'est que la chylurie aussi bien que la présence des embryons sont des phénomènes un peu intermittents, et les auteurs se sont peut-être abusés sur les succès de leur thérapeutique; en tout cas, il faut une plus grande expérience, basée sur un beaucoup plus grand nombre de faits, pour conclure à quelque chose de ferme.

Contre les dilatations lymphatiques, on a employé: soit des remèdes internes, soit des topiques extérieurs; rien n'a paru très satisfaisant. On a essayé le baume de Gurjun à la dose de quatre grammes par jour, l'acide gallique à la dose de deux grammes, l'iodure de potassium, etc...

D'autres ont essayé l'acide salicylique, l'acide arsénieux, la santonine, la glycérine, etc..., mais tout cela sans grand profit.

A l'extérieur, on a usé des préparations mercurielles. On a fait des injections d'huile créosotée à petites doses, d'ailleurs avec le même insuccès.

Lorsque l'éléphantiasis est enfin constitué, il faut installer son traitement curatif. Voici en quoi il consiste : au début, la bande en caoutchouc, le repos au lit, la colle à l'oxyde de zinc de Unna (1) peuvent rendre des services.

A vrai dire tout cela ne fait pas grand'chose, il n'y a pas

____

(1) Gélatine d'Unna : eau 100, oxyde de zinc 50, glycérine 20, gélatine blanche 30.

en somme de traitement efficace, les moyens plus violents sont eux-mêmes de simples palliatifs. Les injections de calomel, les scarifications, les excisions ne donnent guère que de légères améliorations et nous nous trouvons le plus souvent réduits à supprimer ce que nous ne pouvons guérir ; encore, quand la chose ne nécessite pas des sacrifices par trop considérables.

On peut être en effet appelé à intervenir chirurgicalement comme le pose Moty : 1° quand il y a inflammation, 2° quand les tumeurs sont trop volumineuses et trop gênantes, 3° lorsqu'il y a des douleurs et des tiraillements considérables (1).

Quand les localisations filariennes tendent à s'enflammer ; le repos, les antiphlogistiques, une antisepsie rigoureuse sont de mise, en cas de suppuration, on traite la chose comme un abcès quelconque. Lorsque ces tumeurs sont limitées et prennent un volume excessif, par exemple dans l'éléphantiasis des extrémités ou du scrotum, on opérera toutes les fois que le malade réclamera l'ablation de sa tumeur. Les guérisons sont très nombreuses quoi que l'on aie dit ; en Chine, Osgood, sur soixante opérés, trouve cinquante-neuf guérisons, Fayrer, à Calcutta n'enregistre qu'une mortalité de dix-huit pour cent sur cent quatre-vingt-treize cas, et cela encore, avant l'ère antiseptique, Manson a eu seulement deux morts, sur soixante et un et opérés, et Turner deux, sur cent trente-huit cas.

Ici toutefois il ne faut pas sacrifier le « tuto » au « jucunde », et maintenant que nous sommes si bien armés avec la forcipressure, il est préférable d'aller moins vite et de tailler les lambeaux en pinçant les vaisseaux à mesure. Il est même bon de recourir à l'hémostase temporaire.

Après avoir isolé verge et testicules, on pourra tailler à bon escient tout ce qui est exubérant, en gardant pour habiller les testicules, de chaque côté, un lambeau cutané que l'on disséquera avec précaution. Il faut laisser de côté l'ancien procédé par transfixion de Mohamed-Ali-Bey.

D'une façon générale, quand il s'agit surtout d'un lymphoscrotum, on peut opérer en toute sécurité. Il n'y a pas plus à craindre pour un varicocèle lymphatique que pour un vari-

_____

(1) C'est ce que j'ai conseillé à la femme, dont j'ai donné plus haut le dessin.

cocèle veineux. Il en est un peu de même pour les varicosités lymphatiques des membres. Quand on ouvre des abcès, il faut faire une antisepsie minutieuse, de crainte de septicémie.

Le traitement prophylactique de l'affection est bien facile maintenant à résumer, il consiste à se méfier des eaux, à les filtrer et surtout à les faire bouillir; toutefois on a fait remarquer qu'en Chine on ne boit guère que de l'eau bouillie, puisque l'on ne boit pour ainsi dire que du thé; cependant la filaire y est très commune chez les indigènes, elle est fréquente également chez les Européens qui font usage le plus souvent d'eaux minérales. Moty pense qu'il y a lieu, comme pour les douves, de se méfier des végétaux herbacés que l'on mange crus et qui pourraient bien servir de véhicule au parasite. Cette remarque mérite d'être prise en considération, étant donné ce que nous savons des mœurs des entozoaires en général (1).

2. — LA FILAIRE DIURNE

Historique.—La *Filaire de jour*, appelée aussi *Filaria loa* ou encore *Filaria sanguinis major*, n'est pas aussi bien connue de nous que la filaire nocturne, beaucoup plus banale.

Forme générale. — Pour Patrick Manson, la forme adulte de l'embryon diurne est le *loa*, que l'on trouve sous la conjonctive des nègres de la côte occidentale d'Afrique. Ce ver nématode (fig. 70) est endémique depuis l'équateur ou quelques degrés au-dessus, jusqu'au 10e degré de latitude sud, dans l'hémisphère austral.

Comme on le sait, les indigènes s'en débarrassent en allant le chercher sous la conjonctive à l'aide d'un instrument primitif, épine dure, le plus souvent.

Autrefois le loa a été observé de temps à autre en Amérique, mais c'était à l'époque de la traite des nègres. Depuis l'abolition de l'esclavage, on ne le rencontre plus qu'en

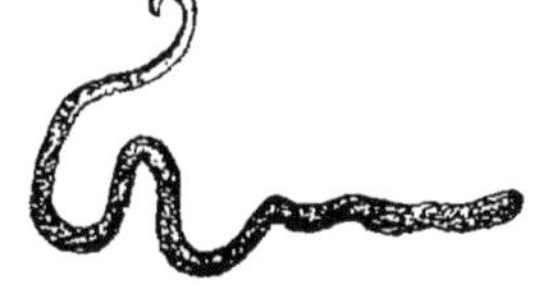

Fig. 70. — Filaria loa, grossie deux fois.

(1) La destruction des moustiques nécessaires au cycle de la filaire nocturne fait également partie du programme de la prophylaxie. Voir plus haut à l'article : *Paludisme,* les moyens les plus pratiques pour assurer cette destruction.

Guinée, au Congo et dans les régions circonvoisines. D'après les observations d'Argyll Robertson, il ne s'attaquerait pas seulement aux nègres ; ce médecin a pu extraire à six semaines de différence deux loas, un mâle et une femelle, chez une femme missionnaire retour du Calabar. Il faut voir là sans doute une étrange exception.

Le loa est long généralement de trente à soixante millimètres ; effilé à l'une de ses extrémités, il est obtus à l'autre. Les champs latéraux sont très larges et séparés l'un de l'autre par 18 à 20 faisceaux musculaires, la bouche est inerme.

Mâle. — Chez le mâle, la queue est arrondie, le cloaque est représenté par une fente transverse avec trois grosses papilles en avant et deux plus petites en arrière, il existe deux spicules inégaux.

Femelle. — Chez la femelle, l'utérus renferme des œufs mesurant 35 μ de long sur 25 μ de large et contenant des embryons déjà formés. Le développement en est ignoré d'après les quelques auteurs qui ont essayé d'esquisser vaguement la question.

Toutefois Patrick Manson, je le répète, avec sa haute compétence, prétend que les embryons circulant pendant le jour, dans le sang des nègres de la côte occidentale, ne sont autres que ceux du loa. Leuckart a communiqué à Manson des dessins d'embryons du loa ; ces vermisseaux ont : la queue effilée, l'aspect général et les dimensions des embryons diurnes. De plus, Manson rapporte assez longuement l'histoire d'un homme qui avait à la fois des embryons diurnes et persistants, cet individu avait été autrefois porteur d'un loa sous-conjonctival qui n'avait pu être extrait. Cette observation n'a rien de très probant, elle peut simplement compter comme indication. Mais il y a encore une présomption en faveur de l'idée de Manson, c'est la similitude de distribution géographique pour le loa et l'embryon diurne.

Longs de 125 à 300 μ sur 7 à 11 μ de large, engaînés, dépourvus de tube digestif et d'organes reproducteurs, les embryons diurnes, ont très sensiblement la même forme et les mêmes dimensions que l'embryon nocturne, mais ils ont évidemment une migration toute différente.

---

(1) Voir R. Blanchard, *Vers du sang*, page 160. — Laveran et Blanchard, *Les hématozoaires de l'homme et des animaux*, 1895, tome II.

En effet, il est probable ici que l'animal intermédiaire n'est plus le moustique, mais un animal à mœurs diurnes. Nous venons de dire que l'embryon est entouré d'une gaine, il ne peut donc se délivrer lui-même, pas plus que la filaire de Bancroft, et il doit compter sur l'intervention de quelque animal suceur. Au Calabar, où l'on rencontre les embryons diurnes d'une façon endémique, deux espèces de mouches sucent le sang des travailleurs nègres ; dans la langue du pays, l'une, rouge, s'appelle *Uyo;* l'autre, noire, *Ukpom ;* les colons anglais les englobent sous le terme général de *Mangrove Flies* (1). Ces mouches une fois repues sont trop lourdes pour voler, elles se posent alors dans les endroits abrités, sur les mares et les cours d'eau (1), et peuvent reproduire ici le rôle si connu du moustique pour la filariose nocturne (Manson).

Telle est l'histoire de la filaire que l'on appelle improprement *diurne,* puisqu'il s'agit simplement d'embryons et que jusqu'à plus ample informé nous ne sommes pas bien sûrs de connaître la forme adulte. On voit immédiatement toutes les lacunes que comporte l'étude de ce parasite ; il est vrai que nous sommes là en plein pays noir, en pleine zone tropicale.

3. — LA FILAIRE PERSISTANTE

Évolution. — *L'embryon persistant,* ainsi dénommé parce qu'il se rencontre constamment dans le sang, de jour et de nuit, a une évolution peut-être encore plus obscure que le précédent (fig. 71).

Dans l'état actuel de nos connaissances, les embryons diurnes et nocturnes ne se distinguent en somme que par le moment de leur présence dans le système vasculaire périphérique ; ici au contraire nous trouvons dans la structure du parasite des caractères de différenciation extrêmement tranchés.

L'embryon persistant est beaucoup plus petit que ses congénères, il n'a pas de gaine, sa queue n'est plus effilée, mais

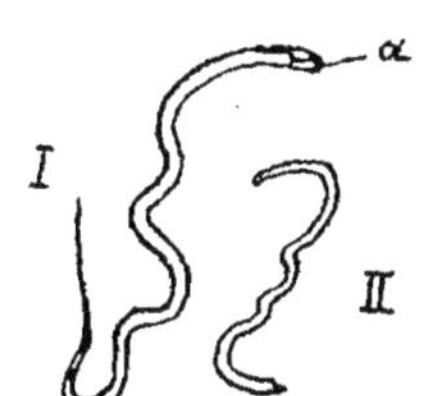

Fig. 71. — Figure demi-schématique.—I. Filaire diurne avec sa gaine *a.*—II. Filaire persistante non engainée.

(1) Le nom de *Mangrove flies* signifie mot à mot : mouches de Mangrove, sorte de palétuvier très commun dans l'Afrique tropicale.

grosse et obtuse, il possède un *rostre rétractile et un tube digestif déjà tout formé ;* enfin il s'agite très vivement dans le sang, se contracte et s'étire pour ainsi dire à volonté.

La filaire adulte qui le produit, et que nous ne connaissons pas encore, doit jouir d'une vie assez longue, car on trouve encore des embryons dans le sang de l'homme plusieurs années après qu'il a quitté le pays d'origine. Manson a observé un nègre, qui en avait encore, six ans après avoir quitté l'Afrique occidentale.

Personne ne sait rien, ai-je dit, des migrations de la Filaria perstans ; mais la vivacité de l'embryon libre de toute gaîne, sa structure avancée, la façon dont il est armé, tout laisse supposer, tout porte à croire qu'il n'a pas besoin d'aide et peut se frayer une voie jusqu'à l'extérieur, en cheminant à travers les tissus. Après être sorti du milieu humain, il doit continuer son évolution dans l'eau ou dans l'intérieur de quelque animal aquatique, qui lui sert d'intermédiaire.

Distribution géographique. — Comme la diurne, la persistante ne se rencontre que dans une zone géographique très limitée ; elle existe principalement au Congo et dans le Calabar, on ne l'a jamais observée sur la côte orientale de notre continent. Manson ne l'a pas trouvée davantage : en Malaisie, en Chine, dans l'Inde, etc. Il en est de même pour l'Amérique.

Les diverses sortes de filaires ne s'excluent d'ailleurs pas ; il est assez fréquent de rencontrer la diurne et la persistante sur le même individu. Sur douze nègres de la Côte Occidentale d'Afrique, Manson a trouvé deux fois la diurne seule, six fois la persistante et deux fois les deux espèces réunies. On peut se rendre compte par ces chiffres de l'extrême fréquence de l'infestation, surtout pour la persistante.

4. — LA FILAIRE DE DEMARQUAY

La Filaire de Demarquay (1), découverte par Manson dans les préparations de sang qui lui furent adressées de Saint-Vincent (Petites Antilles), a été également rencontrée au Brésil. De plus elle a été retrouvée dans diverses régions du

_____
(1) Il s'agit d'embryons, la phase adulte reste inconnue.

Bas-Niger, et on peut se demander si l'Afrique n'est pas son pays d'origine et si ce n'est pas encore la traite qui l'a acclimatée en Amérique. Il existe une observation de M. Laveran, qui pourrait fort bien se rapporter à cette espèce.

L'auteur dit avoir rencontré dans le sang d'un malade de retour du Soudan des embryons ayant l'aspect et les dimensions de la filaire de Bancroft, 300 μ sur 8 à 9 μ de large ; ces parasites, mousses à leur extrémité antérieure, étaient au contraire très effilés du côté de la queue ; il semble en outre, d'après la description, qu'ils étaient pourvus d'une gaîne. On les rencontrait constamment, nuit et jour, dans le sang.

Ne sont-ce pas là justement les caractères de la filaire ou plutôt de l'embryon de Demarquay : structure de l'embryon de Bancroft (1) et persistance dans le système circulatoire périphérique. C'est en somme la constitution anatomique qui différencie ce type de la persistante (2).

M. Laveran indique en outre que les embryons qu'il a eus sous les yeux se coloraient bien et très vite par la solution aqueuse de bleu de méthylène, alors que ce réactif colore très mal les embryons de filaire nocturne ; c'est peut-être là un des multiples caractères différentiels entre l'embryon de la filaire de Bancroft et celui de la filaire de Demarquay.

La filariose observée par M. Laveran n'avait d'ailleurs donné lieu à aucun des accidents qui dénoncent d'ordinaire la filariose banale : hémato-chylurie, varices lymphatiques, lympho-scrotum, etc. ; rien de tout cela n'existait, le malade présentait comme seul signe anormal des accès de fièvre irréguliers, qui avaient une grande analogie avec la fièvre palustre. Cette relation coïncide d'ailleurs bien avec ce que nous disions tout à l'heure de la présence de la filaire de Demarquay dans le bassin du Niger.

5. — LA FILAIRE DE MAGALHAÈS

La forme adulte, mâle et femelle, est le stade seul connu. Ce parasite a été découvert par Saboïa, de Rio-de-Janeiro. Il est plus long et plus gros que la filaire de Bancroft.

(1) Filaire nocturne banale.
(2) Il est une autre filaire, celle d'Ozzard (Guyane anglaise), qui se rapproche aussi beaucoup de la persistante.

Le mâle mesure 85 mm. environ; son extrémité antérieure est arrondie, sa bouche est inerme; le tube génital est simple, il n'y a qu'un seul spicule; la queue de l'animal est contournée en spirale.

La femelle, un peu plus grosse que le mâle, mesure jusqu'à 155 millimètres; chez elle, l'appareil reproducteur est représenté par deux glandes très contournées, contenant des œufs; nous ignorons si l'animal est ovipare ou ovovivipare.

6. — LA FILAIRE D'OZZARD (Guyane anglaise)

Manson a trouvé dans des préparations de sang à lui envoyées par le Dr Ozzard, médecin du Colonial Office, des embryons de nématodes, qui lui ont paru appartenir à une forme nouvelle de parasite du sang.

Cette découverte a été confirmée par les recherches ultérieures d'Ozzard et de Daniels.

La filaire d'Ozzard ne présente pas de gaîne, elle est rétractile et on la rencontre dans le sang périphérique, nuit et jour, tout comme la perstans, dont elle a, à peu près, les dimensions.

On ne sait rien touchant les symptômes caractéristiques de l'infestation chez l'homme.

Tantôt Ozzard et Daniels ont rencontré des embryons avec des queues effilées, tantôt avec des queues obtuses; ont-ils vu ainsi, tantôt la filaire de Demarquay, tantôt la perstans, ou bien une, ou même deux espèces nouvelles, ou encore les deux phases d'un seul et même parasite? Autant de points d'interrogation.

Dans ces derniers temps, Daniels croit avoir trouvé les formes adultes correspondant aux embryons dont nous venons de parler; les embryons rencontrés dans l'utérus de la femelle auraient la queue obtuse: serait-on enfin en présence de la forme adulte de la *perstans?* La plus grande obscurité règne sur tout cela (1).

(1) Tout dernièrement, dans un article consacré à la pathologie exotique (*Progrès médical,* 4 nov. 1899) M. R. Blanchard indique que ce serait bien la *perstans* que Daniels aurait ainsi trouvée.

III. — Maladies causées par les parasites cavicoles

CHAPITRE PREMIER

LA MYASIS DU CONDUIT AUDITIF, DES FOSSES NASALES ET DU TUBE DIGESTIF

On a publié ici et là, dans les pays chauds, des observations se rapportant à l'introduction de larves dans le conduit auditif externe.

1. — LES SARÇOPHAGES

Le plus souvent, ce sont les larves de *Sarcophaga cárnaria* ou de *Sarcophaga magnifica* qui ont été rencontrées. Ces larves peuvent déterminer des accidents sérieux : irritation violente du conduit, perforation du tympan, suppuration de la caisse et de la mastoïde, otorrhée rebelle, accidents méningitiques et cérébraux.

Les mêmes larves envahissent de temps à autre les fosses nasales et la bouche ; on a retrouvé même : des larves de *musca domestica* dans les matières fécales (1).

2. — LA MOUCHE HOMINIVORE (Lucilia macellaria).

C'est le parasite de beaucoup le plus dangereux.

La Lucilie est commune surtout dans l'Amérique centrale ; on la rencontre depuis le sud des Etats-Unis jusque dans la République Argentine. Les Anglais décrivent sa larve sous le nom de *Screw-worm*.

La mouche pond ses œufs, soit dans l'oreille, soit, plus

(1) Signalons encore la mouche de Pondichéry, qui a la réputation d'occasionner des ophtalmies purulentes.

fréquemment, dans les fosses nasales des gens qui dorment en plein air.

La larve, armée de crochets puissants (fig. 72), perfore les muqueuses, puis s'attaque aux cartilages et au squelette; elle finit par envahir les cavités des sinus, déterminant des accidents des plus pénibles.

En effet, tout d'abord, ce sont simplement des fourmillements légers, mais bientôt apparaissent des douleurs pulsatiles, de la céphalée et de l'œdème du nez; puis surviennent des épistaxis répétées et un gonflement œdémateux des paupières. Si les accidents ne sont pas dès lors enrayés, la fièvre s'allume intense, le nez et l'orbite sont perforés, la face se gonfle et des douleurs atroces arrachent des cris au patient.

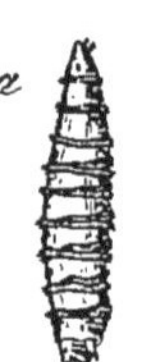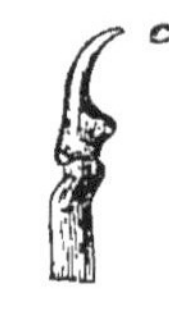

Fig. 72. — a, Larve de Lucilia macellaria; c, mandibule très grossie.

Par les perforations qui ne tardent pas à s'agrandir démesurément, la larve sort. Parfois, les os du nez sont éliminés, et le globe de l'œil est rongé par les larves; bien plus la région orbitaire et la base du crâne sont attaquées par des centaines de vers et le malade ne tarde pas à succomber à des accidents méningitiques.

Traitement. — Pour les larves ordinaires dont nous avons parlé plus haut, les sorciers de village, un peu partout, se servent de fumigations de jusquiame. Comme le fait remarquer M. R. Blanchard, ce traitement, répandu dans des contrées très diverses et très distantes les unes des autres, a dû être propagé par les Bohémiens, si nomades (1).

Le traitement médical rationnel consiste tout d'abord en irrigations nasales énergiques et antiseptiques faites avec la douche de Weber. Dans le cas de myasis nasal occasionné par la screw-worm, dès que les accidents deviennent un peu menaçants, il ne faut pas craindre d'agir chirurgicalement, et la trépanation des sinus doit être faite sans hésitation, de façon à mettre à l'air les différentes cavités et à agir directement sur les larves.

(1) R. Blanchard, *Archiv. de parasitologie*, 1898.

CHAPITRE II

LES CESTODES

I. — LE TÆNIA SOLIUM ET LE TÆNIA INERME

Dans les cestodes, nous devons signaler quelques parasites cavicoles qui se rencontrent exclusivement, ou plus fréquemment, dans les pays chauds : *Tænia solium, tænia inerme* (1).

Ces deux espèces de tænia se rencontrent dans nos pays. Le solium est rare; l'inerme est au contraire extrêmement fréquent dans l'Afrique septentrionale : Algérie, Egypte, etc..., au Sénégal, au Gabon (2), en Cochinchine et dans l'Amérique du Sud (République Argentine, Pérou, Brésil).

Le premier a pour hôte le porc, le second le bœuf. On devra donc redoubler de précautions au sujet de la viande de ces derniers animaux et on devra la faire cuire à point.

L'infestation par ces espèces de tænias est double, amenant, soit la *ladrerie* commune chez les hôtes que nous avons cités, soit l'*helminthiase*, plus classique.

La ladrerie consiste dans la présence des larves, au sein du tissu conjonctif, surtout musculaire, et dans l'envahissement de certains viscères ou cavités viscérales, centres nerveux compris.

L'helminthiase au contraire est constituée par la présence de l'animal adulte dans l'intestin. Elle se révèle par des troubles digestifs variés (boulimie, coliques, diarrhée nocturne,

---

(1) Ces deux espèces sont trop communes pour que nous en fassions ici la description.

(2) En Abyssinie, le ténia inerme est extrêmement fréquent, les peuplades de ce pays mangent beaucoup de viande crue; le kousso est l'anthelminthique le plus en faveur.

gastralgie, etc...), par des troubles nerveux (nervosisme, troubles sentoriels, convulsions, etc.); très souvent, elle est silencieuse, et la sortie seule des cucurbitins peut permettre d'affirmer le diagnostic.

Traitement. — Les remèdes les plus employés sont:

L'extrait éthéré de fougère mâle à la dose de 10 grammes pour l'adulte, et 0,50 centigrammes par année d'âge pour l'enfant.

L'écorce fraîche de grenadier, préparée par macération et décoction : 50 grammes pour 300 grammes d'eau.

Le Kousso, 25 à 30 grammes pour un adulte.

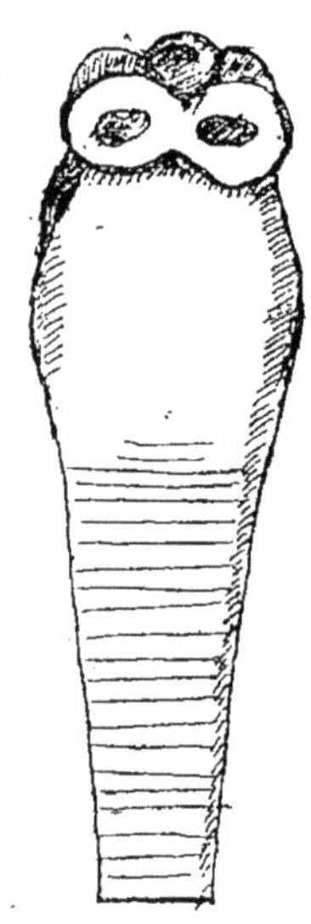

Fig. 73. — Extrémité antérieure du tænia de Madagascar, d'après Raphaël Blanchard. (*Arch. de parasitologie,* avril 1899). Exemplaire retrouvé dans la collection de Davaine.

Les semences de courge mondées de cinquante à quatre-vingts grammes par jour pendant deux ou trois jours.

Très souvent ces médicaments échouent; j'en ai fait plusieurs fois l'expérience dans les services que j'ai eus depuis que je suis en Algérie; j'ai eu notamment des échecs avec l'extrait de fougère mâle.

On est obligé alors de recourir à la pelletiérine, 0,40 de tannate de pelletiérine pour un adulte.

Chez les enfants, où la pelletiérine est un peu plus difficile à manier, j'ai donné de temps à autre, d'ailleurs avec des résultats divers, la poudre de Kamala, 0,50 par année d'âge.

En outre de ces anthelminthiques, le traitement comporte certaines autres prescriptions : diète relative la veille et purgatif au besoin; absorption du médicament destiné à agir sur l'helminthe et purgatif, en général, deux heures après.

La tête du tænia doit être soigneusement recherchée.

2. — LE TÆNIA DE MADAGASCAR (Davainea madagascariensis Tænia Demerariensis).

Le tænia de Madagascar n'appartient pas en propre à notre grande colonie de l'océan Indien. En effet, le professeur

Leuckart, mort récemment, l'a signalé à Bang-Kok (Siam) ;
Grenet l'a rencontré à Mayotte (2 cas) ; enfin, Chevreau (1)
en a vu quatre cas à l'île Maurice et tout dernièrement
M.R.Blanchard, en opérant la revision de la collection Davaine,
en a trouvé un exemplaire provenant de Nossi-Bé (fig. 73).

Ce qu'il faut retenir de tout ceci, c'est que cette espèce de
tænia semble affectionner plus particulièrement les îles africaines de la côte est (2).

Le parasite, composé de cinq à six cents anneaux de forme
plus ou moins trapézoïdale, est long de 25 à 30 centimètres
seulement, sa tête est surmontée d'un rostre armé de quatre-
vingt-dix crochets, d'après Leuckart ; un exemplaire examiné
par R. Blanchard était au contraire inerme.

D'après les recherches de ce dernier auteur (3), le tænia
en question fait partie d'un groupe spécial, qui peut être considéré comme appartenant aux oiseaux.

Dans l'espèce humaine, ce sont d'ailleurs simplement les enfants en bas âge qui sont seuls atteints par le cestode. Cette infestation intestinale
détermine chez eux des phénomènes analogues à
ceux que l'on constate dans l'helminthiase en
général : dilatation pupillaire, anorexie, diarrhée,
vertiges, convulsions.

Le traitement n'a rien de particulier.

3. — LE TÆNIA ECHINOCOCCUS

Ce tænia vit dans l'intestin grêle du chien.

Composé de trois ou quatre anneaux, il mesure environ 1/2 centimètre, sa tête est ornée
d'une double couronne de crochet (fig. 74) ; ses
œufs, avalés par l'homme et aussi par quelques
ruminants, donnent lieu à l'échinococcose, aux
kystes hydatiques.

La genèse de l'échinococcose est bien connue ;

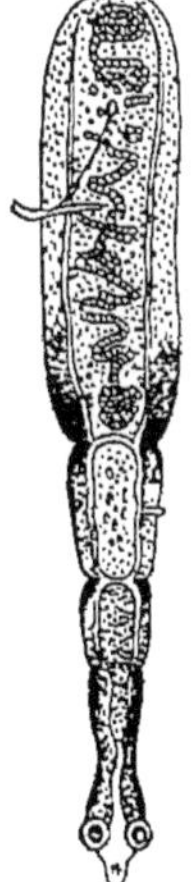

Fig. 74.
— Tænia
echinococ-
cus grossi
12 fois.

(1) Chevreau. *Bulletin soc. méd. de l'île Maurice*, page 523, avril 1891.
(2) Cependant, le tænia Demerariensis de Daniels (1 cas), observé, comme
son nom l'indique, dans la Guyane Anglaise, doit être, après examen de
M. le professeur R. Blanchard, rapporté sans conteste au tænia Madagasca-
riensis. En somme, il y a en tout, dans la littérature médicale, neuf cas d'infestation humaine.
(3) R. Blanchard. Notices helminthologiques ; *Mém. Soc. zool. de France,*

les œufs du tænia du chien, amenés ordinairement dans le tube digestif de l'homme, grâce aux aliments ou aux boissons souillés par les déjections de cet animal, éclosent dans l'estomac ou l'intestin sous l'influence des sucs digestifs.

L'embryon, long de 25 µ environ, muni, à l'une de ses extrémités, de 3 paires de crochets, se fraye un chemin à travers les parois du tube digestif et va se loger dans les organes du voisinage, le foie en particulier ; d'autres fois, il perfore une veine, et, lancé dans le torrent circulatoire, il peut aller faire embolie et se développer au loin. Quand l'embryon a trouvé une habitation convenable, il s'y installe, et s'y enkyste dans une sorte de coque fibreuse, formée aux dépens des tissus d'alentour irrités. Dès lors, le corps de l'embryon, primitivement constitué par une membrane anhyste contenant de gros grains réfringents, se transforme en une sorte de petite sphère creuse, l'hydatide est désormais constituée. Elle se compose de deux membranes et d'un contenu liquide, clair comme de l'eau de roche. La membrane externe stratifiée n'est pas autre chose que la cuticule de l'embryon hexacanthe. La membrane interne est formée par les granulations les plus extérieures qui garnissent l'embryon.

L'hydatide s'accroît sur place et prolifère suivant trois modes distincts : mode fertile, stérile ou mixte.

Dans le mode fertile, la membrane interne ou germinale donne lieu à des élevures qui se pédiculisent et se creusent (vésicules proligères). La cavité de ces vésicules est à son tour tapissée d'une série de mamelons, ce sont les têtes des tænias, avec leurs crochets (larves de tænias).

Cependant entre les strates de la membrane externe ou cuticule, naissent des vésicules secondaires, qui subissent le plus souvent une migration centripète (mode endogène). Le mode exogène, où la migration est centrifuge, est au contraire très exceptionnel (kystes alvéolaires). Au sein de la cuticule des vésicules secondaires, les mêmes phénomènes peuvent se reproduire, donnant lieu à une troisième génération (vésicules petites-filles).

Le mode stérile est beaucoup plus simple. Les vésicules

1891,p. 429, 438. Idem. Comptes-rendus, soc. de Biologie, p. 613, 1891, idem Archives de parasitologie, avril 1899.

proligères ne se forment plus ; il y a simplement production
de vésicules secondaires et tertiaires.

Le mode mixte n'a pas besoin d'être défini.

Distribution géographique. — Le tænia echinococcus est très
fréquent dans les pays chauds ; en particulier dans l'Afrique
du Nord (Algérie, Tunisie, Egypte) ; l'Australie est également
ment très infestée par le parasite.

Traitement. — Il n'y a aucun traitement spécifique.

Les kystes hydatiques sont surtout justiciables d'un traitement chirurgical hardiment conduit (1).

La prophylaxie consiste à *éloigner les chiens des maisons
d'habitation*, et à prendre les *soins les plus minutieux pour
le lavage des légumes, surtout lorsqu'ils doivent être
mangés crus.*

4. — LES TÆNIAS NANA, DIMINUTA

Les tænias nana (Bilharz., 1852) et diminuta ont été vus
exceptionnellement dans les pays chauds et sont plutôt les
hôtes habituels des rongeurs.

5. — LE BOTRIOCEPHALUS LATUS. — LE BOTRIOCEPHALUS MANSONI

Le Botriocéphale large mesure de six à quinze mètres.
L'œuf à clapet, long de 70 μ sur 45 μ de large, éclot dans
l'eau, l'embryon est ensuite avalé par l'hôte convenable (poisson d'eau douce).

Le Botriocéphale se rencontre dans les pays chauds,
comme dans les pays du nord, chez les peuples ichthyopha-
ges (Japon, lacs de l'Afrique centrale, etc...).

Le Botriocéphale de Manson s'observe chez l'homme,
chose curieuse, à l'état de larve ; cette dernière, large d'un
bon centimètre, est longue de quatre centimètres.

Elle a été trouvée : sous la conjonctive, dans un abcès
cutané et dans différents viscères.

(1) La ponction simple, la ponction avec injection de sublimé, peuvent être
essayées ; elles ne valent pas les méthodes plus hardies qui varient bien entendu
avec les cas et les régions dans lesquelles on opère. Je préfère pour les kystes
du foie la méthode de Lindemaun-Landau que l'on peut modifier légèrement
pour les kystes intrahépatiques. Voir J. Brault. Société de chirurgie, 7 mars 1894,
et Bulletin médical de l'Algérie, 1895.

Observée tout d'abord par Patrick Manson à Amoy, elle a été ensuite retrouvée plusieurs fois au Japon.

6. — LE KRABBEA GRANDIS (1).

Le Krabbea grandis, déterminé et classé par R. Blanchard (2) en 1894 , mesure environ 10 mètres de long sur un millimètre et demi de large. L'œuf à opercule est long de 63 µ sur 50 µ de large.

On ne l'a rencontré encore qu'au Japon (Ijima et Kurimoto).

Tous ces vers sont justiciables du même traitement que les tænias.

Les accidents qu'ils peuvent occasionner sont également très comparables à ceux qu'engendrent ces derniers.

(1) Du nom de Krabbe, helminthiologiste danois.
(2) R. Blanchard, *Soç. de biologie*, 1894.

CHAPITRE III

LES TRÉMATODES

i. — LA DOUVE HÉPATIQUE

La distomatose hépatique n'est pas, bien entendu, l'apanage exclusif des pays chauds, mais elle s'y rencontre fréquemment.

La douve (fig. 75), on le sait, vit normalement dans les vaisseaux biliaires, elle y pond ses ovules qui sont véhiculés par la bile ; ces œufs, deux fois plus gros que ceux du botriocéphale, leur ressemblent beaucoup. Ils ont 130 μ de long sur 80 μ de large, une fois sortis dans les fèces, ils sont entraînés dans l'eau et y éclosent. L'embryon, très bien doué pour la vie aquatique, nage avec rapidité, mais au bout de quelques heures la mort survient pour lui, s'il n'a pas trouvé l'hôte approprié. Cet hôte, nous le connaissons par Leuckart, c'est la *Limnea truncatula*. Dès que l'embryon l'a rencontré, grâce à sa tarière, il le perfore ; s'il a le bonheur de pénétrer dans la cavité du corps du mollusque et non dans son pied, il se trouve enfin dans son habitation de prédilection. Il passe alors à l'état de sporocyste, renfermant un certain nombre de rédies (fig. 76).

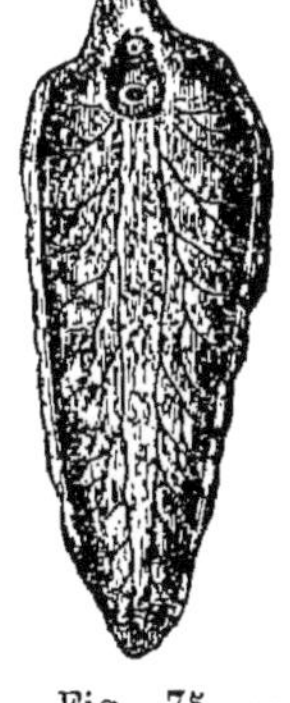

Fig. 75. — *Distoma hepaticum* de grand. nat., vu par la face ventrale.

Ces rédies crèvent le sporocyste, gagnent le foie de l'hôte ; puis donnent à leur tour naissance à des rédies filles et à des cercaires (fig. 77) ; ces cercaires, expulsées dans les excréments de l'hôte, ne nagent pas longtemps dans l'eau. Elles vont s'enkyster dans les végétaux aquatiques et sont avalées par l'homme, ou les animaux. Dès qu'elle a pénétré dans l'hôte définitif, la cercaire subit rapidement les transformations qui l'amènent à l'état parfait, toutefois, après qu'elle a gagné le canal cholédoque et les vaisseaux biliaires : alors c'est la douve, qui atteint en moyenne de 15 à 30 millimètres de long sur 4 à 13 de large.

Je n'insiste pas sur l'anatomie de l'animal adulte(1).

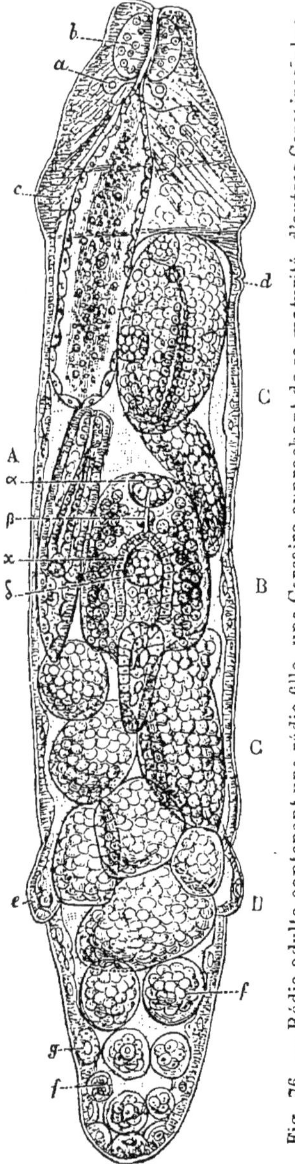

Fig. 76. — Rédie adulte contenant une rédie-fille, une Cercaire approchant de sa maturité, d'autres Cercaires plus jeunes et des germes de toutes dimensions, d'après Thomas. *a*, cellules glandulaires?; *b*, pharynx; *c*, collier; *d*, orifice d'éclosion; *e*, appendices postérieurs représentant des membres rudimentaires; *f*, germes à divers états de développement; *g*, cellule germinative.— Les lettres grecques se rapportent à la cercaire. α, ventouse buccale; β, œsophage; ×, cæcum intestinal; δ, rudiments de la ventouse ventrale.

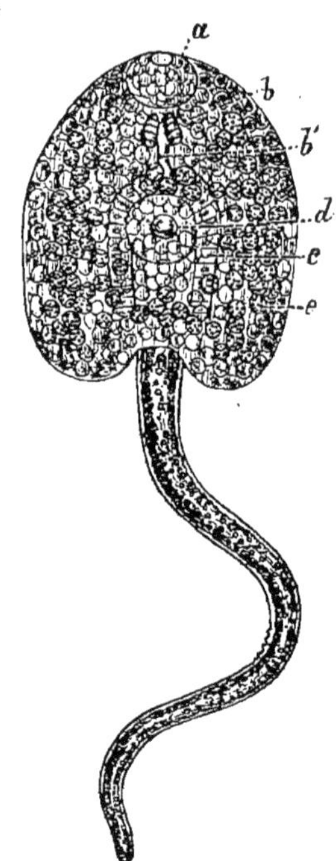

Fig. 77. — Cercaire libre, d'après Thomas. *a*, ventouse buccale; *b*, pharynx; *b'*, œsophage; *c*, cæcum intestinal; *d*, ventouse ventrale; *e*, cellules cystogènes.

On a cru pendant longtemps que la douve se nourrissait de bile. Comme l'a démontré Railliet, elle vit en réalité du sang des capillaires qui rampent sur les vaisseaux biliaires.

(1) Voyez Cauvet, *Nouveaux éléments d'histoire Naturelle médicale*, 3ᵉ édition. Paris, 1885. — Gérardin. *Traité élémentaire de zoologie*. Paris, 1893.

Puisque la douve se nourrit de sang, il n'est donc pas extraordinaire de la voir pénétrer dans les vaisseaux sanguins, quand elle est toute petite, ou quand elle est encore à l'état de cercaire. Il existe, à cet égard, un certain nombre d'observations. On a également retrouvé des douves dans des tumeurs et des abcès.

Au point de vue prophylactique, il faut se rappeler que nous avalons les douves sous forme de cercaires enkystées dans les plantes aquatiques (cresson), ou encore en ingérant des Limnées contenant des rédies ou des cercaires. Dans tous les pays, mais principalement dans les pays chauds, il faut laver avec le plus grand soin les salades et les légumes, surtout quand ils doivent être mangés crus.

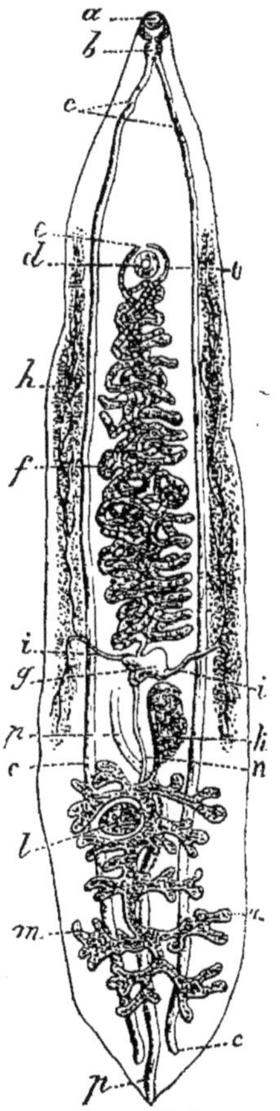

2. — AUTRES DISTOMES CAVICOLES

La *Fasciola gigantea*, deux fois plus longue que la douve hépatique, a été observée chez l'homme dans les pays chauds, en particulier en Egypte, la véritable patrie des parasites.

Le *Distomum sinense* (fig. 78 et 79), parasite long de un centimètre et demi, large de deux à trois millimètres(1), se rencontre : chez les Chinois, les Japonais, les Annamites et les Hindous.

On ne sait rien encore au sujet de sa transmission, les uns accusent l'eau, les autres, certains mollusques.

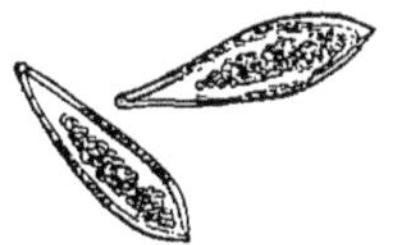

Fig. 79. — Distomum sinense.

Le *Distomum conjunctum* (fig. 80 et 81), parasite habituel du chien paria, a été trouvé également dans les voies biliaires de l'homme.

Fig. 78. — Distomum sinense, grossi environ 6 fois, d'après Mac Connell. — *e*, vulve ; *k*, glande coquillière (?); *l*, réservoir spermatique (?); *m*, testicule ; *n*, canal déférent ; *o*, terminaison du canal référent. Les autres lettres comme dans la fig. 80.

(1) L'œuf mesure 25 μ de long sur 15 μ de large.

Le *Distome de Busk*, ver plat de 5 à 7 centimètres de long, sur deux centimètres de large, par conséquent de grande envergure, a été observé en Chine et dans la Malaisie.

Restent encore deux distomes : le *Distomum heterophyes* et le *Distomum Ringeri* (fig. 82). Le premier, long de deux millimètres et large de un millimètre environ, habite l'intestin grêle ; c'est en Egypte qu'on l'a observé ; il s'agit d'un parasite insignifiant, qui ne se fixe même pas à la muqueuse.

Il n'en est pas de même du deuxième, qui mesure 1 centimètre de long sur 1/2 cent. de large. Ce parasite habite les poumons ; on l'a rencontré : à Formose, en Corée, et surtout dans certaines provinces du Japon. Il détermine une toux fréquente et des hémoptysies sérieuses. On retrouve les œufs dans l'expectoration ; ces derniers sont longs de 90 μ, sur 50 μ. de large en moyenne.

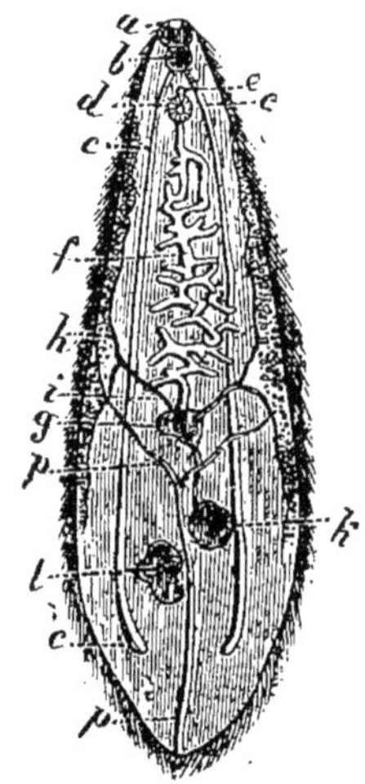

Fig. 80. — Distomum conjunctum, grossi environ 6 fois, d'après Mac Connell. — *a*, ventouse buccale ; *b*, pharynx ; *c*, cæcum intestinal ; *d*, ventouse postérieure : *e*, sinus génital ; *f*, utérus ; *g*, ovaire ou germigène ; *h*, vitellogène ; *i*, vitelloducte ; *k*, testicule antérieur ou droit ; *l*, testicule postérieur ou gauche ; *p*, appareil extérieur.

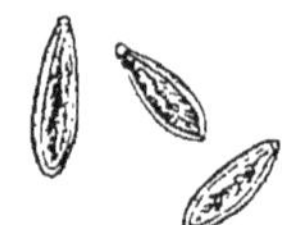

Fig. 81.— Distomum conjunctum.

Fig. 82.— Distomum Ringeri.

3. — L'AMPHISTOME DE L'HOMME

L'Amphistome de l'homme est un trématode tout petit, de 5 à 6 mm. de long, sur 3 à 4 de large (fig. 83). Il a la forme d'une ventouse, à laquelle pendrait un court pédicule avec l'orifice oral, la partie évasée représente, au contraire, la ventouse postérieure. Les œufs mesurent 150 μ de long sur 70 μ. de large. On ne connaît rien encore touchant les migrations du parasite qui habite le cæcum de l'homme. Il a été trouvé chez les naturels de l'Annam, et aussi dans la Guyane anglaise.

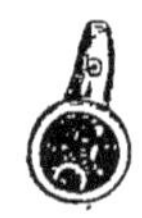
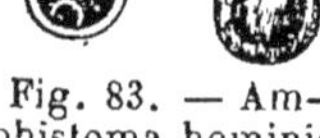

Fig. 83. — Amphistoma hominis.

CHAPITRE IV

LES NÉMATODES

Les Ascarides sont plus fréquents dans la zone tropicale que dans la zone tempérée.

Les Oxyures vermiculaires se rencontrent aussi communément dans les pays chauds;

En outre, le Trichocéphale est assez répandu dans les régions qui nous intéressent; à maintes reprises, en examinant les selles des rapatriés du Tonkin, j'ai trouvé dans ces dernières les œufs si caractéristiques de cet hôte du cœcum.

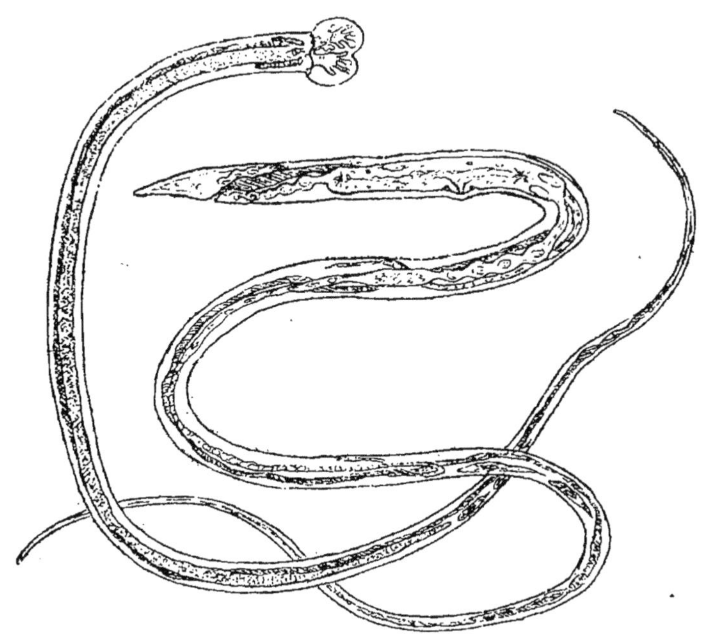

Fig. 84. — Strongylus subtilis (d'après Loos).

I. — LE STRONGYLUS SUBTILIS

Le Strongylus subtilis, qui a été trouvé par Loos en 1895, est un ver nématode (fig. 84) que l'on rencontre assez fréquemment à l'autopsie des Fellahs. au Caire et à Alexandrie ; ce parasite, très exigu et inerme, par conséquent très probablement inoffensif, habite l'intestin grêle.

Le mâle mesure quatre à cinq millimètres ; la femelle un peu plus, six à sept ; l'œuf ovale, à coque très mince, mesure 63 µ de long sur 41 µ de large.

2. — L'ANKYLOSTOME OU UNCINAIRE DUODÉNAL

Il s'agit ici d'un ver qui intéresse beaucoup plus la pathologie exotique, et la pathologie africaine en particulier. Il est en effet si fréquent en Egypte et dans toute la partie orientale du continent, qu'on a pu appeler la cachexie qu'il détermine, la *chlorose d'Egypte* ou encore la *cachexie africaine.*

L'animal a été signalé dans différentes autres contrées chaudes : Bengale, Japon, Malaisie, Antilles, Guyane, Brésil, Pérou.

Le mâle (fig. 85) est long de un centimètre environ, sur un demi-millimètre de large ; la femelle est un peu plus longue et un peu plus large. L'extrémité antérieure est armée de quatre crochets chitineux et absolument caractéristiques. Les œufs, très analogues à ceux des oxyures, mesurent 50 µ de long sur 30 µ de large. Les œufs pondus éclosent dans la vase.

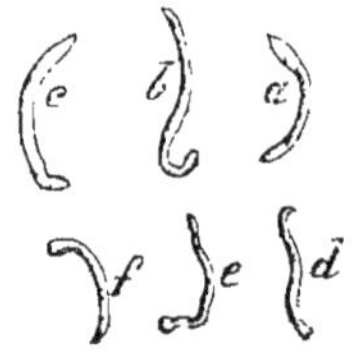

Fig. 85. — Ankylostoma duodenale de grandeur naturelle. *a, b, c,* femelles, *d, e; f,* mâles.

Après plusieurs mois, les embryons passent à l'état larvaire et sont absorbés sous cette forme par l'homme dans l'eau boueuse, ou dans les objets contaminés par la vase. La larve, parvenue dans notre tube digestif, ne tarde pas à se développer et à devenir adulte, le cycle est complet.

Grâce à ses crochets très offensifs, l'Uncinaire duodénal est capable de déterminer des désordres sérieux (dyspepsie, hémorragies). L'infestation finit par produire une chlorose très accentuée ; je dois pourtant à la vérité de reconnaître que le parasite détermine très rarement de l'anémie chez les nègres africains qui en sont infestés.

On a rapporté à l'uncinariose diverses malades, en particulier la *fièvre noire* (*Kala-Azar*), comme nous le verrons au chapitre des maladies encore indéterminées.

3. — LA TRICHINA SPIRALIS

La trichine, qui nous est donnée par la viande de porc insuffisamment cuite, ne manque pas davantage dans les contrées pré et intertropicales.

Si la trichinose y est moins fréquente que dans certains pays du nord, c'est que la religion défend aux indigènes la viande de porc, dont on fait au contraire une grande consommation dans les pays ci-dessus désignés.

La trichine femelle mesure trois à quatre millimètres ; le mâle, plus petit, un millimètre et demi. Le parasite est ovovivipare.

On sait la façon dont se produit l'infestation. Les larves de trichine, enkystées dans la chair musculaire du porc, sont mises en liberté dans l'intestin, à la suite de l'action des sucs digestifs ; après un court séjour dans l'intestin, les mâles sont expulsés ; les femelles traversent les tuniques intestinales et vont se loger en divers endroits, en particulier dans le mésentère. Les embryons qu'elles ont émis dans l'intestin jouent un rôle secondaire, ce sont ceux qui sont émis dans l'intimité des organes qui comptent et nous envahissent principalement par la voie lymphatique. Les muscles sont surtout infestés (muscles du tronc, de préférence dans le voisinage de l'origine des tendons). Arrivé à destination, l'embryon s'entoure d'un kyste et continue son développement larvaire ; après une longue période de vie latente, le kyste subit la dégénérescence calcaire. L'homme est un hôte accidentel de la trichine ; la transmission complète du parasite se fait soit par l'intermédiaire du rat, dont le porc est friand, soit, encore plus simplement, dans l'espèce porcine elle-même, en raison de ce que certains éleveurs nourrissent leurs animaux des débris empruntés aux congénères de ces derniers.

En Algérie, la trichine se voit de temps à autre chez les Européens à la suite d'ingestion de charcuterie plus ou moins crue ; à cet égard, la soubressade mahonnaise, sorte de saucisse crue, est assez dangereuse. L'épidémie de trichi-, nose, rapportée par Quivogne (1), le montre bien. J'ai vu moi-même deux cas analogues occasionnés par de la charcuterie.

L'infestation débute par des phénomènes typhoïdes très marqués. Les principaux symptômes, au milieu desquels se déroule la maladie, sont les suivants : fièvre élevée, bouffissure de la face, œdème des membres, douleurs musculaires généralisées, embarras accentué des voies digestives, vomissements, borborygmes, tympanisme, diarrhée ; la mort est souvent la terminaison de cette infestation redoutable.

4. — LA FILAIRE DU KILIMANDJARO

Kolbe a trouvé à Zanzibar, et d'une façon générale dans presque toute l'Afrique orientale anglaise et allemande, une filaire, encore assez mal déterminée, qui vivrait non seulement sur l'homme, mais encore sur les animaux.

Cette filaire, qui serait analogue au dragonneau, aurait pour siège le plus habituel des kystes situés à la face inférieure du foie.

D'après Kolbe, dans les régions ci-dessus signalées, elle atteint surtout les peuplades qui mangent beaucoup de viande (Mazzaï).

5. — LES LINGUATULES

Deux linguatules s'attaquent à l'homme : la *Linguatula rinaria* et le *Pentastomum constrictum*.

Linguatula rinaria. — Nous pouvons l'héberger à l'état larvaire dans nos viscères abdominaux et dans nos intestins ; elle se rencontre également dans nos fosses nasales à l'état adulte ; mais elle ne nous intéresse pas, parce qu'il n'y a pas encore eu, que nous sachions, dans les pays chauds, d'observation de cette infestation, d'ailleurs assez rare.

(1) Quivogne, *Archives de médecine et de pharmacie militaires,* 1894.

Pentastomum constrictum. — Il nous appartient au contraire.

Ce ne serait pas autre chose que la forme larvaire de la *Linguatula armillata* de Wyman ; il se rencontre de préférence dans la glande hépatique, l'intestin et le mésentère. Les observations publiées ont été recueillies sur des nègres en Égypte (Pruner, Bilharz, Fenger). Aitken a rapporté les observations de deux soldats anglais, qui auraient succombé aux attaques de ce même parasite, l'un avait contracté l'affection à Sainte-Hélène, l'autre en Gambie.

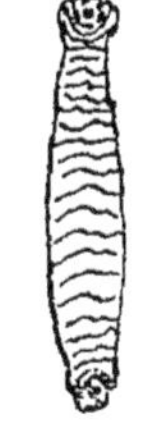

Fig. 86. — Pentastomum constrictum.

La forme adulte a pour hôtes les pythons africains et les lions.

La forme larvaire s'attaque non seulement à l'homme, mais au singe cynocéphale ; les migrations de cette larve entraînent parfois des perforations et des lésions redoutables qui amènent la mort de l'hôte.

6. — LES ANGUILLULES INTESTINALES

Au cours de cette étude des parasites cavicoles, je n'ai rien dit des *Anguillules intestinales* et *stercorales*, parce qu'il me semble que j'ai suffisamment insisté sur ces deux formes parasitaires en traitant de la parasitologie de la dysenterie ; en somme la *rhabdonemiase* inscrite dans certains livres de pathologie exotique nous paraît insignifiante.

J'ai omis aussi très sciemment certains animaux inférieurs : *Amibes, Flagellés, Infusoires,* dont j'ai longuement parlé au chapitre consacré à l'étude du flux dysentérique.

Nous en avons terminé avec la parasitologie humaine dans les pays chauds, on peut juger de sa richesse, non seulement l'homme mais encore les animaux et même les plantes ont plus à compter avec le parasitisme animal, à mesure que l'on se rapproche de la zone équatoriale. En fait de pathologie humaine, dans les pays qui nous concernent, les parasites animaux atteignent une importance énorme : soit comme agents primitifs, soit comme agents secondaires.

QUATRIÈME PARTIE
MALADIES CAUSÉES PAR LES ANIMAUX NUISIBLES

CHAPITRE PREMIER
LES VERTÉBRÉS

Grands fauves. — Les blessures occasionnées par les grands fauves sont devenues de plus en plus rares, dans les pays chauds.

Dans l'Afrique tropicale, dans l'Inde et dans l'Amérique du Sud, elles sont encore assez fréquemment observées.

Ces plaies par morsure, qui peuvent aller jusqu'au broiement d'un membre, sont très dangereuses, de même que les déchirures occasionnées par les griffes, parce que ce sont là des plaies irrégulières, contuses et généralement très septiques (1).

On emploiera donc méticuleusement vis-à-vis d'elles toutes les précautions que l'antisepsie nous a mises en main.

Poissons. — Beaucoup de poissons des mers tropicales sont venimeux (2).

Citons dans les *poissons cartilagineux :* la Raie pastenaque, qui vit dans les mers du Japon.

Parmi les *poissons osseux :* les Murènes, les Silurides, les Plotons, les Synancées (Réunion), les Trachines, les Thalassophrynes (Panama), etc...

Presque tous ces poissons ont simplement un appareil de défense composé : d'une poche à venin, et d'épines plus ou moins creuses ou cannelées, qui mènent le venin à l'extérieur.

Au Brésil, il semble, au dire des pêcheurs et de plusieurs

---

(1) Voyez John Packard, *Des Plaies Empoisonnées* in *Encyclopédie internationale de chirurgie.* Paris, 1883, tome I, p. 763.
(2) Voyez Fonssagrives, *Traité d'hygiène navale,* 2ᵉ édition. Paris, 1877.

médecins, que certains petits poissons appelés vulgairement :
« *Candirus* » et appartenant aux Siluroïdes, s'introduisent
dans l'urètre des baigneurs et y occasionnent des dégâts,
grâce à leurs dents aiguës et à leurs épines operculaires.

Dans le même pays, certains autres poissons carnivores
appelés : « *Piranhas* » attaquent l'homme et les bestiaux
avec une voracité incroyable à la traversée des rivières (1).

Serpents. — Les serpents, quantité négligeable dans la
zone tempérée, où la Vipère seule est redoutable, prennent,
au contraire, une certaine importance, en fait de pathologie
exotique.

C'est ainsi que plusieurs milliers d'hommes perdent la vie,
chaque année, dans les Indes seules, à la suite de morsures
de serpents.

Les espèces les plus dangereuses sont : le Céraste (vipère à
corne), le Trigonocéphale, le Bothrops fer de lance de la Martinique, le Cobra, le Naja aspic (serpent corail), les Echis, le
Crotalus durissus (serpent à sonnettes).

La morsure de tous ces reptiles entraîne des accidents de
la plus haute gravité et le plus souvent rapidement mortels.

Sans nous attarder à décrire les phénomènes qui accompagnent la mort dans ces diverses sortes de morsures, nous
nous contenterons de donner ici la thérapeutique efficace
que nous possédons depuis peu. C'est grâce aux travaux de
Arm. Gautier, Phisalix (2), Calmette, Bertrand, Fraser, que
nous sommes mieux armés vis-à-vis de ces accidents le plus
souvent mortels.

En cas de morsure, la plus sûre conduite à tenir est la suivante :

1° Appliquer une ligature au-dessus et le plus près possible
de la morsure ;

2° Absterger la plaie avec une solution récente d'hypochlorite de chaux à 1 gr. pour 60 grammes d'eau bouillie ;

3° Injecter dans le tissu cellulaire sous-cutané du flanc (là
où on fait également les injections antidiphtéritiques), du
sérum antivenimeux de Calmette, dix centimètres cubes chez

____

(1) Jobert, *Arch. de Parasitologie*, juillet 1898.
(2) Arm. Gautier et Phisalix, *Immunisation contre la morsure des serpents*
(*Ann. d'hygiène*, 1898, tome XL, p. 181).

l'enfant, vingt chez l'adulte; dans le cas de morsure très venimeuse, on est autorisé à doubler la dose;

4° Injecter tout autour de la blessure et dans son parcours de la solution d'hypochlorite de chaux ci-dessus formulée. On pousse ainsi 8 à 10 centimètres cubes, répartis en divers points (1).

Il n'y a pas que les serpents terrestres qui soient dangereux; les Hydrophides, serpents de mer (Iles de la Sonde), peuvent piquer mortellement; on rapporte l'histoire d'un marin qui succomba en 4 heures, à la suite de la morsure d'un de ces serpents, du genre *Platura*.

Batraciens. — Le poison secrété par les téguments des Pelobates (2) paraît très actif. Les Indiens en enduisent leurs flèches; pour obtenir une plus grande quantité de substance, les aborigènes exposent l'animal devant un feu ardent.

(1) Pour plus de détails, voir Landouzy, *Sérothérapie*. Paris, 1898.
(2) Crapauds.

CHAPITRE II

LES INVERTÉBRÉS

Quelques animaux invertébrés sont plus ou moins venimeux.

Tarentules. — Malgré la légende si répandue, la Tarentule n'arrive à produire que des accidents insignifiants.

Scolopendre. — Il en est de même de la grande Scolopendre, que j'ai vue piquer les hommes au bivouac en Algérie.

Scorpions. — Quant aux divers scorpions, la piqûre de leur dard et l'infiltration de leur venin, qui a la propriété de tétaniser d'abord pour paralyser ensuite, ne tue guère que les petits animaux.

Araignées. — Les grosses araignées ne sont pas rares dans les pays chauds et tropicaux.

Citons les principales espèces : Mygale olivâtre (1), Araignée-crabe, Araignée-orange, Vancoho, Lathrodecte, Micrommata sparassus (Nouvelle-Calédonie).

Elles déterminent surtout des accidents locaux désagréables.

Il faut prendre, en pareil cas, les soins d'asepsie nécessaires, pour éviter les complications infectieuses.

Fourmis. — Signalons certaines fourmis qui occasionnent des morsures assez douloureuses et envenimées : fourmis blanches, Termites (2), Fourmis rouges du Gabon, Guissondés, Fourmis noires du Soudan, Flammants de Cayenne, etc.

Stanley rapporte que certaines peuplades du centre africain empoisonnent leurs flèches à l'aide d'un mélange d'huile de palme et de poudre de fourmis rouges.

Les fourmis voyageuses telles que : l'*Eciton hamata* et

---

(1) Cette espèce, que l'on rencontre en Egypte, est désignée par les Arabes sous le nom d'Abu-Scebat, ce qui veut dire mot à mot : père des araignées.

(2) Ces dernières creusent les charpentes les plus dures et compromettent leur solidité.

l'*Eciton drepanophora* attaquent les explorateurs en forêt; au cours d'une de ses expéditions dans la forêt africaine, Stanley et sa suite eurent beaucoup à en souffrir (1).

La petite Fourmi est extrêmement répandue et envahit tout, dans les habitations des pays chauds (2).

Pour se débarrasser de ces hôtes incommodes, il faut surtout s'appliquer à détruire leurs nids, en se servant suivant le cas: d'acide sulfurique au 10ᵉ, d'huile, de sulfure de carbone, de pâte phosphorée.

On peut également les détruire en leur offrant des amorces sucrées, empoisonnées avec le sublimé ou l'arsenic, ou encore des substances telles que la mélasse, le miel, où elles finissent par s'engluer (3).

Sangsues. — En dehors des animaux venimeux, je dois citer encore le *Voran, Limnatis nilotica* (R. Blanchard), qui vit en abondance dans les eaux douces tout le long du littoral de l'Afrique septentrionale, et même en Grèce; cet animal, avalé dans l'eau de boisson, alors qu'il est tout petit, se loge dans le larynx ou dans le pharynx de l'homme, déterminant parfois des phénomènes des plus alarmants, qui réclament le plus souvent l'intervention du chirurgien.

---

(1) Dans ces derniers temps, on a accusé les fourmis, comme les mouches et les puces, de servir d'agents de propagation aux maladies infectieuses, à la peste notamment. En outre des fourmis, les Blattes pullulent dans les pays chauds.

(2) Je passe sous silence les méfaits des *crustacés*, des *mollusques* et des *échinodermes*, qui peuvent tout au plus occasionner de l'urticaire aux baigneurs imprudents.

(3) La désinfection des appartements au formol qui tue les insectes est aussi grandement à recommander.

Les lits, qui doivent être métalliques, durs et démesurément larges, auront leurs pieds baignés dans des godets remplis d'eau, pour empêcher la montée nocturne des insectes nuisibles.

CINQUIÈME PARTIE

MALADIES DUES AUX AGENTS PHYSIQUES ET CHIMIQUES

CHAPITRE PREMIER

LE COUP DE CHALEUR

Je ne dirai rien de cette brûlure banale qui donne quelquefois lieu aux érythèmes pellagroïdes, et que l'on désigne sous le nom vulgaire de « *coup de soleil* ».

Je ne parlerai pas davantage du « *coup de lune* », que plusieurs auteurs disent avoir observé aux tropiques (1).

J'arrive de suite au « coup de chaleur ».

Dans la zone tempérée, ce dernier ne se montre que dans des circonstances exceptionnelles, au cours des fortes chaleurs de l'été. Dans les pays chauds et tropicaux, le coup de chaleur est au contraire assez commun.

Il s'observe dans la mer Rouge, sur les rives de la mer Morte, dans l'Inde, en Cochinchine, au Tonkin, dans la Sénégambie et dans les Guyanes. Par moments même, dans ces pays, il semble que l'on assiste à de véritables épidémies.

Symptômes. — Après quelques prodromes : céphalalgie, tendance à la somnolence, vertiges, nausées, sécheresse de la gorge, chaleur à la peau, mictions fréquentes accompagnées de ténesme vésical, angoisses épigastriques des plus pénibles, le malade perd connaissance. C'est même par là qu'il débute, le plus souvent, dans la forme rapide. Dans la forme foudroyante, le malade, après quelques convulsions, tombe et meurt, en quelques instants.

(1) La très vive lumière, la chaleur, la poussière soulevée par le moindre vent, dans ces contrées arides, agissent aussi sur l'œil et le prédisposent à diverses affections : héméralopie, ophtalmies diverses. Dans l'Asie centrale, on observe une ophtalmie qui se rapproche beaucoup du trachome, ce dernier est très fréquent dans les pays chauds : Algérie, Égypte, etc...

Dans les formes lentes, après prodromes, ou soudainement dans les formes aiguës, la scène se déroule d'une façon à peu près identique.

L'individu sans connaissance est étendu, la face plutôt pâle, en proie à des convulsions, à des contractures qui le feraient volontiers prendre pour un hystérique, si l'on n'était en éveil. Tout d'abord les battements du cœur sont précipités, ils se ralentissent ensuite d'une façon extrême; la température, qui monte d'une façon effrayante, peut marquer jusqu'à 43 et 44 degrés; enfin, la respiration devient stertoreuse; le coma commence et la mort survient.

Ces phénomènes se déroulent, dans un temps variable, de quelques moments à quarante-huit heures.

L'issue heureusement n'est pas toujours fatale. La guérison s'annonce par la reprise de la connaissance, les sueurs qui reparaissent et l'amélioration du pouls.

Parfois, le plus souvent même, on peut le dire, il reste pendant plusieurs jours des phénomènes persistants : céphalée, faiblesse générale, inappétence, ralentissement et irrégularité du pouls. Atteint d'une insolation dans la plaine du Chéliff en manœuvres, j'ai éprouvé pendant quelque temps des troubles semblables; il s'y joignait des cauchemars, pendant le sommeil; j'ai aussi gardé, pendant plusieurs semaines, un ralentissement très marqué du pouls.

Anatomie pathologique. — L'autopsie des sujets morts d'insolation révèle les lésions suivantes : la rigidité cadavérique est précoce et très prononcée; la température reste longtemps élevée après la mort; quelques auteurs affirment avoir constaté de l'hyperpyrexie, et même des températures de 46°.

A l'ouverture des cavités splanchniques, on rencontre tous les organes, tous les viscères violemment congestionnés; le cœur est flasque et jaunâtre; on note des ecchymoses sous-séreuses multiples. Le sang est d'ailleurs fluide et noirâtre; sa teneur en oxygène est diminuée.

Diagnostic. — Il est assez aisé, quand on assiste aux prodromes et que l'on est mis déjà en éveil par des cas survenus sous les mêmes influences, est au contraire très difficile, lorsqu'on vous apporte à l'hôpital l'individu sans connaissance, et souvent sans renseignements. Sur la route, je n'ai jamais eu beaucoup de peine à faire le diagnostic; à l'hôpital, il m'est arrivé, une ou deux fois, d'être très embarrassé.

La haute température permet d'éliminer la syncope simple, la congestion et l'hémorragie cérébrales. La méningite aiguë n'a pas un début aussi violent. Quant aux accès pernicieux, certaines formes sont plus délicates à dépister, c'est surtout par la présence du pigment et des hématozoaires dans le sang, que l'on pourra faire le diagnostic avec certitude dans les pays tropicaux où ces divers accidents sont monnaie courante.

Etiologie. — Il y aurait beaucoup à dire sur les causes de l'insolation, nous signalerons les principales.

Plus fréquente, lorsque le soleil est élevé sur l'horizon, elle peut se produire par la chaleur humide, par un temps voilé, alors qu'il n'y a pas de brise, ou qu'il souffle un vent chaud. Ces dernières conditions sont souvent réalisées en Algérie, pendant la chaleur estivale, alors que souffle le sirocco; les chauffeurs, dans les chambres de chauffe des navires qui voyagent dans les mers tropicales, sont aussi très exposés. De nombreux exemples démontrent que l'encombrement, que la marche des colonnes en rangs serrés favorisent l'éclosion du coup de chaleur. A ce propos, je citerai ici un fait personnel. En 1894, au cours d'une longue marche sous le soleil d'octobre, encore très chaud, dans les environs d'Orléansville, nous avions eu quelques cas sérieux d'insolation le long de la route; vers la fin de l'étape, après le village de Ponteba, pour traverser Orléansville, on fit tout à coup serrer les rangs; à ce moment surtout nous eûmes un grand nombre de réservistes jetés bas par l'insolation. La plupart présentaient des convulsions; d'autres, dans un état demi-comateux, malgré les affusions froides, les injections d'éther, de caféïne, la respiration artificielle, les tractions rythmées de la langue, mettaient vingt minutes, une demi-heure, avant de reprendre leurs sens.

Les Arabes, les noirs surtout, sont beaucoup plus résistants que nous à ce point de vue; les jaunes seraient par contre assez sujets à l'insolation. On a dit, et même écrit, qu'il semble que la résistance des Européens au coup de chaleur diminue avec le temps passé dans les pays chauds; je ne puis donner mon avis pour les tropiques, mais pour les pays chauds proprement dits, je suis obligé de m'inscrire contre cette manière de voir. Sans doute, les deux premiers étés passés sous les climats chauds sont les moins pénibles, mais pour ce qui est de la résistance à la chaleur, nous gagnons certainement, il est facile de s'en convaincre, quand on revient pendant l'été en France (1) et que l'on se compare, sous le rapport de la résistance aux grandes chaleurs estivales, avec ceux qui ne sont jamais sortis de notre pays.

Bien entendu, la misère pathologique et physiologique, la fatigue, les privations, les *troubles digestifs surtout,* la coiffure, les vêtements lourds, etc., prédisposent à l'insolation. Une première atteinte enlève aussi pour longtemps toute résistance à l'individu.

Enfin, il faut bien savoir que les couches d'air qui avoisinent le sol sont surchauffées et qu'il est très mauvais par conséquent de se coucher sur la terre pendant les fortes chaleurs, comme le font beaucoup de gens ignorants des prescriptions de l'hygiène la plus élémentaire; c'est ainsi que, même dans nos pays tempérés, beaucoup de paysans sont insolés en faisant ce qu'ils appellent la « méridienne ».

Pathogénie. — Elle a beaucoup tenté les expérimentateurs. Pour M. Vallin, la mort résulterait de l'hyperthermie, la myosine se coagulant à 45°. Quand l'échauffement est lent, on doit tenir compte de l'excitation du vague qui amènerait la mort par arrêt du cœur. D'autres pensent qu'il s'agit d'une auto-intoxication. Enfin, quelques auteurs ont voulu voir dans l'insolation une maladie microbienne : Sambon, Cagigal et Lepierre, et d'autres auteurs, ont décrit le microbe du coup de chaleur.

La théorie qui nous semble le plus plausible est celle que Laveran et Regnard ont exposée en 1894 à l'Académie de médecine. Ces auteurs ont montré qu'il fallait tenir compte de la fatigue, de l'exercice, qui sont des facteurs étiologiques importants de l'insolation. En somme, le coup de chaleur agit surtout par action directe sur le système nerveux ; il y a échauffement de ce système, excitation d'abord, puis, dépression ; il n'est pas nécessaire d'invoquer la coagulation de la myosine pour expliquer la mort. Sous l'influence de la dépres-

(1) Je n'entends pas d'une façon habituelle; je parle de gens qui ne vont que de temps à autre passer l'été dans la mère patrie.

sion du système nerveux, nos sécrétions se suppriment, nous perdons ainsi nos moyens de lutter efficacement contre la chaleur ambiante, c'est là une cause qui vient encore s'ajouter, pour activer la marche de l'échauffement.

Sur les bords de la mer Rouge, sur la côte Somalie, en Erythrée, on observe, de temps à autre, des cas d'insolation, où la moëlle paraît plus particulièrement touchée. Les accidents observés consistent : en mouvements ataxiformes, avec perte de la sensation du sol (Wurtz).

Prophylaxie. — Elle se déduit de ce que nous venons de dire à propos de l'étiologie et de la pathogénie du coup de chaleur. Dans les pays chauds, c'est le matin de très bonne heure que l'on doit faire l'étape, qui sera courte, à moins de nécessité absolue, et ne sera jamais faite en colonne serrée.

Les hommes porteront le casque et, au besoin, en outre, le couvre-nuque, et même, à l'exemple des soldats anglais dans l'Inde, une pièce de toile étroite protégeant la moëlle et placée sous les vêtements; ils auront des vêtements larges et légers. Les particuliers porteront le casque ou le grand chapeau de paille avec couvre-nuque; l'ombrelle blanche, l'éventail sont à recommander dans les pays tropicaux; on ne devra jamais se coucher sur le sol échauffé.

Les gens atteints de dyspepsie, ou ayant déjà subi les effets de l'insolation, devront redoubler de précautions. La sobriété la plus grande est de rigueur.

Traitement. — Pour les accidents en eux-mêmes, voici les principales précautions à remplir en pareil cas. Il faut éloigner du sol et mettre à l'ombre, si c'est possible, l'individu insolé, le dévêtir, lui faire des affusions froides, des frictions excitantes, le piquer à l'éther et à la caféine, et pratiquer surtout avec persévérance la respiration artificielle et les tractions rythmées de la langue, dans le cas où les accidents viendraient à se prolonger.

Les stimulants à l'intérieur, l'éther, la liqueur d'Hoffmam, ne sont pas pratiques, le malade ayant presque toujours perdu connaissance, et ayant les mâchoires fortement serrées.

Lorsque l'individu sera entré en convalescence, il faudra, pendant quelque temps, le surveiller et lui recommander la plus grande prudence au point de vue de la fatigue et de la marche, surtout s'il est tant soit peu athéromateux.

CHAPITRE II

L'ANÉMIE TROPICALE

L'anémie banale des pays chauds, surtout due aux déperditions que nous occasionnent les sueurs profuses, aux insomnies, aux troubles digestifs occasionnés par les excitants (alcool, épices), ne diffère pas de la chlorose de nos pays.

Elle se traite de même.

Quant à la forme grave, nous la croyons beaucoup plus secondaire que primitive,

Elle ne devient grave que dans le cas où elle est consécutive aux maladies tropicales (malaria, dysenterie, ankylostomiase).

Elle peut nécessiter alors le rapatriement. D'une façon habituelle, il est téméraire pour l'Européen de rester plus de trois ans sous les tropiques (1), sans revenir dans la mère patrie. On choisira pour ce retour la saison d'hivernage.

Le séjour dans les sanatoria établis sur les hauteurs, dans les contrées tropicales, ne peut être comparé, comme efficacité, au rapatriement.

____

(1) Dans les pays chauds déjà, les gens du Nord, venus sur le tard dans ces contrées, font également bien d'esquiver tous les trois ou quatre ans la période estivale.

CHAPITRE III

LE LICHEN TROPICUS

On donne le nom de *Lichen tropicus*, de *miliaire rouge*, de *Bourbouilles*, à une affection inflammatoire des glandes sudoripares caractérisée par l'apparition : soit de petites papules, soit de petites vésicules ayant à peine le volume d'un grain de millet. L'éruption est accompagnée de démangeaisons très vives, elle peut gagner tout le corps ; il est pourtant des régions qu'elle affecte tout spécialement, ce sont surtout celles qui sont recouvertes par les vêtements, ou encore le dos, lorsque le malade se tient au lit pour une maladie quelconque, pendant la saison chaude (1). La forme papuleuse est la plus fréquente ; les papules sont d'un rouge brillant, légèrement acuminées. L'éruption se fait soudain, le plus souvent à la suite d'une suée abondante. Dans la forme vésiculeuse, un peu plus rare, on voit se produire sur la peau des petits points blanc jaunâtre, des petites vésicules coniques. Ces petites vésicules, légèrement élevées au-dessus de la surface cutanée, sont toujours nettement séparées ; l'éruption se fait par taches disséminées sur le tronc, l'abdomen et les membres. La peau qui supporte les vésicules est légèrement enflammée et forme autour d'elles une auréole rouge, c'est ce qui fait donner à l'éruption le nom de *miliaire rouge*. Au début, le liquide renfermé dans les vésicules est assez clair, plus tard, il se trouble ; bientôt les vésicules se rompent, se dessèchent, et donnent lieu à une desquamation furfuracée. Les sudamina peuvent compliquer l'éruption que nous avons en vue. La chaleur du lit, l'exercice, augmentent les déman-

(1) Surtout quand on est obligé d'appliquer de grands pansements très épais, j'en ai fait maintes fois l'expérience dans mes divers services de chirurgie à Alger.

geaisons et aggravent les bourbouilles, qui disparaissent lorsque l'individu se met au repos et se tient dans une atmosphère fraîche.

La miliaire rouge peut rentrer dans les érythèmes causés par les agents physiques; c'est la chaleur qui la produit; aussi se trouve-t-elle surtout dans les pays chauds. Toutes les causes qui empêchent l'évaporation de la sueur, la chaleur humide en particulier, favorisent l'éclosion de la maladie.

Les Européens sont beaucoup plus susceptibles que les indigènes des pays tropicaux (1); les excès de boisson, l'obésité sont des causes favorisantes.

L'affection n'est pas contagieuse; une première atteinte prédispose aux récidives.

Comme je viens de le dire dans la définition de la maladie, l'affection est due à une inflammation des glandes sudoripares à la suite de sudations exagérées. Il est à peu près impossible de confondre les bourbouilles avec une autre affection cutanée : eczéma, scarlatine, suette miliaire, et il est inutile d'entrer dans ce diagnostic différentiel.

La miliaire rouge est une affection excessivement bénigne, mais très ennuyeuse pour les Européens aux colonies. A la suite de ces bourbouilles, vers la fin de l'été, surtout chez les enfants qui se grattent avec des ongles très sales, on voit se produire des lésions de grattage et des infections diverses, en particulier des abcédations superficielles (2) et des furonculoses, qui, jointes à l'anémie, présentent une certaine gravité.

Les principales précautions consistent à éviter tout ce qui peut produire des sudations exagérées; à changer très souvent de linge de corps, à supprimer la laine et la flanelle qui sont irritants (3), à éviter les bains de mer, qui paraissent avoir ici une influence fâcheuse.

Quant au traitement proprement dit, il est des plus simples : des lotions émollientes, des bains d'amidon, de larges applications de poudres inertes additionnées d'une petite quantité d'acide salicylique ou d'acide borique.

(1) Les indigènes des pays chauds proprement dit possèdent également une très large immunité.
(2) J'ai insisté sur ces complications au cours d'une étude sur les infections localisées lentes et atténuées. J. Brault, *Archives gén. de méd.*, n° de février 1899, page 167.
(3) Je parle de la laine ou de la flanelle appliquées directement sur la peau.

CHAPITRE IV

L'ECZÉMA DE LA LAQUE

On observe au Japon et aussi en Amérique une éruption
cutanée qui se rapproche un peu comme forme élémentaire
primitive de l'eczéma. C'est en somme une dermite de cause
externe déterminée par le principe toxique des arbustes qui
produisent la laque.

Ce principe toxique est plus ou moins volatil et s'exhale
lorsqu'on soumet les plantes à la distillation. La laque sèche,
au contraire, et les objets recouverts de ce vernis sont inoffensifs.

C'est en moyenne de vingt-quatre à trente-six heures après
que l'individu a été soumis à l'influence du principe dangereux, un acide volatil, que les accidents toxiques se dé-
clarent. Quelquefois, les choses n'arrivent qu'au bout de trois
ou quatre jours.

Ce sont les parties découvertes, les mains et la face, qui sont
le plus souvent atteintes.

La maladie débute par de l'œdème et par un gonflement
érysipélateux des parties touchées, ces dernières sont le siège
d'une vive démangeaison avec sensation de tension ou de
brûlure. Tout se borne là, dans les cas peu sérieux; mais, dans
les cas très accentués, il survient des vésicules comme dans
l'eczéma; il s'en écoule d'abord un liquide clair qui devient
assez rapidement puriforme.

Quand la maladie est légère, les plaques enflammées sont
séparées par une grande étendue de peau saine.

Dans le cas contraire, l'éruption arrive parfois à être confluente.

Il peut survenir des complications, et on voit, de temps
à autre, les parties atteintes devenir le siège de véritables
ulcérations.

En général, l'eczéma de la laque est une affection bénigne qui cède facilement au traitement approprié. Ce dernier consiste à prescrire des alcalins. L'acétate de plomb, qui forme des composés insolubles avec l'acide toxicodendrique, est aussi indiqué.

La *gale de Chine, de Malabar,* etc., que l'on décrit quelquefois comme maladies à part, dans certains traités de pathologie exotique, ne sont pas des maladies spéciales aux pays chauds. Il s'agit purement et simplement de la gale un peu déformée par les conditions hygiéniques déplorables de ces contrées (1).

(1) De même, dans ces pays, les *tricophyties* donnent lieu à des formes sévères, diffuses et compliquées, toutes les *teignes* d'ailleurs revêtent un haut caractère de gravité.

La plupart des maladies cutanées rencontrées dans les pays tempérés sont sévères et fréquentes dans les contrées chaudes. Malgré la pratique si répandue de la circoncision, il en est de même des *affections vénériennes,* le chancre mou se complique souvent de phagédénisme, et le tertiarisme dans la vérole est monnaie courante.

CHAPITRE V

LES POISONS JUDICIAIRES,
LES ARMES EMPOISONNÉES

1. — LES POISONS JUDICIAIRES

Dans les pays chauds, où la civilisation est beaucoup moins avancée que la nôtre, il n'est pas rare de rencontrer encore des pratiques qui rappellent les errements du moyen-âge, ce que nos pères appelaient le *Jugement de Dieu*. Le duel au poison, le poison judiciaire, sont encore en honneur, chez certaines peuplades (1).

On doit toutefois reconnaître que l'usage se restreint de plus en plus, à mesure que les populations civilisées s'implantent chez les peuples restés barbares.

Signalons : le M'boundou du Congo, le Tanghin de Madagascar (2), l'Eséré de Calabar, etc.

2. — LES ARMES EMPOISONNÉES

Les flèches empoisonnées ont été bientôt partout remplacées par le fusil.

Les poisons végétaux, qui servent à enduire les armes empoisonnées, sont très variés : *Ouabaïne* (Somalis), *Strophantus* divers (Soudan, Gabon, Zambèze, Haut-Dahomey),

---

(1) Parmi les coutumes bizarres des peuplades qui habitent les pays chauds, je dois citer encore la pratique du *tatouage*.

Les tatouages se rencontrent communément sur les indigènes et sur les soldats des troupes coloniales. Il y a quelques années, j'ai expérimenté une nouvelle méthode de détatouage, les piqûres serrées au chlorure de zinc. Brunet réserve mon procédé pour les tatouages légers sur les organes génitaux, j'ose dire que j'ai surtout bien réussi dans les endroits où j'avais un plan résistant, au front notamment. D'ailleurs, C. J. Housen, qui a essayé ma méthode, la préfère aux autres, en raison du peu de douleur qu'elle détermine et des cicatrices parfaitement lisses et souples qu'elle procure.— Voir J. Brault. *Soc. de dermat. et de syph.*, janvier 1895.

(2) Rasamimanana, *Tanghin*, thèse Lyon 1891.

Upas antiar (Malais), *Curare* (Indiens de l'Amérique du Sud), etc.

Les plantes qui donnent ces poisons appartiennent pour la plupart aux familles des apocynées et des strychnées.

Dans le cas de blessure par ces flèches, les antidotes conseillés par les indigènes n'ont pas en général la moindre efficacité.

Sans s'y attarder, on aura recours à la ligature du membre, au lavage de la plaie et l'on s'adressera à la thérapeutique classique, malheureusement parfois un peu désarmée.

On cherchera ainsi à obtenir la neutralisation du poison sur place et dans l'organisme, toutes les fois que l'on connaîtra sa nature exacte.

En dehors des armes empoisonnées à l'aide de poisons végétaux ou animaux, il est certaines peuplades (îles Hébrides) qui se servent simplement de *terre des marais* pour empoisonner leurs flèches.

Cette terre renferme le bacille de Nicolaïer et le vibrion septique ; elle tue l'ennemi, en l'infectant, à l'aide de ces deux micro-organismes (Le Dantec), au moins quand les flèches sont fraîchement préparées ; en effet, quand elles ont subi une certaine dessiccation, le bacille du tétanos est seul, encore, vivace.

Ici, le traitement spécifique n'est donc autre qu'une très rigoureuse antisepsie.

On pourrait y ajouter, à titre préventif, la sérothérapie tétanique (1).

(1) En raison de la fréquence du *tétanos* dans les contrées chaudes, en particulier dans les colonies africaines, il est toujours bon de recourir à cette dernière thérapeutique et cela d'une façon préventive, pour toutes les plaies anfractueuses, surtout quand elles auront été souillées par le sol. Dans les pays qui nous intéressent, les infections par les divers microbes pyogènes : staphylocoque, streptocoque, pneumocoque, sont fréquentes et revêtent souvent un haut caractère de gravité ; pour l'Algérie, j'en ai cité des exemples. Nous pouvons cependant dire hautement que, dans les pays chauds, même pendant les fortes chaleurs de l'été, les opérations réussissent bien sous le couvert des nouvelles méthodes. Dans une statistique portant sur deux années, sur 696 interventions de toutes sortes, je n'ai eu que 13 décès (J. Brault, *Arch. Provinciales de chirurgie*, mars 1898).

SIXIÈME PARTIE

INTOXICATIONS ALIMENTAIRES DANS LES PAYS CHAUDS

Les intoxications qui proviennent des altérations de la viande ou des conserves s'observent peut-être encore plus souvent dans les pays chauds que dans nos pays tempérés.

Des empoisonnements sont dus à certains poissons réputés toxiques (Sphryène, Gobius, *Meletta venenosa*, Tetrodon, etc.) (1).

Les intoxications alimentaires proprement dites dans les pays chauds sont assez limitées.

L'ergotisme, le lathyrisme, que l'on rencontre dans ces contrées, ne sont pas spéciaux à la pathologie exotique.

I. — L'ERGOTISME

L'ergotisme est une intoxication assez commune dans certains pays tempérés, ainsi que la pellagre (2).

Les *Bechnas* charbonneux (Sorghos indigènes) donnent des accidents très comparables à ceux de l'ergotisme (3).

2. — LE LATHYRISME

Le lathyrisme a été observé à Blois, par Desparanche, et en Italie, par Palliciotti et Cantani. Toutefois, il se rencontre fréquemment en Kabylie.

(1) Voy. Fonssagrives, *Traité d'Hygiène navale*. 2ᵉ édition. Paris, 1877.
(2) Je dois ajouter ici une courte note à propos de la *pellagre*, qui se rencontre, comme nous l'avons vu, autant dans les pays tempérés que dans les pays chauds. En effet, dernièrement Sandwith (*Brit. Journal of dermatology*, nov. 98) dit qu'il a vu en Égypte plus de 500 cas de pellagre. Il n'y en a pas chez les jeunes enfants à qui l'on ne donne pas la « polenta » comme en Italie ; la maladie se présente avec ses caractères classiques bien connus; le meilleur traitement est l'arsenic.
(3) Legrain, *Rev. méd. de l'Afrique du Nord*, 1898.

Symptômes. — Le lathyrisme détermine une sorte de myélite transverse avec dégénérescence secondaire des cordons latéraux; l'incubation serait de 3 mois en moyenne. La maladie se caractérise chez l'homme par une sorte de tabes spasmodique et par du cornage paralytique chez les animaux.

L'affection débute, soit brutalement, soit d'une façon progressive, par de la gêne dans les mouvements des membres inférieurs, de la trémulation dans ces derniers au moindre choc, ou lorsque le malade vient à chercher à les mouvoir. Des douleurs en ceinture, des sensations de fourmillement, des irradations douloureuses dans les membres sont ressenties par le patient. Après une phase d'hyperesthésie, on remarque le plus souvent de l'anesthésie plus ou moins marquée. Les réflexes sont exagérés, la contractilité elle-même est diminuée, l'appétit génésique, surexcité au début, tombe ensuite. Les amyotrophies sont rares et tardives. La démarche du lathyrique est surtout caractéristique. Le membre inférieur, d'un bout à l'autre en extension forcée, est agité de trémulations de plus en plus larges et de plus en plus rapides, il oscille tout d'une pièce autour de la hanche. Les membres supérieurs restent parfaitement indemnes (1).

Les fonctions digestives sont intactes; l'intelligence est conservée d'une façon générale; on n'observe pas d'eschares, comme dans l'ergotisme.

Pronostic. — Le pronostic est bénin au point de vue vital. Néanmoins on se trouve devant une maladie sérieuse qui rend le patient infirme pour de longues années.

Diagnostic. — On fait généralement le diagnostic du lathyrisme avec le béribéri. Il y a en effet quelques analogies, mais il y a encore plus de différences. Ce n'est pas de la raideur que l'on trouve le plus souvent dans les membres inférieurs chez les béribériques, mais bien une laxité extrême; les réflexes sont diminués ou abolis, il y a de l'atrophie musculaire, la paralysie est nettement ascendante.

Anatomie pathologique. — L'anatomie pathologique est encore à faire.

Pathogénie. — La pathogénie est également pleine d'obs-

______

(1) Voy. E. Deschamps, *Lathyrisme* (*Traité de médecine et de thérapeutique*, de Brouardel et Gilbert. Paris, 1896, t. II, p. 716).

curité. On ne s'entend pas encore sur l'espèce nuisible.

Proust, avec certains auteurs, rapporte la maladie à l'ingestion de la jarosse (*Lathyrus cicero*); d'autres auteurs accusent le *Lathyrus cicero*. Il faut reconnaître que les indigènes mangent surtout du djilben (*Lathyrus sativus*). Il n'est pas nécessaire qu'il y ait disette pour que les Kabyles ingèrent cette nourriture réputée toxique, qui leur coûte, d'ailleurs, aussi cher que le blé, ainsi que je le tiens d'agriculteurs algériens.

Les uns disent que les graines des gesses sont vénéneuses, ou sont envahies par des moisissures nuisibles; d'autres affirment le contraire.

On a prétendu en retirer un alcaloïde, la lathyrine (Astier); mais son existence n'a pas été nettement confirmée. Pour ce qui est des expériences faites sur les animaux, elles sont loin de concorder (1).

Prophylaxie et traitement. — En attendant mieux, on doit se borner pour le moment à se méfier des gesses, et à les rejeter de l'alimentation toutes fois que cela est possible; dans le cas contraire, il faut leur faire subir une cuisson suffisante, les galettes bien cuites n'intoxiquent jamais les Kabyles.

Les révulsifs, les médicaments nervins n'ont donné aucun résultat appréciable.

3. — L'ATRIPLICISME

Les signes de cette intoxication ont été l'objet d'une étude des plus complètes de la part de M. le Dr Matignon (2), qui a pu observer l'affection à l'hôpital français du Nan-T'ang à Pékin en 1895-96.

D'après l'auteur l'affection débuterait de dix à 24 heures après l'ingestion de pousses d'aroche consommées presque crues dans des sortes de crêpes, dans de la pâte, voire même en salade.

La maladie débute par les mains : engourdissements, douleurs, fourmillements. Bientôt apparaît l'œdème douloureux qui débute par le pouce et l'index et gagne ensuite la main et les faces antéro et postéro-externes de l'avant-bras sans ja-

(1) Blaise, *Revue d'hygiène*, 20 juillet 1899.
(2) J.-J. Matignon, *De l'Atriplicisme, intoxication par l'Arroche* (*Ann. d'Hyg.* 1897, tome XXXVII, p. 97).

mais dépasser le coude. Peu d'instants après, la face s'œdématie à tour; l'infiltration peut être diffuse ou porter simplement sur les paupières, les lèvres et les joues; elle peut même se limiter à une moitié de la face. Comme aux mains, l'œdème s'accompagne de démangeaisons plus ou moins vives.

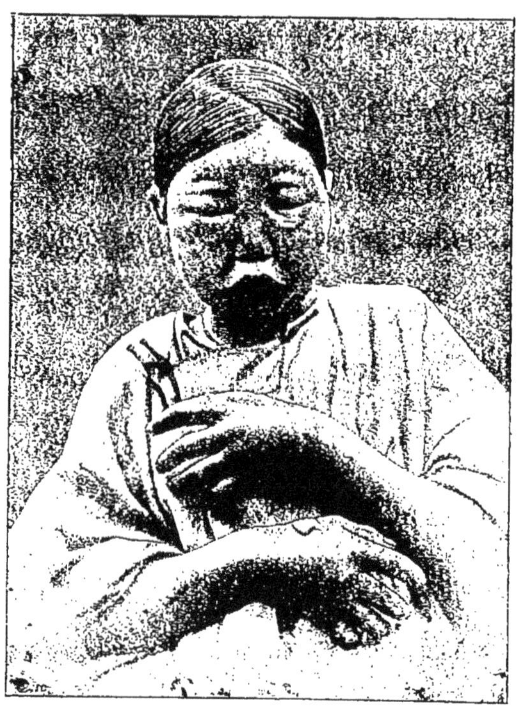

Fig. 87. — Phase d'infiltration (d'après Matignon).

Cette phase d'infiltration dure de 3 jours à un septenaire, vient ensuite la phase de macération, les parties atteintes se recouvrent de bulles qui crèvent, donnant issue à un liquide puriforme, enfin on constate des ulcérations plus ou moins étendues et plus ou moins atones suivant l'état de misère physiologique du sujet.

La scène se termine souvent par la production de chéloïdes au niveau des ulcères cicatrisés. Nous connaissons d'ailleurs la fâcheuse tendance des jaunes pour cette difformité des cicatrices (1). Au cours de la période d'état de la maladie, en outre de l'œdème on note : des troubles trophiques, des troubles de la motilité et de la sensibilité au niveau des par-

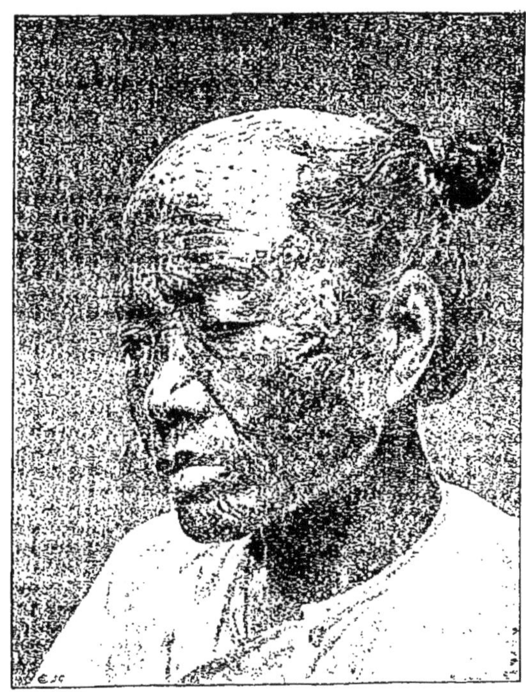

Fig. 88. — Phase de macération de l'épiderme au niveau des ecchymoses de la région temporo-malaire (d'après Matignon).

ties atteintes ; on observe également des troubles circulatoires et des ecchymoses.

Comme nous venons de le dire on a accusé, en pareil cas, l'ingestion de pousses d'arroche (*Atriplex*) ; toutefois, l'expérimentation n'a pas confirmé cette hypothèse. Un peu plus tard, on a émis l'opinion qu'un acarien existant sur l'arroche, serait peut-être la cause de tout le mal ; cette nouvelle manière de voir a été à son tour infirmée par le témoignage très compétent de Mégnin, qui a indiqué qu'il s'a-

(1) J. Brault. *Hyg. et prophyl. des maladies des pays chauds.* J.-B. Baillière, Paris, 1900, page 152.

gissait du puceron des rosiers, absolument inoffensif (1).

Jusqu'à présent, on s'est borné à faire un traitement symptomatique des divers accidents.

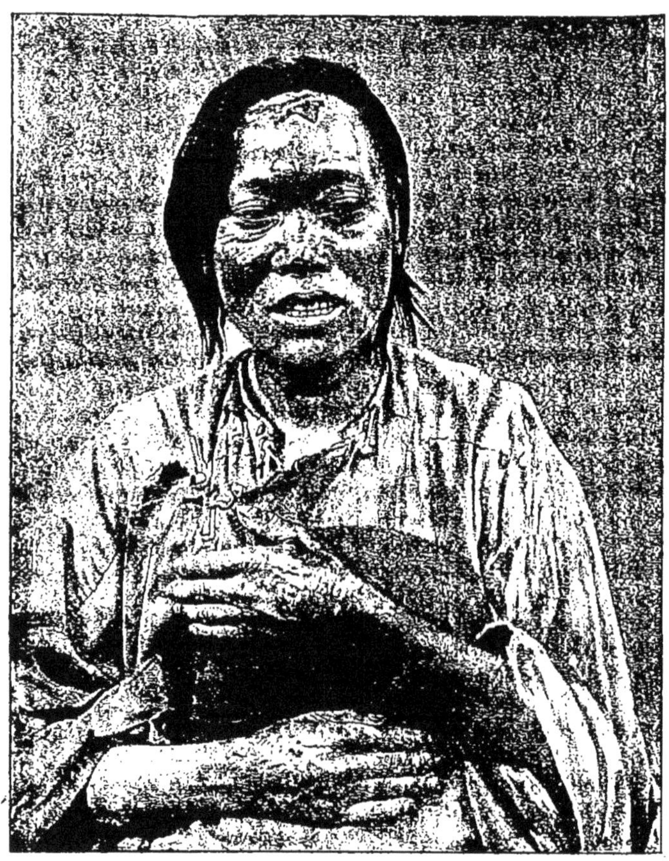

Fig. 89. — Aspect des mains après guérison des ulcérations et production de tissu chéloïdien. Au front, la cicatrisation commence (d'après Matignon).

4. — EMPOISONNEMENT PAR LE MANIOC

On a signalé des empoisonnements par le manioc, il s'agit alors d'une intoxication analogue à celle que produit le laurier cerise; en effet les graines de manioc mal lavées contiennent une certaine proportion d'acide cyanhydrique.

(1) Voir *Bulletin de l'Académie de médecine*, 1897.

SEPTIÈME PARTIE

MALADIES DE NATURE INDÉTERMINÉE. — FIÈVRES DES PAYS CHAUDS DE NATURE INDÉTERMINÉE

CHAPITRE PREMIER

LA FIÈVRE NOIRE — KALA — AZAR

La *fièvre noire*, appelée encore communément *Kala, Azar*, est une maladie d'apparition récente ; en effet, ce n'est que depuis quelques années qu'on la signale dans l'Assam. Après avoir débuté dans le Bengale, elle a étendu petit à petit sa distribution géographique, prenant tous les caractères d'un véritable fléau pour les districts atteints, car elle y fait monter la mortalité, dans une très forte proportion. D'après le docteur Giles, qui a été chargé d'une mission officielle à cet égard, la maladie est caractérisée, en général, par une grande faiblesse, une anémie très profonde, des accès de fièvre, de l'augmentation de volume de la rate, et sur la fin, par diverses hydropisies. Le docteur Giles aurait trouvé, dans tous les cas, l'ankylostome duodénal et il a pensé qu'il s'agissait tout simplement d'une forme sévère de l'ankylostomiase. Le docteur Rogers s'est élevé contre cette interprétation : l'ankylostomiase existe dans maints districts de l'Inde, où la maladie qui nous occupe en ce moment est totalement inconnue ; en outre, il a toujours rencontré, en pareil cas, les parasites de la malaria dans le sang des sujets atteints et il voit là un type spécial de l'infection malarique.

D'autres encore ont pensé qu'il pouvait s'agir d'une forme spéciale du béribéri.

Voilà où en est la question, qui ne pourra être élucidée d'une façon définitive que par de nouvelles recherches.

CHAPITRE II

LA FIÈVRE FLUVIALE DU JAPON

La maladie, décrite pour la première fois par Palmer en 1878 et étudiée plus tard par Baelz et Kawakami, est une affection endémique qui règne au Japon dans les parages de deux rivières de la côte Ouest de l'île de Nippon, le Schinanogawa et l'Omonogawa.

Étiologie. — Le pays est souvent inondé et on y cultive le chanvre; c'est au moment de la récolte, au mois de juillet et d'août, que la maladie apparaît; elle ne semble pas contagieuse d'homme à homme, mais paraît pouvoir se transporter par le chanvre à une petite distance dans les districts contaminés.

Les hommes, les femmes et les enfants sont égaux devant la maladie; une première attaque ne confère pas l'immunité, elle semble seulement influencer les attaques successives, en les rendant beaucoup moins sérieuses.

Pour les auteurs compétents, la mortalité serait approximativement de 15 0/0.

Les indigènes japonais attribuent volontiers la maladie à un petit acarien rouge, appelé par eux *Aka-Mushi*, qui ressemble beaucoup à notre *Leptus* d'automne et dont nous avons déjà dit un mot à propos des parasites cuticoles des pays chauds. Baelz combat cette idée, parce qu'elle ne donne pas la clef de la porte d'entrée, dans beaucoup de cas.

Symptômes. — La maladie est caractérisée par une eschare initiale, un engorgement des ganglions lymphatiques, de la fièvre, un exanthème, de la bronchite et de la conjonctivite. Voici comment se déroulent les phénomènes : après une incubation qui dure de quatre à huit jours environ, la maladie se révèle habituellement par un malaise général, de la céphalée

frontale et temporale, de l'anorexie et de la prostration.
Bientôt l'individu sent de la gêne et de la douleur dans les
groupes ganglionnaires du cou, de l'aine ou de l'aisselle, et si
on vient à explorer le territoire lymphatique de ces glandes,
on ne tarde pas à remarquer, le plus souvent du côté des
organes génitaux ou des aisselles, une ou plusieurs eschares
de 5 à 6 millimètres de diamètre et entourées d'une auréole
rouge livide. En dehors du groupe ganglionnaire primitivement atteint, les autres groupes superficiels sont également
envahis, mais à un degré moindre ; le groupe, immédiatement symétrique à celui qui a été affecté en premier lieu,
semble aussi plus touché.

Un peu plus tard, les symptômes d'une bronchite grave
s'affirment, les conjonctives sont injectées et il semble qu'il y
ait un peu d'exorbitis. La fièvre à type plus ou moins continu
monte à 40° ou même 41°, en l'espace de quelques jours; il y
a du délire nocturne et des sueurs profuses, la rate est modé-
rément, mais assez nettement, augmentée de volume; il n'y
a jamais de diarrhée, on a plutôt enregistré une constipation
opiniâtre.

Au bout d'un septenaire environ, un exanthème composé
de larges papules apparaît sur le visage, l'éruption qui s'é-
tend : aux avant-bras, aux jambes et au tronc est un peu
moins prononcée sur les bras, les cuisses et le cou ; l'exanthème dure de 4 jours à un septenaire, mais peut s'effacer en
24 heures.

La maladie se juge généralement à la fin de la deuxième
semaine; petit à petit, tous les symptômes s'amendent; il survient une crise urinaire et de la diarrhée, puis le malade
entre en convalescence, alors que l'ulcère qui a remplacé
l'eschare commence à guérir. La durée moyenne de la maladie est de 3 septenaires.

Comme le dit le docteur Roux (1), la maladie, en raison
de l'eschare initiale, a tout d'abord une certaine analogie avec
le charbon, mais bientôt, sans parler des symptômes généraux très différents, les caractères mêmes de l'accident primitif, qui ne présente jamais d'anneau vésiculaire, mettent

____

(1) Roux, *Traité des affections des pays chauds.*

aisément sur la voie, dans les pays notoirement entachés par la fièvre fluviale.

Anatomie pathologique. — L'autopsie révèle de l'hyperhémie des bronches, de la congestion hypostatique, de l'augmentation de la rate, parfois de la périsplénite. L'intestin est injecté aux alentours de la valvule iléo-cœcale, le péritoine présente également un certain degré d'injection, enfin on remarque un engorgement peu marqué des ganglions du mésentère et des groupes superficiels.

Prophylaxie et Traitement. — Comme prophylaxie, en prévision d'un parasitisme quelconque, on doit surtout, au moment de la moisson du chanvre, dans les pays contaminés, surveiller sa peau et se préserver avec soin les parties génitales et les aisselles, sièges habituels des eschares primordiales.

Une fois l'affection constituée, n'ayant pas d'étiologie ferme, on ne peut avoir recours qu'à la thérapeutique des symptômes.

CHAPITRE III

LA FIÈVRE NASHA

Sous le nom de *Nasha fever*, de *Nakra*, les docteurs Fernandez et Mitra ont voulu décrire une nouvelle entité morbide, d'ailleurs fort contestée.

Cette maladie serait particulière à l'Inde et se rencontrerait surtout dans les provinces du Bengale et sévirait de préférence dans les mois d'avril et d'août, c'est-à-dire en hiver.

Symptômes. — D'après les auteurs cités, l'affection est caractérisée par de la fièvre précédée d'une congestion particulière portant sur la muqueuse du septum nasal. Parfois la congestion est limitée à une seule narine, quelquefois au contraire les deux sont affectées ; la muqueuse est enflammée, rouge, et présente même assez souvent une tuméfaction bien circonscrite du volume d'un pois. Les symptômes que nous venons d'indiquer durent de 4 à 5 jours, puis la tuméfaction de la muqueuse du nez décroît et la fièvre tombe d'elle-même. La tuméfaction caractéristique ne suppure jamais, mais dans certains cas assez rares son affaissement s'accompagne de phénomènes graves : fièvre élevée, délire, coma ; la mort même peut survenir. Une première atteinte prédispose à d'autres, à intervalles assez rapprochés.

Les deux sexes sont pris, les femmes plus que les hommes ; les enfants en bas âge ne sont jamais atteints.

Traitement. — Dans la grande majorité des cas, on s'est borné à administrer quelques légers purgatifs, à faire dans le nez des affusions froides ou légèrement astringentes.

Nous devons ajouter que cette entité morbide a été vivement combattue par les docteurs Roy et Bose au Congrès médical de l'Inde.

CHAPITRE IV

LE PONOS (DOULEUR)

Karamitzas et Stephanos ont décrit une singulière maladie, dont la nature est très loin d'être fixée.

L'affection s'observerait seulement dans l'Archipel, dans les îles de Spezzia et d'Hydra.

Elle semble n'atteindre que les enfants en bas âge (10 à 11 mois); elle ne se voit que dans certains districts et ne paraît attaquer que certaines familles.

Causes. — La maladie que l'on a successivement attribuée : à la malaria, la leucémie et la tuberculose, n'a pas encore d'étiologie arrêtée.

Manson y verrait volontiers une affection analogue à celle que les médecins anglais ont décrite dans l'Inde, sous le nom de *cirrhose biliaire infantile ;* seulement, ce serait la rate ici qui serait prise, au lieu du foie.

Symptômes. — Un des points cardinaux de la symptomatologie du *ponos* est l'augmentation énorme de la rate. Il y a en même temps du météorisme et de la constipation. La fièvre qui accompagne cette hypertrophie splénique est assez irrégulière comme type et ne rappelle guère la malaria, l'enfant est pâle et abattu, les urines exhalent une odeur forte. L'appétit est conservé.

Bientôt la maladie s'aggrave, la fièvre prend le type rémittent et monte à 40°; à ce moment on constate des signes manifestes de bronchite, ou même de broncho-pneumonie; on a noté aussi parfois de l'entérite, des phénomènes péritonitiques et méningitiques.

Les membres et la face s'œdématient et bientôt des hémorragies surviennent par diverses voies. On a signalé des éruptions diverses.

La durée de la maladie est extrêmement variable, de quelques mois à deux ans.

L'issue est le plus souvent fatale.

Anatomie pathologique. — L'anatomie pathologique du *ponos* est encore à faire; toutefois, les examens qui ont été pratiqués jusqu'à présent tendent à démontrer qu'il ne s'agit pas de tuberculose, de leucémie ou de malaria, comme on l'avait pensé.

Traitement. — Il n'y a, bien entendu, pas de traitement spécifique, on a donné de la quinine, on a prescrit le changement d'air et surtout le changement de nourrice; il semble que cette dernière précaution soit la meilleure.

CHAPITRE V

LA DIARRHÉE DES MONTAGNES, HILL DIARRHEA

La maladie qui porte ce nom a surtout été bien décrite par un médecin de l'Inde : Crombie (1892) (1).

Elle atteint ceux qui visitent les montagnes, ou habitent depuis longtemps les plaines des pays tropicaux.

Causes. — On ne connaît rien touchant l'étiologie de cette entité morbide, qui n'est pas encore des mieux assises.

Symptômes. — Cette affection est caractérisée par d'abondantes selles incolores qui se produisent chaque matin et s'accompagnent du cortège symptomatique de la dyspepsie flatulente.

Elle attaque de préférence les Européens sous les tropiques, principalement dans l'Inde et dans le Sud Africain.

Traitement. — Le traitement recommandé est la diète lactée, les vêtements chauds pour le ventre, la pepsine et les désinfectants du tube digestif.

Quand la maladie résiste au traitement, le rapatriement s'impose.

(1) Crombie, *Ind. méd. Gaz.*, mai 1892.

CHAPITRE VI

LA GANGRÈNE ÉPIDÉMIQUE DU RECTUM

La maladie en question semble n'atteindre que les natifs des parties septentrionales de l'Amérique du Sud et les aborigènes des îles Fidji et de quelques autres îles du Pacifique du Sud.

Cette affection est connue sous divers noms, suivant les pays : *Caribi*, dans la Guyane, *Bicho*, au Vénézuéla.

Symptômes. — Elle est très contagieuse et paraît être une forme rapide de phagédénisme envahissant, qui débute aux environs de l'anus.

On en considère : une forme basse ou rectale plus fréquente et une forme haute ou colique.

Les enfants pauvres sont surtout atteints. Le mal attaque aussi les animaux, les volailles surtout, et aussi les chiens et les veaux.

La maladie commence par un violent prurit à l'anus, des envies fréquentes d'aller à la selle et un peu tout le cortège symptomatique de la dysenterie. La fièvre s'allume très vive, la soif est très intense, l'embarras des voies digestives et l'abattement sont très marqués. A cette période, il y a un flux constant de matières glaireuses, fétides et sanguinolentes; le rectum prolabé et ulcéré ne tarde pas à se sphaceler; en fin de compte, la mort peut survenir, elle s'accompagne en général de convulsions.

Traitement. — Le traitement consiste en purgatifs huileux et dans l'application de l'extrait de tiges et de feuilles de spigélia. Trois ou quatre doses d'une décoction de la même plante sont prises par la bouche en 24 heures; dans certains cas, on a également appliqué comme suppositoire un quartier de limon introduit dans le rectum.

CHAPITRE VII

L'AINHUM

L'aïnhum est une maladie des nègres qui a été rencontrée un peu partout où se trouve la race noire, mais, bien qu'elle ait été signalée pour la première fois par Da Silva Lima et Wucherer, médecins de la province de Bahia (Brésil) en 1887, elle pourrait bien avoir eu pour berceau d'origine la terre d'Afrique. Ce fut d'ailleurs sur des esclaves transportés de la côte occidentale d'Afrique que ces auteurs rencontrèrent exclusivement l'affection. L'aïnhum comporte un historique déjà long, je ne m'y appesantirai pas; comme le dit mon collègue et ami le docteur Rouget (1), il y a eu là une foule de confusions regrettables. Il faut rejeter beaucoup de cas qui ont été improprement rapportés à l'aïnhum; des cas manifestes de lèpre mutilante, d'amputations congénitales, ont été souvent confondus avec l'aïnhum vrai. Un des meilleurs cliniciens du siècle, le professeur Trélat, s'est élevé à juste titre contre cette confusion; rien de plus lumineux que ses cliniques à ce sujet (2).

Les noms donnés à l'affection sont naturellement très nombreux, les nègres (nagos) ont donné à la maladie le nom d'*Aïnhum*, qui signifie *scier*, d'après les auteurs anglais. Cette heureuse expression est remplacée au Brésil par le terme portugais de *Frieira*, qui signifie crevasse. En langue malgache, la maladie se nomme *Faliditi;* dans l'Inde les indigènes emploient pour la désigner deux mots: *Sukla pakla*, qui signifient suppuration sèche.

Symptômes. — L'aïuhum (fig. 90) est caractérisé par un sillon à la partie interne et inférieure du pli digito-plantaire:

(1) Rouget. Thèse inaugurale, Paris, 1889.
(2) Trélat, *Clinique chirurgicale*. Paris, 1891.

ce sillon se creuse de plus en plus, il existe une véritable dé-

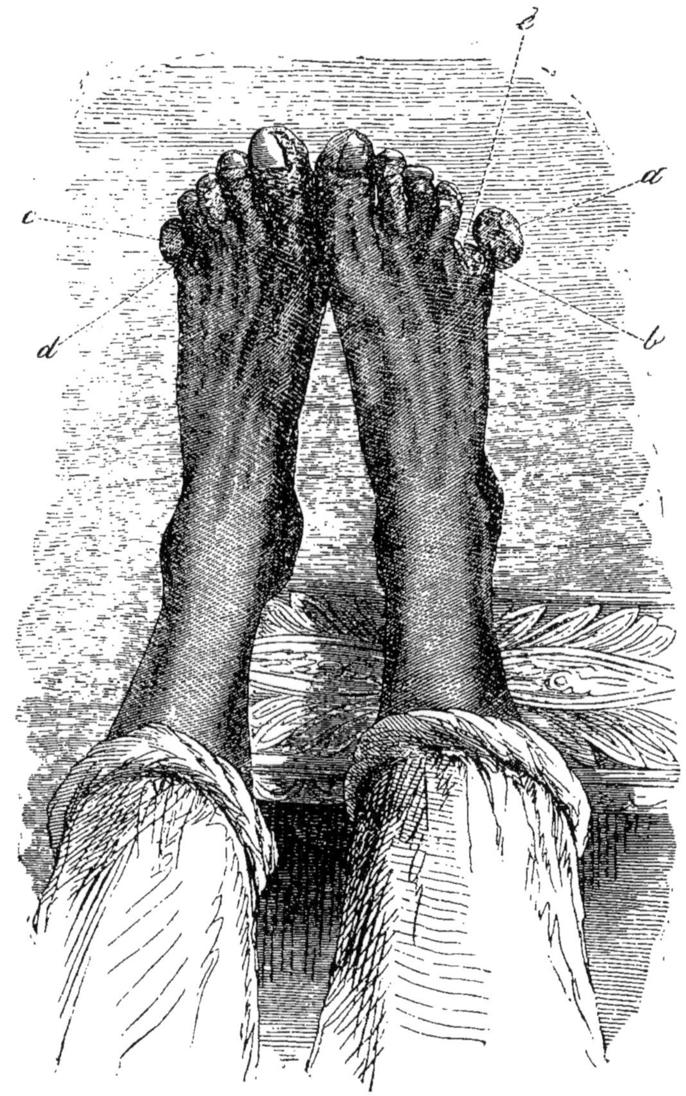

Fig. 90. — Cas d'Ainhum.

pression circulaire à la base de l'orteil qui pend comme une cerise au bout d'un pédicule. Les deux parois du sillon sont ordinairement sèches, mais elles peuvent s'ulcérer en certains points et sécréter un pus sanieux abondant, surtout chez ceux qui marchent nus-pieds. Le bout de l'orteil, un peu augmenté de volume, se tord sur son axe, se déjette en dehors et l'ongle regarde de ce côté. L'os se résorbe graduellement, le pédicule devient flexible, dans la masse terminale la dégénérescence graisseuse se produit de plus en plus et l'ongle s'atrophie ; telle est en résumé la définition de l'aïnhum.

L'affection est loin d'être rare dans la race nègre : le docteur Patterson n'a pas excisé moins de 16 orteils de nègres atteints d'aïnhum ; quand on prend soin d'examiner les pieds des nègres dans les endroits publics, dit Silva, on remarque de suite que chez un certain nombre le 5ᵉ orteil est absent.

Distribution géographique. — Elle est la suivante : en Afrique, c'est sur la côte Occidentale qu'il existe le plus et le mieux, et il est bien probable que la plupart des cas constatés en dehors de cette zone, qui semble être le berceau de l'aïnhum, ont été importés. J'hésite cependant encore un peu à faire de l'aïnhum une véritable maladie africaine ; en effet, l'affection a été observée dans des endroits si divers, et les auteurs renseignent souvent si mal sur la race et la provenance de leurs patients, qu'il est bien difficile de se faire une opinion ferme. La confusion sans doute faite avec certains cas de lèpre ou d'amputations congénitales vient encore ajouter à notre indécision. En dehors de la côte occidentale, on a signalé la maladie chez les Cafres, à Madagascar, à la Réunion, en Egypte, dans l'Inde, à Ceylan, en Chine, dans les deux Amériques ; enfin Brun croit en avoir vu deux cas chez deux Syriennes ; ces cas un peu insolites sont contestés par plusieurs auteurs.

Anatomie pathologique. — Divers examens anatomo-pathologiques ont été faits sur des pièces provenant de sujets atteints d'aïnhum, les examens les plus connus sont ceux de Wucherer, de Cornil, d'Estor et de Bonnafy. De plus, Le Dantec a examiné la question au point de vue bactériologique.

En somme, il faut reconnaître d'une façon générale qu'il y a deux sortes de lésions :

1° Une dégénérescence scléreuse au niveau de l'anneau,

2° Une infiltration graisseuse au niveau de la partie terminale de l'orteil renflé ; l'anneau scléreux est constitué par de

véritables bandes conjonctives fortement unies entre elles ;
plus la lésion est avancée et plus les éléments de la peau
s'atrophient eux-mêmes dans cette région ; dans le cas de Le
Dantec notamment, le derme, les papilles et l'épiderme étaient
très atrophiés, il ne restait plus, sur les bandes fibreuses, que
quelques cellules cornées, derniers vestiges du revêtement
extérieur. Quant à la partie renflée du petit orteil, on ne
rencontre en général qu'un os raréfié ou même on ne trouve
plus du tout le plan osseux résistant ; aussi la plupart du
temps, pour pratiquer les coupes, il n'est nullement nécessaire
de faire de décalcification. Toute cette partie semble avoir subi
la transformation lipomateuse et c'est à peine si l'on observe
encore quelques nids de cellules embryonnaires noyées dans
un océan de cellules graisseuses. On rencontre assez souvent un épaississement de l'épiderme surtout aux alentours,
au voisinage du sillon. — Pour ce qui est de l'examen bactériologique, d'après Le Dantec il serait négatif, il a recherché
principalement les bacilles de la lèpre sans rien trouver, il
n'y avait d'ailleurs aucune bactérie. — Les surfaces de section résultant de l'amputation produite par l'aïnhum sont en
général concaves d'un côté comme de l'autre.

En donnant la définition de la maladie, j'ai indiqué ses
principaux symptômes, j'y reviens maintenant avec un peu
plus de détails. Le sillon que présente l'orteil atteint d'aïnhum, n'est tout d'abord qu'une simple dépression demi-circu-
laire, il occupe la face interne et inférieure de la racine de
l'orteil, coïncidant avec le sillon digito-plantaire, sans qu'il
existe le plus souvent d'ulcération. Ce sillon gagne ensuite
la face externe et supérieure. Le pédicule devient de plus en
plus étroit, et, pour le voir, on est obligé d'écarter les parois
du durillon, en faisant mouvoir, en basculant l'orteil. Le pédicule est formé au début par l'os recouvert des parties molles,
mais peu à peu ce dernier se résorbe et l'orteil arrive à ne
plus être soutenu que par des parties molles, il devient alors
flottant. A mesure que le pédicule s'amincit, à mesure que
l'affection progresse, la partie située en avant du sillon augmente de plus en plus de volume, jusqu'à devenir 2 ou 3 fois
plus grosse qu'à l'état normal, et le bout de l'orteil ressemble à
une grosse cerise, ou à une patate olivaire, suivant l'expression de Silva.

La direction de l'orteil est en général modifiée, l'orteil est déjeté en dehors, le sillon portant d'abord à la partie interne, les tendons de la région sont les premiers coupés; les autres restent pour produire la déviation indiquée. Lorsque l'orteil est devenu tout à fait mobile, il vient de temps à autre se loger sous la plante du pied et occasionne de la gêne et des souffrances. Quelques auteurs ont signalé un durillon à la partie inféro-interne du sillon, il y a quelquefois également une desquamation furfuracée à la surface de l'orteil, enfin de temps à autre, on trouve des ulcérations banales au niveau du sillon. On note quelques douleurs vagues, *et la sensibilité est le plus souvent conservée*; la durée moyenne de la maladie est de *deux ou trois ans*. La marche est progressivement envahissante, le pédicule, après s'être beaucoup aminci, arrive parfois à se rompre dans un mouvement, dans un effort; parfois aussi, il existe une sorte de processus gangréneux.

Quoi qu'il en soit, la marche est progressivement envahissante et la perte de l'orteil arrive d'une façon absolument fatale; du moins, c'est ce qui s'est passé dans toutes les observations connues.

Pathogénie. — La pathogénie de l'affection présente encore de nombreuses obscurités. Au point de vue étiologique, nous avons vu que c'étaient surtout les *vrais nègres* qui étaient atteints; la maladie attaque principalement les adultes et débute très rarement avant l'âge de 12 ans. Evans l'a vue chez un nègre de 74 ans. L'hérédité pour beaucoup jouerait un rôle important; sur la côte Occidentale d'Afrique, on prétend que la maladie est l'apanage de certaines familles. Dans pas mal d'observations, on a pu relever des antécédents héréditaires.

Les examens les plus grossiers permettent d'éliminer, quant à présent, l'existence d'un gros parasite, il ne peut être question des attaques d'un de ces animaux, qui infestent si souvent les nègres dans les régions tropicales : chique, ver macaque, filaires, etc. Les conditions hygiéniques ne peuvent pas non plus avoir une très grande importance: ni la malpropreté, ni l'absence de chaussures, ni les travaux pénibles auxquels sont astreints le plus souvent les noirs, ne sauraient donner l'explication de la maladie que l'on retrouve d'ailleurs chez les noirs libres et parfaitement vêtus, dans les meilleures conditions hygiéniques.

Les femmes nègres portent bien souvent un petit anneau au 5e orteil, mais c'est là encore un détail sans importance en l'espèce; je n'ai pas besoin d'insister.

Certains auteurs, comme Collas et Corre et plus dernièrement Zambaco Pacha, ont voulu voir dans l'affection une sorte de lèpre dactylienne. Pour la plupart des auteurs compétents, les médecins brésiliens en particulier, la localisation si nette de la maladie, sa marche lente, la section sèche, non ulcéreuse, la plupart du temps, semblent écarter cette interprétation; toutefois, il faut bien l'avouer, le principal signe diagnostic nous échappe, parce que, dans la lèpre mutilante, les bacilles font défaut, ou du moins ont fait défaut jusqu'à présent, dans les examens pratiqués par les bactériologistes le, plus distingués. Après le chaud plaidoyer de Zambaco Pachas à l'Académie de médecine, en 1896, il est permis d'hésiter; désormais il faudra chercher avec minutie les caractères, même affaiblis, d'une lèpre nerveuse chez les porteurs d'aïnhum.

Diagnostic. — Quelques-uns font le diagnostic avec l'éléphantiasis, j'avoue que les deux choses jurent tellement que je ne me sens pas le courage d'entamer ce diagnostic différentiel, qui me semble parfaitement inutile.

Je ne fais que signaler l'hypothèse de la gangrène lente de Pereira : cette façon de voir n'explique rien, elle concerne simplement le processus ultime de la maladie.

Une autre grosse question au point de vue du diagnostic pathogénique de l'aïnhum, c'est la question des *amputations congénitales*, c'est là que s'est livré un véritable combat entre les partisans et les détracteurs de l'assimilation des deux affections. Il ne saurait être question ici de ces sortes d'amputations congénitales qui sont des vices de conformation ressortissant à ce que l'on est convenu d'appeler l'*ectromélie*; en effet, il n'y a pas là de moignon à proprement parler, il y a absence d'un membre ou d'un segment de membre, il n'existe pas même à vrai dire d'amputation. Mais à côté de ces vices de conformation, il y a d'autres malformations qui sont dues à des sections véritables et on y retrouve des cicatrices et de véritables moignons. Les amputations ont toujours débuté dans l'utérus, il s'agit de sections par *brides amnio-*

tigues, elles sont terminées au moment de l'accouchement, dans l'immense majorité des observations. Il y a des cas plus tardifs, ce sont surtout ceux-là que l'on a confondus avec l'aïnhum; il ne me faut donc donner les principales différences entre cette dernière affection et les amputations congénitales. L'aïnhum atteint surtout les adultes, il n'a jamais débuté chez un malade au-dessous de 3 ans, les amputations que nous avons en vue, comme leur nom l'indique, sont congénitales, ou remontent tout au moins à la vie intra-utérine, si elles s'achèvent plus tard. C'est principalement chez l'homme que l'on rencontre les cas d'aïnhum, les amputations congénitales n'ont pas de préférence pour l'un ou l'autre sexe, peut-être même se rencontrent-elles d'avantage chez les filles. Jusqu'à plus ample informé, l'aïnhum semble être le triste privilège des races de couleur, je dis jusqu'à plus ample informé, parce que certains auteurs, comme de Brun(1), pensent avoir rencontré des cas d'aïnhum chez des blanches, la question est encore pendante et nous ne saurions prendre parti. Dans la maladie que nous envisageons actuellement, c'est presque exclusivement le 5e orteil qui est atteint, rarement le 4e, plus rarement encore le 3e. Dans les amputations congénitales, les lésions sont en général beaucoup plus étendues, il y a souvent d'autres malformations concomitantes : hydrocéphalie, syndactylie, pieds-bots, etc.; la maladie n'a plus l'évolution progressive de l'aïnhum, les sillons sont multiples, les orteils et les doigts ont la forme conique et non la forme renflée de l'orteil du nègre atteint d'aïnhum; les trousseaux fibreux sont circulaires dans l'amputation congénitale, longitudinaux, dans l'aïnhum. Dans toutes les amputations congénitales, on ne remarque pas les altérations de la peau et la dégénérescence graisseuse des tissus sous-jacents que nous venons de relater dans l'affection qui nous occupe.

Maintenant que nous en avons fini avec la question des amputations congénitales, resterait la question de la *scléro-dermie*. Il y a certes des sclérodermies partielles (2), j'en ai

(1) De Brun dit avoir observé la maladie chez deux petites filles sémites. *Sem. médicale*, 5 sept. 1894. *Académie de médecine*, 2 août 1896. *Ann. de dermat. et de syphil.*, avril 1899.

(2) J. Brault. *Annales de dermat. et de syph.*, octobre 1891. *Archives de méd. et de pharm. milit.*, janvier 1892.

observé plusieurs cas, lorsque j'étais à Lyon, mais elles ne
siègent pas d'habitude aux orteils; de plus, les cas trouvés
chez l'homme sont très rares : la sclérodermie localisée, contrairement à l'aïnhum, est surtout une maladie féminine.
Comme le fait très bien observer Trélat, avec son grand sens
clinique, la sclérodermie est une maladie lentement envahissante; l'aïnhum est une affection au contraire purement
locale, qui ne s'acharne que sur le petit orteil; quand un
doigt est pris par la sclérodermie, il n'est pas renflé, il n'y a
pas de sillon, il est aminci, parcheminé, la peau est collée aux
os; il faut donc laisser de côté le terme impropre de *sclérodermie annulaire*, que Lannelongue, Reclus, Fontan et quelques autres auteurs encore ont voulu consacrer.

Pronostic. — Le pronostic, on le sent bien, ne présente pas
la moindre gravité, il s'agit d'une affection locale plus intéressante et curieuse qu'alarmante, c'est un simple petit sacrifice d'un orteil.

Traitement. — Le traitement curatif de l'affection est le
suivant pour les nègres de la côte d'Afrique ; ils placent un fil
très serré dans le sillon pour hâter la chute de l'organe et quand
il est mobile, ils le séparent avec un couteau ou tout autre instrument tranchant. Les chirurgiens ont tantôt pratiqué la dé-
sarticulation de la phalange, tantôt ils ont eu recours à l'amputation, au niveau même du sillon ; les deux procédés donne-
raient un bon résultat, le deuxième est le plus simple, surtout,
si on arrive à une période déjà avancée de la maladie.

Da Silva, Caldas, Brediam ont tenté, pour essayer d'enrayer le mal, un autre traitement curatif ; ils ont pratiqué
des sections perpendiculaires au sillon chez les sujets pris
au début; aucun des malades n'a été suivi assez longtemps
pour que l'on puisse affirmer l'efficacité réelle du traitement.

On pourrait également essayer une autre thérapeutique,
préconisée par Le Dantec, l'ablation totale de l'anneau et la
suture des parties cruentées; au début, on aurait peut-être
quelques chances de succès par ce procédé, qui semble du
moins très rationnel.

CHAPITRE VIII

LE GRANULOME ULCÉREUX DES ORGANES GÉNITAUX

Cette affection a été observée par les médecins anglais,
Ozzard, Conyers, et Daniels, à la Guyane et aux îles Fidji ;
il est probable qu'elle existe encore dans d'autres contrées
tropicales.

L'affection se rencontre dans les races colorées, plus souvent chez la femme que chez l'homme, et le plus souvent
après 30 ans.

Symptômes. — La maladie commence tantôt sur les parties
génitales, tantôt dans le pli inguino-crural.

Elle comporte des épaississements nodulaires de la peau,
des sortes de végétations, en outre, de place en place, la
région affectée présente des excoriations saignantes, délica-
tement déchiquetées, mais on relève très rarement des ulcérations profondes ; la maladie gagne lentement et se reproduit par auto-inoculation des parties en contact.

Elle montre une préférence très marquée pour les parties
chaudes et humides : le scrotum, les cuisses, les lèvres, les
plis inguino-cruraux et scrotaux. La maladie peut envahir
le vagin chez la femme, chez l'homme le pénis ; elle arrive à
gagner vers le pubis le périnée et va parfois jusque dans la
région coccygienne.

La maladie continue lentement, à travers les années. Les
parties atteintes exhalent une odeur toute particulière.

Anatomie pathologique. — L'examen histologique des
nodules montre des cellules rondes avec des noyaux mal
colorés. Les cellules sont plongées dans un fin réticulum
de trousseaux fibreux.

Les végétations très vasculaires ne contiennent pas de

foyers hémorragiques. Il n'existe ni suppuration, ni caséification, on n'a jamais trouvé de cellules géantes ou de
bacilles tuberculeux; par ailleurs, aucun micro-organisme
spécifique n'a encore été découvert.

Certains ont pensé qu'il s'agissait d'une forme de lupus; il
nous semble, d'après les descriptions des auteurs anglais, que
l'affection se rapprocherait beaucoup plus du phagédénisme,
ou encore de certaines mycoses cutanées.

Traitement. — Cette maladie est tout à fait rebelle à la
thérapeutique.

On a employé le cautère actuel, les caustiques chimiques, le mercure et l'iodure à l'intérieur, les pansements au
camphre, à l'acide salicylique.

L'ablation faite de bonne heure présenterait les meilleures
chances de succès.

CHAPITRE IX

LE PEMPHIGUS CONTAGIEUX (tropical).

La maladie existe en Chine, dans l'Inde (Madras) et aussi en Amérique, en particulier dans la Floride.

M. le docteur Corlett de (Cleveland) (1) me semble ranger avec juste raison le pemphigus contagieux dans la classe des impétigos. Cette affection est très semblable, en effet, à l'impétigo contagieux de nos régions.

D'après Manson, dans l'Inde, elle atteint surtout les enfants et les Européens adultes.

Symptômes. — L'éruption se traduit de la façon suivante : on voit apparaître des taches rouges, sur lesquelles ne tardent pas à survenir de grosses vésicules, ou plutôt de larges bulles hémisphériques, très tendues. Même l'éruption faite, l'infiltration a de la tendance à gagner à la périphérie (impetigo gyratus). Tout d'abord transparente, la bulle devient opaline, puis se trouble, le moindre froissement amène sa rupture; dans ce cas, l'excoriation produite ne tarde pas à se recouvrir de petites croûtes de faible épaisseur.

Le liquide des bulles est contagieux; chez les enfants surtout, pendant la saison chaude, en raison du grattage, la maladie se perpétue par auto-inoculation. L'affection ne s'accompagne pas d'élévation thermique.

Chez les enfants l'éruption est assez diffuse ; chez l'adulte, au contraire, elle semble se cantonner de préférence au tronc et aux aisselles.

On est loin d'être encore fixé d'une façon complète sur la nature de cette affection cutanée; est-on même bien en présence d'une espèce particulière aux pays chauds?

(1) Corlett, *Medical Journal of Cleveland*, décembre 1898.

Des recherches bactériologiques ont été faites. Manson dit avoir trouvé un diplocoque ; d'autres ont rencontré divers staphylocoques (albus, aureus), seuls, ou associés à d'autres microorganismes.

Diagnostic. — Les auteurs font en général le diagnostic avec : la varicelle, l'érythème polymorphe bulleux, le pemphigus vulgaire, la dermatite herpétiforme.

La varicelle a des bulles plus petites et s'accompagne de fièvre.

L'érythème polymorphe bulleux, ainsi que son nom l'indique, comporte une éruption bariolée, où il n'y a pas eu simplement que des bulles, mais des papules, des vésicules, etc.

Il en est un peu de même de la dermatite de Bazin, qui a des bulles très petites et présente, à côté de vésicules, des macules où le processus a avorté.

Quant au pemphigus ordinaire, ses bulles sont moins tendues, il procède par poussées successives, il n'a pas la même tendance à gagner la périphérie, il n'est pas aussi clairement auto-inoculable, enfin il s'accompagne le plus souvent d'embarras des voies digestives et d'un peu de fièvre.

Traitement. — Le traitement à employer n'a rien de bien particulier ; les lotions antiseptiques faibles, les poudres absorbantes et antiseptiques, l'enveloppement, les applications de liniment oléo-calcaire ou mieux de pâte à l'oxyde de zinc contenant un médicament à la fois antiseptique et anti-prurigineux, comme le menthol, sont les meilleurs choses à conseiller.

Il faut en outre s'appliquer à enrayer la contagion.

CHAPITRE X

LE BOUTON DU NÉPAUL.

Ce bouton, bien différent du Bouton des pays chauds, précédemment décrit, constitue une affection encore très mal connue.

Comme son nom l'indique, la maladie règne dans la province septentrionale de l'Inde, appellée Népaul.

Cette variété de bouton se présente sous la forme d'une sorte de tumeur oblongue, pendante, qui s'observe sur les oreilles ou à leur voisinage, parfois des deux côtés (1).

Elle peut devenir très volumineuse, de la grosseur d'une mandarine, d'une orange ou même d'une tête d'enfant.

Elle finit par crever et il s'en échappe une matière molle blanchâtre (2).

Aucune recherche sérieuse n'a encore été faite sur la nature intime de cette affection si bizarre et si peu connue.

Après l'ouverture de la tumeur, cette dernière pend, flasque et informe, déterminant chez le porteur un aspect fort disgracieux rappelant un peu les chéloïdes (3).

(1) Le *goitre* est loin d'être inconnu dans les pays chauds, on le trouve dans les montagnes de Kabylie, dans le nord de l'Inde, en Mongolie, dans les vallées profondes des chaînes de l'Himalaya.

(2) Les *tumeurs cancéreuses* de toute espèce sont fréquentes, l'*épithéliome* pullule en Algérie sur les Européens, le *sarcome* se rencontre souvent chez les indigènes. Par contre, d'une façon générale, le *rachitisme* est rare dans les pays chauds et la *dystocie* est l'exception.

(3) Les negres, comme la race jaune, ont une singulière tendance à la *fausse chéloïde*, les cicatrices chez les individus appartenant à ces races deviennent facilement exubérantes. C'est ainsi que les marques d'achat qui zèbrent encore la figure des nègres d'Afrique sont souvent le siège d'hypertrophie chéloïdique.

CHAPITRE XI

LE CRAW-CRAW

Ce nom de *craw-craw* est emprunté aux nègres de la Côte-d'Or, qui désignent sous cette rubrique à peu près toutes les affections cutanées : vésiculeuses ou pustuleuses. On voit de suite ce que cette dénomination a d'imprécis chez le vulgaire ; malheureusement les médecins qui se servent de ce même terme sont également loin de s'entendre, jusqu'à présent, sur sa signification exacte.

C'est ainsi qu'O'Neill (1) décrit sous ce nom une papulose filarienne contagieuse, et présentant une incubation moyenne de trois jours.

Symptômes. — L'éruption siège de préférence sur les membres et sur le tronc, de temps à autre, assez développée, elle est très prurigineuse et ressemble un peu à la gale. Elle rétrocède, lorsque le noir qui en est porteur quitte son pays pour des régions plus tempérées.

Les papules de début sont tantôt isolées et tantôt réunies en cercle, en corymbe ; en deux jours au plus, elles se transforment en vésicules et enfin en pustules, à peu près dans le même laps de temps.

O'Neill a fait des constatations très curieuses au microscope.

Si l'on abrase, en effet, le sommet d'une des papules avec un bistouri bien tranchant et que l'on mette le petit morceau ainsi enlevé dans l'eau, on trouve une multitude de vermisseaux qui ressemblent aux embryons des filaires du sang.

Les vers, après s'être agités très activement, ne tardent pas à mourir. Lorsque la coupe de la papule a été menée assez

---

(1) O'Neill, *The Lancet*, février 1875.

profondément, cinq ou six vers peuvent être ainsi vus dans un seul champ de microscope.

P. Manson, en s'appuyant sur la fréquence de la perstans chez les nègres de la côte occidentale d'Afrique, ne serait pas éloigné de croire, sans vouloir toutefois l'affirmer, qu'O'Neill (dont les recherches n'ont d'ailleurs pas été confirmées) se serait trouvé en présence de l'embryon persistant, arrivé à un certain degré avancé de son développement.

Patrick Manson s'appuie non seulement sur la géographie médicale, mais encore sur la façon dont O'Neill a procédé pour recueillir ses parasites; il est évident que ce dernier, en abrasant les papules de ses malades, a fait une véritable prise de sang. En outre, tout ce que l'on sait de la perstans, bien armée pour se frayer par elle-même un chemin jusqu'à l'extérieur, cadre bien avec cette manifestation cutanée et l'hypothèse de Manson.

Malheureusement, les constatations histologiques d'O'Neill, quand on les analyse minutieusement, paraissent s'inscrire complètement contre cette manière de voir.

Les vermisseaux envisagés par l'auteur ne correspondent pas du tout comme description à l'embryon persistant.

Il s'agit en effet de vermisseaux longs de 250 µ sur 12 µ de large et pourvus d'une queue effilée : c'est là un caractère de différenciation de premier ordre, sur lequel nous ne saurions trop insister. Nous avons vu que l'embryon persistant avait au contraire une queue très obtuse et sensiblement égale au reste du corps. On ne signale malheureusement pas la présence ou l'absence de tube digestif; on ne dit pas davantage si le parasite est armé.

Nous devons faire observer en outre que les dimensions du parasite rencontré par O'Neill ne sont pas identiques à celles des embryons diurnes et nocturnes. Tout en étant moins long, il est plus large et porte deux taches noires à l'extrémité céphalique.

Au Brésil, Silva Araujo et Magalhaês ont rencontré, paraît-il, un cas de craw-craw chez un blanc; pour eux, il s'agissait de filaire nocturne. Magalhaès, par ailleurs, a vu, chez un enfant noir observé à Rio-de-Janeiro, un craw-craw qui simulait une sorte d'ecthyma; on trouva dans les pustules : du sang noir, où baignaient des embryons qui furent rapportés à la *Filaria sanguinis hominis;* l'examen cependant avait été fait de jour. On doit rapprocher de ces divers cas l'observation personnelle de Chastrey, qui, atteint de craw-craw, constata des filaires dans son sang pris la nuit.

On cite encore un cas plus curieux, celui de Nielly, qui observa, à Brest, un jeune mousse présentant une éruption analogue au craw-craw. Cet enfant n'avait jamais quitté la Bretagne. Le parasite rencontré ne semble pas appartenir au genre *Filaria*, et M. R. Blanchard le désigne sous le nom de *Rhabditis Niellyi*.

Des observations précédentes d'O'Neill, Silva Araujo, Magalhaês et Nielly, doit-on conclure que l'on a englobé sous le nom de craw-craw *toute une série de papuloses dues à des filaires diverses ou à des parasites analogues, ou bien doit-on voir simplement là des éruptions, plus ou moins banales, ou au contraire spéciales aux pays chauds, chez des porteurs de parasites sanguicoles;* les parasites rencontrés n'ayant aucun rôle pathogénétique dans la manifestation cutanée?

En l'état actuel de nos connaissances, nous croyons que l'on peut simplement poser la question sans la résoudre.

Ce qui vient encore compliquer l'histoire du craw-craw, c'est que certains auteurs et beaucoup d'explorateurs tendent à rattacher l'ulcère gabonais au craw-craw. On sait que cet ulcère gabonais n'est très probablement qu'une des multiples formes du bouton des pays chauds (1), si fréquent, en dehors de ses foyers classiques, dans toute l'Afrique tropicale.

Le bouton existe également en dehors des foyers déjà étiquetés dans l'Afrique du Nord ; à la suite de la communication de M. Gaucher, j'ai moi-même cité deux observations de « bouton » constatées en été, à Alger même (2).

A Naboul, ville située sur la côte à soixante kilomètres de Tunis, le bouton des pays chauds pullule (3).

En Afrique en effet, comme le faisait remarquer M. Gaucher à la Société de dermatologie, le clou des contrées chaudes ne siège pas toujours uniquement sur les parties

(1) Gaucher, *Société de dermatologie et de syphiligraphie,* séance du 10 novembre 1898, page 364.
(2) J, Brault. *Soc. de dermat. et de syph.,* séance du 12 janvier 1899, page 47.
(3) Kaddour, Lemanski. *Journal de médecine interne,* 15 janvier 1899, page 312.

découvertes, mais aussi sur les membres. Il faut tenir compte ici d'ailleurs, dans ces contrées les plus chaudes du globe, de l'accoutrement très sommaire des indigènes et aussi parfois des Européens.

Ce genre de craw-craw se rencontre avec une extrême fréquence au Congo français et dans le Haut Oubanghi. D'après le docteur Emily, qui l'a observé dans ces régions, ce sont surtout les chevilles, la face dorsale des pieds et des orteils qui sont le siège de l'éruption (1). Suivant le Dr Spire, lorsque l'affection siège sur la verge et le gland, on se croirait en présence de chancres phagédéniques (2).

D'une façon générale, l'efflorescence cutanée revêt les caractères suivants :

Tout d'abord on remarque une petite macule violacée, puis une papule qui s'hypertrophie jusqu'à constituer une sorte de petite nodosité prurigineuse. Cette dernière ne tarde pas à être mise à vif par le grattage, elle laisse alors écouler une sérosité assez claire. Peu à peu, il y a formation d'une eschare et ensuite d'une ulcération qui se recouvre de croûtes épaisses et adhérentes. L'ulcère ainsi formé, d'une largeur moyenne de deux à cinq centimètres, est taillé à pic et entouré d'un bourrelet œdémateux couleur lie de vin; le fond est tapissé de bourgeons pâles, gris jaunâtre; la sécrétion purulente est assez épaisse.

Tout autour, les téguments un peu œdémateux ont une teinte livide, il existe parfois une tension et une cuisson assez fortes, surtout quand la lésion siège sur les orteils ou toute autre partie dépourvue d'un tissu cellulaire épais.

L'affection est auto-inoculable; ainsi qu'on l'a vu, surtout fréquente aux extrémités inférieures, elle peut entraver la marche et devenir fort gênante dans une région où, comme le fait observer le Dr Emily, les étapes ne se font qu'à pied (3).

L'allure, en ce qui concerne les premières phases de l'é-

(1) Le Dr Henry Chastrey accuse surtout la marche à travers les marigots; ce sont principalement les explorateurs, les chasseurs qui sont atteints; les individus qui restent dans les factoreries sont au contraire indemnes.

(2) Il y a peu de temps, un de mes confrères, le Dr Cordillot, m'a entretenu des faits analogues qu'il aurait constatés sur des tirailleurs indigènes à Orléansville. Pour lui, dans les cas rencontrés, il ne s'agissait pas de chancrelles phagédéniques.

(3) H. Chastrey, comme Emily, insiste sur les adénites inguinales que l'on rencontre parfois dans la maladie.

ruption, paraît plus vive que dans le bouton de l'Afrique du
Nord ; toutefois, la période d'ulcération dure parfaitement à
travers des mois. Les récidives semblent aussi plus fréquentes que dans le bouton classique des pays chauds. Ces
différences, qui sont d'ailleurs loin d'être capitales, sont probablement tout simplement affaire de milieu.

Traitement. — M^r le Dr Emily, attaché à la mission Mar-
chand, qui a eu maille à partir avec l'affection dans le Haut
Oubanghi, conseille le traitement suivant (1) : 1° raser et
aseptiser la région atteinte, 2° toucher les ulcérations au sublimé, jusqu'à léger suintement sanguin, 3° saupoudrer ces
dernières avec de la poudre d'acide borique pur, 4° appliquer
un pansement occlusif (gaze enduite de vaseline et couche
épaisse de coton). D'après l'auteur, ce pansement doit être
laissé en place pendant six jours (2).

Dans des cas semblables, il faut toujours recourir aux antiseptiques faibles ; les pansements à l'iodoforme et au sublimé
se montrent trop irritants en général et sont mal supportés.

Je me suis bien trouvé, pour le bouton des pays chauds, de
lavages à l'acide borique, de cautérisations à la glycérine
iodée et d'attouchements à la solution de nitrate d'argent à
1 pour 20 et enfin de pansements occlusifs à la pâte de zinc
mentholée.

Pour être complet, il me faut encore signaler un certain
nombre de descriptions de craw-craw, qui semblent avoir trait
les unes à de l'ecthyma, les autres à l'ulcère phagédénique
dit des pays chauds, déterminé par une cause banale : piqûres
de moustiques, écorchures diverses, puces chiques, etc.

En somme, comme je l'ai déjà dit ailleurs, on est loin
d'être fixé sur le terme de craw-craw, même parmi les médecins (3). C'est à notre avis, une de ces expressions vicieuses,
comme on en rencontre encore trop en pathologie exotique ;
notre connaissance, chaque jour plus approfondie, de cette dernière, mettra les choses au point, et permettra de démembrer
le craw-craw d'une façon rigoureusement scientifique.

(1) J. Emily, *Archives de médecine navale*, no de janvier 1899, p. 54.
(2) H. Chastrey rapporte que les indigènes pansent leurs « craw-craw »
avec des emplâtres d'argile ou encore avec les bulbes écrasés de certaines
plantes (*Médecine moderne*, p. 328, 1898).
(3) J. Brault, *Annales de dermatologie et de syphiligraphie*, 1899, n° d'avril.

CHAPITRE XII

LA MALADIE DU SOMMEIL

Synonymes. — *Hypnosie, Somnose, Sleeping Sickness of West Africa, die Schlafsucht der Neger, Malattia del sonno, Dœnça de somno, Somnolenza, Nelavane, Nona, etc.*

Distribution géographique. — Cette affection si redoutable, signalée pour la première fois par Clarke en 1840, nous intéresse au plus haut point, en raison de [nos nombreuses possessions de la côte occidentale d'Afrique qui sont contaminées par elle (1).

On sait en effet que la maladie s'étend depuis le Sénégal jusqu'au sud de la république de Benguela et peut-être même jusqu'aux territoires du sud-ouest Africain (fig. 91).

Elle n'a encore été rencontrée que chez les véritables nègres. Au temps où régnait la traite, on a pu parfois l'observer en Amérique, mais il s'agissait simplement de cas importés.

Il n'est pas question, sans doute, d'une affection purement ethnique, puisque la maladie n'a de foyers que sur la côte occidentale d'Afrique; toutefois, je le répète, *les noirs paraissent seuls atteints*. Ce sont les populations nomades qui sont les plus sujettes aux coups du nélavane (2). Au Sénégal, ce sont les Saracolais, les Foulahs, les Wolofs, les Sérères du Sine et du Saloun, venus du dehors dans les centres endémiques, qui lui payent le plus lourd tribut.

Les exceptions citées par Corre ne nous semblent pas probantes; le mulâtre signalé ne constituerait, après tout, qu'une demi-exception. Quant à l'observation du *seul blanc*

---

(1) La maladie n'est pas cantonnée aux régions de la Côte; c'est ainsi que Gaide a pu l'observer dans la région de Tombouctou.

(2) Il semble qu'il y ait là une sorte d'accoutumance, d'acclimatement, d'immunité relative, pour les populations sédentaires, vis-à-vis de cette maladie, en quelque sorte localisée.

atteint, il n'y a pas lieu d'y attacher autrement d'importance, puisqu'elle a été rapportée par quelqu'un d'étranger à la médecine, par un missionnaire.

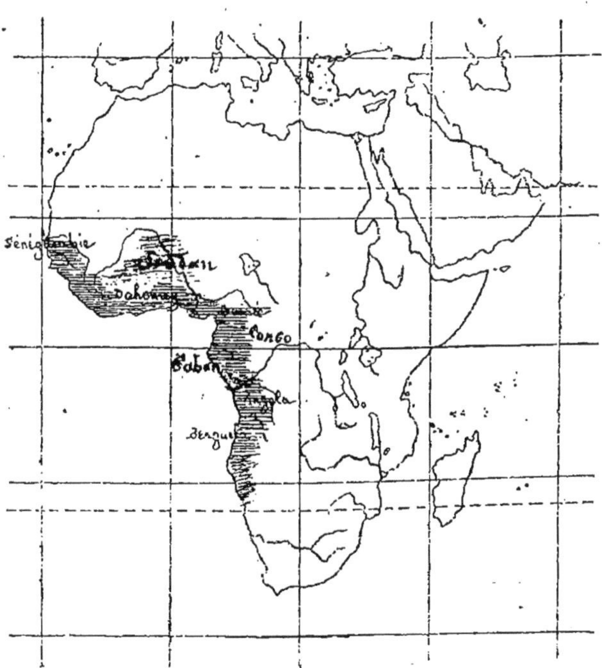

Fig. 91. — Répartition des filarioses africaines et de la maladie du sommeil,

Etiologie, Pathogénie. — Le nélavane est souvent un peu fruste comme symptômes, il peut être confondu avec d'autres affections cachectisantes ; on ne doit donc accepter, en l'espèce, que des témoignages absolument authentiques. Le cas de Marduel ne saurait, comme le dit F. Roux, être rapporté à la maladie du sommeil : le sujet en question présentait en effet des phénomènes tout à fait insolites et inconnus dans l'hypnosie (1).

Pour quelques auteurs, l'hérédité jouerait un rôle ; pour d'autres, la transmissibilité est possible par les vêtements,

(1) Marduel, *Lyon Médical*, 1872, page 311.

par la bave (1), qui peut tomber dans les aliments; pour le plus grand nombre, il s'agirait d'une maladie infectieuse qui atteindrait de préférence les jeunes du sexe masculin.

Nous serons brefs sur l'énumération des anciennes doctrines.

Signalons tout d'abord l'opinion d'Armand et de Dechambre qui croient à une forme du paludisme. Il y a bien des raisons qui militent contre cette opinion. Le sulfate de quinine ne fait rien dans l'hypnosie, il n'y a aucune périodicité dans l'affection qui n'a pas un type fébrile défini; enfin, ne l'oublions pas, ce sont des « noirs » qui sont en cause, et il ne s'agit pas toujours de régions très entachées par le paludisme.

Anatomie pathologique. — Dans les rares autopsies qui ont été pratiquées, on a trouvé : tantôt de l'anémie, tantôt de la congestion des méninges. On parle volontiers d'épaississement des parois épendymaires, d'augmentation du liquide céphalo-rachidien. On aurait constaté une inflammation de la substance grise qui entoure les ventricules cérébraux et ces derniers auraient été trouvés remplis d'une sérosité trouble, ces constatations ont conduit Mauthner à considérer l'hypnosie comme une polio-encéphalite.

F. Roux, également, sans se prononcer toutefois d'une façon absolument catégorique, regarde la maladie du sommeil comme une affection du système nerveux (2).

Corre, dont la description est tout à fait typique et faite de main de maître, a tiré de ses observations de nombreuses déductions pathogénétiques (3). Après avoir fait de prime abord du nélavane une maladie d'alimentation analogue à l'ergotisme et au lathyrisme, il opine plus tard pour la scrofule, maintenant rayée du cadre nosologique. Il est vrai de dire qu'en fin de compte il se rallie à l'idée d'un état constitutionnel semi-infectieux.

Calmette (4), dans un mémoire qui date de 1888, veut assimiler l'hypnosie à la pellagre.

---

(1) On verra plus loin que c'est là un des signes les plus constants de la maladie.

(2) Certains ont pensé au béribéri; la distribution géographique n'est plus du tout la même et le béribéri atteint toutes les races.

(3) Pour ce même auteur, le syndrome clinique se rapproche de celui de la sclérose en plaques.

(4) Calmette, *Archives. de méd. navale.* 1888.

Indépendamment de ces diverses opinions déjà anciennes, je dois citer une série de travaux récents touchant la maladie du sommeil.

C'est tout d'abord M. Briquet d'Armentières, qui se demande si la maladie du sommeil, comme le myxœdème, ne relève pas d'un trouble fonctionnel du corps thyroïde et n'est pas justiciable du traitement thyroïdien (1).

Un peu plus tard, M. Mongour, de Bordeaux, cite une observation qui lui paraît justifier l'idée de M. Briquet (2).

Enfin MM. Régis et Gaide, au contraire, repoussent l'assimilation de l'hypnosie au myxœdème; M. Régis croit plutôt à une toxi-infection; il fait d'ailleurs remarquer que, dans le myxœdème où domine la torpeur physique et mentale, la tendance au sommeil est rare ou accessoire, tandis que, dans la somnose, elle est constante et caractéristique (3).

Actuellement, il faut le reconnaître, ce sont surtout la bactériologie et la parasitologie qui se disputent un rôle dans la pathogénie du nélavane.

Déjà Talmy avait vu là quelque chose d'analogue au « choléra des poules » et on a pensé un instant que les indigènes s'infectaient en mangeant la chair de volatiles contaminés, mais cette opinion a été démontrée fausse.

Patrick Manson (4) rattache la léthargie des nègres à la filaire persistante et identifie le craw-craw avec la papulose du nélavane. On doit reconnaître un premier point qui a bien son importance, les zones de distribution géographique coïncident. Manson a trouvé primitivement deux malades atteints de nélavane, portant l'un les filaires diurne et persistante, l'autre la persistante seule. Un peu plus tard, sur 13 cas nouveaux d'hypnosie, l'auteur a rencontré 9 fois les embryons persistants. De plus l'éruption papulo-vésiculeuse, signalée par Corre et Bestion dans la maladie du sommeil, a beaucoup de ressemblance avec la papulose filarienne. Les observations faites par Guiness, au Congo, viennent encore à l'appui de l'ingénieuse hypothèse de Manson.

Il y a là un ensemble de présomptions d'une valeur incon-

(1) Briquet, *Presse médicale* 7 septembre 1898.
(2) Mongour, *Presse médicale*, 21 septembre 1898.
(3) Régis et Gaide, *Presse médicale*, 1er octobre 1898.
(4) P. Manson, *Revue scient.*, II, p. 316. 1891. — *Internat. congr. of. hyg. and demogr.* 1892. — M. Davidson, Hygiène and Diseases of Warm Climates. 1893.

testable. En raison de la longue incubation et de la longue durée de la maladie, nous serions très enclins nous-mêmes, à croire qu'il s'agit d'un parasite.

Toutefois la présence des parasites, que nous venons de citer dans un certain nombre de cas d'hypnosie, ne saurait entraîner encore notre conviction absolue. On peut se demander s'il y a bien là une relation de cause à effet. Les nègres d'Afrique sont porteurs d'une foule de parasites, c'est ainsi que, dans une communication à propos d'un nègre du *Sud-Est* africain, Strube rapporte qu'il a trouvé sur son sujet : des ovules de nature indéterminée, la filaire nocturne et la bilharzie (1).

Tous les nègres atteints de la filaire persistante ne sont pas pour cela atteints de la maladie du sommeil; il est vrai que l'on peut arguer d'une localisation spéciale, dans les centres nerveux par exemple. D'autant que l'embryon persistant, privé de gaîne, s'étire et se contracte à volonté; très agile, doué d'une structure avancée, possédant un rostre rétractile, il peut faire effraction à travers nos tissus, pour aller se loger où il lui convient. Mais tout cela, nous le répétons, n'est qu'une ingénieuse hypothèse qui reste encore à prouver et à étayer sur des faits plus concluants. En raison de l'incubation si longue, en raison de la marche si lente et si spéciale de la maladie, je croirais volontiers à un parasite sanguicole, un peu dans le genre des trypanosomes rencontrés chez les animaux. J'ai vu mourir, dans le laboratoire de mon collègue et ami le Dr J. Rouget, quantité d'animaux inoculés avec un trypanosome. Les gros animaux, chiens, lapins, qui se nourrissaient jusqu'à la fin, présentaient un certain nombre de symptômes un peu analogues à ceux que l'on observe dans l'hypnosie : somnolence, apathie, amaigrissement très marqué, éruptions croûteuses, fièvre irrégulière, insensibilité, paralysies des membres et des sphincters (2).

Du côté de la bactériologie, nous mentionnerons les recherches de Frigueiredo à Lisbonne. Cet auteur a isolé du cadavre d'un nègre atteint du nélavane des bacilles qui ne se sont pas montrés pathogènes ; il est vrai que l'autopsie avait été pratiquée trente heures après la mort. On ne peut tirer

(1) Strube, *Société de Médecine de Berlin*, séance du 5 juillet 1897.
(2) J'ai déjà émis cette hypothèse, *Janus*, n° de juillet-août 1898, page 41.

aucune conclusion d'une pareille trouvaille *post mortem*.

Mais tout dernièrement Cagigal et Lepierre ont communiqué à la Société de Biologie (1), le résultat d'intéressantes recherches sur le bacille qui produirait, d'après eux, la maladie du sommeil.

Favorisés par un hasard heureux, ils ont pu étudier un nègre d'Angola atteint depuis plus de trois ans du nélavane. D'après l'examen clinique, tous les signes classiques de la maladie existaient d'une façon indéniable. L'examen du sang du malade a permis de constater la présence constante d'un bacille spécial et de granulations. Le même bacille fut retrouvé après la mort du nègre, mais cette fois mélangé à d'autres micro-organismes.

Il y a déjà quelque temps que notre attention est tout particulièrement concentrée sur ce chapitre éminemment suggestif de la pathologie africaine. En 1897, sachant que l'hypnosie est une véritable pierre d'achoppement pour la colonisation dans certains centres de l'Angola, nous avions écrit à Saint-Paul-de-Loanda, afin de nous faire envoyer un ou deux nègres récemment atteints par la maladie. Les personnes auxquelles nous nous étions adressé avaient déjà fait un essai semblable en France, mais l'essai avait été infructueux; c'est probablement ce qui explique l'insuccès de notre démarche, car nous n'avons pas obtenu de réponse.

Dès la publication de MM. Cagigal et Lepierre, nous avons écrit à ces deux auteurs qui, avec la plus parfaite amabilité, nous ont envoyé de suite une culture sur gélose qui nous est arrivée, en excellent état de conservation.

Nous avons mis immédiatement le microorganisme en expérience.

Le bacille en question se présente dans les cultures sous la forme d'un bâtonnet de 3 à 4 µ. de long (2).

Toutefois ces dimensions sont loin d'être constantes et varient suivant le milieu dans lequel il cultive. Il acquiert ses formes les plus grêles, mais aussi les plus longues, sur sérum et sur gélatine. Sur ces deux milieux, il prend volontiers l'aspect d'un strepto-bacille. Ce groupement en chaînette est

---

(1) Cagigal et Lepierre, *Société de Biologie*, janvier 1898. — Cagigal et Ch. Lepierre. A doença dosomno e seu Bacillo.(*Coïmbra medica*, n°ˢ 30 et 31,1897.)
(2) Il est un peu moins long dans le sang, d'après les auteurs.

déjà moins net dans le bouillon. Sur gélose, ses formes sont plus courtes, il y est fréquemment groupé en « paquets d'épingles ». Aux formes longues du microbe sont presque constamment adjointes des granulations qui ne sont autre chose que des spores. Entre les spores et les bâtonnets, on rencontre toute une série de formes intermédiaires. Il nous a semblé que les spores étaient plus abondantes sur gélose.

D'après Cagigal et Lepierre, le bacille supposé du nélavane serait très peu mobile. Cela est vrai, si on l'examine sous le couvre-objet; il est au contraire d'une extrême mobilité lorsqu'on vient à l'observer en goutte suspendue. Il traverse alors avec une grande rapidité le champ du microscope, ondulant à la façon d'un vibrion. Malgré cette mobilité, nous n'avons pu lui déceler de cils par les procédés classiques.

Nous avons bien tenté quelques essais d'agglutination, avec le sérum des animaux inoculés, mais nos tentatives sont restées infructueuses.

Récapitulons les principaux caractères des cultures de ce microorganisme. Il cultive très bien sur sérum (fig. 92), mais, contrairement à ce qui a été dit, il ne nous a jamais paru le liquéfier. Il se développe à la surface de ce milieu sous forme d'une nappe brunâtre, très humide, gluante, qui ne tarde pas à glisser au fond du tube, où elle finit par se dessécher. La liquéfaction de la gélatine, longue à apparaître, est au contraire des plus nettes, c'est la culture la plus caractéristique; la masse floconneuse qui occupe le fond de la gélatine liquéfiée prend une vague teinte de rouille. Le bacille ne cultive pas sur pomme de terre. Sur gélose, on obtient une traînée blanchâtre, festonnée sur les bords, « tœnioïde ».

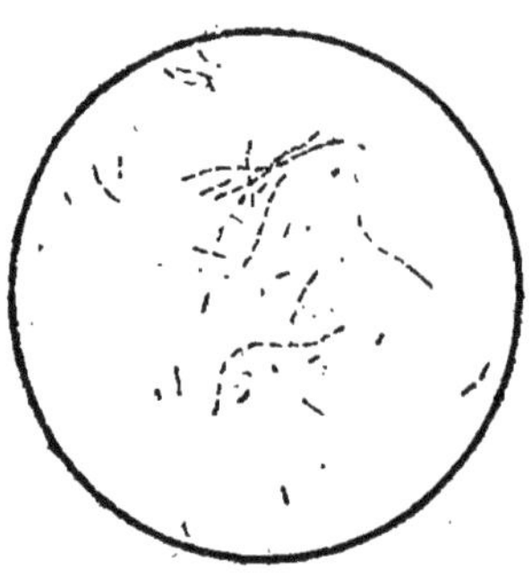

Fig. 92. — Microbe de MM. Cagigal et Lepierre (maladie du sommeil), d'après une de nos préparations. Culture sur sérum (Leitz : oc., 1; obj. im., 1/16).

Sur bouillon, il forme une légère pellicule à la surface; cette pellicule tombe au fond du tube, au moindre heurt. Au bout d'un certain temps, les colonies ainsi amoncelées forment un dépôt adhérent au verre, et lorsqu'on vient à agiter le milieu, il se produit un tourbillon qui reste attaché par sa base au fond du récipient. Nous avons également employé le bouillon de cervelle, qui nous a semblé un milieu de culture plus favorable.

Le bacille en question se colore bien par toutes les couleurs d'aniline, par la fuschine de Ziehl, la thionine phéniquée, etc., mais il ne prend pas le Gram.

D'une façon générale, nous n'avons obtenu que des *résultats négatifs*, avec nos animaux.

Le procédé d'inoculation semble n'avoir aucune importance: les voies intravasculaire, sous-cutanée, intra-péritonéale, ont été tour à tour essayées, par nous, avec un égal insuccès.

La persistance du germe dans le sang des animaux inoculés ne nous a pas semblé très évidente. Une seule fois, nous avons pu retrouver le bacille dans le sang d'un lapin qui avait reçu depuis quelques jours 2 cc. de culture par voie intra-veineuse.

Les ensemencements, que nous avons multipliés pour les autres animaux en expérience, sont toujours restés négatifs. Nous devons, il est vrai, ajouter que ces animaux avaient été inoculés, soit par la voie sous-cutanée, soit par la voie intra-péritonéale.

La perte de poids, assez sensible dans les premiers jours, n'a cependant jamais atteint l'énorme proportion de 35 à 40 p. 100 pour le lapin et de 10 à 15 p. 100 pour le cobaye (1).

Les urines se sont toujours montrées avec une réaction normale, c'est-à-dire alcalines chez le lapin et le cobaye constamment acides chez le rat.

Les oscillations thermiques sont assez contradictoires; toutefois, en faisant une moyenne, nous avons trouvé dans les cinq premiers jours après l'inoculation un abaissement de 2°5 pour le lapin, de 4° pour le cobaye et seulement de 2° pour le rat. Au bout de peu de jours d'ailleurs, la température revient à la normale. Parmi les animaux soumis à nos expériences, le rat seul a semblé présenter une certaine susceptibilité relative.

Nous avons remarqué chez cet animal un certain degré d'apathie dans les jours qui ont suivi l'inoculation. Le lapin,

____

(1) Cagigal et Lepierre, *loco citato.*

le cobaye, le pigeon n'ont présenté aucune réaction. Aucun animal n'a succombé.

Après cet insuccès avec les cultures, nous avons expérimenté les toxines. Même après dialyse, il nous a fallu des doses véritablement énormes pour amener purement et simplement des phénomènes d'intoxication banale.

En résumé, pour nous qui avons fait un examen aussi consciencieux que possible de la question, voici notre sentiment :

On doit sans doute tenir un grand compte des observations faites par MM. Cagigal et Lepierre, qui sont peut-être sur la piste du problème pathogénique de l'hypnosie ; toutefois, nous ne saurions trop faire remarquer tout ce qu'il y aurait de prématuré à fonder des conclusions fermes sur un seul cas. D'autant que le micro-organisme soupçonné est loin de reproduire d'une façon habituelle chez les animaux mis en expérience des phénomènes analogues à ceux que les cliniciens ont observés communément dans la léthargie des nègres ; d'autant encore qu'il est singulier de voir une maladie, sans localisations nettes et se décelant comme une septicémie, présenter une incubation aussi lente, à travers des années (1).

Pour mieux dire, la question n'est pas encore jugée et la pathogénie du nélavane n'est pas une chose arrêtée. En face de ce problème, qui intéresse à un si haut degré les colonies françaises africaines, nous ne pouvons que renouveler le souhait que nous avons déjà exprimé maintes fois. Nous espérons qu'un jour on voudra bien nous envoyer dans notre centre d'études quelques indigènes atteints depuis peu de temps, afin que nous puissions continuer et parfaire les recherches que nous avons commencées. Les malades sont parfaitement transportables, il n'y a aucun danger de contagion, ou de dissémination ; enfin les dépenses à engager par l'administration coloniale seraient des plus minimes.

Symptômes. — Comme on peut s'en rendre compte en dépouillant les observations de Corre (2), les principaux signes cliniques du nélavane sont les suivants:

Après une période d'incubation souvent très longue, puis-

(1) Voir, pour le détail, J. Brault et J. Lapin, *Archives de parasitologie.* 1898.

(2) Tout récemment, E. Marchoux (*Annales de l'Institut Pasteur*, mars 1899), en

qu'elle peut se chiffrer par 4 et 5 ans quelquefois (1), le nélavane se révèle par un certain nombre de signes prodromiques : alanguissement, céphalée, vertiges, tendance au sommeil.

Un peu plus tard, il y a de la faiblesse dans les lombes, les membres inférieurs; le sujet, hébété, perd toute aptitude au travail.

Bientôt l'envie de dormir se montre plus irrésistible, le malade s'endort brutalement au milieu de ses occupations, la maladie est constituée. La peau devient sèche, furfuracée, des éruptions papulo-vésiculeuses surviennent sur le tronc et les membres, sans que cela soit toutefois un signe constant; les ganglions du cou, ainsi que les glandes salivaires, présentent un engorgement marqué. Les adénopathies du nélavane sont dures, mobiles, comme celles de la syphilis. Le facies exprime de plus en plus l'apathie, le regard est triste et indifférent, les facultés intellectuelles sont nettement amoindries et une bave gluante s'échappe des lèvres épaissies.

L'individu ne dort pas toujours d'une façon permanente, mais il est très indifférent; étendu au soleil, il ne bouge pas, pendant des heures entières.

La sensibilité est émoussée et il existe un certain degré de refroidissement. On constate, en outre, un type de fièvre assez irrégulier.

Les fonctions digestives s'accomplissent assez bien jusqu'à la fin; toutefois, dans la période terminale de la maladie, il faut réveiller les patients pour les faire manger.

A cette même période, des contractures, des paralysies, des convulsions s'observent.

Je dois entrer dans quelques détails au sujet des paralysies. Alors que les contractures siègent, de préférence, dans les sterno-mastoïdiens, et par ailleurs, d'une façon générale, dans

s'appuyant sur la fréquence des affections à pneumocoque chez les noirs du Sénégal et sur deux observations d'individus atteints précédemment de pneumonie et présentant les signes de l'hypnosie, a émis l'opinion que l'affection serait surtout une méningo-encéphalite diffuse due au microbe de Talamon-Fraenkel. C'est là, sans doute, une hypothèse qui peut être prise en considération, mais nous n'en avons jusqu'à présent aucune preuve rigoureusement scientifique.

(1) Les indigènes de Gorée qui ont habité les foyers endémiques ne se considèrent comme indemnes que sept ans après leur rentrée au pays.

les fléchisseurs des membres, les paralysies ou les parésies peuvent affecter : soit la forme hémiplégique, soit la forme monoplégique. On a également observé des paraplégies s'accompagnant parfois de relâchement des sphincters (incontinence des urines et des matières fécales). Corre rapporte que, chez un de ses malades, il a observé de véritables signes d'ataxie locomotrice. La chute de la paupière supérieure, le strabisme paralytique, la dilatation et l'insensibilité de la pupille sont également des signes assez communément rencontrés dans l'hypnosie.

Marche et Terminaison. — *La terminaison habituelle est la mort :* soit par cachexie lente, soit par suite des complications survenues, grâce aux plaies de décubitus. La maladie a une marche continue, parfois entrecoupée de fausses rémissions, assez longues. Les choses peuvent évoluer dans l'espace de quelques mois, mais le plus souvent le nélavane dure deux et même trois années.

En parlant de l'étiologie et de la pathogénie de l'affection, j'ai déjà laissé entrevoir que l'obscurité la plus complète régnait encore sur les lésions caractéristiques de l'hypnosie. Tout ce que je pourrais ajouter ici est si banal que je préfère le passer sous silence.

Diagnostic. — Il serait véritablement superflu de vouloir faire un diagnostic détaillé entre la paralysie du moteur oculaire commun et l'hypnosie. Cette paralysie peut sans doute apparaître à un degré quelconque, au cours du nélavane, mais les symptômes souvent binoculaires, la tendance au sommeil et tous les autres signes, hypertrophie ganglionnaire, papulose, contractures, convulsions, paralysies diverses, etc., jugent facilement la question.

Quant aux accès pernicieux à forme comateuse, la brusquerie de l'attaque, et au besoin la recherche de l'hématozoaire, ne laissent aucun doute.

Corre fait un long parallèle entre le nélavane et le béribéri. Les deux maladies existent en effet côte à côte sur le littoral de l'Afrique occidentale. Les nègres atteints du béribéri présentent bien un certain degré d'apathie et leurs manifestations morbides sensitivo-motrices peuvent tout d'abord en imposer. D'après Corre, très compétent dans la question, voici les principales différences : le béribéri se reconnaît à son début brusque, à ses hydropisies étendues, à ses troubles respiratoires caractéristiques et à sa démarche pathognomonique. De plus, l'apathie constatée dans cette dernière affection ne va jamais jusqu'à la torpeur et au sommeil de l'hypnosique.

Pronostic. — Il est d'une extrême gravité; d'après Guérin, on compterait une guérison sur 148 cas. Certains auteurs parlent bien de guérison, au moment de la puberté, chez les garçons, au moment de l'établissement de la menstruation, chez les filles; mais, à part de très rares exceptions, l'affection se termine toujours par la mort.

Traitement. — Il est évidemment à peu près nul, vis-à-vis d'une affection que nous connaissons si mal ; les féticheurs du pays ont recours à des simples, à des plantes qui appartiennent à la famille des apocynées et à celle des amomacées ; ils poussent leur audace chirurgicale jusqu'à pratiquer l'ablation des ganglions malades; d'autres fois, ils se contentent de les cautériser au feu.

Les médecins de la marine qui ont été aux prises avec le nélavane dans nos diverses colonies de l'Afrique occidentale se sont servi des révulsifs cutanés, des cautères, des moxas, des frictions mercurielles, de l'iodure, de la quinine et que sais-je encore ! mais, comme le dit Calmette à la fin de son article, l'impuissance des sorciers du pays n'a d'égale que la nôtre.

Le traitement de Déclat par l'acide phénique n'est pas pris au sérieux par Corre. Le café, la noix de kola ne jouissent d'aucune efficacité. On a préconisé les inhalations d'oxygène; d'autres ont donné de la santonine et Cauvin prétend avoir enregistré un succès dû à ce dernier médicament (1).

En somme, il n'y a aucun traitement spécifique.

Prophylaxie. — Au point de vue prophylactique, tout ce que l'on peut recommander, en prévision d'une filariose, c'est d'éviter de boire de l'eau non filtrée ou non bouillie. Là se bornent les précautions à prendre, tant que l'on ne sera pas plus éclairé sur l'origine et la nature de l'hypnosie.

Sans étiologie, pas de traitement et pas de prophylaxie.

____

(1) La médication thyroïdienne essayée par Gaide, sur un malade observé à Goundan, région de Tombouctou, s'est montrée inefficace.

CHAPITRE XIII

LE GOUNDOU OU ANAKHRE

(Maladie du gros nez)
(*Côte d'Ivoire*)

Historique. — Le *Goundou* ou *anakhré* est une affection
encore assez mal connue; il a été signalé en France pour la
première fois en 1895 par M. Maclaud (1), médecin de la
marine, attaché à la mission Braulot.

Patrick Manson (2) signale, en dehors du mémoire de
Maclaud, trois autres notes antérieures ayant trait au Goundou ou anakhré.

Le 10 décembre 1882, le professeur Mac Alister lut un
mémoire à l'Académie royale d'Irlande où il parlait des hommes « cornus » d'Afrique.

Le 10 décembre 1887, le chirurgien-major J. Lamprey donna de nouveaux détails avec dessins sur ce sujet; il avait vu
trois de ces cas sur la côte ouest d'Afrique, chez des Fanti;
leur origine était : Wassan, Gamin et Cape Coast Castle (3).

Enfin le docteur Henri Strachan (4), en janvier 1894,
publiait une observation avec dessin. Cette observation,
qui *paraît se rapporter* au Goundou, avait été prise sur un
petit noir habitant les Indes occidentales (5). L'auteur pense
qu'il s'agit là d'une déformation congénitale particulière aux
nègres primitivement originaires de l'Afrique occidentale (6).

(1) Machaud, *Archives de médeçine navale*, tome 63, pages 25 à 32. 1895.
(2) Manson, Maladies des tropiques.
(3) Lamprey, *British medical Journal*, 1887.
(4) Strachan, *British medical Journal*, 1894.
(5) On sait que les Anglais appellent encore *Indes occidentales :* les Antilles
et l'Amérique centrale.
(6) Dans nos pays, on voit de temps à autre des exostoses ostéogéniques à la
même place. Dernièrement, MM. Fournier et Didsbury ont signalé chez un
jeune homme des hyperostoses nasales de croissance. (*Société de dermatologie,*

Distribution géographique. — D'après Maclaud, qui cite sept observations à l'appui de sa description, le *Goundou (maladie du gros nez)* se rencontrerait dans la proportion de 1 à 2 p. 100 dans les villages des districts de Bettié et de Krinjabo; dans l'Indénié, l'Attié, le Morénou, le Baoulé et l'Esikasso; en somme, dans tout le cours du bas Comoë. C'est le pays de la grande forêt, habité par la race Agni-Achanti. Dans cette contrée, les hommes ne sont pas seuls atteints; M. Maclaud a vu, à Bettié, un jeune chimpanzé qui était porteur de la maladie.

Symptômes. — L'affection consiste en une tumeur double, symétrique, de grosseur variable, siégeant de chaque côté du nez (fig. 93).

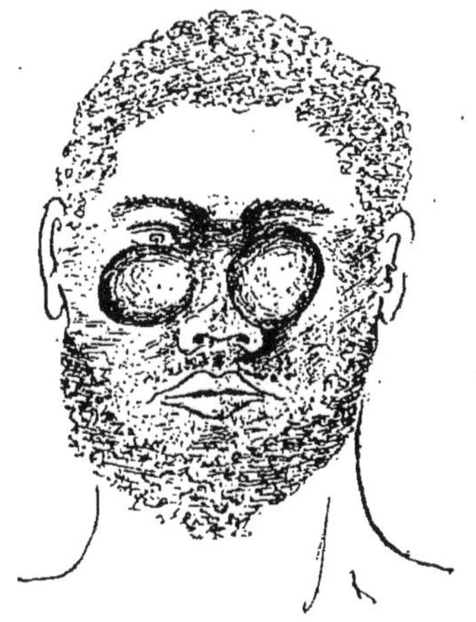

Fig. 93. — Nègre atteint de Goundou
d'après M. Maclaud.

Obliques de dedans en dehors, ovoïdes, d'une dureté ligneuse, n'intéressant ni la peau, ni la pituitaire, ces tumeurs bénignes, ont un développement très lent. Au début, il y a de la céphalée, des épistaxis et un écoulement nasal muco-purulent; mais par la suite, dans la période d'état, les tuméfactions évoluent sans s'accompagner jamais d'accidents infectieux ou d'engorgements ganglionnaires; l'indolence est par-

séance du 7 juillet 1898.) Les phénomènes enregistrés par Maclaud : céphalée, épistaxis, écoulement muco-purulent au début de la maladie, s'inscrivent contre cette manière de voir. Il est possible que cette observation vise toute autre chose.

faite. L'obstruction du champ visuel, quand elles ont acquis un certain volume, représente leur seul inconvénient grave (1).

La maladie débute le plus souvent dans la seconde enfance ; du volume d'un haricot ou d'une amande tout d'abord, les tumeurs finissent dans l'âge mûr par avoir le volume du poing.

Anatomie pathologique. — Aucun examen anatomo-pathologique n'a encore été fait.

Etiologie. — L'étiologie reste des plus obscures ; M. Maclaud pense qu'il s'agit d'une affection parasitaire.

Les noirs couchent dans des cases très ouvertes, enfouies dans la verdure où les insectes fourmillent (2). La maladie ne se voit d'ailleurs que dans la grande forêt ; elle n'est pas spéciale à la race Agni qui l'habite, car les personnes étrangères au pays qui viennent y séjourner peuvent la prendre (3).

La céphalée du début, les épistaxis, l'écoulement muco-purulent seraient en faveur d'une invasion parasitaire.

Traitement. — Jusqu'ici, aucun traitement rationnel de l'affection n'a encore été prescrit. Les noirs, qui pensent qu'il s'agit d'un maléfice, se résignent à leur infirmité.

---

(1) Il faut toutefois reconnaître que la difformité est assez sérieuse ; les malades sont hideux à voir, le strabisme divergent qu'ils présentent contribue à augmenter leur laideur.

(2) Les enfants sont très mal tenus.

(3) Observation I du mémoire Maclaud.

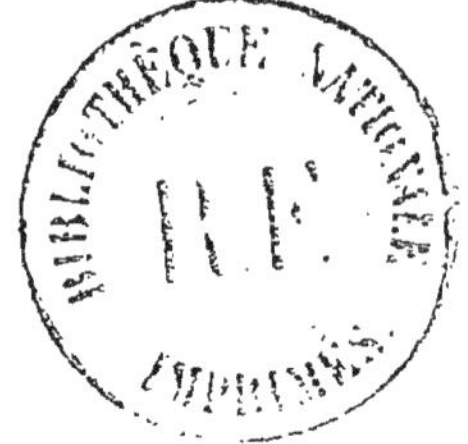

ADDENDA

Peste

Page 15. — Le signe de Van Heine n'est pas constitué par une raie bleuâtre, mais bien par une raie médiane rouge foncé; ce signe ancien a été confirmé récemment par plusieurs observateurs.

Page 17. — On reconnaît aujourd'hui trois formes cliniques de la Peste : la *forme ordinaire*, la *forme septicémique*, la *forme pneumonique*.

Cette dernière, surtout bien étudiée dans l'épidémie qui ravage l'Inde en ce moment, est caractérisée par de véritables symptômes de pneumonie : température à 40°, dyspnée, toux fréquente, râles crépitants fins, crachats rosés, spumeux et parfois rouillés. Cette forme est d'un *pronostic fatal*.

Page 19. — En cas de doute, surtout au début d'une épidémie, il faut recourir à l'examen bactériologique complet. On doit rechercher l'agent pathogène : soit dans la zone d'empâtement qui entoure le bubon (forme normale), soit dans le sang (forme septicémique), soit enfin dans les crachats (forme pneumonique).

Page 25. — Au moment où je termine ce livre, on annonce l'apparition de la peste dans le Paraguay, dans l'Uruguay et la République Argentine.

Page 28. — La lymphe prophylactique d'Haffkine, qui avait fait naître au début des préventions, dont nous nous sommes fait l'écho, a été reconnue efficace à la suite d'une observation plus prolongée. Elle semble donner une immunité plus longue que le sérum de Yersin, il suffirait de se faire revacciner tous les six mois, une seule injection de 3 cent³ chez l'adulte, de 1 cent.³ chez l'enfant serait nécessaire. Mais il faut bien savoir que l'immunité n'est pas immédiate, et ne commence qu'au bout de dix à douze jours, c'est même ce qui avait trompé au début, et mené à douter de l'efficacité de la lymphe.

D'après les données toutes récentes recueillies à Oporto, la conduite à tenir serait la suivante :

Médication préventive : 1° Se faire vacciner par le sérum de Yersin qui donne rapidement l'immunité pour une quinzaine, à la dose de 5 à 10 cent.³.

2° Se faire vacciner 48 heures après par le procédé d'Haffkine à 2 cent³; ce qui donne une immunité beaucoup plus longue. Au bout d'une douzaine de jours on doit se faire injecter une nouvelle dose de lymphe 3 cent.³.

Médication curative. — Le sérum de Yersin est le seul indiqué en cas de peste déclarée. Grâce à la persévérance des maîtres de l'Institut Pasteur, ce sérum s'est notablement perfectionné en ces derniers temps (1). On ne saurait se prononcer encore bien catégoriquement sur la valeur du sérum antitoxique de Lustig et Galeotti, expérimenté tout récemment dans l'Inde.

---

(1) Actuellement les chevaux reçoivent tout d'abord des injections sous-cutanées, puis des injections intra-veineuses de bacilles tués, enfin des injections de bacilles vivants. Au bout d'un an à un an et demi, on obtient un sérum très efficace.

Choléra

Page 46. — Ne pas tenir compte, ligne 3, des mots : «*comme on l'a déjà va pour la peste.* »

Varicelle

Page 63. — J'ai eu dans mon service un nègre de la côte ouest d'Afrique, dont le cas semble venir à l'appui de la doctrine de M. Talamon.

Ce nègre, qui venait d'une maison où les enfants avaient tous eu la *varicelle*, en présentait lui-même un cas des plus typiques.

Dès que le sujet en question fut entré en convalescence, je m'assurai par un examen consciencieux qu'il ne présentait aucune trace de vaccination ou de variolisation dans les lieux d'élection : bras, cuisses, premier espace digital, front, poignet (1) ; et je le vaccinai avec d'excellent vaccin qui a très bien pris, le même jour, sur d'autres sujets ; je n'obtins absolument rien. Par deux fois, j'ai renouvelé ma tentative chez mon nègre varicellique, et cela avec le même insuccès.

Vaccine

Chargé pendant plus d'un an du service de la vaccination à l'hôpital du Dey (1893-94), j'ai vu que les génisses présentaient une éruption bien moins belle, ou même rien, par les temps très chauds ; il en est de même dans les vaccinations pratiquées chez l'homme ; quand il s'agit de revaccinations, l'immunisation vaccinale, à moins d'urgence, ne doit donc pas être pratiquée, d'une façon habituelle, en été, dans les pays chauds.

Ce n'est pas tout, dans d'autres infections, on observe des insuccès analogues ; c'est ainsi que, par les temps de sirocco, en cas d'infection morveuse, les injections de malléine peuvent rester sans effet, surtout quand on opère sur de petits animaux. (Voir J. Brault, *in* Noyon, thèse Montpellier, 1897).

Fièvre typhoïde dans les pays chauds

Page 70. — Pour la fièvre typhoïde chez les indigènes, voir J. Brault, *Hygiène et prophylaxie des maladies dans les pays chauds : l'Afrique française.* Paris, 1900.

Dysenterie

Depuis quelques jours seulement nous possédons un nouveau bacille de la dysenterie (Roger, *Soc. de Biologie,* 7 octobre 1899. — Lemoine, 28 octobre 1899).

(1) Ces derniers sièges sont en honneur pour la pratique de la vaccination ou plutôt de la variolisation chez les peuplades africaines.

TABLE DES MATIÈRES

DEUXIÈME PARTIE

Maladies cutanées dues ou très probablement dues à des parasites végétaux

TROISIÈME PARTIE

Maladies dues à des parasites animaux

QUATRIÈME PARTIE

Maladies causées par les animaux nuisibles

CINQUIÈME PARTIE

Maladies dues aux agents physiques et chimiques

SIXIÈME PARTIE

Intoxications alimentaires dans les Pays Chauds

SEPTIÈME PARTIE

Maladies de nature indéterminée.

TABLE ALPHABÉTIQUE

BATTENDIER et TRABUT. — **L'Algérie**, le sol et les habitants, flore, faune, géologie, anthropologie. 1898, 1 vol. in-16, 360 pages, avec 32 fig.. 3 fr. 50

BESSON. — **Technique microbiologique et sérothérapique.** Guide pour les manipulations au laboratoire. 1898, 1 vol. in-8, avec 223 figures noires et coloriées.. 8 fr.

BORIUS (A.). — **Les maladies du Sénégal.** 1 vol. in-8 de 363 pages, avec 8 planches.. 7 fr.

BOUDIN (J.-Ch.-M.). — **Traité de géographie et de statistique médicales, et des maladies endémiques** 2 vol. gr. in-8, avec 9 cartes et tableaux.. 20 fr.

BROUARDEL et THOINOT. — **La fièvre typhoïde.** 1895, 1 vol. in-8, 340 p., 24 fig.. 9 fr.

BUROT (F.) et LEGRAND. — **Thérapeutique du Paludisme.** 1897, 1 vol. in 16, cart.. 3 fr. 50

COLIN (Léon). — **Traité des fièvres intermittentes.** 1 vol. in-8.   8 fr.

FELTZ. — **Guide pratique par les analyses de bactériologie clinique.** 1898, 1 vol. in-18, avec 111 fig. noires et col., cart........... 3 fr.

FONSSAGRIVES. — **Traité d'hygiène navale.** 2e-*édition*. 1 vol. in-8 de 920 p., avec 145 fig................................ 15 fr.

FRERICHS. — **Traité pratique des maladies du foie.** 3e *édition*, 1877. 1 vol. in-8, avec 158 fig.............................. 12 fr.

GRIESINGER. — **Traité des maladies infectieuses.** 2e *édition*, par E. Vallin, inspecteur du service de santé de l'armée. 1 vol. in-8, de 724 pages.................................... 10 fr.

LAVERAN (A.). — **Nature parasitaire des accidents de l'impaludisme.** 1 vol. in-8, avec 2 planches.......................... 3 fr. 50

LEJEUNE (A.). — **Hygiène de l'Européen au Tonkin.** 1886, in-8, avec 1 carte.. 1 fr.

LÉMURE. — **Madagascar.** L'expédition au point de vue médical et hygiénique, la colonisation. 1896, gr. in-8, 118 p., 1 carte........ 3 fr.

LOMBARD (H.-C.). — **Traité de climatologie médicale,** comprenant la météorologie médicale et l'étude des influences du climat sur la santé. 4 vol. in-8.. 40 fr.

— **Atlas de distribution geographique des principales maladies,** ses rapports avec les climats. 1 vol. in-4, avec 25 pl. cart.......... 12 fr.

MACÉ. — **Traité pratique de bactériologie.** 3e *édition*, 1897, 1 vol. in-8, avec 240 fig. noires et col............................ 16 fr.

— **Atlas de microbiologie.** 1899, 1 vol. in-8, avec 60 pl. coloriées (8 couleurs).. 30 fr.

MAHÉ. — **Séméiotique et étiologie des maladies exotiques** et principalement des maladies des pays chauds. 1 vol. in-8............ 7 fr.

— **Hygiène navale.** 1 vol. in-18 jésus, de 451 pages.......... 3 fr. 50

MARIT (J.). — **Hygiène de l'Algérie.** 1 vol in-8.......... 5 fr.

MONIEZ. — **Traité élémentaire de parasitologie animale et végétale.** 1896, 1 vol. in-8 de 680 pages, avec 111 figures.......... 10 fr.

ROUIS (J.-L.). — **Suppurations endémiques du foie.** Observations recueillies dans le nord de l'Afrique. 1 vol. in-8.......... 6 fr.

Poitiers, Imprimerie BLAIS et ROY, 7, rue Victor-Hugo.

BATTENDIER et TRABUT. — **L'Algérie**, le sol et les habitants, flore, faune, géologie, anthropologie. 1898, 1 vol. in-16, 360 pages, avec 32 fig.. 3 fr. 50

BESSON. — **Technique microbiologique et sérothérapique**. Guide pour les manipulations au laboratoire. 1898, 1 vol. in-8, avec 223 figures noires et coloriées.. 8 fr.

BORIUS (A.). — **Les maladies du Sénégal**. 1 vol. in-8 de 363 pages, avec 8 planches.. 7 fr.

BOUDIN (J.-Ch.-M.). — **Traité de géographie et de statistique médicales, et des maladies endémiques**. 2 vol. gr. in-8, avec 9 cartes et tableaux.. 20 fr.

BROUARDEL et THOINOT. — **La fièvre typhoïde**. 1895, 1 vol. in-8, 340 p., 24 fig... 9 fr.

BUROT (F.) et LEGRAND. — **Thérapeutique du Paludisme**. 1897, 1 vol. in-16, cart.. 3 fr. 50

COLIN (Léon). — **Traité des fièvres intermittentes**. 1 vol. in-8. 8 fr.

FELTZ. — **Guide pratique par les analyses de bactériologie clinique**. 1898, 1 vol. in-18, avec 111 fig. noires et col., cart............... 3 fr.

FONSSAGRIVES. — **Traité d'hygiène navale**. *2e édition*. 1 vol. in-8 de 920 p., avec 145 fig... 15 fr.

FRERICHS. — **Traité pratique des maladies du foie**. *3e édition*, 1877. 1 vol. in-8, avec 158 fig... 12 fr.

GRIESINGER. — **Traité des maladies infectieuses**. *2e édition*, par E. Vallin, inspecteur du service de santé de l'armée. 1 vol. in-8, de 724 pages.. 10 fr.

LAVERAN (A.). — **Nature parasitaire des accidents de l'impaludisme**. 1 vol. in-8, avec 2 planches...................................... 3 fr. 50

LEJEUNE (A.). — **Hygiène de l'Européen au Tonkin**. 1886, in-8, avec 1 carte... 1 fr.

LÉMURE. — **Madagascar**. L'expédition au point de vue médical et hygiénique, la colonisation. 1896, gr. in-8, 118 p., 1 carte........ 3 fr.

LOMBARD (H.-C.). — **Traité de climatologie médicale**, comprenant la météorologie médicale et l'étude des influences du climat sur la santé. 4 vol. in-8.. 40 fr.

— **Atlas de distribution géographique des principales maladies**, ses rapports avec les climats. 1 vol. in-4, avec 25 pl. cart........... 12 fr.

MACÉ. — **Traité pratique de bactériologie**. *3e édition*, 1897, 1 vol. in-8, avec 240 fig. noires et col.................................. 16 fr.

— **Atlas de microbiologie**. 1899, 1 vol. in-8, avec 60 pl. coloriées (8 couleurs)... 30 fr.

MAHÉ. — **Séméiotique et étiologie des maladies exotiques** et principalement des maladies des pays chauds. 1 vol. in-8............. 7 fr.

— **Hyg. navale**. 1 vol. in-18 jésus, de 451 pages.......... 3 fr. 50

MARIT (J.). — **Hygiène de l'Algérie**. 1 vol. in-8........... 5 fr.

MONIEZ. — **Traité élémentaire de parasitologie animale et végétale**. 1896, 1 vol. in-8 de 680 pages, avec 111 figures............ 10 fr.

ROUIS (J.-L.). — **Suppurations endémiques du foie**. Observations recueillies dans le nord de l'Afrique. 1 vol. in-8.............. 6 fr.

Poitiers, Imprimerie BLAIS et ROY, 7, rue Victor-Hugo.